Haug

Vorlesungen zur homöopathischen Materia medica

Von Carroll Dunham

Aus dem Amerikanischen übersetzt und bearbeitet
von Stefan Reis

Karl F. Haug Verlag · Stuttgart

Bibliografische Information der Deutschen Bibliothek

Die Deutsche Bibliothek verzeichnet diese Publikation
in der Deutschen Nationalbibliografie;
detaillierte bibliografische Daten sind im Internet über
http://dnb.ddb.de abrufbar

Titel der Originalausgabe: Lectures on Materia medica

Redaktionelle Bearbeitung: Adelheid Trenz-Steinheil
Umschlaggestaltung: Thieme Verlagsgruppe
Umschlagfoto: King, History of Homoeopathy (1905), Bd. 3
Satz: Satzpunkt Bayreuth GmbH, Bayreuth
Druck u. Binden: fgb freiburger graphische betriebe, Freiburg

ISBN 3-8304-7117-3

Inhalt

Anhang

Einführung des Übersetzers

Im Jahr 1865 wurde Carroll Dunham (1828–1877) zum Professor für Materia medica am *New York Homoeopathic Medical College* ernannt. Aus den Manuskripten zu seinen Vorlesungen oder aus Mitschriften seiner Studenten[1] wurden im Jahr nach seinem Tod durch die Witwe[2] die *Lectures on Materia Medica*[3] zusammengestelllt.

Wie auch immer es um die Herkunft und Authentizität der Texte stehen mag – Dunhams Lectures gehören im angelsächsischen Sprachraum zu den verbreitetsten und angesehensten Arzneimittellehren.

Im Original handelt es sich um ein insgesamt 851 Seiten umfassendes zweibändiges Werk, das neben den titelgebenden Vorlesungen zur Materia medica auch noch einige Texte zur Theorie der Homöopathie enthält.

Zu dieser Ausgabe

Zunächst sei darauf hingewiesen, dass es sich bei vorliegendem Buch nicht einfach um eine Übersetzung der amerikanischen Vorlage handelt.

Die vorliegende deutsche Ausgabe beschränkt sich im Wesentlichen auf den Materia-medica-Teil aus Dunhams *Lectures*.

Die nicht übersetzten theoretischen Beiträge des Originals stehen mit den Arzneivorlesungen in keinem direkten Zusammenhang und sollten einer eventuellen späteren geschlossenen Publikation der theoretischen Arbeiten Dunhams vorbehalten bleiben. Im Original wurden sie vermutlich deshalb publiziert, weil sie in dem kurz zuvor veröffentlichten Sammelband zu Dunhams Zeitschriftenpublikationen keinen Platz finden konnten; wahrscheinlich wurden sie nie in gedruckter Form veröffentlicht und lagen den Herausgebern – wie die Arzneivorlesungen – als Manuskripte oder Mitschriften vor.

Für das Verständnis und Studium der Dunham'schen Arzneivorlesungen wertvoller ist dessen wegweisende Arbeit „Homoeopathy – the Science of Therapeutics", die aber nicht im Original, sondern in dem Sammelband „The Science of Therapeutics" erschienen ist.

---

1 Im Original (auf S. VI) wird angegeben, dass es sich um Aufzeichnungen aus Dunhams Notizbüchern handelt. Einige Texte weisen aber deutlich den Charakter einer Mitschrift oder eines Diktats auf.

2 Harriet E. Kellogg Dunham.

3 New York: Hart 1878. Eine zweite Auflage erschien 1880 in New York & Philadelphia bei Boericke u. Tafel.

Daher wurde in die vorliegende Übersetzung ein Kapitel integriert („Die Wissenschaftlichkeit der Homöopathie ...“, siehe S. 14ff.), das in Form einer bearbeiteten Zusammenfassung jenes Artikels eine Einführung in Dunhams Homöopathieverständnis geben soll.

Auch der Materia-medica-Teil wurde nicht unverändert übernommen.

Zum Arzneimittel Conium findet sich im Original nur eine kurze und auf die toxischen Effekte beschränkte Fassung. Da aus Dunhams Feder aber auch eine umfangreiche Zeitschriftenveröffentlichung vorliegt, wurde diese ergänzend aufgenommen. Die Vorlesung zu Phosphorus wurde in den Anhang verschoben, da sie in hohem Maße unvollständig ist. Näheres zu diesen Änderungen findet sich an entsprechender Stelle im Materia-medica-Teil.

Im Allgemeinen wurde die Reihenfolge des Originals beibehalten, da es sich in vielen Fällen um die originale Aufeinanderfolge der Vorlesungen handelt, wobei Dunham die Arzneien oft in Gruppen zusammenfasste. Eine Ausnahme bildet Lachesis, zu dem sich zwei Texte finden. Für die Übersetzung wurden sie hintereinander platziert.

Das Vorgehen bei der Übersetzung bedarf ebenfalls einer Erläuterung.

Bei den Dunham'schen Vorlesungen handelt es sich um einen flüssig formulierten Text, der auch in der deutschen Übersetzung noch fließend gelesen werden soll. Andererseits steht fest, dass Übersetzungen quellenkritisch zu erfolgen haben.

So bestand die Schwierigkeit, dem wissenschaftlichen Übersetzungsstandard einerseits und den Ansprüchen der Leserschaft andererseits gerecht zu werden.

Hätte man nun zum Beispiel die Listen der Symptome aus der „Speziellen Analyse“ durch Zitation der entsprechenden Original-Prüfungssymptome ersetzt, wäre daraus ein Text entstanden, der zwar wissenschaftlich korrekt, aber nicht leserfreundlich gewesen wäre. Dazu kommt der Umstand, dass die recht alten Prüfungssymptome mitunter heute obsolete und anders besetzte Begriffe beinhalten, weshalb hier also häufige Erläuterungen notwendig gewesen wären, die den Textfluss nur weiter gestört hätten.

Ich habe mich daher für einen Mittelweg entschieden. Selbstverständlich wurde jedes Symptom quellenkritisch überprüft, sofern die Quelle in deutscher Sprache vorlag, doch habe ich größtenteils nicht die Originalversionen übernommen. Das Originalsymptom wurde lediglich dann zitiert, wenn bei einem Eingriff auch der Sinn entstellt worden wäre (oder in der englischen Übersetzung entstellt wurde). Dabei wurden etwaige Abweichungen von Dunhams Original nicht gesondert kenntlich gemacht.

Zur Methodik Dunhams

Dunhams Methode der Vermittlung von Materia-medica-Kenntnissen ist anders, als man das von anderen Arzneimittellehren gewohnt ist. Sein Ziel als Dozent war stets, ein profundes Wissen über die zu lernenden Arzneien zu vermitteln. Seine Vorlesungen gingen weit über den heute üblichen Rahmen hinaus. So mutete er seinen Studenten ein hohes Maß an Geduld und Konzentration zu, wenn er von so manchem Mittel nahezu sämtliche Prüfungssymptome vortrug.

Der besondere Charakter dieser Vorlesungen berechtigt sicher zu einigen einleitenden Worten.

Dunhams eigene Ausbildung, die bei Hering und Bönninghausen, aber auch bei Wurmb und Kaspar in Wien stattfand, zeigte bereits seine umfassende Orientierung an allen ernst zu nehmenden homöopathischen Richtungen.

Sein daraus entstandenes Verständnis und seine Methodik der Vermittlung der Materia medica ist kaum vergleichbar mit anderen Arzneimittellehre(r)n.

Dunhams Vermittlung von Arzneikenntnissen beruht auf keiner schwierigen Methode, folgt aber bestimmten Vorgaben und Richtlinien. Bedauerlicherweise wird der Leser mit diesen nicht bekannt gemacht, wenn er sich den *Lectures on Materia medica* widmet. Vielleicht war es seinerzeit, als das Werk erschien, auch nicht nötig, gesondert darauf hinzuweisen: Dunham war schließlich kein Unbekannter.

Dies stellt sich heute, zumal im deutschen Sprachraum, natürlich ganz anders dar.

Greift man wahllos ein Arzneimittel heraus, um sich einen Eindruck über das Buch zu verschaffen und sich zum Beispiel für oder gegen dessen Anschaffung zu entscheiden, gerät man möglicherweise an ein Mittel wie Phosphor oder Conium. Dann wird man sich fragen, weshalb so viele angesehene Homöopathen Dunhams *Lectures* so lobend erwähnen.

Deshalb sollen einige einleitende Bemerkungen das Studium des „Dunham" erleichtern und dazu animieren. Denn der Nutzen dieser Vorlesungen ist – von wenigen Ausnahmen vielleicht abgesehen – größer als der zahlreicher anderer kurzgefasster Materiae medicae.

Welche Besonderheiten sind es also, die Dunhams Vorlesungen zur Materia medica auszeichnen?

Der Aufbau von Dunhams Vorlesungen

Die Vorlesungen sind nach einem bestimmten Muster gegliedert.

Nach einer kurzen Einleitung, in der pharmakologische Angaben und solche zur Verwendung des Mittels in Volksheilkunde und in der „Alten Schule" besprochen werden, folgen drei Hauptabteilungen:

- die „Allgemeine Analyse",
- die „Spezielle Analyse" und
- die „Praktischen Anwendungen".

Im Folgenden werden diese Abschnitte nur kurz erläutert; detailliert werden sie in der anschließenden Arbeit („Die Wissenschaftlichkeit der Homöopathie [...]", siehe S. 14ff) dargestellt.

Allgemeine Analyse

Sie beinhaltet zunächst Informationen zur Wirkung des betreffenden Mittels auf die (1) **Lebenskraft**. Darunter versteht Dunham funktionelle Störungen ohne primäre Beeinträchtigung von Geweben. Hierzu zählen Symptome der Nerven, selbstverständlich auch nerval bedingte Organtätigkeiten (Herzklopfen, Muskelkrämpfe, Zuckungen etc.), Veränderungen im Bereich des Sensoriums (Schwindel, Koordination, Geist und Gemüt etc.) und des vegetativen Nervensystems.

Anschließend wird die Wirkung auf die (2) **organische Substanz** besprochen. Hierunter versteht Dunham Anzeichen für Veränderungen an Geweben, etwa Hauterscheinungen (Ausschläge) oder Tumoren. Um ein Beispiel zu geben: Dauerhafte Blässe des Gesichts ist Ausdruck für eine bestimmte Zusammensetzung des Blutes; sie deutet zum Beispiel auf einen anämischen Zustand und zeigt damit, dass das Mittel, welches dieses Symptom hervorruft, in diesem Sinne auf die organische Substanz einwirkt. Flüchtige Gesichtsröte dagegen wird etwa durch eine dies bedingende Reaktion der unwillkürlichen Gefäßmuskulatur ausgelöst – ein Effekt der Tätigkeit der Lebenskraft, ohne vorher notwendige organische Veränderung. Allerdings muss ein bestimmtes Symptom nicht per se schon einordenbar sein. Nehmen wir als Beispiel eine Harninkontinenz. Hier kann es sich um eine fehlerhafte Innervation des Schließmuskels handeln, also um eine rein funktionelle Störung, oder auch um die Folge eines Tumors – in diesem Falle findet sich eine auf substanzieller Veränderung beruhende Störung. Aus dem Verhältnis dieser beiden Bereiche (Lebenskraft – organische Substanz) ergibt sich der nächste: der (3) **Wirkungskreis**. Dieser beschreibt die Organe, Gewebe und Funktionen, auf die das betreffende Arzneimittel im Einzelnen seine Wirkung hauptsächlich ausübt.

Diese drei Hauptaspekte der „Allgemeinen Analyse“ werden durch einige weitere Rubriken ergänzt; zunächst durch die (4) **Empfindungen**, worunter alle schmerzhaften und schmerzlosen Empfindungen zu verstehen sind, die die allgemeine Natur der Mittelwirkung repräsentieren, also nicht nur auf einzelne Organe oder Gewebe beschränkt sind. Dann folgen die Angaben zu einer etwaigen (5) **Periodizität**, wobei Dunham diesen Begriff zum Teil sehr weit fasst. Bei Bryonia etwa nennt er die Verschlimmerung von Schmerzen bei den ersten Bewegungen nach dem Erwachen am Morgen als periodisches Symptom, während man durchaus den Standpunkt vertreten könnte, dass diese Schmerzen eher einer Abhängigkeit von Ruhe und Bewegung unterliegen. Die nächste Rubrik nennt Dunham (6) **Auffälligkeiten**, oft beinhaltet sie die charakteristischen allgemeinen **Modalitäten** der Arzneien. Aber auch Begleiterscheinungen gehören in diese Kategorie. Abgeschlossen wird die „Allgemeine Analyse“ mit einer Zusammenfassung der (7) **Charakteristika** des zu besprechenden Arzneimittels. Dieser Abschnitt beinhaltet also Symptome und Informationen, die dieses Mittel von allen anderen Arzneien unterscheidet.

Spezielle Analyse

Hier dringt man tiefer in die Symptomatik des betreffenden Arzneimittels ein, da die vorliegenden Ergebnisse der Arzneimittelprüfungen minutiös analysiert werden. Klinische Erfahrungen werden in diesem Abschnitt fast immer ausgeklammert, es geht ausschließlich um die reine Arzneiwirkung. Bei einigen Mitteln nennt Dunham dabei nahezu jedes Prüfungssymptom, was sich mitunter über etliche Seiten streckt. Da man zuvor bereits über die allgemeine Wirkung des Arzneimittels informiert wurde, hat dieses Vorgehen aber eine ganz andere Qualität als etwa das unvorbereitete Studium der Symptomenliste irgendeiner Arzneimittelprüfung.

Praktische Anwendungen

In diesem Abschnitt werden Krankheitszustände beschrieben, bei denen sich das betreffende Mittel bewährt hat. In den meisten Fällen erstellt Dunham noch eine Differentialdiagnose zu anderen, vergleichbaren Arzneien.

In diesem Zusammenhang ist zu erwähnen, dass Dunham sich auf Krankheitszustände konzentriert, die in heutigen homöopathischen Praxen keine nennenswerte Rolle mehr spielen. So zitiert er zum Beispiel umfangreich aus den „Homöopathisch-klinische[n] Studien“ von Franz Wurmb und Hugo Caspar, wenn er die Symptomatik einzelner Arzneien beim Typhus beschreibt. Um derart dramatische Krankheitszustände ging es zu Dunhams Zeit – und zwar nicht nur in den Praxen und Kliniken der Homöopathen. Auch andere homöopathische Arzneimittellehren legen Zeugnis davon ab. Mit einem gewissen Bedauern kann man feststellen, dass die moderne Homöopathie dieses Tätigkeitsfeld – die Behandlung schwerer, lebensgefährlicher Krankheitszustände – fast vollständig der Schultherapie übergeben musste. Es geht nicht um die (im Übrigen völlig unzulässige) Frage, welcher therapeutischen „Fraktion" die Behandlung dieser Kranken zusteht. Es geht vielmehr um das Bewusstsein, dass die erfolgreiche homöopathische Behandlung von Typhus, Cholera, Tuberkulose etc. möglich ist. Allein durch diese Erkenntnis kann man der Homöopathie einen Platz zuordnen, den sie zwar nicht innehat (und den sie vielleicht nie wieder innehaben wird), der sie als Therapie aber besser begreifbar macht und aus der Nische der Behandlungsmethoden exponiert, die eher in den Bereich hygienischer und palliativer Maßnahmen sowie einer Beratung zur Lebensführung gehören. Geht man nämlich davon aus, dass es sich bei homöopathisch behandelbaren Zuständen ausschließlich um harmlose, nicht lebensbedrohliche funktionelle Leiden handelt, entsteht ein schiefes Bild der Homöopathie. Der Satz, dass die Homöopathie nur heilen kann, was gestört, nicht aber was zerstört ist, hat dieses Bild zementiert – indem er suggeriert, dass eine andere Therapie eben dies vermöge. Die Reparatur aber obliegt der Chirurgie, die aller Ehren wert, aber – etwa nach Dunham – nicht zur „Therapie" im engeren Sinne zu rechnen ist. Die entscheidende Frage betrifft hier die Fähigkeit des Körpers zur Selbstheilung oder aber wenigstens zur Herstellung eines Zustandes, in dem die Existenz des Organismus gewährleistet ist, was zum Beispiel nach Verlust eines Körpergliedes sehr wohl möglich ist. Freilich kann ein Zustand absolut unheilbar sein, wenn der oder die Kranke Einflüssen unterliegt – oder solche selber schafft –, die im Sinne einer Causa occasionalis eine Besserung des Zustands verhindern: Wer im Regen steht, wird nicht trocken. Auf der anderen Seite erfahren Patienten in der homöopathischen Praxis oft eine Art Lebensberatung, sie bekommen Tipps für ihre Ernährung, zu körperlicher Betätigung oder Ratschläge für ihr Sozialverhalten. Gleichzeitig erhalten sie ein potenziertes Arzneimittel. Wer vermag etwaige Veränderungen nach diesen mannigfaltigen Einflüssen noch eindeutig auf einen einzelnen Faktor zurückzuführen? Hier werden Hygiene und Therapie gekoppelt und die daraus resultierenden Effekte der Therapie allein zugeschrieben. So kommt es, dass man heutzutage zwar Abhandlungen zur Lösung von Beziehungsproblemen, nicht aber zur Heilung von Diphtherie in den homöopathischen Fachzeitschriften findet. Viele Homöopathen begnügen sich mit dem, was ihnen die Schultherapie übrig lässt – Fälle, mit denen auch andere Therapeuten nicht zurecht kommen. So bestimmt sich das Gesamtbild der Homöopathie in der homöopathischen und nicht-homöopathischen Öffentlichkeit.

Die drei Rubriken **Allgemeine Analyse, Spezielle Analyse** und **Praktische Anwendung** werden nicht immer in der dargestellten Anordnung gebracht; oft folgt die allgemeine auf die spezielle Analyse. Zuweilen fehlen auch einzelne Rubriken, was vermutlich bedeutet, dass Dunham keine Details zu schildern wusste.

Besonderheiten

Die erwähnten und – wie gesagt – nicht durchgängig besetzten Rubriken weisen nicht bei jedem Mittel einen vergleichbaren Umfang auf, ohne dass dies aufgrund der „Größe" des jeweiligen Arzneimittels zu erwarten wäre. Während Dunham im Falle von Belladonna nahezu sämtliche Prüfungssymptome der Tollkirsche aus Hahnemanns „Reiner Arzneimittellehre" zitiert, selektiert er beispielsweise bei Sulphur sehr viel mehr. Ein Grund für ein derart unterschiedliches Vorgehen ist nicht ersichtlich.

Auch die Texte sind nicht alle von gleicher Qualität. Das liegt sehr wahrscheinlich an dem Umstand, dass als Vorlagen für zumindest weite Teile Mitschriften von Vorlesungen und nicht persönliche Manuskripte Dunhams dienten. Für diese Annahme sprechen Fehler, die eindeutig auf Missverständnisse zurückzuführen sind, wie sie nur bei Mitschrift oder Diktat zu erwarten sind.

Die Anordnung der Vorlesungen

Die Arzneimittel werden zum Teil in **Gruppen** besprochen. Dunham ermöglicht den Lesern so das zusammenhängende vergleichende Arzneistudium. Eine alphabetisierte Anordnung der Arzneien war daher jedoch nicht möglich.

Die erste große Gruppe bilden die neun aufeinander folgenden Vorlesungen zu den Arzneien Aconitum napellus, Bryonia alba, Eupatorium perfoliatum, Rhus toxicodendron, Colchicum autumnale, Ledum palustre, Rhododendron chrysanthum, Kalmia latifolia und Spigelia anthelmia. Jedes dieser Mittel kann natürlich völlig unabhängig von den übrigen studiert werden; daneben jedoch bietet sich bei dieser Gruppe zum Beispiel eine vergleichende Betrachtung unter dem Aspekt der rheumatischen Beschwerden an.

Die nächste zusammenhängende Arzneigruppe besteht aus Belladonna, Hyoscyamus niger, Stramonium, Opium und Helleborus niger. Pulsatilla, Cyclamen europaeum, Euphrasia officinalis und Allium cepa, Platina, Sepia, Murex purpurea, Kreosotum, Secale cornutum, Sabina und Millefolium sind zwei weitere Gruppen mit Chamomilla und Ignatia amara als eine Art Bindeglieder.

Immer wieder finden sich in den Vorlesungen Einschübe oder Abschweifungen, die nicht direkt mit der Symptomatik des Mittels zu tun haben. In den einleitenden Abschnitten zu Cyclamen europaeum beispielsweise findet Dunham eindringliche Worte gegen die Aneignung von Lieblingsmitteln. Auch der diese Vorlesung beschließende Abschnitt zur Rolle der Frauen in der Homöopathie ist beeindruckend.

Daneben beschreibt Dunham gelegentlich sehr eingehend Fälle aus seiner Praxis. Um das selbständige Studium dieser Fälle zu ermöglichen, wurden sie im Anhang in einer Liste zusammengestellt. Zwei weitere, im Text kurz erwähnte Kasuistiken werden im Anhang vollständig wiedergegeben, da sie sich hervorragend als Illustration zu den verordneten Arzneimitteln und zur therapeutischen Vorgehensweise eignen. An dieser Stelle sei noch erwähnt, dass sich Potenzangaben – auch wenn nicht ausdrücklich so bezeichnet – auf Centesimalpotenzen beziehen dürften.

Aus den genannten Gründen sei dringend empfohlen, das vorliegende Buch chronologisch durchzuarbeiten. So wird man mit den einzelnen Arzneien und ihren Vergleichsmitteln vertraut.

Die *Lectures* stellen keine kurzgefasste Arzneimittellehre oder Leitsymptomensammlung dar, die man in der Sprechstunde konsultiert, um die Wahl eines Arzneimittels abzusichern. Dazu eignen sich andere Werke besser, in denen die Symptome strenger ausgewählt und anders angeordnet sind.

Nach anfänglicher Skepsis über den Nutzen des Buches habe ich die *Lectures* erst mit den Jahren sehr schätzen gelernt. Heute weiß ich, dass es sich um eines der besten Lehrbücher zur Materia medica handelt, die uns die homöopathische Literatur zu bieten hat.

Zu danken ist von meiner Seite vielen Personen, insbesondere aber meiner Familie für ihre Unterstützung, stellvertretend für den Verlag Frau Gabriele Müller für ihre Geduld und Frau Adelheid Trenz-Steinheil für die redaktionelle Bearbeitung.

Mülheim an der Ruhr, Februar 2003 *Stefan Reis*

Carroll Dunham – Leben und Werk

Eine Kurzbiographie

Als Quellen für die nachfolgenden Angaben zog ich den in Dunhams *Lectures on Materia medica* veröffentlichten Nachruf E. M. Kelloggs[4] sowie eine Arbeit A. Saines[5] sowie einige Angaben J. Winstons[6] heran. Einige ergänzende Angaben waren noch in einem Artikel von Sandra Chase zu finden.[7]

Carroll Dunham wurde am 29. Oktober 1828 als jüngster von vier Söhnen von Edward Wood Dunham und Maria Smyth Parker in New York geboren.

Schon als Kind zeigte Dunham offenbar großes Interesse an Literatur. Auch wird er von einem seiner Brüder als ein Mensch beschrieben, der „hinter die Dinge" geschaut habe. Er war den geistigen Dingen zugeneigt, die rauen Sportarten seiner Mitschüler dagegen mied er. Man sagt, dass er schon in jungen Jahren die besondere Form von bescheidener Zurückhaltung zeigte, die ihn sein ganzes Leben lang auszeichnete.

1843 schrieb er sich am *Columbia College* ein und machte dort mit Auszeichnung seinen Abschluss im Jahre 1847. Gleich darauf begann er mit dem Studium der Medizin unter Dr. Whittaker, einem Arzt der so genannten Alten Schule, der seinerzeit einen guten Ruf als Dozent genoss. 1850 erhielt Dunham seinen Doktortitel vom *College of Physicians and Surgeons of New York*. Nicht nur seine ungewöhnlich große Begabung, auch seine Nächstenliebe und Hilfsbereitschaft bewegten ihn dazu, seinen Kommilitonen die besuchten Vorlesungen in einer Art Nachhilfe zu erläutern.

Etwa zu dieser Zeit wurde Dunham durch einen homöopathischen Arzt von einer gefährlichen Krankheit geheilt, nachdem ihn angesehene orthodoxe Ärzte erfolglos behandelt hatten. Wie bei so vielen seiner Kollegen führte diese Erfahrung dazu, dass er sich näher mit der Homöopathie beschäftigte und Vergleiche zwischen alten und neuen Heilmethoden anstellte. So ging er nach Abschluss seines Universitätsstudiums nach Philadelphia, um unter Dr. Constantin Hering – der seinerzeit als einer der erfahrensten Ärzte dieser „Neuen Schule" galt – sein Studium zu vertiefen. Er profitierte nicht nur sehr von des-

---

4 Memoir of the author. In: Dunham, C.: Lectures on Materia Medica. New York: Hart 1878, S. VII–XXIII.

5 Saine, A.: Our noble and beloved Carroll Dunham. Im Internet veröffentlicht unter http://www.homeopathy.ca

6 Winston, J.: Faces of Homoeopathy. Tawa: Great Oak 1999.

7 „The origins of the Liga Medicorum Homeopathicum Internationalis: Carroll Dunham, A.M., M.D., and the World's Homeopathic Convention of 1876." Im Internet veröffentlicht unter http://www.lmhi.net/his_usa.html

sen Unterrichtungen und Ratschlägen, sondern versichert (um mit seinen eigenen Worten zu sprechen): „Ich erwarb mir den hilfreichsten, freigebigsten und anregendsten Freund meines Lebens.“[8]

Dunham fand bei seiner Hinwendung zur Homöopathie die volle Unterstützung durch seinen Vater, der ihn darin bestärkte, vor Eröffnung einer eigenen Praxis die bestmögliche Ausbildung zu durchlaufen. So entschloss sich Dunham, seine Ausbildung in Europa fortzusetzen. Seine Studienreise begann mit einem längeren Aufenthalt in einer Dubliner Klinik. Dort zog er sich schließlich eine gefährliche Sektionsverletzung zu, die er – nachdem ihn die ortsansässigen Ärzte bereits aufgegeben hatten – mit Lachesis heilen konnte. Diese Geschichte ruft Erinnerungen wach an Constantin Herings Konvertierung zur Homöopathie: auch er hatte sich bei einer Sektion verletzt und so eine schwere Erkrankung zugezogen. Für ihn stellte die Heilung mit Arsenicum album die Initialzündung für seinen weiteren, bekannten Werdegang dar.

Von Dublin aus reiste Dunham nach Paris, wo er unter den seinerzeit angesehensten Lehrern der „Alten Schule“ (zum Beispiel Trousseau und Ricord) studierte. Von Paris aus kam er über Berlin nach Wien, wo er mehrere Monate verweilte. Die klinischen Unterweisungen durch Franz Wurmb (1805–1864) und die Materia-medica-Vorlesungen von Karl Hugo Caspar (1817–1893, Assistent bei Wurmb im Spital in Leopoldstadt und mit diesem Verfasser der „Homöopathisch-klinischen Studien“, Wien: Greß 1852) hatten einen großen Einfluss auf Dunhams Rezeption der Homöopathie, der sich in fast allen seinen Arbeiten, so auch in vielen der hier vorliegenden Arzneivorlesungen niederschlägt.

Von Wien lenkte er seinen Weg nach Münster, um bei Clemens von Bönninghausen (1785–1864) zu hospitieren, der von Dunhams Fähigkeiten so beeindruckt gewesen sein soll, dass er ihm eine große Zukunft prophezeite.

Nach seiner Rückkehr nach Amerika begann Dunham 1851, in Brooklyn zu praktizieren. Im Februar 1854 heiratete Dr. Dunham Harriet E. Kellogg, die nach seinem Tod die Herausgabe seiner gesammelten Schriften besorgte.

Um Dunhams Gesundheit stand es nicht zum Besten. Immer wieder wurde seine berufliche Tätigkeit durch Krankheitsepisoden unterbrochen. 1855 oder 1856 unternahm er seine zweite Europareise – dieses Mal jedoch, um sich zu erholen. 1857 kehrte er nach Brooklyn zurück, sah sich aber im Jahr darauf genötigt, angesichts seiner immer noch schlechten Verfassung in die Abgeschiedenheit von Newburgh (New York) umzuziehen. Seine Praxis wollte er eigentlich erst nach völliger Genesung wieder aufnehmen. Allerdings brachte er es in ein paar Fällen nicht übers Herz, die Behandlung abzulehnen, und die

[8] Eine Quelle für dieses Zitat wird von Kellogg leider nicht angegeben.

bemerkenswerten Erfolge führten dazu, dass immer mehr Ratsuchende vorstellig wurden. Früher als geplant war er somit wieder voll in die Praxis eingebunden. Sechs Jahre vergingen bis seine Gesundheit wieder angegriffen wurde, diesmal mit einer rheumatischen Herzaffektion. Nach einer Erholungsreise, die ihn unter anderem bis nach Westindien geführt hatte, wandte er sich in New York an führende Spezialisten der so genannten Alten Schule. Sie stellten eine entmutigende Prognose. Daraufhin suchte Dunham Rat bei Constantin Hering, der ihm nach eingehender Anamnese der Symptome ein einzelnes Arzneimittel (Lithium carbonicum) verschrieb, das die Krankheit prompt besiegte. Bald danach verlegte er seinen Wohnsitz nach Irvington-on-Hudson, was für die meiste Zeit bis zu seinem Tod sein Zuhause blieb, während er in New York ein Büro und eine Praxis unterhielt, in der er sich an einigen Tagen in der Woche aufhielt.

Ab 1865 hatte Dunham eine Professur für Materia medica am *New York Homoeopathic Medical College*, wo er auch den Dekansposten bekleidete.

Sein schlechter Gesundheitszustand beeinträchtigte ihn zwischenzeitlich immer wieder. Um Ruhe und Erholung zu finden, reiste er 1874 erneut nach Europa und kehrte ein Jahr später wieder erstarkt zurück.

In der Zeit darauf versah Dunham nicht nur seine Aufgaben in der Praxis und seine sonstigen Posten, sondern wurde auch zum Präsidenten des *American Institute of Homoeopathy (AIH)*[9] für das Jahr 1876 gewählt. Außerdem war ihm bereits vorher die Leitung des für 1876 von ihm geplanten homöopathischen Weltkongresses übertragen worden. Sicher ist es auch der damit verbundenen Belastung zuzuschreiben, dass er immer wieder erkrankte. Nach längerer Bettlägerigkeit verstarb Carroll Dunham am 18. Februar 1877. Sein Freund und Arzt P.P. Wells meinte, Dunham sei wohl weniger an einer Krankheit als vielmehr an Überarbeitung gestorben.

Dunhams Verdienste

Was man schon dem Kinde Carroll Dunham nachsagte, drückte sich in seiner späteren Laufbahn noch deutlicher aus. Dunham hatte innerhalb der amerikanischen Homöopathenschaft eine Mittlerposition inne. In den 1870er Jahren kam im AIH eine Diskussion auf über die Voraussetzungen und Anforderungen für eine Aufnahme und Mitgliedschaft. Eine selbstverständliche Voraussetzung für die Aufnahme im AIH war, dass man die Homöopathie auszuüben habe. Das bedeutete aber nicht, dass es sich bei allen Mitgliedern des AIH

9 Ein 1844 gegründeter Dachverband der homöopathischen Ärzte.

um „Hahnemannianer“[10] handelte – viele kamen aus der eklektischen Schule oder setzten potenzierte Arzneien nur gelegentlich, hauptsächlich aber Allopathika ein. An den amerikanischen Ausbildungsinstituten wurde damals durchaus nicht nur die genuine, sich streng nach Hahnemann richtende Homöopathie gelehrt; vielerorts vertrat man eine stark simplifizierende, nach klinischen Gesichtspunkten vorgehende Richtung, die sich freilich auch „Homöopathie“ nannte. So war das AIH ein Sammelbecken für Ärzte, die potenzierte Arzneimittel verordneten, und das in sehr unterschiedlichem Ausmaß und nach stark differierenden Methoden. Dunham versuchte stets, zwischen diesen widerstreitenden Gruppen zu vermitteln, um einen offenen Bruch zu verhindern. Doch damit nicht genug: Er war sogar der Meinung, man solle das AIH offiziell für Ärzte öffnen, die sich der Homöopathie noch gar nicht verschrieben hatten. Er war davon überzeugt, dass man die Kollegen – wenn sie denn erst einmal Mitglieder wären – schon zur wahren Homöopathie Hahnemanns bekehren würde. Als habe man nicht schon genug Ärger mit den Abweichlern in den eigenen Reihen, zeigten sich Patriarchen wie C. Hering, A. Lippe, P. P. Wells nicht gerade angetan von Dunhams Idee, während die „Halbhomöopathen“ den Vorschlag begrüßten. Tatsächlich wurde das Wort „Homöopathie“ 1874 aus der Anforderungsliste für die Mitgliedschaft im AIH gestrichen. Die endgültige Abspaltung der „Hahnemannianer“ um A. Lippe, H. C. Allen, E. W. Berridge, P. P. Wells und deren Gründung der *International Hahnemannian Association* (IHA) im Jahre 1880 erlebte Dunham ebenso wenig wie die von ihm so sehr angestrebte Einigung.

Im Juni 1876 gelang es Dunham tatsächlich, den ersten Weltkongress für Homöopathie in Philadelphia durchzuführen. Mehr als 700 Homöopathen aus aller Welt – einige waren sogar aus Europa angereist – folgten der Einladung des damaligen Institutspräsidenten Dunham. Die auf dem Kongress vorgestellten Arbeiten und Berichte spiegelten die Spaltung der Homöopathenschaft deutlich wider. So gab es Vorträge, die die Verwendung von Tiefpotenzen sowie den abwechselnden oder auch gemeinsamen Gebrauch potenzierter und allopathischer Arzneien propagierten. Dunham hatte vom AIH freie Hand und volle Verantwortung für die Gestaltung und Abwicklung des Kongresses bekommen. Er ließ sich die Manuskripte der Vortragenden vorab zuschicken, ordnete und übersetzte sie und stellte sie für eine anschließende, aber erst nach seinem Tod realisierte Publikation[11] zusammen. Die Pla-

[10] Diese Bezeichnung hatten einige Homöopathen für sich gewählt, um dadurch anzudeuten, dass sie gegen jegliche Verwässerung der ursprünglichen, von Hahnemann inaugurierten Lehren waren.

[11] Transactions of the World's Homoeopathic Convention of 1876, 2 Vols. Philadelphia: Sherman & Co. 1880/1881.

nungen für dieses große Projekt hatten bereits Jahre zuvor begonnen. Im Herbst 1874 jedoch war er gesundheitlich ein weiteres Mal so angeschlagen, dass er eine Genesungsreise nach Europa unternahm. Er war wohl reichlich pessimistisch und hatte vor seiner Abreise alle von ihm bekleideten Stellungen und Posten aufgegeben. Trotzdem muss es ihm während seines Aufenthaltes in Europa gelungen sein, zahlreiche Kollegen dort von seinem Plan eines Weltkongresses zu begeistern. Bei seiner Rückkehr zeigte er sich dann auch – wie bereits erwähnt – überraschend vital.

Dunham hat zwar keine Bücher, dafür aber zahlreiche einzelne Arbeiten verfasst, von denen die meisten im *American Homoeopathic Review* erschienen, dessen Mitherausgeber er von 1860–1863 war. Diesen Posten bekleidete er später auch beim *United States Medical and Surgical Journal.* Die beiden heute unter seiner Autorschaft erhältlichen Werke[12] wurden posthum von seiner Witwe publiziert. Zu erwähnen wäre noch Dunhams Übersetzung von Bönninghausens „Die homöopathische Behandlung des Keuchhustens [...]." (Münster: Coppenrath 1860).[13] In der Mehrzahl handelt es sich bei Dunhams Veröffentlichungen um grundlegende Betrachtungen zur Homöopathie allgemein, zu deren Methodik sowie um Beiträge zur Materia medica. Dunham war übrigens auch ein fleißiger Arzneiprüfer.

Dunhams Arbeiten beeindrucken noch heute durch ihren Gehalt sowohl in theoretischer als auch praktischer Hinsicht. Dunham zeigte sich stets offen auch für Ansätze, die Hahnemann womöglich missfallen hätten. Er zeigte aber auch ein großes Gespür für die Kompatibilität mit den feststehenden, auch für ihn selbstverständlichen Doktrinen einer ursprünglichen Homöopathie. So integrierte er zum Beispiel die pathologisch-anatomischen Betrachtungen der Wiener Homöopathen in seine Materia-medica-Vorlesungen, die im Übrigen durchdrungen waren von Hahnemanns Vorgaben einer „reinen Arzneimittellehre". Heraus kam bei Dunham – und das ist sein vielleicht größter Verdienst – keine beliebige Melange, keine willkürliche Aneinanderreihung verschiedener Konzepte, sondern ein stimmiges und praktikables Konzept zur Homöopathie. So zählt Dunham zu den wenigen Homöopathen, denen man eine wesentliche Weiterentwicklung der homöopathischen Materia medica und Methodik attestieren kann.

---

12 The science of therapeutics. New York: Hart 1877, und Lectures on Materia medica. New York: Hart 1878.

13 Titel der Übersetzung: Boenninghausen, C.v. : The homoeopathic treatment of hooping cough. New York: Smith & Brother 1870.

Die Wissenschaftlichkeit der Homöopathie und die Methodik des Materia-medica-Studiums

Vorbemerkung des Übersetzers

Im Jahre 1862 erschien im *American Homoeopathic Review* eine umfangreiche Arbeit Carroll Dunhams mit dem Titel „Homoeopathy – the science of therapeutics". Der Verfasser stellt hier die Homöopathie als einzige wahrhaft wissenschaftliche Therapiemethode vor und gibt eine detaillierte Anleitung zum Studium der Materia medica. Aus keiner anderen seiner Schriften wird Dunhams Verständnis der Homöopathie deutlicher. Nicht ohne Grund wurde sie später titelgebender Leitartikel einer Kompilation von Dunhams theoretischen Schriften.[14]

Die Kenntnis dieser Arbeit erleichtert den Zugang zu den übrigen Schriften Dunhams erheblich, insbesondere zu seinen Vorlesungen zur Materia medica. Aus diesen Gründen war ursprünglich eine deutsche Übersetzung als Einleitung zu diesem Buch vorgesehen. Allerdings zeigte sich bald, dass Umfang und Anordnung des Textes einerseits viele Leser abschrecken, andererseits – auch im Blick auf zeitbedingte Aspekte – zu Verständnisproblemen führen könnten. Deshalb habe ich mich dazu entschlossen, den Inhalt dieser einen Arbeit in einer Zusammenfassung wiederzugeben. Das ist sicher ein ungewöhnlicher Weg gerade bei einem Werk zur Materia medica, doch glaube ich, mit dieser Maßnahme nicht nur Dunhams Aussagen deutlich zu machen, sondern auch mehr Leserinnen und Leser motivieren zu können, seine überaus lehrreichen Gedankengänge nachzuvollziehen.

Den Aussagen Dunhams wurde nichts hinzugefügt, es wurde auch nichts weggelassen, was für das Verständnis notwendig wäre. Einzelne Passagen wurden wörtlich übertragen; um die Leserinnen und Leser nicht zu irritieren, wurden sie jedoch nicht als Zitate gekennzeichnet. Kürzungen betreffen vornehmlich einige blumige Umschreibungen, die ohnehin oft nicht adäquat übersetzbar wären, erläuternde Beispiele und Ähnliches. Längere Anmerkungen meinerseits wurden kenntlich gemacht. Gleichwohl handelt es sich bei diesem Beitrag nunmehr um einen Text aus meiner Feder, so dass man Zitate daraus nicht ungeprüft als wörtliche Aussagen Dunhams bezeichnen darf.

---

[14] Dunham, C.: The science of Therapeutics. New York: Hart 1877.

Homöopathie – die Wissenschaft der Therapeutik[15]

Die vorliegende Arbeit besteht aus zwei größeren Teilen. Im ersten Teil wirft Dunham die – rhetorische – Frage nach wahrer wissenschaftlicher Therapeutik auf und kommt zu dem Schluss, dass allein die Homöopathie diesem Anspruch gerecht werden kann. Anschließend folgt eine Untersuchung der Methodik. Es geht um die Art und Weise, wie man diese Wissenschaft möglichst erfolgreich studiert, um sie dann praktisch umsetzen zu können.

Wissenschaftliche Therapeutik

Einleitung

Unter dem Begriff „Therapeutik“ ist im engeren Sinne das Handeln des Arztes zu verstehen, das direkt auf die Heilung einer Krankheit gerichtet ist; nach Dunham ist hier nur die arzneiliche Behandlung gemeint.[16] Die Chirurgie etwa zählt demnach nicht zur Therapeutik. Dieser Aspekt allein stellt jedoch lediglich eines der für das Heilen notwendigen Kriterien dar. Als wichtige Präliminarien betont Dunham die Beantwortung der Fragen nach Behandlungsbedürftigkeit und Behandelbarkeit. Außerdem sei vor oder neben einer eventuellen Arzneitherapie stets auch die Hygienik zu berücksichtigen, wobei „Hygiene“ ein recht weit zu fassender Begriff ist, der auch Aspekte wie Diätetik und Lebensführung umfasst.

Zur Veranschaulichung werden sechs Beispiele genannt.

> ***Beispiel 1:*** Hier handelt es sich um einen älteren Patienten mit Herzangst und einer Art Angina pectoris. Primäres Ziel des Arztes ist hier, eine Prognose zu stellen. Dafür braucht er gute Kenntnisse der Pathologie. Wird der Fall als hoffnungslos eingestuft, endet hier die Tätigkeit des Arztes. Therapeutik ist hier nicht gefragt.
>
> ***Beispiel 2:*** Es geht um einen Mann mit epileptischen Anfällen. Bekanntlich werden Konvulsionen durch verschiedene Auslöser hervorgerufen: durch äußere Einflüsse, die abgestellt oder vermieden werden können, oder durch für den Therapeuten nicht wahrnehmbare Veränderungen. Erste Aufgabe des Arztes ist es hier, den Fall in eine dieser beiden großen Klassen einzuord-

15 Im weiteren Verlauf des Textes werden wiederholt die Begriffe „Therapeutik“ und „Therapie“ genannt. Während man unter „Therapie“ eine Heilbehandlung versteht, wird mit „Therapeutik“ die Wissenschaft der Heilverfahren bezeichnet. Ähnlich verhält es sich mit den Begriffspaaren „Hygienik“ und „Hygiene“, „Methodik“ und „Methode“ etc.

16 Entsprechend handelt es sich bei einem Therapeutikum um ein Arzneimittel.

nen. Das ist unumgänglich, da eine eventuelle Behandlung auf dieser Entscheidung basiert. Nehmen wir an, der Arzt entscheidet sich dafür, dass dieser Fall exogen bedingt und reflektorischer Natur ist, und er hat Grund zu der Annahme, die Ursache liege in der Reizung eines Nervenbündels des Beines. Er findet dann heraus, dass der Patient vor Jahren eine Schussverletzung am Oberschenkel erlitten hat, wobei die Kugel seinerzeit nicht entfernt wurde. Bei der anschließenden Operation findet und entfernt man nun die Kugel, die auf einen Ast des Ischias drückt. Seitdem hat der Patient keine weiteren Konvulsionen. In diesem Fall verhalfen dem Arzt seine pathologischen Kenntnisse zur Unterscheidung der nahe liegendsten Ursachen für die Konvulsionen. Aber auch in diesem Fall war die Therapeutik nicht gefragt. Wir sehen hier, dass nach Dunhams Verständnis die Chirurgie keineswegs Gegenstand der Therapeutik ist!

Beispiel 3: Seit dem Alter von 14 Monaten leidet ein zweieinhalbjähriges Kind an epileptiformen Konvulsionen; sie begannen kurz nachdem es der Mutterbrust entwöhnt wurde. Der Intellekt des Kindes ist in Mitleidenschaft gezogen. Die eingehende Untersuchung verweist darauf, dass der Grund möglicherweise in einer dauerhaften Irritation des Verdauungsapparates liegt. Zu vermuten ist hier zunächst eine fehlerhafte Ernährung. Die Befragung ergibt, dass die Mutter die Nahrung falsch herstellt. Entsprechende diätetische Anweisungen werden gegeben, und die Konvulsionen hören auf. Auch hier war die Therapeutik nicht vonnöten.

Beispiel 4: Eine Patientin hat seit drei Monaten rapide an Gewicht verloren; der Schlaf ist gestört, sie leidet unter Appetitverlust, Nachtschweiß, einer Neigung zu Diarrhö, häufigem tiefem Einatmen, das sie erschöpft; trockenem Hüsteln; extremer Schwäche und Verzweiflung. Die – auch in der homöopathischen Praxis unabdingbare – eingehende körperliche Untersuchung erbringt keinen Hinweis auf organische Erkrankung in Thorax oder Abdomen; auch ihre häuslichen und sozialen Verhältnisse ergeben keine Anhaltspunkte. Der Arzt kann also keinen eindeutigen Auslöser feststellen. So kommt er – quasi per Ausschlussdiagnose – zu dem Schluss, es handle sich um dynamische Ursachen, denen er vornehmlich mit spezifischen Arzneien zu begegnen habe; mit anderen Worten: In diesem Fall muss er sich der Therapeutik bedienen. Da aber bemerkt er, dass die Patientin zur Zeit ihr ein Jahr altes Kind stillt. Sie hat sehr viel Milch, die aber, wie eine mikroskopische Untersuchung zeigt, einen starken Mangel an Fett aufweist. Es zeigt sich, dass die Patientin an einer Anämie leidet, die sie sich infolge des Stillens zugezogen hat. Sie wird angewiesen, sofort abzustillen. Kurz darauf kehrt der Appetit zurück und die Patientin gesundet. Möglicherweise kann man die Schwäche schneller beheben und die Wiederherstellung beschleunigen, wenn man auch Therapeutika einsetzt, doch spielen diese eine untergeordnete Rolle und sind eigentlich nicht nötig.

Beispiel 5: Hier beschreibt Dunham eine Patientin mit schlechtem Ernährungszustand, die über einen Brennschmerz unter dem rechten Skapula-Winkel sowie einen beengenden Druck klagt, der quer über dem Rücken zwischen den Schulterblättern verspürt wird. Dieser Fall wird dem Therapeuten erst klar, wenn er mit Hilfe seiner Pathologie-Kenntnisse darauf kommt, dass die Beschwerden von übertriebenem Stricken mit zu rascher Bewegung abhängen. Abhilfe schafft hier zwischenzeitliche Erholung, verbunden mit Körperübungen im Freien, das alles in sinnvoller Kombination mit der freilich notwendigen beruflichen Tätigkeit. Wie schon im zuvor geschilderten Fall können Therapeutika hier zwar helfen, spielen aber eine untergeordnete Rolle.

Beispiel 6: Ein Patient leidet unter heftigem Stechen und Drücken im Schienbein, besonders abends, mit Kälte des Beins. Hat der Schmerz eine Stunde angehalten, kommt es auch zu ausgeprägter Berührungsempfindlichkeit. Besser werden die Beschwerden durch Wärme und fortgesetzte Bewegung. Verschiedene, von diversen Koryphäen bereits eingesetzte Arzneimittel waren bislang erfolglos. Es zeigt sich nun, dass sich der Patient berufsbedingt großer Feuchtigkeit und Kälte aussetzen muss. Er wird angewiesen, wollene Strümpfe zu tragen, und hat seitdem fast keine Beschwerden mehr. Ein paar Gaben Rhus toxicodendron machen die Heilung vollkommen. Auch dieses Mittel war zuvor bereits erfolglos verordnet worden.

In diesen Beispielen betont Dunham die Notwendigkeit, mit Hilfe guter Kenntnisse in den Disziplinen Physiologie, Pathologie und Hygienik die für den jeweiligen Krankheitsfall angemessene Entscheidung zu treffen. Zunächst ist zu entscheiden, ob eine ärztliche Intervention überhaupt notwendig ist. Auch schwerer und sogar lebensbedrohlicher Zustände kann man ohne Einsatz von Arzneimitteln Herr werden, bei einigen Fällen wären Arzneien völlig wirkungslos, in anderen üben sie bestenfalls eine unterstützende Funktion aus.

Dunhams integrativer Ansatz wird deutlich, wenn er betont, dass die von ihm angeführten Beispiele bezüglich der Anwendung der genannten Disziplinen auf Gemeinsamkeiten von homöopathischer und konventioneller Medizin verweisen und zeigen, dass diese nur im Bereich der Therapeutik voneinander abweichen.

Die beiden Wissenschaften Hygienik und Therapeutik und ihre Grenzen

Der menschliche Körper ist bestimmten allgemeinen Reizen gegenüber empfänglich; Licht, Hitze, Elektrizität, Nahrung, Luft seien als Beispiele genannt. Zur Erhaltung von Gesundheit bedarf es hinsichtlich Intensität und Quantität dieser Einflüsse eines gewissen Gleichgewichts. Völliges Fehlen eines dieser lebensnotwendigen Faktoren führt über längere Zeit zum Tod. Eine proportionale Abweichung, also ein Zuviel oder Zuwenig, wird mit Hilfe der vorhandenen Elastizität des Organismus toleriert, ausgeglichen oder eine Weile ausgehalten. Diese Anpassungsfähigkeit unterscheidet den lebenden Organismus von einer Maschine. Sie wird auch als „vis medicatrix naturae" („Selbstheilungskraft") bezeichnet und kann ein bestimmtes Ungleichgewicht für eine Weile kompensieren. Die damit dann einhergehenden Beschwerden oder Störungen verschwinden bei Wiederherstellung des Reiz-Gleichgewichtes und ohne therapeutisches Einwirken. Bleibt die Regulation aus, kommt es über kurz oder lang – je nach Grad der Anpassungsfähigkeit einerseits und Abweichung der Einflüsse andererseits – zu einer dauerhaften, stabilen Störung der Körperfunktionen. Zu diesem Zeitpunkt fruchten alle Bemühungen zur Wiederherstellung des Gleichgewichtes nichts mehr; auch die besten Umstände, die zweifellos geschaffen werden müssen, können keine Heilung bringen. Hierzu bedarf es nunmehr eines Einflusses von außen, der dem Organismus fremd ist und von den oben genannten allgemeinen Stimuli abweicht. Gesucht wird ein spezieller Stimulus, der niemals anhand physiologischer Überlegungen gefunden werden kann: Die Physiologie bezieht sich auf die bereits genannten allgemeinen Stimuli einerseits und auf die allgemeine Empfänglichkeit des Organismus andererseits, die therapeutisch, zum Zwecke der Heilung, nicht nutzbar sind. Um die exogenen, therapeutisch nutzbaren, arzneilichen Reize kennen zu lernen, bedarf es zunächst des Studiums zahlreicher Beispiele zu Aktion und Reaktion in Bezug auf solche Stimuli (induktives Verfahren). Nachfolgende Verifikationen müssen die gewonnenen Erkenntnisse dann noch absichern (deduktives Verfahren). Aus diesen Kenntnissen konstituiert sich dann ein empirisches Gesetz, das Gesetz oder Grundprinzip der Therapeutik.

Die Anwendung spezieller Stimuli – sprich: Arzneimittel – auf den erkrankten Organismus ist Gegenstand der Wissenschaft Therapeutik. Die Wiederherstellung und Beibehaltung des Gleichgewichts der allgemeinen Stimuli dagegen ist Gegenstand der Wissenschaft Hygienik.

Auch hierzu bringt Dunham ein Beispiel:

Ein Mann, der sich ungewöhnlich lange der Kälte ausgesetzt hat, leidet an einem Wärmemangel; also fehlt ihm einer der unabdingbaren Stimuli. Er friert und zittert, obwohl der Organismus im Sinne einer Gegenregulation sogleich begonnen hat, die Körperwärme zu erhöhen. Nun sucht er sich einen Unterschlupf, setzt sich an ein Feuer, nimmt heiße Getränke zu sich und verschafft sich damit quasi den Stimulus, der ihm gerade fehlt, im Übermaß. Bald ist ihm wieder angenehm warm und alles ist in Ordnung. In diesem Fall hat ein Eingriff in die „Hygiene" ausgereicht, um weiteren Schaden abzuwenden.

Die Sache kann jedoch auch anders verlaufen. Der Mann hat sich vielleicht einer stärkeren Kälte ausgesetzt und die Maßnahmen zur Erwärmung sind dieselben, haben in diesem Fall aber keinen Erfolg. Ihm ist weiterhin sehr kalt und er zittert, dazu kommt es zu Fieber, erhöhter Atmungsfrequenz, Husten oder auch zu rheumatischen Beschwerden.

Obwohl in beiden Fällen der Mangel an Wärme beseitigt wurde, verlaufen sie doch ganz unterschiedlich – warum wird nicht in beiden das normale Gleichgewicht wiederhergestellt? Während der Hygieniker im ersten Fall nur die Ursache – den Mangel an Wärme – festzustellen brauchte, woraus sich das weitere Vorgehen von allein ergab, reicht diese Feststellung bei der zweiten Variante nicht mehr aus. Gegenstand der Hygienik sind also alle Störungen, deren Ursache in äußeren Einflüssen besteht.

An dieser Stelle muss noch einmal deutlich darauf hingewiesen werden, dass nach Dunham allein die arzneiliche Behandlung zur Therapeutik zu rechnen ist. Disziplinen wie die Chirurgie, aber wohl auch psycho-, physio- und balneotherapeutische Maßnahmen sind eher Gegenstand der Hygienik.

Was unterscheidet nun eine von der Selbstheilungskraft regulierbare, ohne Therapie, allein durch hygienische – und vielleicht chirurgische etc. – Maßnahmen zu behebende Störung von einer „echten", nur mit Hilfe von Arzneien heilbaren Krankheit? Wann, warum, bei wem kippt die „Befindlichkeitsstörung" ins wahrhaft Krankhafte?

Dunham meint, zu der anfänglichen Störung habe sich in der Zwischenzeit eine zunächst dynamische, dann aber auch organische Veränderung gesellt, so dass die Funktionen nunmehr dauerhaft verändert sind. Selbst wenn es möglich wäre, das gesunde Verhältnis der allgemeinen Stimuli wiederherzustellen, reiche das nicht mehr aus, Gesundheit zu erzeugen. Dafür bedürfe es nun eines neuen Stimulus spezieller Art, der zudem nach einer neuen Regel eingesetzt werden und wirken müsse. Diese Regel ist das jeweilige, je nach gewähltem Verfahren andere, therapeutische Prinzip, die neuen Stimuli sind die entsprechenden Arzneien. Damit ist auch das Feld der Wissenschaft von den Therapeutika – den Arzneimitteln – umschrieben.

Ein Beheben der Störung durch **hygienische** Eingriffe ist ein rationales, kausal orientiertes Handeln. Solange Krankheit nicht manifest geworden ist, besteht darin auch der schnellste und sicherste Weg nicht nur zur Wiederherstellung des aus den Fugen geratenen Gleichgewichtes, sondern auch zur Verhütung echter Krankheit.

Das Ungleichgewicht der allgemeinen Stimuli ist jedoch niemals Ursache für eine Krankheit.

Die Ursache von Krankheit, also der funktionellen oder organischen Veränderung, kann niemals entdeckt oder sichtbar gemacht werden, da sie ihrer Natur nach nichts anderes ist als die Ursache der gesunden funktionellen oder organischen Tätigkeit. Mit anderen Worten: Sie ist das Leben selbst, dessen Natur unergründlich ist.

Würde nun der Therapeut angesichts der zu behandelnden Krankheit einen ähnlichen – rationalen – Ansatz verfolgen wie der Hygieniker, müsste er die wahre (erste) Ursache (prima causa morbi) auffinden. Da das – wie gesagt – unmöglich ist, ist er auf die Phänomene und eine empirische Methodik angewiesen. Einerseits muss er sich um die Phänomene, die der Patient zeigt, kümmern, andererseits um die Phänomene, die die „speziellen Stimuli" – die Arzneien – hervorrufen. Das nächste Ziel muss sein, eine Formel zu finden, nach der eine konstante Beziehung zwischen diesen beiden Phänomenreihen hergestellt werden kann, die sich also als therapeutisches Gesetz erweist. Ein solches Vorgehen entspricht exakt dem Vorgehen in jedem anderen Wissenschaftszweig.

Die Tatsache, dass sich der Arzt nun also einer empirischen Methode zuwenden muss, stellt nach Dunham nur die zweitbeste Lösung dar.

Die Elemente einer – empirischen – Wissenschaft der Therapeutik sind:

- der erkrankte Körper, wie er sich durch die Phänomene zeigt (Krankheitssymptome);
- das Arzneimittel, das ebenfalls hinsichtlich seiner Phänomene bekannt ist (Arzneiprüfungssymptome);
- ein Gesetz, das aussagt, in welche Beziehung Arznei und erkrankter Organismus zueinander gebracht werden müssen, damit Heilung erfolgt.

Bei den Wissenschaftszweigen Physik, Chemie und Optik werden ebenfalls zwei Reihen von Phänomenen mit Hilfe eines Gesetzes in Beziehung zueinander gebracht. In der Optik zum Beispiel erklärt das Gesetz der Lichtdiffusion das Verhältnis zwischen einem Licht ausstrahlenden und einem Licht reflektierenden Körper.

Um das für die Wissenschaft der Therapeutik zu bewerkstelligen, benötigt man diverse „Hilfswissenschaften".[17] Das Erkennen der Krankheitssymptome

[17] Der Begriff „Hilfswissenschaft" könnte irrtümlich als Abwertung verstanden werden, ist aber andererseits nicht ersetzbar, da er das Verhältnis verschiedener Wissenschaften zueinander und unter einem bestimmten Aspekt beschreibt. Eine allgemein gültige Aussage ist damit nicht verknüpft.

gelingt nur mit Hilfe der Anatomie, Physiologie, Chemie, Physik und Psychologie. Diese Wissenschaften brauchen wir auch, um die Symptome der Arzneimittelprüfungen korrekt einzuordnen.

Unser Kenntnisstand bezüglich dieser Hilfswissenschaften bestimmt, in welchem Umfang wir in der Lage sind, Prüfungssymptome (Pathogenese) und Krankheitssymptome (Pathologie) zu erfassen und zu verstehen.

Andererseits ändert unser Kenntnisstand nichts an dem – natürlich bedingten – Verhältnis dieser beiden Symptomreihen zueinander.

Die Bedingungen für eine Wissenschaft der Therapeutik

Jede Naturwissenschaft definiert sich durch zwei Voraussetzungen.

Zum einen muss sie die Fähigkeit zur unbegrenzten, uneingeschränkten Weiterentwicklung aller ihrer Elemente, ohne dass dabei ihre Einheit gefährdet wird, aufweisen. Bei Physik, Chemie und Optik etwa trifft das zu: Auch wenn die Detailkenntnisse immer weiter zunehmen, ändert sich nichts an den Grundgesetzen. Jede Weiterentwicklung basiert auf den vorherigen Erkenntnissen und stellt die Fundamente nicht in Frage. Alle diese Wissenschaften basieren zudem auf Induktion, nicht auf irgendeiner Theorie, beispielsweise in der Optik über die essentielle Natur des Lichtes oder seine Ausbreitung. Wäre das so, wäre die gesamte Wissenschaft höchst unsicher und gefährdet, da sie als Einheit durch neue Theorien sofort in Frage gestellt würde.

Zum anderen muss sie zukünftige Ereignisse innerhalb ihrer eigenen Domäne vorhersagen können. Auf der Basis des Grundgesetzes und einer Reihe von Phänomenen muss es möglich sein, die noch fehlende andere Reihe von Phänomenen abzuleiten. Man kann also durch Ableitung etwas vorhersagen, was man noch gar nicht beobachtet hat. Das ist induktiv vorgehende Wissenschaft. Bezogen auf die Therapeutik heißt das: Wenn wir ein therapeutisches Gesetz haben und dazu noch eine Phänomenreihe, zum Beispiel Krankheitssymptome, dann wissen wir, wie die andere Reihe (Arzneisymptome) auszusehen hat – finden müssen wir das passende Arzneimittel freilich noch.

Erfüllt die „rationale Medizin" (Schulmedizin) diese Bedingungen?

Bei der so genannten Alten Schule sind zwei Therapiemethoden zu unterscheiden.

Die erste Methode basiert auf der Absicht, Heilung aufgrund einer Theorie über die Natur der Krankheit zu bewirken. Sie zielt also darauf ab, die Pathologie einer Krankheit genau zu studieren, um eine möglichst vernünftige Hypothese zu deren Modus operandi zu formulieren und dann die Heilung auf allgemeine Prinzipien zu gründen. Diese Methode versucht, Heilung auf eine

Weise zu erzielen, wie sie der Hygienik eigen ist. Dabei ist zu bedenken, dass es unmöglich ist, die wahre Natur einer Krankheit zu ergründen, da sie nichts anderes ist als das modifizierte Leben, und das eben ist unergründbar.

Gegen diese Therapiemethode sprechen drei Argumente, wobei sich die beiden ersten zu widersprechen scheinen.

Zum einen ist die Methode im Grunde eine Mischung therapeutischer Disziplinen, die jeweils wieder auf Theorien zu einzelnen Gruppen oder Arten von Krankheiten basieren, nicht auf einer allgemein gültigen Theorie des Krankseins. Für jeden neuen Typus von Krankheit muss daher eine neue Therapie gefunden werden. In diesem Sinne ist diese Methode also zu speziell.

Andererseits ist die Methode zu allgemein, um wirklich alle Phänomene (Symptome) eines jeden individuellen Krankheitsfalles zu umfassen. Schon anhand der großen Variabilität des Gemütszustands ist zu ersehen, dass niemals zwei Fälle derselben Krankheit genau gleich sein können. Diese Methode muss auf einer Verallgemeinerung beruhen und übersieht somit die individuellen Symptome, nimmt nur wahr, was für viele Fälle derselben Krankheit gilt. Wahrhaft wissenschaftlich betrachtet man natürliche Phänomene jedoch ohne Vorurteil, man sondert nichts ab, nur weil man es nicht zuordnen kann. Wissenschaftlich betrachtet, gibt es in keinem Krankheitsfall Ereignisse – seien sie subjektiv empfunden oder objektiv feststellbar –, die „irrelevant" oder „bedeutungslos" sind. Eine Therapie, die ein paar Symptome auswählt, diese Symptome als pathognomonisch für die Pneumonie erklärt, darauf eine Theorie der Krankheit und wiederum darauf eine Behandlungsmethode gründet, muss zahlreiche Symptome eines jeden individuellen Falles missachten. Sie nennt diese Symptome dann „zufällig", aber die Natur kennt keine „Zufälle".

Diese Methode ist weit davon entfernt, den Anforderungen an eine induktiv vorgehende Wissenschaft zu entsprechen. Die Art der Verallgemeinerung führt zur Behandlung von Fällen, die in der Realität nicht existieren, also zur Behandlung von Abstraktem. Wer hat jemals einen Fall gesehen, in dem ausschließlich die pathognomonischen Symptome einer Pneumonie – oder eines Rheumas oder einer Dysenterie – zugegen waren? Was wir vorfinden, sind Fälle, in denen die pathognomonischen sowie gewisse andere, individuelle Symptome vorhanden sind. Letztere variieren von Fall zu Fall.

Der dritte Einwand gegen diese Methode ist, dass sie die erste Bedingung einer Wissenschaft nicht erfüllt: Sie ist nicht zur uneingeschränkten Weiterentwicklung fähig. Man erinnere sich nur an den Aufstieg und Fall verschiedener medizinischer Systeme: das eines Brown, eines Broussais, die Humoralpathologie usw.

Die zweite Therapiemethode der Alten Schule ist die „methodische". Sie lehnt Theorien ab und gründet ihre Prinzipien zur Krankheitsbehandlung auf numerische Daten und Statistiken, die man durch Beobachtung und Erfahrung am Kranken gesammelt hat. Wurden beispielsweise von 1 000 Krankheitsfällen 500 mit Mittel A , 300 mit Mittel B und 200 mit Mittel C geheilt, bevorzugt man künftig Mittel A. Diese Methode erfüllt keine der für eine Wissenschaft notwendigen Voraussetzungen. Sie eignet sich nicht für uneingeschränkte Weiterentwicklung und versagt vollkommen im Blick auf die Behandlung neuer Krankheitsformen, da zunächst zahlreiche Krankheitsfälle zu überprüfen sind, um die wirksamste Therapie festlegen zu können.

Hat die „rationale Medizin" gar nichts erreicht?

Im Prinzip bejaht Dunham diese Frage. Die Alte Schule hat kein gültiges therapeutisches Gesetz zu bieten. Die meisten Theorien wurden nach einer Weile durch neue, mit den Vorläufern nicht kompatible ersetzt. Was wir den Kollegen jedoch zu verdanken haben, sind zahlreiche Fakten, die wertvolles Material zur Schaffung einer echten Wissenschaft der Therapeutik liefern. Außerdem verdanken wir ihnen die Schaffung und Weiterentwicklung der „Hilfswissenschaften" Anatomie, Physiologie, Pathologie, Chemie usw.

Andererseits könnte man meinen, dass die Therapeutik auch Fortschritte gemacht haben muss, da die Sterberaten sich kontinuierlich vermindert haben. Diese Erfolgsquote erkennt Dunham durchaus als Fortschritt an, rechnet sie aber dem Umstand zu, dass die Alte Schule etwa zeitgleich mit der Ausbreitung der Homöopathie damit begonnen habe, von schädlichen Therapiemethoden Abstand zu nehmen, die zuvor eine eventuell bestehende Lebensbedrohung nur verstärkt haben. Der Aderlass zum Beispiel würde inzwischen sehr viel seltener eingesetzt, die Dosierung von Quecksilber habe man verringert etc.

Nachdem man Auslöser von Krankheiten und die Prinzipien der Hygiene entdeckt hatte, wurde es der Medizin möglich, das Auftreten und die Ausbreitung vieler Krankheiten einzudämmen oder zu verhindern. Das hat auch dazu geführt, dass man bei vielen Krankheiten, die ehedem die Gabe von Arzneien erforderten, lediglich hygienische Maßnahmen ergreifen muss. Vielleicht wird der Arzt irgendwann nur noch als Bewahrer der Gesundheit fungieren und muss nicht mehr Therapeut sein. Diese Zeit wird man daran erkennen, dass der Beruf des Apothekers wesentlich seltener ergriffen wird.

Erfüllt die Homöopathie die Bedingungen für eine Wissenschaft der Therapeutik?

Hinsichtlich ihrer Struktur entspricht die Homöopathie dem oben beschriebenen Modell. Sie weist ein Gesetz oder eine Formel auf, mit der die Beziehung zwischen zwei Reihen von Phänomenen beschrieben und festgelegt wird:

zwischen den Phänomenen eines bestimmten Krankheitsfalles auf der einen und denen einer Arzneimittelprüfung auf der anderen Seite. Die Ausarbeitung jeder dieser beiden Reihen ist Aufgabe von Hilfswissenschaften, die einander wiederum entsprechen. Und doch ist jede dieser Reihen für sich vollkommen unabhängig von der anderen. Man kann jede für sich allein betrachten und ausarbeiten. Man kann Forschungen in beiden Bereichen anstellen, ohne dabei zu beabsichtigen, eine Aussage hinsichtlich der Behandlung Kranker zu treffen. Nur wenn man diese beiden Bereiche mit Hilfe des Gesetzes bezüglich ihrer Beziehung zueinander verbindet, bilden sie zusammen die Wissenschaft der Therapeutik.

Ihre Anwendung gemäß diesem Gesetz basiert im Übrigen auf keiner Hypothese, die die tiefere Natur einer der beiden Phänomenreihen oder ihren Modus operandi erklären soll.

Um konstatieren zu können, dass die Homöopathie eine induktiv vorgehende Wissenschaft darstellt, muss sie die dafür genannten Bedingungen erfüllen. Dies ist gegeben:

Erstens kann jeder ihrer Bereiche uneingeschränkt weiterentwickelt werden, ohne dass ein solcher Fortschritt das bislang Geschaffene oder Erfahrene in irgendeiner Weise zerstört oder in Frage stellt. Zu Beginn war die Beobachtung der Phänomene – sowohl der krankhaften, als auch der arzneilichen – auf äußere Zeichen und subjektive Empfindungen beschränkt, wie sie uns unsere Sinne wahrnehmen lassen. Die Errungenschaften moderner Wissenschaft (Chemie und Pathologie) schärfen diese Sinne, sind aber nicht essenziell notwendig. Unabhängig vom jeweiligen Kenntnisstand bezüglich der beiden Phänomenreihen, die Pathogenese und Krankheitssymptomatik betreffen, stehen diese doch immer in gleicher Beziehung zueinander; gemeint ist die Ähnlichkeitsbeziehung. Es ist keine Entwicklung der einzelnen Wissenschaften Pathologie und Pathogenese denkbar, die an dieser Beziehung etwas ändern könnte.

Vielleicht ist dieses Gesetz, das das Ähnlichkeitsprinzip beschreibt (das Ähnlichkeitsgesetz), auch nur ein Zwischenschritt hin zu einer noch weiter zu fassenden Verallgemeinerung. Sollte dies der Fall sein, würde es sich im Nachhinein aber keinesfalls als falsch erweisen.

Die zweite Bedingung, die Vorhersagbarkeit betreffend, wird von der Homöopathie ebenfalls vollständig erfüllt. Wenn die Phänomene, d. h. die Krankheitssymptome eines bestimmten Falles, bekannt sind, deutet das Gesetz der Beziehung, also das Ähnlichkeitsprinzip, sogleich auf das angemessene Arzneimittel, sofern dies in der Materia medica vorhanden ist. Auf diese Beziehung kann man sich bedingungslos verlassen, selbst wenn bis zu diesem Zeitpunkt kein einziger Fall dieser Art – dieser Krankheit – in der Welt bekannt war. Umgekehrt gilt das auch: Sind die Fähigkeiten einer bestimmten Arznei vollständig erforscht und ihre toxischen Phänomene gesichert, kann der Arzt mit Sicherheit vorhersagen, welche Krankheitsform dieses Mittel wird heilen können, ohne dass er selbst oder sonst jemand jemals einen derartigen Fall gesehen oder behandelt hat. Dunham führt jetzt Hahnemanns Beispiel für die Behandlung der Cholera asiatica an, deren Erscheinungsform seinerzeit den Ärzten vollkommen unbekannt war, womit diese ihre Misserfolge erklärten. Hahnemann dagegen konnte, schon bevor die Epidemie Deutschland erreicht hatte, die mutmaßlich in Frage kommenden Mittel bestimmen.

Wie man die Wissenschaft der Therapeutik studiert

Die Methodik des Studiums der beiden Phänomenreihen, die mit dem Gesetz ihrer gegenseitigen Beziehung die Grundlage der wissenschaftlichen Therapeutik bilden, folgt dem bereits Gesagten.

Angesichts eines konkreten Falles ist die erste Aufgabe des Arztes die Einschätzung, welche Disziplin medizinischer Wissenschaft er hier zur Anwendung bringen muss. Erfordert er ein hygienisches oder therapeutisches Eingreifen – oder beides? Oder kann dem Patienten vielleicht durch keine Kunst mehr geholfen werden? Um diese Fragen zu beantworten, muss man eine Diagnose und Prognose stellen. Dafür wiederum ist eine Kenntnis der Auslöser und Ursachen sowie des Verlaufs und des Endes von Krankheiten vonnöten. Bevor es also um die Frage der Therapie geht, ist eine Anwendung der Kenntnisse in Physiologie und Pathologie unabdingbar.

Hat man dann entschieden, dass der Fall einer Therapeutik bedarf, muss man die Phänomene des Falles auf ganz bestimmte Weise betrachten: Alle Abweichungen von einem normalen Zustand sind zu notieren; weiterhin diejenigen, die mit einer gewissen Zahl ähnlicher Fälle identisch sind, vor allem aber diejenigen, die für den individuellen, vor Augen liegenden Fall auffallend sind, ihm Individualität verleihen und ihn von allen anderen ähnlichen Fällen unterscheiden. Ein vollständiges Bild muss aufgezeichnet werden, in dem die Phänomene in ihren natürlichen Anordnungen und Verbindungen erscheinen.

Krankhafte Phänomene sind Abweichungen von gesunden Phänomenen. Wie können wir die Abweichungen erkennen, wenn wir den normalen Zustand nicht kennen? Wie anders können wir krankhafte Phänomene als solche einstufen als durch unsere Kenntnis der Physiologie, die die Wissenschaft der gesunden Phänomene darstellt?

Ebenso kann man die krankhaften Phänomene nur dann korrekt einstufen und vollständig erfassen, wenn man mit der Pathologie vertraut ist.

Ein Beispiel: Eine Patientin klagt über Schmerz im linken Hypochondrium, Unwohlsein und Schwäche im Epigastrium, Schwindel und diverse dyspeptische Beschwerden. Der Arzt denkt aufgrund seiner Kenntnisse über den Zusammenhang von Symptomen sogleich an eine Uteruserkrankung, auch wenn die Patientin dieses Organ mit keinem Wort erwähnt. Ähnliche Zusammenhänge finden sich bei bestimmten Formen von Schwindel und Erkrankungen des Gehirns oder der Nieren etc.

Physiologie und Pathologie sind also unersetzlich. Auch der Homöopath benötigt sie, um seine erste Einschätzung vorzunehmen; er weist ihr aber auch den ihr gebührenden Platz zu: Die Pathologie dient ihm nicht als Hilfe hinsichtlich der Therapie.

Nachdem der Arzt nun das Krankheitsbild vollständig aufgezeichnet hat, folgt der nächste Schritt. Jetzt geht es um eine komplexere Wissenschaft, die die Beziehung dieser jetzt bekannten Phänomene zu anderen Phänomenen beinhaltet. Allerdings geben die krankhaften Phänomene für sich noch keinen Hinweis auf die Art der benötigten Therapie. So wichtig die Pathologie auch sein mag, so wenig beinhaltet sie Hinweise für die Therapie.

Das Studium der Materia medica

Die Methode, mittels der man einen Gegenstand erfolgreich studiert, hängt davon ab, welches Ziel man mit diesem Studium verfolgt. Bevor man sich also fragt, wie man die Materia medica am besten studiert, sollte man wissen, wozu man sie verwenden will.

Entsprechend dem homöopathischen Gesetz wählen wir in jedem einzelnen Krankheitsfall das Mittel, dessen pathogenetische Erscheinungen den Symptomen des Falles am ähnlichsten sind. Theoretisch geschieht das, indem man die verschiedenen Arzneien hinsichtlich ihrer reinen Wirkungen betrachtet und diese mit dem Fall und mit den anderen Arzneien vergleicht.

Um sicher zu gehen, dass wir aus einer Reihe von Kandidaten wirklich den ähnlichsten auswählen, sind nicht nur die allgemeinen Wirkungen dieser Mittel von Bedeutung, sondern auch gewisse Eigenschaften, die sie von allen anderen Arzneien unterscheiden. Unsere Methode erfordert mithin die strikteste Individualisierung sowohl der Krankheit als auch des Arzneimittels. Beim Studium der Materia medica ist es also wichtig, bei jeder Arznei die Eigentümlichkeiten, die kein anderes Mittel aufweist, scharf konturiert darzustellen und im Gedächtnis zu verankern. Diese Eigentümlichkeiten individualisieren und charakterisieren das Arzneimittel, das sie hervorgebracht hat, weshalb man sie als „charakteristische Symptome“ bezeichnet.

Der Begriff „charakteristisch“ ist nicht unproblematisch, seine Verwendung nicht einheitlich. So wird beispielsweise angeführt, Fieber sei für exanthematische Krankheiten charakteristisch, andere nennen die pathognomonischen Symptome, wieder andere die pathologisch-anatomischen Erscheinungen „charakteristisch“. Es kommt also darauf an, in welcher Verbindung man den Begriff verwendet, die dann aussagt, wofür ein Symptom charakteristisch sein soll. In den gerade angeführten Beispielen ist tatsächlich von Charakteristika die Rede – die Symptome sind jedoch für Krankheitsklassen, für nosologische Gruppen, nicht aber für Individuen charakteristisch. Die einzige Weise jedoch, in der Homöopathen diesen Terminus verwenden, betrifft seine Anwendung auf Individuen. Ein charakteristisches Symptom muss also eines sein, das nur einem einzigen Arzneimittel zugeordnet werden kann und ihm deshalb individuellen Charakter verleiht. Es entspricht den speziellen Gesichtszügen, an denen Freunde eine bestimmte Person unmittelbar erkennen und sie von anderen Leuten unterscheiden.

Es mag so scheinen, als seien diese für den Therapeuten so kostbaren Symptome von geringem oder gar keinem pathologischen Nutzen, ja sogar zufällig, wenn man davon absieht, dass es in der Natur keine Zufälle gibt.

Ein Arzneimittel ist nur dann exakt zu bestimmen, zu identifizieren, wenn wir von ihm möglichst viele Symptome kennen, die es von allen anderen Mitteln unterscheidet. Kennt man nur wenige dieser Symptome, kann man ein Mittel vielleicht einer bestimmten Gruppe von ähnlichen Arzneien zuordnen, ist aber nicht in der Lage, es genau zu identifizieren. Physiologisch betrachtet, sind dies oft unwichtige und triviale Symptome. Wenn die Zahl der Arzneien in unserer Materia medica zunimmt, müssen wir uns außerdem bemühen, sie anhand klar definierter Symptome oder Symptomgruppen in Gruppen zu sortieren, so dass man sich nach einigen einleitenden Untersuchungen auf den Vergleich der zu einer bestimmten Gruppe gehörenden Mittel beschränken und diese Gruppen auf eine Weise miteinander vergleichen kann, als handle es sich um einzelne Arzneien.

Dunham führt hier beispielhaft einen Fall von Uterusblutung an, wobei hinsichtlich der Zahlenangaben zu berücksichtigen ist, dass der Artikel im Jahre 1862 veröffentlicht wurde.

Etwa 40 Mittel rufen Uterusblutung hervor. Anhand dieses Symptoms bilden sie eine Gruppe, die sich von den übrigen 340 Mitteln der Materia medica abhebt. Wir haben also zunächst diese Arzneigruppe ausgewählt und müssen jetzt aus dieser Gruppe ein Mittel bestimmen. Es wäre überaus mühsam, sie alle einzeln miteinander zu vergleichen, also gruppieren wir sie wieder: Zehn dieser Arzneien produzieren eine dunkle, weitere zehn eine hellrote Blutung, wieder zehn haben eine durchsichtige und die letzten zehn eine klumpige Absonderung.

Die Absonderung in unserem Beispielfall ist von dunkler Farbe. Damit beschränkt sich unsere Auswahl auf zehn Mittel. Von diesen zehn Mitteln erzeugen aber nur fünf einen kongestiven Kopfschmerz, über den auch unsere Kranke klagt. Bis hierhin waren unsere Kriterien für die Gruppierung pathologisch signifikant. Für eine weitere Unterscheidung oder Unterteilung stehen uns aber keine weiteren vergleichbaren Kriterien zur Verfügung. Allerdings stellen wir in unserem Fall ein merkwürdiges subjektives Symptom fest. Die Patientin klagt über eine Empfindung, „als bewege sich etwas Lebendiges im Bauch umher." Das mag, pathologisch betrachtet, trivial erscheinen. Es ist aber auch ein Symptom, das von *Crocus sativus* hervorgerufen wird, bei dem es sich wiederum um eines der fünf zuletzt noch zur Wahl stehenden Arzneimittel handelt. Es wird auch von keinem anderen Mittel der Materia medica hervorgerufen. Somit stellt es ein für Crocus charakteristisches Symptom dar, das uns Crocus identifizieren und von allen übrigen Arzneien unterscheiden lässt, mit denen es ansonsten in vielerlei Hinsicht übereinstimmt.

Man kann feststellen, dass Crocus zwar eine dunkle Uterusblutung hervorruft, diese aber nicht für Crocus charakteristisch ist. Es ist ein charakteristisches Symptom für eine Gruppe von Arzneien, zu denen auch Crocus zählt, aber nicht für Crocus oder eines der anderen Mittel der Gruppe, da es von allen anderen Mitteln dieser Gruppe ebenfalls ausgelöst wird.

Daraus folgt, dass es sich bei charakteristischen Symptomen notwendigerweise um größtenteils subjektive und scheinbar triviale Phänomene handelt.

Diese alleine aber können die Materia medica nicht ausmachen, und von ihnen allein kann auch keine Verschreibung abgeleitet werden. Sie sind wie Linien, Kurven, Winkel, Farben und Flecke, die in einer bestimmten Anordnung und vor einem bestimmten Hintergrund den Ausschlag dafür geben, dass Freunde sich gegenseitig erkennen. Allein und für sich genommen wären diese äußeren Merkmale dagegen unbedeutend und würden lächerlich wirken. Die charakteristischen Symptome bedürfen eines Hintergrunds, der aus objektiven und Organsymptomen besteht, die physiologisch und pathologisch dargestellt und erklärt werden können.

Ein Blick auf die Geschichte der Homöopathie zeigt, dass es schon zu Hahnemanns Zeiten Bestrebungen gab, die scheinbar trivialen subjektiven Phänomene aus den Prüfungen zu streichen und nur die objektiven, organbedingten Symptome beizubehalten. Mit diesen Informationen konnte man Gruppen ähnlich wirkender Arzneimittel bilden, die einzelnen Mittel aber nicht weiter gegeneinander differenzieren. So war es natürlich auch zwecklos, einzelne Fälle zu individualisieren. Man bestimmte also ein Mittel aus jeder Gruppe als Repräsentant und erklärte dieses Mittel zum Spezifikum, das unterschiedslos in allen ähnlich gelagerten Fällen eingesetzt wurde. Die so vorgehenden Kollegen nannten sich „Spezifiker". Sie hatten ein oder zwei Mittel gegen Dysenterie, eines gegen Keuchhusten, ein bis zwei gegen Scharlach usw.

Manchmal ist das Charakteristische ein konkretes Symptom, wie in dem oben genannten Crocus-Fall oder bei der auffallenden Diplopie bei Stramonium. Manchmal besteht es aber auch aus einer Besonderheit, die einem Symptom anhängt, das wiederum zu zwei oder mehr Arzneien gehört. Es kann sich dabei um eine Modalität nach Zeit oder Umständen oder um eine Begleiterscheinung handeln. Haben also beispielsweise zwei Arzneien das Symptom „trockener Husten durch Kitzeln in der Halsgrube", das bei einer Arznei aber „nur am Abend" auftritt, dann ist diese Modalität das für diese Arznei Charakteristische, sofern es um den trockenen Husten geht. Ein anderes Beispiel ist etwa die Modalität, dass der Husten sich durch Einatmen kalter Luft verschlimmert oder die Begleitung des Hustens durch Würgen.

Manchmal findet sich das Charakteristische auch in der Kombination mehrerer Umstände. Dunham nennt ein paar Beispiele aus Drysdales Einleitung zum „British Repertory":[18]

- „Schmerz im Magen mit Übelkeit erscheint bei 28 Mitteln.
- Schmerz im Magen morgens bei 37.
- Schmerz im Magen mit Übelkeit, morgens, haben nur vier Arzneien."

Ein weiteres Beispiel, hier anhand von Begleiterscheinungen:

- „Leeres Würgen erscheint bei 45 Mitteln.
- Leeres Würgen am Morgen bei fünf.
- Leeres Würgen mit Aufstoßen bei nur einem – Ledum."

Das Studium einer Arzneimittelprüfung muss also stets in zweifacher Hinsicht erfolgen: Zum einen so, dass wir in den Stand gesetzt werden, das Arzneimittel in unserem Gedächtnis in bestimmten Mittelgruppen zu verankern, in die es durch ausgeprägte allgemeine Ähnlichkeiten einsortiert wird. Zum anderen so, dass die Charakteristika deutlich werden, die dieses Arzneimittel von allen übrigen Mitteln der entsprechenden Gruppen im Speziellen und der Materia medica im Allgemeinen unterscheidet. Unser Studium erfordert eine zugleich synthetische wie analytische Vorgehensweise.

Notwendigerweise ist ein solches Studium von seiner Natur her vergleichend. Bei jedem Schritt stellt sich die Frage nach der Übereinstimmung oder

---

[18] Dudgeon, R.E./Drysdale, A. (Ed.): Cipher Repertory. Manchester: Turner 1859. Auch hier ist bei den Zahlenangaben das Alter des Textes zu berücksichtigen.

Abweichung im Vergleich zu anderen Arzneien. Ein isoliertes Studium aller Mittel würde uns keine dienlichen Kenntnisse der Materia medica vermitteln. Es reicht nicht aus zu wissen, dass sowohl Pulsatilla als auch Nux vomica und Chamomilla eine bestimmte Diarrhö hervorrufen. Wir müssen auch die Ähnlichkeiten und Unterschiede einer jeden dieser Diarrhöformen kennen und uns einprägen, jeweils im Abgleich zu den beiden anderen Formen (und zu denen aller anderen Arzneien). Man kann eine Arzneimittelprüfung nicht wirklich beherrschen, wenn man nicht auch die anderen Prüfungen beherrscht. Deshalb ist das Studium zu Beginn auch immer unzulänglich.[19]

Dies also ist die Aufgabe eines jeden Studenten der Materia medica. Dieser mag sich jetzt fragen, weshalb seine Vorgänger dieses Feld nicht schon längst bearbeitet und systematisiert haben, weshalb man die Materia medica in dem Zustand belassen hat, den Hahnemann und seine Kollegen einst schufen.

Unsere Materia medica besteht aus den Arzneimittelprüfungen an Gesunden, wie sie durch Hahnemann und seine Schüler durchgeführt wurden. Größtenteils handelt es sich dabei um geordnete Arrangements der subjektiven und objektiven Symptome. Von wenigen Ausnahmen abgesehen, wurde jeder Versuch unterlassen, einen pathologischen Zusammenhang zwischen den Symptomen aufzuspüren, physiologische Erklärungen zu geben oder zwischen charakteristischen und allgemeinen Symptomen zu unterscheiden. Die Symptome stellen sich in der Art eines sich laienhaft ausdrückenden Patienten dar, der uns die Aufgabe überlässt, Verbindungen zu finden und Erklärungen aufzuspüren.

Hahnemann hatte ursprünglich eine weit darüber hinausgehende Vorstellung von dem Wissen, das ein Arzt von der Materia medica haben müsse. In seiner Arbeit „Über die Kraft kleiner Gaben der Arzneien überhaupt und der Belladonna insbesondere“[20] beschreibt er diese wie folgt:

„Welche Organe sie [die Arznei] in ihrer Thätigkeit hindert, welche sie anders modificirt, welche Nerven sie vorzüglich betäubt oder erregt, welche Umstimmung sie dem Blutlaufe, dem Verdauungsgeschäfte giebt, wie sie die Denkart, wie sie das Gemüth afficirt, welchen Einfluß sie auf einige Absonderungen äußert, welche Modification die Muskelfaser von ihr erhält, wie lange ihre Wirkung dauert und wodurch sie unkräftig gemacht wird [...].“

---

[19] Dies ist eine wichtige Erkenntnis Dunhams. Erst nach jahrelangem Studium vieler Arzneien werden Zusammenhänge klar, die man zu Beginn der Arbeit nur als einzelne Fakten aufnehmen konnte. Deshalb wird das anfänglich so mühevolle und zähe Arzneistudium von einem bestimmten Kenntnisstand an auch deutlich leichter.

[20] Dunham gibt als Quelle „Hufeland's Journal“ an; gemeint ist das von C.W. Hufeland herausgegebene „Journal der practischen Arzneykunde und Wundarzneykunst“ 6 (1801).

Warum strukturierte er die Materia medica nicht nach diesem Modell? Hahnemann wusste offenbar, dass nur die Beobachtungen der Prüfer in ihrer reinen, nicht umschreibenden, nicht hypothetischen Sprache geeignet sind, die Materia medica zu konstituieren. Diese Beobachtungen sind dauerhaft und unveränderlich. Erkenntnisse, die auf der Physiologie und Pathologie beruhen, sind dies nicht. Diese Wissenschaften sind stets unvollständig und progressiv und unterliegen einem ständigen Wandel. Hahnemann war klar, dass eine auf einem konstanten und einem variablen Element basierende Materia medica zwangsläufig vergänglich, ja binnen kurzem obsolet wäre. Er erkannte, dass ihr Niedergang auch die konstanten Teile aus dem Blickfeld entfernen würde und so die Mühen der Prüfer vergeblich gewesen wären. Eine solche Struktur hätte eine Mischung aus den aktuellen physiologischen Theorien und den aus Beobachtung gewonnenen Tatsachen repräsentiert, wobei der genaue Punkt der Vermischung alsbald nicht mehr genau bestimmbar gewesen wäre.

Zur Konstruktion einer physiologischen Theorie der Arzneiwirkung haben wir dasselbe Material zur Hand wie Hahnemann. Wir haben aber den Vorteil, dass wir uns der großen Fortschritte bedienen können, die es inzwischen in den Bereichen Physiologie und Pathologie gegeben hat. Die Arbeit muss allerdings jeder von uns selbst durchführen. Das Resultat seines Studiums wird sich immer unterscheiden von dem eines jeden anderen Studenten, da er mittels der Hilfswissenschaften zu einer eigenen Einschätzung der beobachteten Tatsachen kommt. Die Signifikanz einer Tatsache bemisst sich an den Fähigkeiten des Beobachters.

Der Student sollte seine Kenntnisse der Materia medica an den Quellen suchen, also in den Originalveröffentlichungen von Hahnemanns Reiner Arzneimittellehre[21], den Chronischen Krankheiten[22], den Arzneimittelprüfungen im *Archiv für die homöopathische Heilkunst* (Stapfs Archiv)[23] sowie in den österreichischen[24] und anderen Fachzeitschriften.

Die so genannten Handbücher (kurzgefasste Arzneimittellehren, Leitsymptomsammlungen etc.) sind für ein systematisches Studium nicht geeignet, wie bequem sie auch für das rasche Nachschlagen in der Praxis sein mögen. In einigen wurde die wörtliche Rede der Prüfer verändert, in anderen wurden die Symptome in Fragmente zerteilt, die sich nun verstreut in den Berichten finden. Oder es wurden ex usu in morbis gewonnene Symptome sowie die Bezeichnungen der Krankheiten, die von der jeweiligen Arznei geheilt worden

---

21 RA.
22 CK.
23 „Archiv für die homöopathische Heilkunst" [ACS].
24 Hier meint Dunham die „Österreichische Zeitschrift für Homöopathie" [OZH] sowie die „Zeitschrift des Vereins der homöopathischen Ärzte Österreichs" [ZOM/ZOE].

sein sollen, in die reine Symptomenreihe eingebracht. In allen Handbüchern ist die ursprüngliche Anordnung auf irgendeine Weise geändert. In vielen hat man Kürzungen vorgenommen. Das Ergebnis war dann nicht besser, als wenn man eine Zitrone ausquetscht, um weniger Gepäck zu haben, in der Hoffnung, trotzdem eine gute Limonade zu erhalten. Es ist hierbei wie bei der Materia medica: Die Haut bleibt in der Zitrone, aber der Saft geht verloren.

Wenn man schon ein Handbuch verwenden will, dann ist das von Noack und Trinks[25] zu empfehlen. Darin sind die wörtlichen Äußerungen der Prüfer erhalten, und es wurden auch nicht so viele Symptomgruppen geschaffen. Dafür wurden die reinen (Prüfungs-) Symptome, die klinischen Wirkungen der Arznei sowie die theoretischen Erwägungen der Autoren jeweils unter eigenen Überschriften wiedergegeben, so dass der Student nicht der Gefahr unterliegt, die verschiedenen Symptomarten miteinander zu verwechseln. Dies allerdings ist eine Gefahr, der er etwa bei Jahrs Handbuch[26] unterliegt; aus diesem Grund rät Dunham eher zu Noack und Trinks.[27,28]

Hat der Student nun ein Arzneimittel ausgewählt, mit dem er seine Studien beginnen möchte, sollte er zunächst einmal alle Prüfungsberichte sammeln, ganz gleich, in welcher Form sie arrangiert wurden. Neben der anatomischen Anordnung, wie Hahnemann[29], Hartlaub & Trinks[30] sowie die Autoren in Stapfs Archiv[31] sie bevorzugten, gibt es auch einige Prüfungen, die (meist für jeden Prüfer einzeln) in Form eines täglichen Berichtes erstellt wurden. Alle Prüfungsberichte geht man dann sorgfältig durch.

25 Noack, A. / Trinks, C.F. / Müller, C.: Handbuch der homöopathischen Arzneimittellehre, Bd. 1–3. Leipzig: Weigel 1847–1848.

26 Jahr, G.H.G.: Handbuch der Haupt-Anzeigen für die richtige Wahl der homöopathischen Heilmittel. Düsseldorf: Schaub 1834. Vermutlich bezieht sich Dunham auf die amerikanische Ausgabe „New manual", New York: Radde 1848–1853, deren Übersetzer (Charles J. Hempel und Gerald Hull) das Werk jedoch mit zahlreichen Ergänzungen und Änderungen versahen.

27 Diese Vorhalte Dunhams sind schwer nachvollziehbar. In der Originalveröffentlichung des Jahr'schen Werks wurden Prüfungs- und klinische Symptome durchaus zuverlässig getrennt, so dass Dunhams Einwände lediglich für die amerikanischen, sich heute noch als indische Nachdrucke im Umlauf befindlichen Ausgaben zutreffen mögen.

28 An dieser Stelle folgt eine längere Auslassung über die beklagenswerten Umstände, dass die englischsprachigen Kollegen Dunhams der deutschen Sprache kaum mächtig seien und keine zuverlässigen Übersetzungen der deutschen Werke vorlägen. Letzteres hat sich in der Zwischenzeit zumindest teilweise geändert.

29 RA, CK.

30 RA(H/T).

31 ACS.

Das Vorgehen beim Studium der Materia medica am Beispiel von Pulsatilla

Nehmen wir an, man hat *Pulsatilla* ausgewählt. Im Weiteren werden wir an diesem Mittel das Studium demonstrieren. Es gibt von Pulsatilla nur die eine perfekte, von Hahnemann durchgeführte Prüfung in Band 2 der „Reinen Arzneimittellehre“.

An dieser Stelle sei noch darauf hingewiesen, dass eine detaillierte Beschreibung der einzelnen Analyseschritte und -inhalte im Anschluss an dieses Beispiel folgt.

Allgemeine Analyse

Beim ersten Arbeitsgang – und es werden wohl mehrere nötig sein – sollte sich der Student um eine allgemeine Analyse bemühen. Sie wird ihn in die Lage versetzen, das jeweilige Arzneimittel der einen oder anderen Mittelgruppe zuzuordnen. Mit fortschreitendem Studium wird er feststellen, dass und wie sich die Materia medica in diese einzelnen Gruppen unterteilt.

Die Hauptpunkte dieser allgemeinen Analyse sind:

1. Wirkungskreis
2. Wirkung auf die organische Substanz
3. Wirkung auf die Lebenskraft[32]
4. Empfindungen
5. Periodizität
6. Modalitäten und Begleiterscheinungen[33]
7. Allgemeine Erkrankungen

1. Der Wirkungskreis der Arznei

Jedes Mittel wirkt auf bestimmte Organe, Organsysteme oder Gewebe mehr als auf andere. Pulsatilla zum Beispiel wirkt hauptsächlich auf das Vegetativum, auf die Fortpflanzungsorgane und deren Anhangsgebilde sowie auf die Zusammensetzung des Blutes, indem es die Tätigkeit der erstgenannten Systeme hemmt und in letztgenanntem einen der Chlorose ähnlichen Zustand hervorruft. Diese Dinge erfahren wir, indem wir unsere physiologischen Kenntnisse auf die Prüfungssymptome des Darmtraktes, der Urogenitalorgane, des Gefäßsystems, des Kopfes und des Gemüts anwenden: Wir finden

---

32 In nahezu allen Arzneivorlesungen ist die Anordnung dieser ersten drei Punkte exakt umgekehrt.

33 In den einzelnen Vorlesungen wird dieser Abschnitt meist mit „Auffälligkeiten (Modalitäten)“ überschrieben.

nämlich eine verlangsamte Verdauung, Schwindel, sichtbares Pulsieren der Karotiden, einen vorübergehenden Verlust des Seh- und Hörvermögens bei plötzlicher Anstrengung, Herzklopfen, Blässe, verzögerte und spärliche Menstruation mit Ohnmacht und Erschöpfung und eine niedergeschlagene, melancholische Stimmung. Auf der anderen Seite wird der Student bemerken, dass Pulsatilla nur wenig auf Knochen, Haut und Drüsen wirkt; auch dies ist ein weiterer, wichtiger Schritt hin zu einer Gruppenzuordnung.

2. Das Ausmaß, in dem die organische Substanz betroffen wird

Bei manchen Prüfungen – etwa der von Spigelia – wird die organische Substanz nur geringgradig oder an isolierten Stellen betroffen. In anderen Prüfungen findet sich dagegen eine viel tiefgreifendere und umfassendere Wirkung, so bei Carbo vegetabilis oder Lachesis. In wieder anderen Prüfungen findet die Wirkung auf die organische Substanz und die Reizung des Nervensystems zu etwa gleichen Teilen und insgesamt sehr ausgeprägt statt – wie bei Arsenicum. Zu derartigen Schlussfolgerungen kommt man aufgrund von Symptomen der Gesichtsfarbe und der Farbe und Temperatur der Haut allgemein, wodurch sich zum Beispiel eine Kongestion erkennen lässt. Einen weiteren Anhaltspunkt liefern uns Farbe und Art der die Kongestion verursachenden Flüssigkeit. Dazu kommen noch Symptome der Ausscheidungen und Absonderungen aus Darm, Blase, Uterus, aus den sezernierenden Drüsen und Häuten; Symptome von Hautausschlägen und Geschwüren; zu guter Letzt noch Symptome, die uns das Vorliegen einer irgendwie gearteten Dyskrasie anzeigen, wie etwa Wassersucht, Phthise, Krebs, Gicht, Rheumatismus. Unter diesen Aspekten finden wir in der Prüfung von Pulsatilla keinerlei Anzeichen für eine Wirkung, die die oben bereits beschriebene übersteigt: eine hydrämische Dyskrasie, für die die reichlichen serösen und mukösen Absonderungen aus den sezernierenden Drüsen und Schleimhäuten weitere Anzeichen sind.

3. Die Wirkung der Arznei auf die Lebenskraft

Sie zeigt sich durch Symptome der Nervenorgane und der diversen Organe, denen die verschiedenen Teile des Nervensystems zugeordnet werden können. Man kann das Nervensystem unter fünf Aspekten betrachten:

a) *Sensorium*, dessen Symptome man hauptsächlich unter den Überschriften „Kopf" und „Stimmung" beziehungsweise „Gemüt" findet;
b) *allgemeine Sensibilität*;
c) *allgemeine Mobilität.*

Angaben zu diesen Punkten findet man unter den Symptomen der Gewebearten, denen man die Sinnesnerven und die Bewegungsnerven zuordnet.

d) *spezielle Sensibilität*, die sich mittels der Symptome der Sinnesorgane (Auge, Ohr, Nase und Zunge) offenbart;
e) *sympathetisches System*, das sich unter den Symptomen oder Organen zeigt, die die unwillkürliche Muskulatur betreffen – im Verdauungstrakt und bei allen Schließmuskeln also.

Bevor man auf der Basis eines dieser Aspekte Schlussfolgerungen zieht, sollte man die Gesamtwirkung der Arznei bedenken. Andernfalls werden wir sie völlig falsch einschätzen. Pulsatilla beispielsweise erzeugt sowohl Sehverlust als auch Schwerhörigkeit. Man könnte jetzt glauben, dass es sich hierbei um bedeutende Leiden der entsprechenden Sinnesorgane handelt, wüssten wir nicht, dass diese Erscheinungen zusammen mit einer spärlichen und schwierigen Menstruation, mit Herzklopfen und Pulsieren der Karotiden sowie mit starker Blässe und häufigen Ohnmachten auftreten. Diese Umstände zwingen uns, Blindheit und Schwerhörigkeit als sympathetische Symptome zu betrachten, die bei einer chlorotischen Patientin auftreten und womöglich mit einer von Pulsatilla ausgelösten Hydrämie verbunden sind.

Nach der Ausarbeitung dieser drei Abteilungen während des ersten Arbeitsganges sollte der Student schon in der Lage sein, viele Arzneimittel anhand ihrer Ähnlichkeiten und Unterschiede in verschiedene Gruppen einzuordnen. Es wird ihm auffallen, dass zum Beispiel Pulsatilla und Nux vomica hinsichtlich ihres Wirkungs*kreises* sehr ähnlich sind, während sie hinsichtlich ihrer Wirkungs*weise* sowohl auf die organische Substanz als auch auf die Lebenskraft große Unterschiede aufweisen.

Der praktische Nutzen einer solchen Analyse ist wie folgt: Kennt man die genannten grundsätzlichen Züge von zwei oder mehreren Arzneimitteln, genügt es zunächst, die Auswirkungen einer gegebenen Erkrankung auf diese drei prinzipiellen Punkte zu erforschen. Erkennt man nun, dass die Einwirkung – der Krankheit – auf die organische Substanz der Pulsatilla-Wirkung sehr ähnlich ist, scheidet Nux vomica als möglicherweise angezeigtes Mittel sofort aus, wir brauchen dieses Mittel somit nicht näher zu betrachten. Dieser Weg des Ausschlusses von Arzneien mit Hilfe einer allgemeinen Analyse kann immer dann eingeschlagen werden, wenn wir von den zu studierenden Mitteln gute und vollständige Prüfungen haben und wenn der Krankheitsfall uns klare und eindeutige Symptome präsentiert. Bei fragmentarischen Prüfungen und unklaren Fällen ist er nutzlos und irreleitend.

Weitere Beispiele sind Spigelia und Silicea, die die Sinne in beträchtlicher und ähnlicher Weise affizieren, sich aber in ihrer Wirkung auf die organische Substanz extrem unterscheiden. Hyoscyamus und Carbo vegetabilis affizieren die Schließmuskeln auf sehr ähnliche Weise, obgleich sie in anderer Hinsicht äußerst unterschiedlich sind.

Im Anschluss an diese Verallgemeinerung wird der Student auch speziellere, individualisierende Phänomene beobachten, so zum Beispiel, dass die einerseits so verschiedenartigen Symptome doch auch einen allgemeinen Charakter haben, der sich an den meisten betroffenen Organen zeigt. Hier sieht sich der Student mit Problemen konfrontiert, die sich aus der Ungenauigkeit der Prüfer oder vielmehr aus dem Umstand ergeben, dass alle (4) *Empfindungen* mittels bildlicher Sprache beschrieben werden, wobei verschiedene Prüfer verschiedene Ausdrücke benutzen. Der Reichtum der deutschen Sprache an Synonymen hat diese Schwierigkeiten nicht gerade gemindert. Einigen Arzneien verleihen gewisse Empfindungen sehr viel mehr Individualität und dienen ihnen als Charakteristika, als das bei anderen der Fall ist. So ist für Bryonia und Squilla das Stechen typisch, für Arsenicum das Brennen.

Ein weiterer beachtenswerter Punkt, der ebenfalls zur weiteren Individualisierung der Arznei dient, ist die (5) *Periodizität*. Diese ist bei vielen Mitteln sehr ausgeprägt und genau beschrieben, etwa bei Arsenicum, Ipecacuanha, Natrum muriaticum und Nux vomica. Bei Pulsatilla ist sie zwar sehr ausgeprägt, aber von nicht beständigem Charakter.

Der vielleicht wichtigste all dieser, dem jeweiligen Arzneimittel Individualität verleihenden Punkte sind die (6) *Modalitäten* und *Begleiterscheinungen*[34] der Symptome. Unter den Modalitäten verstehen wir die Einflüsse von Zeit, Ort und Umständen, von denen die Symptome abhängen. Pulsatilla beispielsweise erzeugt reißende Schmerzen in der Hüfte. Dies trifft auch auf einige andere Arzneien zu, aber bei Pulsatilla erscheint der Schmerz am Nachmittag (Modalität der Zeit); er tritt auf oder verschlimmert sich in einem warmen Zimmer (Modalität des Ortes); er erscheint beim Ausruhen und wird dadurch verschlimmert (Modalität der Umstände). Ein gemeinsames Auftreten dieser Beschwerden und Modalitäten findet sich ausschließlich bei Pulsatilla. In diesem Falle sind die Modalitäten das Charakteristische. Die Begleiterscheinungen – ob wir sie nun sympathetische oder sekundäre Erscheinungen nennen – sind diejenigen, die stets jedes Symptom bzw. jede Symptomengruppe begleiten können. Das Fehlen von Durst ist eine Begleiterscheinung zahlreicher Symptomengruppen unter Pulsatilla. Dasselbe gilt für Frostigkeit, kalte Füße, Munterkeit am Abend und Schläfrigkeit am Morgen usw. Nux vomica hat das Gegenteil. Kalter Schweiß auf der Stirn ist ein charakteristisches Begleitsymptom für Veratrum album.

Damit ist die allgemeine Analyse einer Arzneimittelprüfung abgeschlossen.[35] Wir haben uns einen allgemeinen Überblick über die Wirkung der Arznei auf

[34] Vergleiche Anm. 33.

[35] Zu der oben genannten siebten Abteilung („Allgemeine Erkrankungen") fehlen weitere Bemerkungen.

die groben Abteilungen des Organismus und über den durch sie hervorgerufenen pathologischen Zustand verschafft. Anschließend haben wir uns ein Bild von den Charakteristika ihrer Wirkung gemacht.

Spezielle Analyse[36]

Jetzt kann der Student zu einer speziellen Analyse übergehen, bei der ein ähnliches Studium der Arzneiwirkung, jetzt aber bezogen auf jedes einzelne Organ und jede anatomische Region des Körpers, durchgeführt wird. Hierbei kann er nichts Besseres tun, als dem Hahnemann'schen Schema zu folgen.

Folgende Punkte müssen bei jeder dieser Regionen und unter jeder Rubrik berücksichtigt werden: die organischen Veränderungen, die Empfindungen (nach Art, Lokalisation und Richtung), die Modalitäten nach Zeit, Ort und Bedingung sowie die Begleiterscheinungen.

Bezüglich des Kapitels „Kopf" beispielsweise müssen wir folgende Bereiche studieren:

a) **Sensorium,** wobei folgende Punkte zu klären sind:
   1. Schwindel: Art, Modalitäten nach Zeit, Ort und Umständen sowie seine Begleiterscheinungen. Der Schwindel von Pulsatilla ist taumelnd; er tritt nach dem Essen, in einem warmen Zimmer und beim Ausruhen auf (es gibt – selten – auch den gegenteiligen Effekt); die Begleitsymptome sind Schwere im Kopf beim Bücken, Blässe und Hitze im Kopf.
   2. Intelligenz, einschließlich Modalitäten und Begleiterscheinungen, wie oben beschrieben.
   3. Gedächtnis, einschließlich Modalitäten und Begleiterscheinungen, wie oben beschrieben.
   4. Einbildungen, einschließlich Modalitäten und Begleiterscheinungen, wie oben beschrieben.

b) **Kopfschmerz;** zu klären sind hier:
   1. Art des Schmerzes,
   2. seine Lokalisation,
   3. gegebenenfalls seine Erstreckung bzw. der Verlauf,
   4. Modalitäten und Begleiterscheinungen, wie oben beschrieben.

[36] Nicht immer folgt in Dunhams Materia-medica-Vorlesungen die spezielle auf die allgemeine Analyse; mitunter ist die Reihenfolge umgekehrt.

c) **Organische Veränderungen**
   Sie sind in gleicher Weise zu studieren und umfassen sämtliche objektiven und materiellen Phänomene.

Auf diese Weise untersucht der Student die Wirkung der Arznei auf jedes Organ und jedes Gewebe des Körpers. Ein Schema, das am Ende dieser Arbeit zu finden ist, zeigt dies noch genauer.

Das Ergebnis besteht in einer akkuraten Kenntnis der Arzneiwirkung, sofern die Arzneiprüfung den ganzen Organismus im Allgemeinen und in den Einzelheiten umfasst. Die spezielle Analyse dient zur Korrektur gewisser Irrtümer, zu denen die allgemeine Analyse den Arzt womöglich verleitet. Modalitäten sind nicht immer bei allen Organen identisch. Bei Pulsatilla gilt im Allgemeinen, dass die Beschwerden unter folgenden Umständen auftreten bzw. schlimmer werden: nachmittags und abends, während des Ausruhens und durch Hitze. Zur Besserung kommt es durch Bewegung und Kälte. So werden sie in einer allgemeinen Analyse auch dargestellt. Es gibt aber einige wenige spezielle Symptome, denen die gegenteiligen Modalitäten eigen sind, und diese Einzelheiten werden in der speziellen Analyse dargestellt.

Um einen praktischen Nutzen zu vermitteln, muss das Studium eines Arzneimittels vergleichend sein. Nachdem man die Wirkungen einer Arznei auf oben beschriebene Weise gelernt hat, besteht der nächste Schritt darin, die ähnlichen Arzneien festzustellen und zu erforschen, in welcher Hinsicht sie ähnlich bzw. verschieden sind. Für einen solchen Vergleich – wie auch für die tägliche Praxis – ist ein Repertorium unverzichtbar, und allein dieser Zweck rechtfertigt seine Existenz, unabhängig von der immer wieder angemahnten, eventuellen Gefahr des Missbrauchs und der Oberflächlichkeit.

Die beschriebene Methode des Studiums der Materia medica nach Carroll Dunham ist anstrengend und zehrend, was nur diejenigen einschätzen können, die Ähnliches geleistet haben. Ein solches systematisches Studium zu vollbringen verlangt, so Dunham, mindestens sieben Jahre unermüdlicher Arbeit. Man darf keinesfalls davor zurückschrecken.

Zwei Warnungen Dunhams

Abschließend weist Dunham noch auf zwei verbreitete Fehler hin. Der eine besteht darin, dass eine Arznei aufgrund einer allgemeinen Analyse verordnet wird, ohne auf die Charakteristika zu achten, die sie individualisieren. Dies entspricht einem Vorgehen, bei dem man einfach, ohne zu differenzieren, irgendein Mittel aus einer größeren Gruppe von Arzneien verschreiben würde.

Außerdem bedarf es für eine solche Verordnung eines ähnlich allgemeinen Blickes auf die Krankheit. Es ist dies die Methode der Alten Schule und der Spezifiker, die versuchen, Arzneien und Krankheiten in Gruppen einzuordnen und die Charakteristika und Individuelles ignorieren.

Der andere Fehler besteht darin, eine Verschreibung aufgrund von ein oder zwei Charakteristika zu treffen, ohne eruiert zu haben, ob auch die allgemeinen Wirkungen der Arznei zum allgemeinen Charakter der Krankheit passen. Wie wir gesehen haben, erlangen Charakteristika ihren Stellenwert als Modalität oder Begleiterscheinung zu einem Symptom, das für sich nicht charakteristisch ist. Schneidet man diese Verbindung ab, sind sie aussagelos – vergleichbar einer Nase, die dem dazugehörigen Gesicht den charakteristischen Zug verleiht, an dem man die Person identifizieren kann, abgeschnitten jedoch den Träger nicht erkennen lässt. Dunham räumt ein, dass es bei diesem Vorgehen Glückstreffer geben mag – mehr aber nicht, Versager seien sicher in der Mehrzahl.

Außerdem räumt er ein, dass in bestimmten Fällen die von ihm vorgestellte Analysemethode nicht durchführbar sein werde. Auch seien einige Arzneien nur fragmentarisch geprüft, man kenne nur ein oder zwei Charakteristika und könne sie nicht in der erforderlichen Weise studieren. Allen diesen möglichen und zu akzeptierenden Gegebenheiten zum Trotz sollte man in der gebotenen Weise weiterarbeiten und auf keinen Fall untätig bleiben.

Ein Schema zum Studium der Materia medica[37]

I. ALLGEMEINE ANALYSE

1. Wirkung auf die Lebenskraft

Sie drückt sich durch die Erscheinungen an

a) Sensorium,
b) Sinnesleistungen,
c) Sphinktern,
d) den übrigen, unwillkürlichen Muskeln und
e) der Fortbewegungskraft aus.

2. Wirkung auf die organische Substanz

Diese äußert sich in

a) der Gesichtsfarbe, die beispielsweise den Zustand der Gefäße und ihres Inhalts anzeigt,
b) den Ausscheidungen,
c) Geschwüren, die bereits vor der Prüfung bestehen und durch die Arznei modifiziert werden, oder aber neuen, die durch die Arznei hervorgerufen wurden,
d) Hautausschlägen,
e) allgemeinen dyskratischen Beschwerden, wie beispielsweise Wassersucht, Tuberkulose etc.

3. Wirkungskreis des Arzneimittels

Welche Organe oder Systeme des Körpers werden affiziert und auf welche Weise?

---

[37] Das folgende Schema weicht in einzelnen Punkten von der im Text vorgestellten Reihenfolge ab. Auch später, im Materia-medica-Teil, kommt es mitunter zur Umstellung einzelner Kapitel. Da der Sinn dadurch nicht in Frage gestellt wird, wurde auf eine Angleichung verzichtet. Bei der Nummerierung, vor allem im Abschnitt „Spezielle Analyse", findet sich gelegentlich eine unterschiedliche Reihenfolge von bestimmten Stichworten bei verschiedenen Organen. Obwohl nicht davon auszugehen ist, dass Dunham damit eine Wertung beabsichtigte, blieb die Originalanordnung unverändert.
Auch wenn dies von Dunham bei einigen Rubriken nicht explizit erwähnt wird, sollten die Begleiterscheiungen und Modalitäten selbstverständlich stets einbezogen werden.

4. Empfindungen

Welche Arten von Empfindungen herrschen unter denjenigen vor, die man dem Mittel anhand der Prüfung zuschreiben kann? Besteht eine Beziehung zwischen bestimmten Arten von Empfindungen und bestimmten Gruppen von Organen oder Geweben? Wenn ja, welche?

5. Periodizität

Sollte sich in der Symptomatologie eine Periodizität finden, so ist sie besonders hervorzuheben und zu beschreiben.

6. Auffälligkeiten

Fast alle guten Prüfungen weisen gewisse Auffälligkeiten der Wirkung des entsprechenden Mittels auf, die sich nicht klassifizieren lassen. Sie ziehen sich durch die ganze Wirkung des Mittels, sind auffallend und stellen daher wichtige Charakteristika für dieses Mittel dar.

Diese Auffälligkeiten setzen sich zusammen aus der *Zeit*, den *Umständen*, den *Verschlimmerungen* und den *Begleitsymptomen*, die den Symptomen eigen sind und ihnen oft insofern einen individuellen Charakter verleihen, als sie zu nur einem Arzneimittel gehören und keinem anderen zugeschrieben werden können. Zu einem etwa von Pulsatilla hervorgerufenen Symptom stellt man die Fragen „Wann trat es auf?“, „Wann wurde es schlimmer?“, „Wann wurde es besser?“, „Wann hörte es auf?“ und erfährt so die Zeiten, die zu diesem Symptom gehören. Auf ähnliche Weise dienen die hinsichtlich Ruhe oder Bewegung, Hitze oder Kälte usw. gestellten Fragen „Unter welchen Umständen erschien es?“ oder „Unter welchen Umständen wurde es schlimmer oder besser?“ dazu, Näheres über die zum Symptom gehörenden Umstände und Verschlimmerungen (Modalitäten) zu erfahren.

Bei fast jedem Arzneimittel wird man feststellen, dass bestimmte Symptome oder Symptomreihen mit einem oder mehreren anderen Symptomen vergesellschaftet sind. Das meinen wir, wenn wir von „Begleitung“ sprechen. Beispielsweise werden viele Symptome bei Pulsatilla von Weinerlichkeit begleitet, bei Nux vomica von flüchtigen Frösten, bei Arsenicum von übermäßiger Schwäche, bei Veratrum von kaltem Stirnschweiß etc.

Des Weiteren ist zu beachten, dass bei den Prüfungen einiger Arzneien dieses Zusammenfallen von Symptomen sehr ausgeprägt und fast allgemeiner Natur ist, so etwa bei Arsen.

7. Zusammenfassung der Charakteristika des Arzneimittels

Sie umfasst alle Angaben aus der bisherigen Analyse, die sich beim Vergleich mit anderen Arzneien als besondere Eigenart dieses Mittels herausstellen. Im Einzelnen beinhaltet die Zusammenfassung die Angaben zur Zeit, zu den Umständen, den Verschlimmerungen und Begleiterscheinungen sowie die Tageszeiten, zu denen die Wirkung des Mittels am ausgeprägtesten ist.

II. SPEZIELLE ANALYSE

1. Kopf

A. *Sensorium*, mit den Unterkapiteln:

1. Schwindel;
2. Intellekt;
3. Gedächtnis;
4. Illusionen.

Zu jeder dieser Unterabteilungen sind die *Empfindungen* zu studieren, sofern sie aussagekräftig sind; ebenso die *Periodizität*; die *Zeitmodalitäten*; *Umstände der Verschlimmerung* und *Besserung*; die *Begleiterscheinungen*. In Bezug auf das letzte Stichwort ist insbesondere darauf zu achten, welche Symptome, die in anderen Organen oder Systemen erscheinen, in einem deutlichen physiologischen Zusammenhang zum zu untersuchenden Symptom stehen.

B. *Kopfschmerz*

Folgende Punkte müssen untersucht werden:

1. die Lokalisation des Schmerzes, sofern er stationär ist, und Erstreckung und Verlauf, sofern er wandert;
2. die Empfindung;
3. die näheren Bestimmungen (Modalitäten) nach Zeit, Umständen, Verbesserung und Verschlimmerung;
4. Begleiterscheinungen.

C. *Organische Veränderungen*

Diese betreffen die materiellen Anteile und Gewebe des Kopfes und umfassen alle Abweichungen von einem normalen Zustand, die wir auf irgendeine Weise feststellen können; es handelt sich beispielsweise um Veränderungen an der Haut, den Drüsen, Blutgefäßen, Sinnesorganen etc.

2. Augen

A. *Augenhöhle*

1. Lokalisation;
2. Empfindungen;
3. Modalitäten;
4. Begleiterscheinungen;
5. organische Veränderungen.

Diese Unterrubriken sind hier, wie auch in der ganzen Anordnung, so zu verstehen, wie unter „Allgemeine Analyse" und unter „Kopf" bereits erläutert.

B. *Lider*

1. Lokalisation;
2. Empfindungen;
3. Modalitäten;
4. Begleiterscheinungen;
5. organische Veränderungen.

C. *Bindehaut*

1. Lokalisation;
2. Empfindungen;
3. Modalitäten;
4. Begleiterscheinungen;
5. organische Veränderungen.

D. *Augapfel*

1. Lokalisation;
2. Empfindungen;
3. Modalitäten;
4. Begleiterscheinungen;
5. organische Veränderungen.

E. *Absonderungen*

1. Art, hinsichtlich Farbe, Schärfe, Menge usw.;
2. Modalitäten;
3. Begleiterscheinungen.

F. *Sinnesverrichtung* (Sehsinn)

1. Sehvermögen: verändert, geschärft, vermindert oder verzerrt;
2. Modalitäten, die mit derartigen Veränderungen verbunden sind;
3. Begleiterscheinungen.

NB: Nach einem derartigen Studium jedes einzelnen Organs sollte eine physiologisch ausgerichtete Einschätzung hinsichtlich der Signifikanz der Symptome gemacht werden. Zu diesem Zweck ist ein genaues Studium der Begleiterscheinungen von unschätzbarem Wert. In der Prüfung von Pulsatilla zum Beispiel findet man plötzlichen Verlust des Sehvermögens. Handelt es sich um eine Amaurose? Die Begleiterscheinungen zeigen nun, dass der Sehverlust mit Gehörverlust und Synkopen vergesellschaftet ist und zusammen mit Zyklusstörungen auftritt. So wird das Symptom mit einem Mal erklärt. Dies ist nur ein sehr augenfälliges Beispiel für eine nicht immer leichte, meist jedoch notwendige Aufgabe.

3. Ohren

A. *Äußeres Ohr*

1. Lokalisation;
2. Empfindungen;
3. Modalitäten;
4. Begleiterscheinungen;
5. organische Veränderungen.

B. *Inneres Ohr*

1. Lokalisation;
2. Empfindungen;
3. Modalitäten;
4. Begleiterscheinungen;
5. organische Veränderungen (wie zum Beispiel Absonderungen usw.) und deren Umstände.

C. *Sinnesverrichtung* (Hörsinn)

1. Abweichungen in Richtung Verstärkung, Verminderung oder Veränderung;
2. Modalitäten;
3. Begleiterscheinungen.

4. Nase

1. Lokalisation;
2. Empfindungen;
3. organische Veränderungen, inklusive Absonderungen.

Hinsichtlich jedes einzelnen Punktes achte man auf die Modalitäten und die Begleiterscheinungen.

A. *Sinnesverrichtung* (Geruchssinn)

1. Abweichung von einem normalen Zustand;
2. Modalitäten;
3. Begleiterscheinungen.

5. Gesicht

1. Lokalisation;
2. äußere Erscheinung;
3. Empfindungen;
4. Temperatur;
5. organische Veränderungen.

Hinsichtlich jeder Rubrik studiere man die Modalitäten und die Begleiterscheinungen.

6. Lippen

1. Lokalisation;
2. Aussehen;
3. Empfindungen;
4. Temperatur;
5. organische Veränderungen.

Hinsichtlich jeder Rubrik studiere man die Modalitäten und die Begleiterscheinungen.

7. Zahnfleisch und Zähne

1. Lokalisation;
2. Empfindungen;
3. organische Veränderungen.

Hinsichtlich jeder Rubrik studiere man die Modalitäten und die Begleiterscheinungen.

8. Mund

1. Lokalisation;
2. Empfindungen;
3. organische Veränderungen.

Hinsichtlich jeder Rubrik studiere man die Modalitäten und die Begleiterscheinungen.

9. Geschmack

1. Abweichung vom normalen Zustand.

Man studiere die Modalitäten und die Begleiterscheinungen.

10. Zunge

1. Lokalisation;
2. Empfindungen;
3. Aussehen;
4. organische Veränderungen.

Hinsichtlich jeder Rubrik studiere man die Modalitäten und die Begleiterscheinungen.

11. Innerer Hals und Rachen

1. Lokalisation;
2. Empfindungen;
3. Aussehen;
4. organische Veränderungen (inklusive Schwellung, Absonderung, Ablagerung etc.).

Hinsichtlich jeder Rubrik studiere man die Modalitäten und die Begleiterscheinungen.

12. Speiseröhre

1. Lokalisation;
2. Empfindungen;
3. organische Veränderungen;
4. spezielle Funktion.

Hinsichtlich jeder Rubrik studiere man die Modalitäten und die Begleiterscheinungen.

13. Magen

1. Lokalisation;
2. Empfindungen;
3. organische Veränderungen;
4. Abweichungen von den speziellen Funktionen, und zwar hinsichtlich
   a) Appetit und
   b) Durst, wobei die Abweichungen in einer Verstärkung, Verminderung oder Veränderung bestehen können;
   c) Übelkeit;
   d) Erbrechen.

Hinsichtlich jeder Rubrik studiere man die Modalitäten und die Begleiterscheinungen.

14. Hypochondrien

A. *Rechts*;

B. *Links*.

Zu beiden studiere man:
1. Lokalisation;
2. Empfindungen;
3. organische Veränderungen.

Hinsichtlich jeder Rubrik studiere man die Modalitäten und die Begleiterscheinungen.
(Immer wenn eine Rubrik, wie in diesem Falle, mehrere Organe umfasst, sollte man sich mit Hilfe der Physiologie und Pathologie um eine rationale Betrachtung der betroffenen Organe bemühen. Bei diesem Studium lege man besonderen Wert auf die Begleiterscheinungen, um die tatsächliche physiologische Signifikanz der Symptome zu erkennen. Ein Beispiel: Bei Beschwerden des rechten Hypochondriums, in dem sich auch die Leber befindet, werden gleichzeitige und entsprechende Symptome der Zunge, des Magens, des Kopfes, des Stuhls, der Haut, des Rückens usw. zeigen, ob tatsächlich die Leber erkrankt ist. Ähnliches gilt für das linke Hypochondrium und das Uterussystem.)

15. Abdomen

1. Lokalisation mit Berücksichtigung der dazugehörigen Organe;
2. Empfindungen;
3. organische Veränderungen.

Hinsichtlich jeder Rubrik studiere man die Modalitäten und die Begleiterscheinungen.

16. Stuhl

1. Empfindungen nach ihrer Art, ihrer Lokalisation und ihrem Verlauf:
   a) *vor* dem Stuhlgang;
   b) *während* des Stuhlgangs;
   c) *nach* dem Stuhlgang.

Hinsichtlich dieser drei Rubriken studiere man die Modalitäten und die Begleiterscheinungen.

2. Organische Phänomene, beispielsweise Farbe, Geruch, Konsistenz, Zusammensetzung
   (z. B. verdauter oder unverdauter Stuhl, rein fäkaler oder gemischter Stuhl etc.).

17. After und Rektum

1. Lokalisation;
2. Empfindungen;
3. organische Veränderungen (inklusive Absonderungen, Tumoren, Kondylome etc.).

Hinsichtlich jeder Rubrik studiere man die Modalitäten und die Begleiterscheinungen.

18. Harnorgane

A. *Harnblase*

1. Lokalisation;
2. Empfindungen;
3. organische Veränderungen.

B. *Harnröhre*

1. Lokalisation;
2. Empfindungen;
3. organische Veränderungen.

C. *Nieren*

1. Lokalisation;
2. Empfindungen;
3. organische Veränderungen.

D. *Harnleiter*

1. Lokalisation;
2. Empfindungen;
3. organische Veränderungen.

Hinsichtlich jeder Rubrik und zu jedem Organ studiere man die Modalitäten und die Begleiterscheinungen.

E. *Urin*

1. Menge;
2. Farbe, physikalische Eigenschaften;
3. Geruch;
4. Sedimente.

F. *Harnentleerung*

1. Häufigkeit;
2. Empfindungen.

Man beachte die Modalitäten und die Begleiterscheinungen.

19. Männliche Genitalorgane

A. *Penis*

1. Lokalisation;
2. Empfindungen;
3. organische Veränderungen.

B. *Hoden*

1. Lokalisation;
2. Empfindungen;
3. organische Veränderungen.

C. *Spezielle Funktion*

1. Abweichungen hinsichtlich Erregung, Abschwächung oder Veränderung;
2. Empfindungen.

Hinsichtlich jeder einzelnen dieser Rubriken und Unterrubriken studiere man die Modalitäten und die Begleiterscheinungen.

D. *Sekretion*

1. Menge;
2. Qualität, Zusammensetzung etc.;
3. Art der Entleerung.

Man beachte Modalitäten und Begleiterscheinungen.

20. Weibliche Genitalorgane

A. *Vulva*

1. Lokalisation;
2. Empfindungen;
3. organische Veränderungen.

B. *Vagina*

1. Lokalisation;
2. Empfindungen;
3. organische Veränderungen;
4. Sekretion bezüglich Art, Menge und Farbe.

C. *Uterus*

1. Lokalisation;
2. Empfindungen;
3. organische Veränderungen;
4. Sekretion, betrachtet unter den oben genannten Aspekten.

D. *Eierstöcke*
1. Empfindungen;
2. organische Veränderungen.

Hinsichtlich jeder Rubrik und Unterrubrik studiere man die Modalitäten und die Begleiterscheinungen.

E. *Menstruation*
1. Empfindungen;
2. Rhythmus;
3. Menge;
4. Farbe;
5. Konsistenz;
6. Dauer.

Hinsichtlich jeder Rubrik studiere man die Modalitäten und die Begleiterscheinungen.

21. Atmungsorgane

A. *Nasenschleimhaut*
1. Lokalisation;
2. Empfindungen;
3. organische Veränderungen;
4. Sekretionen hinsichtlich Menge und Qualität.

Hinsichtlich jeder Rubrik studiere man die Modalitäten und die Begleiterscheinungen.

B. *Kehlkopf und Luftröhre*
1. Lokalisation;
2. Empfindungen;
3. organische Veränderungen;
4. Sekretionen, wie oben erwähnt.

Hinsichtlich jeder Rubrik studiere man die Modalitäten und die Begleiterscheinungen.

a) Husten
   (1) Klang;
   (2) Art – ob der Husten beispielsweise anfallsweise ist oder nicht, ob er trocken ist oder locker;
   (3) Lokalisation der vom Husten verursachten Empfindung;
   (4) Modalitäten;
   (5) Begleiterscheinungen.

b) Auswurf
  (1) Art;
  (2) Konsistenz;
  (3) Farbe;
  (4) Geruch;
  (5) Geschmack;
  (6) Lokalisation, von der er herzukommen scheint;
  (7) Art des Auswerfens;
  (8) Empfindungen, die dem Auswerfen vorangehen und ihm folgen;
  (9) Modalitäten;
  (10) Begleiterscheinungen.

C. *Thorax*

– *innerlich*

1. Lokalisation;
2. Empfindungen;
3. organische Veränderungen.

Man studiere die Modalitäten und Begleiterscheinungen.

– *äußerlich*

1. Lokalisation;
2. Empfindungen;
3. organische Veränderungen (inklusive Mammae und Brustwarzen);
4. Sekretionen.

Hinsichtlich jeder Rubrik studiere man die Modalitäten und die Begleiterscheinungen.

D. *Atmung*

1. Empfindungen;
2. organische Tätigkeit;
3. Atem – Geruch, Temperatur, Volumen.

Hinsichtlich jeder Rubrik studiere man die Modalitäten und die Begleiterscheinungen.

22. Herz

A. *Subjektiv*

1. Lokalisation;
2. Empfindungen.

B. *Objektiv*
1. Lokalisation;
2. organische Veränderungen, die sich durch die Lage des Herzens, Geräusche, Größe und durch rationale Zeichen zu erkennen geben;
3. Pulsation.

Hinsichtlich jeder Rubrik studiere man die Modalitäten und die Begleiterscheinungen.

23. Rücken

1. Lokalisation, wobei der Rücken von unten nach oben in Abschnitte unterteilt wird, unter Berücksichtigung der dazugehörigen Organe und Gewebe und der Begleiterscheinungen;
2. Empfindungen;
3. organische Veränderungen.

Hinsichtlich jeder Rubrik studiere man die Modalitäten und die Begleiterscheinungen,

24. Obere Extremitäten – rechts und links

Zu jeder einzelnen studiere man:

A. *Gelenke*
1. Lokalisation;
2. Empfindungen;
3. organische Veränderungen.

B. Die *Regionen zwischen den Gelenken*
1. Lokalisation;
2. Empfindungen;
3. organische Veränderungen.

Hinsichtlich jeder einzelnen Rubrik studiere man die Modalitäten und die Begleiterscheinungen.

25. Untere Extremitäten – rechts und links

Diese sind in jeder Hinsicht genau so wie die oberen Extremitäten zu studieren.

Was die Extremitäten allgemein betrifft, achte man bei den Empfindungen auf deren Verlauf (und auf die Dauer), wenn es sich um wandernde Beschwerden handelt; beispielsweise von der rechten oberen zur linken unteren Extremität usw.

26. Schlaf

1. Art;
2. Perioden;
3. Beschwerden vor dem Schlaf;
4. Beschwerden nach dem Schlaf;
5. Modalitäten;
6. Begleiterscheinungen.

Träume

1. Modalitäten;
2. Begleiterscheinungen.

27. Fieber (verstanden als Anfall, der aus verschiedenen Stadien besteht)

A. *Unvollständiger Anfall*, der aus nur einem Stadium oder zwei Stadien besteht:

1. deren Reihenfolge;
2. relativer Schweregrad und Dauer;
3. Prodromi;
4. Folgeerscheinungen;
5. Modalitäten;
6. Begleiterscheinungen.

B. *Vollständiger Anfall*

1. Reihenfolge der Stadien;
2. Verbindung der einzelnen Stadien miteinander.

Dann betrachte man die Stadien im Einzelnen, wie zum Beispiel:

- a) *Frost*
  - (1) Art;
  - (2) Vorboten;
  - (3) Folgeerscheinungen.
    - Modalitäten
    - Begleiterscheinungen.
- b) *Fieber* (als eigenes Stadium) oder Hitze
  - (1) Art;
  - (2) Vorboten;
  - (3) Folgeerscheinungen.
    - Modalitäten
    - Begleiterscheinungen.

c) *Schweiß*
   (1) Art;
   (2) Vorboten;
   (3) Folgeerscheinungen.
      - Modalitäten
      – Begleiterscheinungen.

Zwischen Frost- und Hitze- sowie Hitze- und Schweißstadium studiere man das Intervall:

(1) Art;
(2) Empfindungen;
(3) Modalitäten;
(4) Begleiterscheinungen. Man achte auch auf die Zeit.

C. *Nach dem Anfall*

1. Empfindungen;
2. Modalitäten;
3. Begleiterscheinung.

D. *Puls*

1. Beschaffenheit;
2. Frequenz;
3. Modalitäten.

28. Haut

A. *Allgemeines*

1. Empfindungen;
2. organische Veränderungen;
3. Modalitäten;
4. Begleiterscheinungen.

B. *Spezielles*

1. betroffene Lokalisationen;
2. Empfindungen;
3. organische Veränderungen;
4. Modalitäten;
5. Begleiterscheinungen.

C. *Organische Veränderungen.* Hierunter fallen:

1. *Ausschläge*
   a) Aussehen;
   b) Farbe;

c) Empfindungen;
d) Sekretionen.
(1) Farbe;
(2) Konsistenz;
(3) Geruch;
(4) Qualität – etwa ob scharf oder mild usw.
e) Schorfe.
(1) Qualität;
(2) Haftungsneigung (auf dem Untergrund);
(3) Farbe;
(4) Geruch;
(5) Zustand der darunter liegenden Gewebe oder Sekrete.

2. *Geschwüre*
Diese sind genauso zu studieren wie die Ausschläge.

3. *Warzen*
Diese sind genauso zu studieren wie die Ausschläge.

4. *Tumore*
a) physikalische Eigenarten;
b) Empfindungen;
c) Modalitäten;
d) Begleiterscheinungen.

29. Geist

A. *Abweichungen der geistigen Fähigkeiten*

1. Erregung;
2. Schwächung;
3. Veränderung.

Hinsichtlich jeder Rubrik studiere man die Modalitäten und die Begleiterscheinungen.

B. *Gedächtnis*: wie soeben beschrieben zu studieren.

30. Gemüt

1. Qualität;
2. Modalitäten;
3. Begleiterscheinungen.

Materia medica

Aconitum napellus

Sturmhut, Eisenhut

Wir gehen davon aus, dass jede Arznei der Materia medica über individuelle, spezifische Eigenschaften verfügt, die ausschließen, dass das Mittel ein anderes ersetzen oder auch durch ein anderes ersetzt werden könnte. Deshalb ist es unerheblich, mit welchem Mittel wir unsere Vorlesungsreihe einleiten.

Aconitum napellus wird im englischen Sprachraum aufgrund der Blütenform als „Mönchskappe“[38] und wegen der Anwendung seines giftigen Saftes zur Tötung schädlicher Tiere als „Wolfsgift“[39] bezeichnet.

Bereits im Altertum als wirksames Gift bekannt, wurde es erst im Jahre 1761 von Stoerck geprüft.[40] Eine Arzneimittelprüfung wurde auch in Band 1 der Reinen Arzneimittellehre von Hahnemann veröffentlicht.[41] Im Jahre 1844 publizierte Dr. Fleming (Edinburgh) eine bedeutende Arbeit[42], die in erheblichem Maße zur Anwendung der Arznei durch die Allopathen beitrug. Zweifellos beruhen viele seiner Ideen zu diesem Thema auf dem Umgang mit den Homöopathen seiner näheren Umgebung, wenngleich er deren Gebrauch von Aconitum nicht erwähnt.

Aconitum ist häufig zu Beginn bestimmter akuter Krankheiten angezeigt; korrekt angewendet, verkürzt das Mittel oft deren Verlauf. Daraus entstand die Gewohnheit, Aconitum fast routinemäßig und völlig undifferenziert zu Beginn jeder akuten Krankheit zu geben; vor allem, wenn diese Krankheiten dem proteusartigen Phantom des Pathologen, „Entzündung“, entsprechen.

Aus diesem Vorgehen ergeben sich oft große Nachteile. Einerseits geht wertvolle Zeit verloren, während der das tatsächliche spezifische Arzneimittel, das als erstes hätte gegeben werden müssen, hätte wirken können. Andererseits wirkt Aconitum bei unangemessener Gabe oft schädlich, da es die nervale Kraft des Kranken mindert und so zum Erschöpfungszustand beiträgt, der möglicherweise ohnehin schon eine große Gefahrenquelle darstellt.

---

38 Engl. monkshood.

39 Engl. wolfs-bane.

40 Stoerck, A. v.: Libellus de Stramonio, Hyosciamo, Aconito, etc. Vindobonae 1762, S. 69ff.; siehe auch Stoerck, A. v.: Beobachtung über den sichern Gebrauch und Nutzen des Eisenhuth, Schirling, Stechapfel, Bilsenkraut und Zeitlose. Dresden 1765.

41 Hahnemann, S.: Reine Arzneimittellehre, Teil I [RA I]. 3. Aufl. Dresden u. Leipzig: Arnold 1830, S. 434–468; Dunham gibt im Übrigen irrtümlich Bd. II als Quelle an.

42 Vgl. Kastner, R.F.: Materia medica homoeopathica (Leseprobe), S. 57: Nach Kastner handelt es sich wohl um: Fleming. A.: An Inquiry into the physiological and medical properties of the Aconitum Napellus. London 1845; auch T.F. Allen hat „Fleming (on Aconite)“ als Quelle Nr. 41 aufgenommen in seine „Encyclopedia of pure Materia medica“, Vol. I. New York & Philadelphia 1874.

Aus ihren mit Tieren und Menschen durchgeführten Experimenten folgern die allopathischen Ärzte Pereira und Stillé, Aconitum sei ein „Zerebrospinal-Mittel", ein Nervensedativum[43]. Seine Erstwirkung besteht in der Betäubung der sensorischen Nerven. Bei innerer Anwendung kommt es im Rachen zuerst zu einer Wärmeempfindung, dann zu rauem Prickeln oder Wundschmerz, schließlich zu Empfindungsmangel und Verlust des Geschmackssinnes. Äußerlich auf die Haut appliziert, wirkt es betäubend, zunächst ohne die Motilität zu beeinflussen. Bewusstsein und Intellekt werden nicht beeinträchtigt, solange keine übermäßige Wirkung ausgelöst wird. (In dieser Hinsicht stellt Aconitum das exakte Gegenteil zu *Cocculus* dar.) Zunächst stellen sich alle Empfindungen ein, die eine unvollständige Anästhesie ausmachen, beispielsweise ein Kitzeln und Prickeln an Fingern und Zehen oder Taubheit.

Den ganzen Körper durchströmt ein angenehmes Wärmegefühl. Dies verstärkt sich binnen kurzem zu einer unangenehmen Hitzeempfindung, verbunden mit dem Gefühl der Ausdehnung von Gehirn, Lippen und Gesicht, überaus reichlichem Schwitzen am ganzen Körper, Juckreiz und Frieselausschlag (Pereira, Stillé, Wood, Sturm).

Dr. Fleming beschreibt darüber hinaus Übelkeit und Magenbeklemmung sowie ein merkwürdiges Kitzeln an den Zahnwurzeln. Puls und Atemfrequenz, zunächst deutlich beschleunigt, werden nach einiger Zeit langsamer und schwächer. In Extremfällen verlaufen Aconit-Vergiftungen tödlich; hierbei finden sich die üblichen Symptome einer Vergiftung mit Narkotika bzw. Sedativa. Sie bieten keine eindeutig charakteristischen Symptome.

Die Arzneimittelprüfung Hahnemanns wurde durch eine im Jahre 1844[44] von der Wiener homöopathischen Gesellschaft unter der Leitung Dr. Gerstels[45] durchgeführten Prüfung in beachtlichem Maße bestätigt. Eine Zusammenfassung dieser Prüfungen ergibt das im Folgenden dargestellte Bild der Aconitum-Wirkung, wobei wir der anatomischen Anordnung Hahnemanns folgen.

---

[43] Möglicherweise gemeint ist folgende Quelle: Pereira's Mat. Med. and Therap., Vol. II, 1854, S. 1088 (wie in EN X, S. 252, als Quellen Nr. 49–51 angegeben). Unter Nux vomica nennt Dunham zu Stillé folgende, möglicherweise auch bei Aconitum herangezogene Quelle: System of Materia Medica and Therapeutics, Philadelphia 1864.

[44] Dunham schreibt irrtümlich „1847".

[45] Gerstel, A.H.: Beiträge zu einem physiologischen Umbau der Hahnemann'schen Arzneimittellehre, II. Der Sturmhut, Aconitum napellus. In: OZH 1 (1844) 2, 3–227.

Spezielle Analyse

Sensorium – Aconitum ruft ausgeprägten Schwindel hervor, eine Empfindung wie die eines Hin- und Herschwankens im Gehirn. Dies verstärkt sich durch Bücken und ganz allgemein durch Bewegung, vor allem aber bei plötzlichem Sichaufrichten aus einer liegenden Position. Manchmal wird dadurch das Sehvermögen verdunkelt[46]. Zusammen mit diesen Symptomen finden sich berstender Kopfschmerz, beschleunigter Puls und innerliche Hitze des Kopfes, gleichzeitig Schwitzen an Kopf und Brust. Die Art des Schwindels ähnelt dem von *Glonoinum* und *Bryonia* und stellt das Gegenteil des von *China*, *Ferrum* und *Theridion* ausgelösten dar.
Der Geist ist erregt, die Gedanken sind verwirrt, das Gedächtnis ist geschwächt.

Kopf – Schwere und Druck in der Stirn, als wäre da eine nach außen drückende Last, als ob alles dort herausquellen wolle, drückender Schmerz in den Schläfen. Kopfschmerz, als ob das Gehirn herausgepresst würde. Klopfen und innerliches Wundsein. Stechender und drückender Kopfschmerz, der auch die Augen betrifft, sich abwärts in den Oberkieferknochen erstreckt und mit Übelkeit verbunden ist.
Der Kopfschmerz ist charakteristisch; Drücken von innen nach außen, zuweilen klopfend. Er sitzt in Stirn und Schläfen, Augen und Oberkiefer sind einbezogen. Bewegung, Bücken und Lärm verschlimmern, Ruhe bessert. Kopf und Gesicht sind heiß, vor allem von innen, und mit heißem Schweiß bedeckt.

Augen – Durchdringender, ängstlicher Augenausdruck. Die Augen verdrehen sich. Scharfe, durchbohrende Schmerzen in der Supraorbitalgegend. Die Pupillen sind zunächst erweitert. Augapfel und Augenlider fühlen sich sehr trocken an. In der Folge stellt sich ein Druckgefühl im Auge ein, und es schmerzt, wenn sich das Auge in der Augenhöhle bewegt. Berichtet werden starke Entzündung und Chemosis. Druck und Brennen in Augen und oberhalb der Augenbrauen. Mäßige Photophobie.

Ohren – Nicht näher beschriebene Schmerzen und Druck.

Gesicht – Kribbeln in den Wangen. Schweiß bedeckt die Wangen. Das Gesicht ist rot und heiß, die Wangen glühen. Empfindung, als ob sich das Gesicht vergrößere.

Nase – Nasenbluten.

Mund – Die Lippen brennen und fühlen sich geschwollen an. Trockener Mund, dabei Durst.

---

[46] Vgl. RA I, Symptom Nr. 6: Es wird „ganz schwarz vor den Augen".

Zähne – Empfindlich gegen kalte Luft.

Zunge – Brennen, Kribbeln und feines Stechen. Gefühl, als sei sie geschwollen.

Innerer Hals – Raue und kratzige Empfindung.

Gastrische Symptome – Bitterer und schaler Geschmack. Appetitverlust, Speichelfluss, großer Durst, Unbehagen nach Nahrungsaufnahme, Übelkeit und Erbrechen. Brennen in Magen und Speiseröhre.

Magen – Druck im Magen und in beiden Hypochondrien, als läge dort ein Stein (ähnlich *Bryonia, Arnica*), erstreckt sich bis in den Rücken.
Schweregefühl in Magen und Hypochondrien. Auch nach wiederholtem Erbrechen bleibt die Empfindung, es liege ein kalter Stein im Magen (vgl. *Colchicum*).
Brennen im Magen und in der Nabelgegend, erstreckt sich zum Epigastrium, mit Klopfen, schließlich kommt es zum Frösteln und die Hitze verschwindet.[47]

Abdomen – Kneifender Schmerz an verschiedenen Stellen des Abdomens. Sehr empfindlich auf Berührung und Druck. Auftreibung wie bei Wassersucht.

Stuhl – Flüssig, ziemlich wässrig, zuweilen grünlich. Stuhlgang etwas schmerzhaft und mit Flatulenz. Stuhl gewöhnlich fäkal.[48] Reizung der Hämorrhoidalgefäße.

Anus – Empfindung wie bei Absonderung einer warmen Flüssigkeit aus dem After.

Urin – Stark gefärbt, intensiver Geruch und spärlich, ohne Sediment. Häufige Entleerung. Bezüglich der Sexualorgane kann keine eindeutige Wirkung festgestellt werden.

Atmungsorgane – Geruchssinn abnorm empfindlich. Nasenschleimhaut trocken und leicht gereizt. Häufiges und heftiges Niesen, das allerdings wegen der Schmerzen, die es in den Bauchdecken verursacht, oder auch wegen des in der linken Brustseite oft hervorgerufenen Stiches häufig unterdrückt wird.

Kehlkopf und Luftröhre – Kehlkopf sehr schmerzhaft. Empfindlich gegen eingeatmete Luft, als wäre die Schleimhaut ihres schützenden Überzugs beraubt.

---

47 Dunham schreibt: „[...] gefolgt von Hitze." Vgl. RA I, Symptom Nr. 185: „Brennende Empfindung in der Nabelgegend, welche sie schnell überlief, und sich nach der Herzgrube hin verbreitete, mit dem Gefühl ängstlichen Pochens und Stechens daselbst; nach einiger Zeit überlief sie Frostschauder am ganzen Körper, mit Verschwinden des Hitz-Gefühls und der schmerzlichen Empfindung in der Nabelgegend." Nach Dunham wird das Frösteln also von Hitze gefolgt, im Prüfungssymptom verschwindet dagegen letztere nach Auftreten des Fröstelns!

48 Stuhl ist gewöhnlich per se „fäkal", also kotig. Die Angabe stammt aus Gerstel, a.a.O., S. 219, Symptom Nr. 492. Ihre Bedeutung bleibt unklar.

Über dieses hochgradige Gefühl von Rohheit, Rauheit etc. im Kehlkopf klagte jeder Prüfer.
Gefühl, als ob der Kehlkopf von allen Seiten eingeschnürt wäre. Gefühl von Trockenheit und Rauheit im Kehlkopf und entlang der Luftröhre. Diese Empfindung löst einen leichten, kurzen Husten aus.
Wenn man – aus dem Freien kommend – einen warmen Raum betritt, stellt sich eine (Husten auslösende) Reizung im Kehlkopf ein. (Bei *Ranunculus bulbosus* ist es ebenso. Bei *Rumex*, *Squilla*, *Ipecacuanha* und *Bryonia* wird Husten durch den Wechsel von kalter zu warmer Luft hervorgerufen.)

Husten – Trocken, kurz, ausgelöst durch Rauheit in Kehlkopf und Luftröhre. Oder gewaltsamer Husten, der einen an Blut erinnernden Mundgeschmack erzeugt.
Husten stets trocken, es sei denn, er ist mit klarem, blutigem Auswurf verbunden.
Husten verbunden mit intensivem Wundschmerz in der Brust.
Husten besser beim Liegen auf dem Rücken, schlimmer beim Liegen auf der Seite.
Auswurf blutdurchsetzt oder aus klarem Blut bestehend.

Brust – Intensive Atemnot. Häufig tief seufzende Atmung. Ein Prüfer, Joseph von Zlatarovich, äußert:
„[...] musste [...] oft tief einatmen, ohne gerade zu seufzen; es war [...], als müßte er dem Blutlaufe durch die Lunge einen Impuls geben.“[49]
Schwere- und Völlegefühl auf der Brust, als könne man die Brust nicht dehnen, tiefe Atemzüge erzwingend, die mit Unruhe, Angst und Herzklopfen verbunden sind. (Subjektiv) hörbares Knistern. Erhöhte Atemfrequenz.
Neben dem Schweregefühl nicht näher beschriebene Stiche in den Interkostalräumen, im Allgemeinen im unteren Bereich der rechten Seite, schlimmer durch tiefes Einatmen.
Hitze und Brennen in der Lunge.

Herz – Herzaktion unregelmäßig und unharmonisch. Herzklopfen schlimmer beim Gehen. Heftiges Herzklopfen mit starker Angst, in Ruhe und bei Bewegung. Ängstlichkeit in der Herzgegend, mit rascher und heftiger Herzaktion.
Beklemmung, vor allem in der Herzgegend. Nach innen drückender Schmerz in der Herzgegend.
Von folgendem bemerkenswerten Symptom berichtet Zlatarovich, ein eifriger und kühner Prüfer: „[...] lanzinierende Stiche in der Herzgegend, und, dem Gefühl nach, in der Pleura costalis, die das Geradeaufrichten und tiefe Einathmen verhindert, mit Reiz zum Husten. Nach Reiben der Haut und zeitweisen

49 Gerstel, a. a. O., S. 98.

Versuchen, tief zu athmen, verliert sich das Symptom allmählig, aber die eben bezeichnete Thoraxgegend bleibt empfindlich, [...].“[50]

Rücken – Drückende, ziehende, reißende und taube Empfindungen an verschiedenen Stellen des Rückens. Empfindlichkeit in der Nierengegend. Besonders Müdigkeit und Wundheit in der Lumbal- und Sakralregion.

Obere Extremitäten – Hier finden sich dieselben kribbelnden, kitzelnden, paralytischen Empfindungen wie auf der Haut allgemein. Ziehende, reißende Schmerzen in den Gelenken der Hände und Finger.

Untere Extremitäten – Starke Mattigkeit der Beine sowie Müdigkeit und Schwere der Füße. Sie versagen ihren Dienst. Ziehende Schmerzen im Hüftgelenk bei Bewegung. Ziehen und Reißen „in den sehnigen Ausbreitungen“[51] der Beine und Füße. Ziehen und Schmerz in der Achillessehne.

Schlaf – Große Schläfrigkeit am Tage, wie bei Erschöpfung. Die Nächte sind sehr unruhig. Die Patienten haben einen leichten Schlaf; sind zu wach, um schlafen zu können; der Schlaf ist unruhig und voller Träume.
Unruhe; Kälte, Hitze, Durst und Ängstlichkeit wechseln sich ab. Träume erschreckend und äußerst lebhaft.

Haut – Jucken, Kitzeln, Prickeln. Paralyse sowie alle Grade beginnender und unvollständiger Anästhesie.
Rötliche Papeln, gefüllt mit scharfer Flüssigkeit. Breite, rote, juckende Papeln am ganzen Körper, Flecken wie durch Flohbisse an Händen, Gesicht etc.

Allgemeinbefinden – Der ganze Körper ist empfindlich gegen Berührung. Empfindlichkeit wie nach langer Krankheit.
Paralytische Empfindung und Mattigkeit im ganzen Körper, insbesondere in Armen und Füßen, mit Zittern des ganzen Körpers und vor allem der Extremitäten; man kann kaum gehen. Dabei äußerst blasses Gesicht, erweiterte Pupillen, Ohnmacht, Herzklopfen, kalter Schweiß am Rücken und berstender Kopfschmerz in den Schläfen. Bald danach kommt es zu brennender Hitze im Gesicht mit dem Gefühl seiner Ausdehnung, es rötet sich, Schläfrigkeit stellt sich ein.

Gelenke – Schmerz in allen Gelenken. Schwäche der Gelenke, vor allem der Knie und Fußgelenke. Schwäche und Schlaffheit der Bänder an allen Gelenken.

Fieber – Frösteln, zieht vor allem über Rücken und Bauch. Frostschauer, von der Mitte der Wirbelsäule herab beidseitig über die Lenden.

---

50 Gerstel, a. a. O., S. 99.
51 Gerstel, a. a. O., S. 226.

Frösteln und Ameisenlaufen zwischen den Schultern und den Rücken herab. Frieren. Wie die Prüfungen aus Österreich zeigen, wechseln diese Symptome zunächst mit Hitze ab, danach tritt aber allgemeine und beständige Hitze ein. Trockene Hitze des ganzen Körpers; brennende Hitze; Hitze mit mäßigem Schwitzen.

Hitze mit zusammengezogenem, vollem, kräftigem Puls, um die hundert Schläge pro Minute beim Erwachsenen.

Reichlicher Schweiß, besonders nachts. Die Sinne sind abnorm empfindlich. Geräusch, Licht, Geruch und Berührung sind unangenehm.

Stimmung – Sehr ängstlich, unruhig, voller unbestimmter Vorahnungen, zuweilen auch eine bestimmte Erwartung oder Voraussage hinsichtlich des Todestages.

Allgemeine Analyse

Eine Betrachtung der detailliert beschriebenen Symptome von Aconitum im Blick auf eine allgemeine Analyse der Wirkungen dieser Arznei auf den Organismus ergibt Folgendes:

1. Wirkung auf die Lebenskraft

Während die sensorischen Nerven (durch starke Gaben) mehr oder weniger betäubt werden, werden die willkürlichen und unwillkürlichen Muskeln sowie die Bewegungsfähigkeit kaum beeinträchtigt. Vielleicht ist die Wirkung auf das Sensorium und auf die Sinne durch überbordende Aktivität, die Aconitum im arteriellen Gefäßsystem erregt, zu erklären; sie stellt den am stärksten ausgeprägten Effekt dieser Arznei dar.

Das Gehirn ist kongestioniert; ebenso die Lunge und die Nieren (wie Autopsien tatsächlich klar zeigen). Die Empfänglichkeit der Sinne ist stark gesteigert.

2. Wirkung auf die organische Substanz

Nur wenige Arzneien, die ähnlich Aconitum schon in moderaten Dosen ausgesprochen giftig wirken, erzielen einen so schwach ausgeprägten Effekt auf die organische Substanz und kaum merkliche Veränderung an Körpergeweben oder -flüssigkeiten wie dieses Mittel. Die Berichte über tödlich verlaufene Vergiftungsfälle zeugen ebenso von dieser Tatsache wie unsere Arzneimittelprüfungen.

Bei Aconitum ist die äußere Erscheinung nur insofern betroffen, als dass sich die Kapillaren zunächst kontrahieren, was zu Blässe führt, und sich anschließend erweitern, was mit Röte und Hitze einhergeht. Die Ausleerungen können kaum als abnorm bezeichnet werden, der Urin ist lediglich seiner Konzentration entsprechend intensiv gefärbt. Typisch ist, dass der Urin unter dem Einfluss von Aconitum kein Sediment aufweist.

Der Hautausschlag stellt die einzige Ausnahme von der obigen Regel dar. Er ist von einem Charakter, der Hahnemann dazu veranlasste, Aconitum in manchen Fällen von Masern und Friesel zu empfehlen. Es gibt keine Ähnlichkeit zwischen den Symptomen von Aconitum und Anzeichen einer Dyskrasie.

3. Wirkungskreis

Kopf, Atmungsorgane, Herz und Gelenke scheinen die hauptsächlichen Körperteile zu sein, an denen sich die lokale Wirkung von Aconitum zeigt. Die Symptome deuten hier – die Gelenke vielleicht ausgenommen – eher auf arterielle Erregung als auf eindeutige organische Veränderung auch der bestehenden Gewebe sowie Bildung oder Ablagerung neuer Substanzen.

4. Empfindungen

Es finden sich vor allem ziehende Schmerzen oder unterschiedliche Grade von Anästhesie, die von Stechen, Prickeln, Kitzeln etc. bis zur völligen Empfindungslosigkeit gehen.

5. Periodizität

Keine.

6. Auffälligkeiten (Modalitäten)

Die Symptome von Aconitum werden im Allgemeinen schlimmer durch Wärme und Bewegung, ebenso nachts.

Eine Symptomengruppe ist für Aconitum so charakteristisch, dass nach den Worten Hahnemanns Aconitum in keinem Fall gegeben werden soll, der keine ähnliche Symptomengruppe aufweist. Dies sind Symptome des Gemüts und des Geistes, und zwar Ruhelosigkeit, Ängstlichkeit und Unbehagen von Geist und Körper, was Sichumherwerfen, Seufzen und häufigen Positionswechsel bedingt; weiter Vorahnungen, Erwartungen von Unheil, panische Angst,[52] Furcht vor dem Tod und sogar exakte Vorstellungen über dessen Eintreten.[53]

---

[52] Dunham schreibt „anguish of mind“, d. h. Seelenqual; gemeint ist laut Hahnemann [RA I] panische Angst.

[53] „Bei jeder Wahl des Sturmhuts als homöopathisches Heilmittel ist vorzüglich auf die Gemüths-Symptome [...] zu sehen, damit diese recht ähnlich seyen.“ [RA I, S. 438].

Praktische Anwendungen

Im Blick auf die Betrachtung der Fälle, bei denen Aconitum aufgrund der Ähnlichkeit der Symptome höchstwahrscheinlich indiziert ist, können wir nichts Besseres tun, als uns gewissenhaft an Hahnemanns exzellente Bemerkungen zu halten, die wir in der Einleitung zur Arzneimittelprüfung von Aconitum finden. „Um jedoch auch hier allen Cur-Schlendrian, der sich bei seinen Handlungen nur gar zu gern nach oft eingebildeten Krankheits-Namen richtet, von unserem gewissenhaften Heilverfahren zu entfernen, müssen auch in allen Krankheitszuständen, wo Sturmhut gereicht werden soll, die vorzüglichsten Symptome des Übels, also auch der akuten Krankheit, in treffender Ähnlichkeit unter den Sturmhut-Symptomen anzutreffen seyn.“[54]

Dies ist das ganze Geheimnis einer erfolgreichen Verordnung jedes Arzneimittels, unter wie auch immer gearteten Umständen: Welchen Namen auch immer wir für das Leiden des Patienten wählen – stets sollten wir für seine Heilung die Arznei aussuchen, deren Symptome nicht den pathognomonischen, sondern denen, an denen der Kranke zum Zeitpunkt der Verschreibung leidet, möglichst ähnlich sind. „Dann“, so Hahnemann „ist der Erfolg zum Staunen.“[55]

Hahnemann spricht von Aconitum als oft hilfreichem Mittel „in Krankheitszuständen, wo die bisherige Medicin ihre gefährlichsten Anstalten, z. B. reichliches Blutvergießen, und den ganzen zusammengesetzten, Entzündung dämpfen sollenden Cur-Apparat sehr oft vergeblich, und fast immer mit traurigen Nachwehen anwendete. Ich meine die sogenannten rein inflammatorischen Fieber, wo die kleinste Gabe Sturmhut alle diese bisherigen antipathischen Behandlungen entbehrlich macht und schnell und ohne Nachwehen hilft. In den Masern, im Purpurfriesel, und in den hitzigen Seitenstich-Fiebern u.s.w. gleicht seine Hülfskraft einem Wunder, wenn er bei einem etwas kühlen Verhalten des Kranken, allein, unter Vermeidung aller anderen medicinischen Dinge, selbst der Gewächssäuren, [...] gereicht wird.“ Anschließend warnt er davor, einem Kranken allein deshalb Aconitum zu verschreiben, weil wir seiner Krankheit einen der oben angeführten Namen gegeben haben,

---

54 RA I, S. 437.

55 RA I, S. 437. Wenngleich scheinbar nur Hahnemanns Standpunkt vertretend, geht Dunham einen Schritt weiter. Während Hahnemann sich dagegen ausspricht, eine Arznei aufgrund einer klinischen Diagnose zu verordnen, spricht Dunham den pathognomonischen Symptomen generell einen wahlanzeigenden Charakter ab. Dieser Unterschied ist zu beachten, zumal diese Ansicht heute zwar die allgemeine Lehrmeinung darstellt, nicht jedoch auf Hahnemann zurückgeht!

und mahnt uns sicherzustellen, dass die Symptome des Kranken den Symptomen von Aconitum äußerst ähnlich sind.

„Gerade darin," fährt er fort, „worauf sich die Allopathie am meisten einzubilden pflegt, in den großen, akuten entzündlichen Fiebern die alleinige Retterin durch dreiste, häufige Aderlässe zu seyn, und hiedurch alles homöopathische Verfahren an Hülfe zu übertreffen wähnt, gerade darin hat sie am meisten unrecht. Gerade darin zeigt sich der unendliche Vorzug der Homöopathie, daß sie keinen Tropfen Blutes, dieses theuern Lebenssaftes zu verspritzen nöthig hat (was der Allopathiker, oft unersetzlich, in Strömen schonungslos vergießt), um diese gefährlichen Fieber nicht selten in eben so viel Stunden Gesundheit zu verwandeln, als das allopathische, Leben vermindernde Verfahren oft Monate zur völligen Wiederherstellung derer bedarf, die der Tod nicht dabei dennoch hinwegraffte, wenigstens in den künstlich von ihnen erzeugten chronischen Nachwehen."

„Zuweilen", so beobachtet Hahnemann, „ist in diesen akuten Krankheits-Fällen eine homöopathische Zwischenarznei für die nach zwölf- oder sechszehnstündiger Wirkung der ersten Sturmhutgabe übrig gebliebenen, anderen Krankheits-Symptomen nöthig, aber", fügt er an, „höchst selten eine zweite Sturmhut-Gabe nach dieser Zwischen-Arznei." Fest steht, dass die zu weit verbreitete Praxis der wiederholten Verabreichung von Aconitum im Wechsel mit *Belladonna* oder *Bryonia* oder einer anderen Arznei nicht auf Hahnemann basiert und auch nicht seine Zustimmung gefunden hätte.

Hahnemann fährt fort: „Schon in vier Stunden ist bei dieser sorgfältig befolgten Anwendung des Sturmhuts in gedachten Krankheitszuständen alle Lebensgefahr verschwunden und der gereizte Kreislauf kehrt dann von Stunde zu Stunde in seinen ruhigern Lebensgang zurück.

So ist auch der Sturmhut in angezeigter, feiner Gabe in der Luftröhr-Entzündung (Croup, häutigen Bräune) in mehrern Arten von Hals- und Rachen-Entzündung so wie in den örtlichen, akuten Entzündungen aller andern Teile das erste und Haupt-Heilmittel, vorzüglich wo, nächst Durst und schnellem Pulse, eine ängstliche Ungeduld, ein nicht zu besänftigendes Außersichseyn und agonizirendes Umherwälzen zugegen ist.

Er erzeugt alle die krankhaften Zustände, welche in Ähnlichkeit bei Personen sich ereignen, die einen mit Ärgerniß verbundnen Schreck gehabt haben, und er ist auch die sicherste, schnellste Hülfe für sie.

Bei jeder Wahl des Sturmhuts als homöopathisches Heilmittel ist vorzüglich auf die Gemüths-Symptomen zu sehen, damit besonders diese recht ähnlich seyen.

Daher ist es unentbehrlich nach Schreck oder Ärgerniß bei Frauenzimmern, während des Monatlichen, welches ohne dieß vortreffliche Besänftigungsmittel, nur gar zu leicht von solchen Gemüths-Erschütterungen, oft augenblicklich, unterdrückt wird."[56]

Ergänzen wir diese praktischen Anweisungen Hahnemanns mit den Schlussfolgerungen, die wir aus der Analyse der Wirkungssphäre von Aconitum abgeleitet haben, werden wir eine große Zahl von Krankheiten erkennen, für die Aconitum in Frage kommt.

Wie wir gesehen haben, regt Aconitum in moderaten Gaben den Kreislauf an, erhöht die Temperatur der Körperoberfläche und löst Schweiß aus; es affiziert die Innervation, indem es außerordentliche Berührungsempfindlichkeit der Körperoberfläche und entsprechende Empfindungen wie Kitzeln etc., kurz: eine unvollständige Anästhesie hervorruft. Allerdings verändert es weder die Funktion eines Organs noch löst es Neubildungen an einem Organ oder Gewebe aus.

So weit wir wissen, verursacht Aconitum fast keine lokalen krankhaften Zustände.

Selbst in großen und heroischen Dosen wirkt es depressiv, indem es das zerebrospinale Nervensystem lähmt; durch diese Lähmung tritt der Tod ein, vorher findet sich an keinem Organ oder System eine lokale Wirkung. Es gibt keine Anzeichen für eine Dykrasie. Die Wirkung von Aconitum hat keinerlei Ähnlichkeit zu der der Gifte, die miasmatische Krankheiten – wie Exantheme, Typhus oder intermittierendes, remittierendes Fieber oder Continua – auslösen. Auch ähnelt seine Wirkung im Falle einer tödlich endenden Vergiftung in keiner Phase dem bekannten Verlauf einer lokalen, akuten Entzündung, zum Beispiel des Gehirns, des Herzens, der Lunge, der Pleura etc.

Aus diesen Gründen kann Aconitum niemals – außer vielleicht als seltenes und kurzzeitiges Zwischenmittel bei manchen Komplikationen – bei einem der miasmatischen Fieber oder dyskratischen Krankheiten angezeigt sein, weil diesen die Dyskrasie vorausgeht, die ihre Eigenschaften in die akuten Manifestationen der Erkrankung einbringt (weshalb wiederum die Symptome ihre Entsprechungen nicht unter denen von Aconitum finden können).

Darüber hinaus kann Aconitum nie das einzige Arzneimittel sein, mit dem ein Kranker sicher durch den ganzen Verlauf einer reinen, akuten Entzündung eines Organs oder Systems geleitet werden kann, da diese Lokalisation, die das entscheidende Merkmal solcher Erkrankungen darstellt, in der Wirkung von Aconitum fehlt. Dennoch gibt es bei all diesen reinen Entzündungen ein Sta-

---

56 RA I, S. 436–439.

dium, in dem Aconitum angezeigt sein und hervorragend wirken kann. Denn jede dieser Entzündungen, die sich gegebenenfalls lokalisieren, zeigt in ihrem ersten Stadium arterielle Erregung, bevor es zur Veränderung einer Funktion, eines Gewebes und zu lokaler Ablagerung kommt. Dies ist das Stadium, in dem Aconitum eine so wichtige Rolle spielt und in dem durch sofortige und kluge Gabe des Mittels die ganze Krankheit beendet oder abgekürzt werden kann.

So kann es gegeben werden bei Meningitis, Ophthalmie, Tonsillitis, Krupp, Bronchialkatarrh, Pneumonie, Lungenanschoppung und Hämoptysis, Pleuritis, Perikarditis und Endokarditis (und palliativ bei Hypertrophie), Gastritis, Peritonitis, akutem Rheuma, Superorbitalneuralgie; aber nur dann, wenn die von Hahnemann genannten geistigen Symptome zugegen sind.

Ohne Zweifel bezieht sich Hahnemann auf eine derartige Anwendung von Aconitum, wenn er über dessen Fähigkeit schreibt, in wenigen Stunden Genesung herbeizuführen: „Schon in vier Stunden ist bei dieser sorgfältig befolgten Anwendung des Sturmhuts in gedachten Krankheitszuständen alle Lebensgefahr verschwunden und der gereizte Kreislauf kehrt dann von Stunde zu Stunde in seinen ruhigern Lebensgang zurück.“[57]

Eine derart rasche Änderung ist im ersten Stadium einer Pneumonie vor Eintreten der Hepatisation sehr wahrscheinlich und leicht vorstellbar, nach Eintreten der Hepatisation ist sie jedoch nicht zu erwarten, und wir haben keinen Grund zu der Annahme, dass sie jemals eintreten könnte. Daher ist Hahnemanns folgende Warnung angemessen: „Zuweilen ist [...] eine homöopathische Zwischenarznei für die nach zwölf- oder sechszehnstündiger Wirkung der ersten Sturmhutgabe übrig gebliebenen, andern Krankheits-Symptome nöthig, aber höchst selten eine zweite Sturmhut-Gabe nach dieser Zwischenarznei.“[58]

Aus welchem Grund? Wahrscheinlich deshalb, weil die Entzündung vom Stadium der arteriellen Erregung in das Stadium organischer Manifestation übergegangen ist, dem Aconitum nicht länger entspricht. Wahrscheinlich war die deutliche „Änderung der Symptomatik“, die für eine andere Arznei sprach, ein Zeichen für die stattgefundene Lokalisation.[59]

Die Ansicht deckt sich vollkommen mit Hahnemanns dringender Mahnung, die von ihm als höchst charakteristisch erachtete Indikation für Aconitum zu

---

57 RA I, S. 438.

58 RA I, S. 437. Dunham hat hier das Hahnemann-Zitat etwas abgeändert; so spricht er nicht von den kurz zuvor erwähnten, nach Aconitum „übrig gebliebenen, andern Krankheits-Symptomen“, sondern nunmehr von einer Veränderung der Symptomatik („a change in the symptoms“).

59 Siehe Anm. 58. Es ist ein Unterschied, ob sich nach Gabe einer Arznei die Symptomatik „reduziert“ oder neue Symptome entstehen.

berücksichtigen: die Ängstlichkeit von Geist und Körper sowie die nicht zu besänftigende Unruhe. Dieser Zustand von Geist und Körper entspricht genau dem allgemeinen Phänomen der arteriellen Erregung, die den Beginn einer akuten Entzündung begleitet, während die Lokalisation der Entzündung und das Auftreten eines Exsudats durch ein Nachlassen dieser allgemeinen Ängstlichkeit charakterisiert werden. Symptome lokaler organischer Störung ersetzen sie; die allgemeinen konstitutionellen Symptome sind dann eher Erschöpfung und Depression. Wer eine Reihe von Pneumoniefällen im ersten und zweiten Stadium genau betrachtet hat, wird – so glaube ich – diese Beobachtungen bestätigen.

Dies ist wiederum ein Beispiel für einen Sachverhalt, mit dem der Student der Materia medica häufig konfrontiert wird – die vollkommene Übereinstimmung der Lehre der Pathologie mit den Ergebnissen einer verständigen und scharfsinnigen Anwendung des Gesetzes der Arzneiwahl aufgrund von Ähnlichkeit der charakteristischen Symptome.

Wenngleich es stets ein Wagnis ist, einen wissenschaftlichen Aspekt mit einem rhetorischen Simile zu illustrieren, wollen wir die Wirkung von Aconitum und verwandten Arzneien mit dem Beginn und den Auswirkungen eines Sturms vergleichen. Wer mit den allgemeinen Gegebenheiten Nordamerikas, von den Alleghany-Gebirgen bis zum Atlantik, vertraut ist, kennt sicherlich den Anblick eines fruchtbaren Tals in aller Üppigkeit seiner Hochsommervegetation. Während sich der Betrachter noch daran erfreut, legt sich der Wind und die Sonne verdunkelt sich. Das Vieh hört auf zu grasen; die Tiere bewegen sich unruhig über das Feld und ziehen die Luft ein, als hätten sie Angst. Bald darauf zeigt das unregelmäßige Flattern des Blattwerks an verschiedenen Stellen des Tals, dass die Luft durch sich ändernde Wirbel und Luftströme bewegt wird. Darauf beruht auch der Wechsel in den Geräuschen des murmelnden Baches, der summenden Insekten, der zwitschernden Vögel, die das Ohr des Betrachters in bestimmten Abständen erreichen. An manchen Stellen der sich dahinschlängelnden Straße steigen Staubwolken auf und werden weiter und aufwärts gewirbelt. Das Vieh wird immer unruhiger; wild läuft es auf den Wiesen hin und her. Ein Geräusch wie von rauschendem Wasser ertönt aus dem Tal, verbunden mit einem Stoß kalter Luft, die nach frisch geschnittenen Kräutern oder schwach ammoniakalisch riecht; Staubwolken hüllen den Betrachter ein; der Sturm bricht über ihn herein, und für eine Weile nimmt er lediglich Chaos und das Krachen und Rauschen der Elemente wahr, die ungehemmt aufeinander treffen.

Nach kurzer Zeit legt sich der Wind; die Atmosphäre klart auf und es herrscht wieder Ruhe. Alles befindet sich wieder im normalen Zustand. Die Gewalt des Sturms ist vorbeigezogen, um sich andernorts auszutoben.

Dieses Bild verdeutlich die Wirkung von Aconitum recht gut. Es entfacht quasi einen arteriellen und nervösen Sturm, der, obwohl seine Wut in fatalen Fällen stark genug sein kann, um Chaos, sprich: Tod, zu verursachen, sich nicht in organischen Veränderungen lokalisiert. Vergleicht man den Sturm mit einer Krankheit, ist Aconitum folglich ein günstiger Einfluss (in der unbelebten Natur ist uns nichts Derartiges bekannt), der seine Kraft ableitet und an eine andere Stelle schickt, um dort materielle Veränderungen zu schaffen.

Allerdings kommt der Sturm nicht immer so gelinde über das Tal. Nur zu oft passiert es, dass der Betrachter, schaut er sich die Gegend in der auf den Ausbruch folgenden Ruhe an, eine gänzlich veränderte Szenerie sieht. Bäume wurden entwurzelt, Gebäude umgeworfen. Die Mühle wurde fortgeweht, der Damm konnte dem plötzlichen Anschwellen des Stroms nicht standhalten; wo vormals ein breites, ruhiges Wasser war, ist jetzt eine Schlammwüste, durchzogen von einem schmalen Bach. Das Vieh ist versprengt und die Ernte zerstört. Eine Verwüstung hat stattgefunden und Verheerung regiert. Die natürlichen Prozesse setzen sich fort.

In gewisser Weise repräsentiert dies die Wirkung von Arzneien, die, wie Aconitum, einen Sturm allgemeiner vaskulärer und nervöser Erregung auslösen, aber im Unterschied zu Aconitum nach diesem Sturm eine Art Folgeerscheinung produzieren, eine eindeutige Lokalisation der pathogenetischen Wirkung, wie Veränderung von Funktion und Geweben.

Solche Arzneimittel sind *Bryonia* mit der Wirkung auf Lunge und Pleura und *Belladonna* mit der Wirkung auf Gehirn und Lunge; so sind tatsächlich die meisten unserer Arzneien. Es gibt wenige Stürme, die nicht eine mehr oder weniger große lokale Verwüstung hinterlassen.

Mit einigen gesonderten Anmerkungen wollen wir diese flüchtigen Beobachtungen beschließen.

Es steht fest, dass Aconitum bei akuter Entzündung jedes Organs gegeben werden kann, jedoch nur in einem bestimmten Stadium gewisser Entzündungsformen. Wie sollen wir erkennen, dass wir dieses Stadium und diese Form vor uns haben? Wenn neben welchen Zeichen auch immer, die das betroffene Organ kennzeichnen, die als charakteristisch benannten Symptome von Aconitum zugegen sind: die Hitze der Körperoberfläche oder äußere Kälte und innere Hitze, Durst, rascher, erregter, aber nicht harter Puls, reichlicher Schweiß mit brennender Hitze, sowie – vor allem – qualvolle Angst und Unruhe von Geist und Körper, nicht zu beruhigendes Sichumherwerfen, Vorahnung und Erwartung des Todes.

Nach diesen vielen Worten, die pathologische Begriffe und Spekulationen einschlossen, wird die Arzneiwahl doch wieder auf einen Vergleich der Symptome zurückgeführt.

In der Tat – Hahnemanns Scharfsinn führte ihn zu der Erkenntnis, dass die Symptome das Einzige sind, was wir vom Patienten ganz genau kennen, und dass die Symptome der Arznei das Einzige sind, was wir von ihr ganz genau wissen. Die Beziehung, in die sie zur gegenseitigen Neutralisierung gestellt werden müssen, muss so sein, dass sie jeder aus diesen Tatsachen gefolgerten berechtigten Hypothese entspricht. In der Konsequenz muss sie mit der gültigen Pathologie übereinstimmen.

Dieser Wortschwall wird nicht umsonst gewesen sein, wenn auch nur ein denkender Menschen davon überzeugt wird, dass es in erster Linie und vorzüglich auf die Ähnlichkeit der Symptome im Blick auf ihre Wichtigkeit ankommt und dass alle zulässigen Hypothesen zu diesem Ergebnis führen müssen.

Aconitum darf niemals „zuerst zur Bekämpfung des Fiebers" gegeben werden, um nachher eine andere Arznei zu reichen, die „den Fall zudeckt"; es darf niemals im Wechsel mit anderen Arzneien gegeben werden mit der weit verbreiteten Absicht, „Fieber zu kontrollieren"[60]. Wenn das Fieber so geartet ist, dass es Aconitum verlangt, ist kein anderes Mittel nötig. Wenn andere Arzneien angezeigt scheinen, sollte eine ausgewählt werden, die auf das Fieber passt. Denn außer Aconitum produzieren viele Arzneimittel Fieber – ein jedes auf eigene Weise.

Wenn die Symptome passen, kann Aconitum im ersten Stadium jeder Entzündung angezeigt sein, aber schlagen Sie sich die Idee aus dem Kopf, dass es alle Entzündungen heilt. So hilft es beispielsweise im zweiten Stadium einer Pneumonie überhaupt nicht.

Aconitum ist eine Arznei von unsagbarem Wert bei unglaublich vielen Fällen akuter Hämoptyse, die die oben beschriebenen allgemeinen, für Aconitum charakteristischen Symptome zeigen; deren pathologische Herkunft und eigentliche Natur jedoch im Dunkeln bleiben, wenn sie nicht überprüft werden. Das Blut ist frisch. (Auswurf von frischem Blut, ohne die unruhige panische Angst von Aconitum, verlangt *Millefolium.*)

Aconitum sollte niemals zu dem Zweck gegeben werden, dem Arzt „Zeit zu verschaffen"[61], um nach Hause zu gehen und den Fall studieren zu können. Das ist ein nachlässiges Vorgehen. Es wäre besser, nichts zu geben, denn Aconitum könnte in Fällen, in denen es nicht angezeigt ist, nachteilig wirken. So zum Beispiel zu Beginn eines Typhusfiebers, bei dem es einen ungünstigen Einfluss auf den gesamten Verlauf der Krankheit nehmen würde, auch wenn Symptome für seinen Einsatz sprechen, was jedoch nur selten (wenn überhaupt) der Fall sein kann.

---

60 Die Quelle wird nicht genannt.

61 Eine Quelle wird nicht angegeben.

Ungeachtet dieser Tatsache hat sich die Vorstellung, Aconitum sei das Mittel gegen Fieber, so sehr verbreitet, dass die Allopathen sie übernommen haben und es nun (1864) als Medikament für Typhusfieber im Bellevue-Hospital bevorraten. Die Todesrate nimmt nicht ab. Auf der Grundlage eines einzelnen Symptoms – Aconitum verlangsamt in großen Gaben den Puls – verschreiben sie es bei Typhus, wobei sie den wichtigen pathologischen Umstand der Dyskrasie übersehen, zu der Aconitum keinerlei Beziehung hat. Bei der Übernahme von Arsenicum als Mittel gegen Typhus hätten sie dagegen eine gute pathologische Rechtfertigung gehabt.

Einige Autoren der homöopathischen Materia medica kreieren eine Theorie der Wirkungsweise von Aconitum und machen es zum großen Antiphlogistikum. Dadurch werden sie logischerweise gezwungen, Aconitum für alle Krankheiten zu empfehlen – eine offenkundige Illustration für den Unsinn der Verschreibung aufgrund einer pathologischen Theorie.

Bryonia alba

Zaunrübe

Für die Arzneimittelprüfungen von Bryonia alba verwendete Hahnemann die Tinktur aus der Wurzel oder daraus hergestellte Dilutionen. Die Wurzel dieser Ranke, die in England und auf dem europäischen Festland in Hecken und an Zäunen wächst, liefert die Tinktur, aus der unsere Präparate hergestellt werden.

Pereira[62] bezeichnet Bryonia als starkes Brech- und Abführmittel. Trousseau[63] und Pidoux[64] sprechen von Bryonia als wirksamem Abführmittel, das ähnlich Colocynthis und Elaterium anzuwenden sei. Hermand[65] de Montgomery gibt an, mit Bryonia häufig Erbrechen, Kolik, Diarrhö und Dysenterie geheilt zu haben – eine Illustration der homöopathischen Heilwirkung dieser Arznei aus allopathischer Quelle.

In den meisten neueren Arbeiten der allopathischen Schule über Materia medica wird Bryonia nicht erwähnt. Sie wurde aber jahrhundertelang von den Einwohnern Europas als Spezifikum für bestimmte Leiden angesehen, und

62 Eine Quelle wird nicht angegeben.
63 Eine Quelle wird nicht angegeben.
64 Eine Quelle wird nicht angegeben.
65 Laut Zlatarovich, J. v.: Die Zaunrübe. In: Österreichische Zeitschrift für Homoeopathie [OZH]. 3 (1847) 1, 10, ist der Vorname „Harmand".

herausragende Ärzte früherer Zeiten haben von zahlreichen Heilungen berichtet. Aus der Wurzel hergestellte Breiumschläge wurden bei der Behandlung entzündlicher Gelenkschwellungen erfolgreich eingesetzt. Bezüglich der Arzneiwahl handelte es sich hierbei um eine homöopathische Verordnung. Die Alten heilten damit Wassersucht und insbesondere Hydrothorax. Wir benutzen sie bei Pleuritis mit Flüssigkeitsausschwitzung. Sydenham[66] verwendete Bryonia als Arznei bei intermittierendem Fieber. Laut Teste[67] gebrauchen die Lothringer Bauern die Wurzel als Spezifikum bei Hernien. Aus eigener Beobachtung weiß ich, dass Bryonia von den Bauern der Maremmen, an der Mittelmeerküste, nördlich der pontinischen Sümpfe, gewöhnlich (und mit Erfolg) als Arznei bei der dort endemischen Form von intermittierendem und remittierendem Fieber verwendet wird. Wir sollten beachten, in welchem Maße diese Beispiele das Ähnlichkeitsgesetz bestätigen.

All unsere Kenntnisse über die Wirkung von Bryonia beim Gesunden stammen aus der Prüfung Hahnemanns und seiner Schüler[68] sowie aus den Prüfungen in Österreich, die von Professor Zlatarovich zusammengestellt wurden.[69] Aus diesen Quellen haben wir folgendes Resümee erstellt, bei dem wir, wie schon zuvor, der anatomischen Ordnung folgen.

Spezielle Analyse

Sensorium – Die Wirkung von Bryonia ist klar umrissen und konstant. Mehr oder weniger nachdrücklich beschreibt jeder Prüfer eine „Verwirrung des Kopfes“, einen „Verwirrtheitszustand des Sensoriums.“ Die Betrachtung dieses Symptoms in Verbindung mit den eigentümlichen Fiebersymptomen, zum Beispiel der Mattigkeit, lässt seine Bedeutung erkennen. Starke Schwere des gesamten Kopfes. Gewicht auf dem Scheitel. Schwindel in nüchternem Zustand, im Stehen, und vor allem beim Aufstehen aus sitzender Position; er zwingt zum Hinsetzen und ist oft mit Kopfschmerz im Hinterkopf verbunden, schlimmer durch Bewegung.

Kopfschmerz – Dumpfer, drückender Kopfschmerz in der Stirn und den Schläfen; ziehender und spannender Kopfschmerz in der Schläfengegend; ziehender und reißender Schmerz von der Schläfe abwärts zum Wangenknochen und zum Unterkiefer. Tritt dieses Symptom bei Prosopalgie auf, kann Bryonia hel-

66 Eine Quelle wird nicht angegeben.
67 Eine Quelle wird nicht angegeben.
68 Hahnemann, S.: Reine Arzneimittellehre, Bd. II [RA II]. 3. Aufl. Dresden u. Leipzig: Arnold 1830, S. 417–461.
69 Zlatarovich, a. a. O., S. 1–179.

fen. Stechender, zuckender, klopfender Kopfschmerz von der Stirn nach hinten zum Hinterkopf. (Dieses Symptom ist charakteristisch und findet sich bei keiner anderen Arznei in ähnlicher Weise. *Spigelia* hat einen durchstechenden Schmerz, von hinten nach vorne, durch den linken Augapfel. Der *Silicea* eigene Schmerz zieht vom Nacken hoch und verläuft durch den Hinterkopf und über den Scheitel zur Stirn hinab. *Carbo vegetabilis* hat einen dumpfen, schweren Schmerz, durch die Gehirnbasis, vom Hinterkopf zur Supraorbitalgegend.)
Die meisten Kopfsymptome von Bryonia finden sich am Hinterkopf; häufig finden wir es angezeigt bei Kopfschmerz, der das Hinterhaupt betrifft. In dieser Hinsicht kann es mit *Petroleum* verglichen werden.
Das Sensorium ist abgestumpft.
Alle Symptome des Kopfes werden schlimmer bei Bewegung und Anstrengung.
Die pathologisch-anatomischen Resultate einer Bryonia-Vergiftung sind die folgenden: „Die Diploë der Hirnschale geröthet; die innere Fläche der Hirnschale stark injicirt; die Gefässe der Hirnhäute bis in die kleinsten Verzweigungen von Blut strotzend; die harte Hirnhaut durchgehends, besonders am Grunde des Schädels, injicirt [...]; die Hirnsubstanz hie und da punctirt [...].“[70]
Zlatarovich sagt: „Die [...] Kopfsymptome [...] weisen auf Blutandrang (Congestion) und Entzündung des Gehirns [...]“[71], ausgehend von der Art des Fiebers und der Symptomatik des Sensoriums glaube ich aber, dass Bryonia bei rein idiopathischer Enzephalitis kaum als Arzneimittel dienen kann. Wenn Bryonia bei Enzephalitis überhaupt angezeigt ist, dann nur in den Fällen, bei denen noch Meningitis hinzugekommen ist – durch Metastasierung oder auf andere Weise, aufgrund vorher bestehender miasmatischer oder andersartiger, beispielsweise exanthematischer Krankheiten. Die Schmerzen und die krankhaft veränderte Funktion der beiden oberen Äste des fünften Nervenpaares erinnern an Prosopalgie.
Die Beschwerden von Kopf und Sensorium sind morgens schlimmer; nicht gleich beim Erwachen (wie bei *Lachesis*), sondern nach dem Aufwachen und Bewegen der Augen und des Kopfes (siehe Stuhl – Diarrhö).

Gesicht – Rot, heiß und gedunsen. Rote Flecke auf Gesicht und Hals. Das Gesicht ist geschwollen; zuweilen so stark, dass die Augen verschlossen sind. Die – oben bereits beschriebenen – Schmerzen erstrecken sich zwischen Schläfe und Wangenknochen und sind von reißendem, ziehendem Charakter.

---

70 Zlatarovich, a. a. O., S. 113. Diese Beobachtungen wurden übrigens an Tieren gemacht.
71 Zlatarovich, a. a. O., S. 113.

Augen – Lider geschwollen und aufgedunsen. Eine Druckempfindung im Augapfel von innen nach außen, als ob dieser sich ausdehnen würde. Die Konjunktiva scheint leicht entzündet, wie folgende Symptome zeigen: Empfindung, als sei Sand in den Augen; vermehrte Tränenabsonderung; Absonderung von schleimigem Eiter aus dem Auge, die das Sehen erschwert; Jucken und Brennen der Lidränder. Das rechte Auge ist stärker betroffen.
Im Gegensatz zur grundsätzlichen Regel bei Bryonia verschlimmern sich die Augensymptome durch Wärme. Das Sehen war in Hahnemanns Prüfung nicht betroffen, doch erwähnt Zlatarovich ein Farbensehen.[72]

Ohren – Empfindung einer Verstopfung im äußeren Gehörgang und Ohrgeräusche sind die hauptsächlichen Symptome. Blutabsonderung aus dem Ohr wird erwähnt; dies ist möglicherweise ein Hinweis auf eine vikariierende Menstruation.

Nase – An der Spitze oft geschwollen, dabei zuckender Schmerz und Empfindlichkeit bei Berührung. Häufiges und wiederholtes Nasenbluten, ein Symptom, das von zahlreichen Prüfern notiert wurde. Es tritt am Morgen auf, weckt den Prüfer manchmal aus dem Schlaf. Das Blut ist frisch. Unter der Wirkung von Bryonia wurde Nasenbluten nach plötzlichem Verschwinden der Menses beobachtet. Möglicherweise hat dieses Symptom den Einsatz von Bryonia bei vikariierender Menstruation begründet.

Mund – Die Lippen sind geschwollen und zeigen einen beißenden, brennenden Ausschlag. Aphthöse Flecken erscheinen auf den Innenflächen der Lippen. Dr. Huber aus Linz, einer der österreichischen Prüfer, gibt an, die Prüfung von Bryonia habe ihn von der konstitutionellen Neigung zu aphthösen Gebilden im Hals geheilt.
Die Zunge ist trocken.
Die Zähne fühlen sich lang und locker an; ziehendes oder springendes Zahnweh beim oder gleich nach dem Essen oder abends im Bett; schlimmer durch Wärme; dies steht im Gegensatz zur allgemeinen Regel bei Bryonia. Zähne und Zahnfleisch sind wund.

Innerer Hals – Stechender Schmerz beim Schlucken, beim Berühren des Halses und beim Drehen des Kopfes. Druck- oder Völlegefühl. Starke Trockenheit im Hals.

Verdauungsorgane – Geschmack unangenehm, schal, selbst bei gutem Appetit; manchmal bitter, manchmal faulig, mit übel riechendem Atem; Appetit gewöhnlich vermindert oder gänzlich verschwunden, mit Abneigung gegen

---

[72] Zlatarovich, a. a. O., S. 123.

Speisen. Ein Prüfer (Fr. H.) berichtet von einem exzessiven Verlangen nach Speisen, das aber aufhörte, „sobald er zu essen begann"[73].
Stärkerer Durst.
Nach dem Essen Aufstoßen, manchmal nach der genossenen Nahrung schmeckend, allgemein aber bitter oder sauer, mit Ansammlung von saurem, zuweilen geschmacklosem Wasser im Mund.
Schluckauf ist ein häufiges Symptom.
Übelkeit nach einer Mahlzeit, wenngleich die Speisen gut geschmeckt haben und mit Genuss gegessen wurden.
Übelkeit und Erbrechen, morgens und abends, hauptsächlich von Wasser und Schleim. Erbrechen von Speisen und einer sehr bitteren, aus Schleim und Galle bestehenden Flüssigkeit. Die Nahrung drückt im Magen, wird im Epigastrium wie eine Last gespürt und kommt oft wieder hoch.

Magen und Abdomen – Druck im Epigastrium, schlimmer nach Essen und beim Gehen. Manchmal erstreckt sich dieser Schmerz abwärts zur Nabelgegend; zuweilen sogar zur Blase und zum Perineum. Nach dem Essen findet sich häufig ein zusammenschnürender Schmerz im Magen, dann ein Schneiden im Epigastrium; schließlich kommt es zum Erbrechen der Speisen. Die Schmerzen sind schlimmer bei Bewegung, was der allgemein gültigen Regel bei Bryonia entspricht.
Gefühl einer Ausdehnung, zuweilen tatsächlich Schwellung in der Nabelgegend.
Stechende und schießende Schmerzen in beiden Seiten des Abdomens, schlimmer durch Bewegung; sie verändern sich manchmal zu Stichen, vom Abdomen in den Magen. In der Milzgegend sind die Stiche am häufigsten.

Im Gegensatz dazu finden wir in der Lebergegend einen spannenden, brennenden Schmerz; verbunden mit einem Stich, der nur auftritt, wenn auf diese Region gedrückt wird, der Prüfer hustet oder tief einatmet.

Mäßige Flatulenz. Die wandernden Blähungen rufen gelegentlich Schmerz hervor.

---

73 Dunham schreibt „good" statt „food", was auch bedeuten könnte, dass der Prüfer Verlangen „nach etwas Gutem" hatte. In der Prüfung fand sich allerdings kein entsprechendes Symptom. Mit dem Kürzel „Fr.H." kann nur Hahnemanns Sohn Friedrich gemeint sein, von dem das Symptom ebenfalls nicht mitgeteilt wurde. Symptom Nr. 249 (RA I; „Die Speisen riechen ihr gut an, aber wenn sie zu essen anfängt, ist der Appetit weg.") spiegelt das von Dunham Gemeinte wider, weshalb es im Text belassen wird. Einige der Prüfungssymptome, die das Kürzel Friedrich Hahnemanns aufweisen, wurden übrigens von weiblichen Personen entwickelt; der Grund dafür ist wohl, dass auch Hahnemanns Sohn nicht nur Prüfer, sondern „Prüfungsleiter" war, der das Arzneimittel möglicherweise an weiteren Mitgliedern seiner Familie ausprobierte.
Die Frage, ob es sich hier um einen Fehler Dunhams handelt, könnte vielleicht nach Kontrolle der Vorauflagen der RA zuverlässig beantwortet werden.

Stuhl – Eine Besonderheit von Bryonia ist, dass das Mittel, in mäßiger Gabe verabreicht, beim gesunden Prüfer Stuhlverhaltung bewirkt; Stuhlgang ist selten, der Stuhl ist großkalibrig, hart und wird schwer entleert, dabei finden sich Rektumprolaps und Brennen. Neben diesem charakteristischen Effekt ruft Bryonia in Form einer Wechselwirkung eine Art Diarrhö hervor, der eine Kolik vorhergeht. Sie tritt vor allem nachts auf (oder am frühen Morgen, sobald der Patient aufsteht und umherzugehen beginnt) und setzt so plötzlich ein, dass der Prüfer einen unwillkürlichen Stuhlabgang kaum verhindern kann.[74]
Zlatarovich betont besonders die Empfindlichkeit der Bauchdecken im Allgemeinen; den „Brennschmerz längs der vorderen Anheftung des Zwerchfelles an die Rippen“[75]; die Empfindlichkeit der Leberregion gegen Berührung und bei tiefem Einatmen; auch die Tatsache, dass Bryonia die intestinalen Exkretionen vermindert, die Peristaltik der Därme schwächt und die Stuhlentleerung verzögert. Seiner Ansicht nach ruft Bryonia nur dann Diarrhö hervor, wenn es in großen Dosen eingenommen wird.

Urin – Der Urin ist dunkel, konzentriert; er wird oft entleert, manchmal unter Schmerzen. Bei Anstrengung geht er gelegentlich unwillkürlich ab.

Menstruation – Bryonia fördert regelmäßig das Einsetzen der Menses und verstärkt die Blutung. Es kann daher, wie auch die Erfahrung zeigt, bei zu häufiger und zu reichlicher Menstruation ein wertvolles Arzneimittel sein.

Atmungsorgane – Die Wirkung von Bryonia auf diese Körperregion ist scharf umrissen und hat uns ermöglicht, viele brillante Heilungen zu erzielen.

Nasenschleimhaut – Fließschnupfen, beginnend mit heftigem und häufigem Niesen, begleitet von stechendem Kopfschmerz, wenn der Prüfer sich bückt, und von Heiserkeit und geänderter Stimmlage.

Husten – Im Allgemeinen trocken; er scheint aus der Magengegend zu kommen. Krabbel- und Kitzelgefühl im Epigastrium gehen ihm voraus. Dies ist das allgemeine Charakteristikum; zuweilen besteht auch ein Krabbelgefühl im Hals, das Husten hervorruft, gefolgt von schleimigem Auswurf.
Kurzer Husten[76], wie von einer Substanz (Schleim?) ausgelöst, die an einer

---

74 Für eine vergleichende Betrachtung der Diarrhö von Bryonia, Sulphur, Thuja und Podophyllum siehe Dr. Lippes Vorlesung in „American Homoeopathic Review“, Vol. V, S. 441 (Dunham).

75 Zlatarovich, a. a. O., S. 135.

76 „Kurzer Husten“ ist im Original „hacking cough“, was nicht einfach lautmalerisch mit „hackendem Husten“ übersetzt werden kann. Dunham wies diesen Terminus dem Hahnemann'schen „Kotzhusten“ zu, der mitunter genau diesen kurzen Husten damit meint (siehe z.B. RA II, S. 309, Symptom Nr. 613). Für die Übersetzung habe ich mich dazu entschlossen, auf den zwar originalen, heute aber missverständlichen Ausdruck zu verzichten.

bestimmten Stelle in der Trachea sitzt; nach dem Husten wird diese Stelle für eine Weile sehr empfindlich, was sich bei Reden und Rauchen verstärkt.
Husten wird ausgelöst, wenn man, aus dem Freien kommend, einen warmen Raum betritt; durch eine Empfindung, als ob sich Dampf in der Trachea befände, was den Prüfer daran hindert, genügend Luft zu bekommen.
Begleitsymptome: Der Husten wird begleitet von stechenden Schmerzen im Gehirn; Rauheit des Kehlkopfes, Stichen in den Interkostalräumen und im Sternum; von Wundheit im Epigastrium, von Würgen ohne Übelkeit; von Erbrechen der Speisen beim Husten.
Sehr charakteristisch für den Bryonia-Husten ist, dass der Kranke beim Husten die Hand auf das Sternum drückt, als müsse er die Brust bei der heftigen Anstrengung stützen. Ebenso ist charakteristisch, dass die Bereiche, die Sitz der subjektiven Schmerzen sind, in deren Folge empfindlich werden gegen Druck von außen; zum Beispiel das Sternum (so im Übrigen auch die Gelenke).
Der seltene und spärliche Auswurf ist zäh und manchmal blutig.
Die Atmung ist durch einen Druck auf das Epigastrium behindert und durch ein außerordentliches Wärmegefühl im Epigastrium verkürzt. Der Prüfer verspürt ein Verlangen tief einzuatmen, aber wenn er dies versucht, setzt ein Schmerz ein, der ihn davon abhält, die Brust auszudehnen. Brustatmung ist oft fast unmöglich aufgrund der stechenden Schmerzen in den Thoraxseiten. Diese Symptome lenken unsere Aufmerksamkeit auf Bryonia bei Pleuritis, Pneumonie und Asthma. *Ranunculus bulbosus* hat ähnliche Symptome, die, wie die Bryonia-Schmerzen, die Brustatmung behindern; doch sind die Stiche nicht so scharf und messerstichartig wie bei Bryonia.

Thorax – Drückende Schmerzen, manchmal genau oberhalb des Epigastriums, manchmal in der ganzen Brust oder auf dem Sternum, sie behindern die Atmung. Stechende, lanzinierende Schmerzen sind jedoch häufiger. Sie treten beim Einatmen oder beim Umdrehen im Bett auf; zuweilen sitzen sie in den Thoraxseiten, manchmal erstrecken sie sich durch den Thorax von vorne zu den Schulterblättern; im Allgemeinen ist der Ort des Schmerzes empfindlich auf Druck und auf Bewegung der Arme.

Rücken – Hier finden wir eine neue Symptomengruppe vor. Stechende und zuckende Schmerzen[77]; beim Sitzen Druck zwischen den Schulterblättern, der sich von dort durch zum Epigastrium erstreckt; Schmerz in der Lumbal- und Sakralgegend, wie zerschlagen; Steifheit, Reißen und Empfindlichkeit der Gelenke und Muskeln der Lumbalgegend, was Bewegung und Bücken verhin-

77 Im Original steht an dieser Stelle kein Satzzeichen („[...] and jerking pains pressing between [...]"). Dies ist nicht sinnvoll; die gewählte Variante ist außerdem durch die Quellen abgedeckt.

dert; diese Schmerzen werden am stärksten beim Stehen oder Sitzen, nicht so sehr im Liegen verspürt.

Extremitäten – Hier finden sich stechende Schmerzen im Bereich der großen Gelenke, zum Beispiel in der Schulter, über dem Trochanter, und in den Knien – sie verschlimmern sich bei Bewegung, Berührung oder jeglichem Ruck oder Schlag. Ziehen und Schmerz, wie bei Verrenkung, in den mittleren und kleinen Gelenken.
Glieder und Gelenke schwellen an, werden rot und sind sehr empfindlich auf Berührung und Bewegung. Die Schmerzen werden durch Wärme gebessert.

Haut – Verschiedene Ausschläge. Kleine rote Flecken an verschiedenen Stellen des Körpers; einige ohne Empfindung[78], die auf Druck nicht verschwinden; andere fühlen sich brennend an, diese verschwinden auf Druck.

Schlaf – Große Schläfrigkeit am Tag, mit Gähnen, Mattigkeit, Sichstrecken etc. In der Nacht jedoch kann der Prüfer nicht schlafen wegen des in Wallung geratenen Blutes, Ängstlichkeit und Hitze. Eine Kette ängstlicher Gedanken hält den Prüfer bis 3 oder 4 Uhr wach. Der Schlaf ist voller Träume. Häufig geschwätziges und murmelndes Delirium. Unter der Wirkung von Bryonia wurde auch Schlafwandeln beobachtet und damit geheilt.

Fieber – Bei dem von Bryonia hervorgerufenen Fieber überwiegt die Kälte. Kälte und Frösteln am ganzen Körper. Hitze oft nur innerlich oder an einzelnen Körperteilen, sie ist mit großem Durst verbunden. Dies ist beim Frost ebenfalls gegeben. Schweiß bei geringer Anstrengung, selbst beim Gehen in kühler Luft. Er tritt häufig nachts auf und ist oft sauer.

Stimmung – Ängstlich, verdrossen und hektisch.

Allgemeine Analyse

1. Wirkung auf die Lebenskraft

Dass Bryonia die Lebenskraft in mancher Hinsicht schwächt, sieht man an seiner Wirkung auf das Sensorium, das geschwächt und betäubt wird; es besteht eine deutliche Empfindung von Schwäche und Mattigkeit; die Arme neigen dazu, an der Seite herabzusinken; die Glieder bewegen sich nur schwerfällig. Diese Empfindung von Mattigkeit ist frühmorgens am ausgeprägtesten, so, als habe der Nachtschlaf keine Erfrischung gebracht. Die geringste Anstrengung scheint die Körperkräfte aufzuzehren.

---

78 Dunham schreibt irrtümlich „with sensibility"; gemäß Symptom Nr. 614 [RA II] muss dies gegenteilig ausgedrückt werden.

Dennoch ist diese Erschöpfung weder übermäßig noch allgemeiner Natur. Die Stimmungslage ist nämlich nicht – wie man vielleicht hätte erwarten können – von Gleichgültigkeit geprägt, im Gegenteil: Der Prüfer ist hastig und ängstlich. Auch sind die Sinne nicht im physischen Bereich betroffen; die Sphinkter sind nicht erschlafft, und die unwillkürlichen Muskeln scheinen in ihrer Tätigkeit nicht sonderlich beeinträchtigt zu sein. Es besteht keine Schlaffheit der Faser, wie sie sich beim Auftreten unwillkürlicher Absonderungen zeigen würde.

Die schwächende Wirkung scheint auf den Teil des Nervensystems beschränkt zu sein, der die willkürliche Bewegung und die geistigen Operationen steuert.

2. Wirkung auf die organische Substanz

Die organische Substanz des Körpers ist wie folgt betroffen: Die Absonderungen der intestinalen Schleimhäute werden vermindert; der kapillare Kreislauf in den Schleimhäuten scheint gehemmt, besonders aber in den serösen Häuten, die die Pleurahöhle, die Bauchhöhle, den Herzbeutel und die Gelenke auskleiden. Als Folge dieser Hemmung haben wir so genannte Ausschwitzungen in diese Höhlen.

3. Wirkungskreis

Wie die Prüfung zeigt, erstreckt sich die Wirkung der Bryonia vornehmlich auf das Nervensystem des tierischen Lebens, das wiederum Vernunft und willkürliche Bewegung steuert; auf die Gastrointestinalgegend, wo sie verschiedene krankhafte Veränderungen der Verdauung hervorruft, eine mangelhafte intestinale Sekretion sowie eine Art Verstopfung und, vorwiegend, Symptome einer deutlichen Hepatitis. Die Wirkung von Bryonia auf die Schleimhaut der Atemwege ist wohl offenkundig, doch untergeordneten Ranges. Hauptsächlich betroffen ist die Serosa der großen Höhlen, der Gelenke und Sehnen. Die weiblichen Sexualorgane schließlich sind dahingehend beeinträchtigt, dass Menorrhagie hervorgerufen wird, wobei die Blutung frisch ist.

4. Empfindungen

Eigentümliche Empfindungen sind stechende, lanzinierende Schmerzen, wie sie üblicherweise akute Erkrankungen seröser und fibröser Gewebe begleiten und charakterisieren. Ziehende Schmerzen finden sich analog den bereits genannten. Darüber hinaus bemerken wir die schon beschriebenen, merkwürdigen Empfindungen von Mattigkeit in den Gliedern. Es darf nicht vergessen werden, dass viele andere Arzneimittel in ähnlicher Weise stechende, lanzinierende Schmerzen produzieren, zum Beispiel *Squilla, Ranunculus bulbosus, Asclepias.*

5. Periodizität

Die Schmerzen neigen dazu, am frühen Morgen, nicht gleich beim Erwachen (wie bei *Lachesis*), sondern beim ersten Bewegen nach dem Aufwachen wieder aufzutreten.[79]

6. Auffälligkeiten (Modalitäten)

Das große Charakteristikum der Bryonia-Symptome ist die Verschlimmerung durch Bewegung und Berührung. Dies gilt für alle Symptome, mit wenigen einzelnen Ausnahmen, die, wie aus dem Zusammenhang zu sehen ist, rein nervöser Art sind.

Außerdem ist bemerkenswert, dass der Ort der subjektiven Schmerzen bald objektiv wund wird und dann auch geschwollen und rot.

Die Schmerzen von Bryonia bessern sich im Allgemeinen bei Wärme und verschlimmern sich bei Kälte. Sie verschlimmern sich bei geistiger Anstrengung.

Praktische Anwendungen

Hahnemann erwähnt die Bedeutung von Bryonia bei der Behandlung verschiedener Fieberformen[80] und berichtet in diesem Zusammenhang über seine Behandlung eines bösartigen Typhus, der 1813, nach dem Rückzug der französischen Truppen, in Sachsen epidemisch aufgetreten war. Wir werden darauf im Zusammenhang mit *Rhus toxicodendron* zurückkommen.

Hahnemann empfiehlt Bryonia für gewisse Formen von Bauchkrämpfen bei Frauen, natürlich unter der Voraussetzung, dass die Symptome passen.

Kopfleiden – Angesichts der Wirkung von Bryonia auf die serösen Häute könnte man annehmen, dieses Mittel spiele eine wichtige Rolle bei der Behandlung der Meningitis. Die Symptome rechtfertigen diese Annahme jedoch nicht. Sie repräsentieren ein zu asthenisches Fieber, um zu irgendeiner Form von idiopathischer Meningitis zu passen.
Bei unterdrückten Ausschlägen dagegen, beispielsweise während eines exanthematischen Fiebers (etwa Scharlach oder Masern), bei dem unmittelbar nach Verschwinden des Ausschlags das Sensorium affiziert wird, hat Bryonia

---

79 Hier ist die Frage zu stellen, ob es sich tatsächlich um eine Zeitmodalität oder nicht vielmehr um die Faktoren Ruhe und Bewegung handelt. Überhaupt scheint Dunham den Begriff der Periodizität teilweise recht weit zu fassen.

80 Hahnemann, S.: Heilart des jetzt herrschenden Nerven- oder Spitalfiebers. In: Allgemeiner Anzeiger der Deutschen 6 (1814). Zit. nach Stapf, E. (Hrsg.): Hahnemanns kleine medizinische Schriften, Bd. 2. Dresden u. Leipzig: Arnold 1829, S. 157.

oft hervorragend geholfen. Betäubung der Sinne, allgemeine Entkräftung und die besondere Art des Fiebers, das sich überwiegend als Kälte darstellt und zuerst Frösteln und dann eine Fieberempfindung mit Wechsel von Frieren und Hitze hervorruft, mit kleinem Puls, der niemals, auch nicht bei der stärksten Hitze, sehr voll oder hart wird – diese Symptome passen gut zu den Fällen, die ich meine.
Bryonia ist aber nur bei einer bestimmten Klasse unterdrückter Exantheme, bei denen das Sensorium und das animalische Leben[81] gehemmt, betäubt, aber nicht verändert sind, angezeigt und hilfreich. In einer anderen Klasse sind sie verändert, weshalb mehr oder weniger umfassende Konvulsionen auftreten. In derartigen Fällen ist wohl *Cuprum aceticum* (oder *metallicum*) angezeigt, eine Tatsache, deren Kenntnis wir Dr. G. Schmidt (Wien) verdanken.[82] In anderen Fällen dieser Art – ohne Fieber oder Störung des allgemeinen Systems – liegt das gesamte sensorische Leben darnieder. Hier mag *Helleborus* angezeigt sein, wie aus Hahnemanns Einleitung zur Prüfung dieses Arzneimittels hervorgeht. Manchmal finden sich auch zusammen mit dieser Unterdrückung der sensorischen Funktionen Zeichen, die auf ein Ödem innerhalb des Schädels hindeuten; d.h. der Kranke liegt da wie ein zwar lebender, aber nicht denkfähiger Klotz; die Pupillen sind erweitert; die Augen konvergieren oder divergieren. In manchen dieser Fälle wird *Zincum metallicum* rettend einreifen können. Ich habe dies im Jahre 1853 bei einem Scharlachfall beobachtet. Ohne dass ich es wusste, veröffentlichte Dr. Elb (Dresden) etwa zur gleichen Zeit einige ähnliche Fälle in der „Allgemeinen Homöopathischen Zeitung".[83]
Unter diesen Bedingungen laufen die Vitalprozesse sehr langsam ab. Ich bin der Meinung, dass Zincum häufig und über viele Tage gegeben werden muss.

Nasenbluten – Hierfür wurde Bryonia als Arzneimittel genannt. Das Blut ist frisch. Das Nasenbluten tritt morgens auf, weckt den Kranken oft aus dem Schlaf. Häufig ist es eine Begleiterscheinung von unterdrückten Menses oder tritt bei typhoidem Fieber auf.

Fieber – Bryonia hat gute Dienste geleistet bei Fiebern, die durch ihre gastrointestinale Lokalisation auffielen, zum Beispiel das biliös-remittierende Fieber[84] sowie einige Formen von intermittierendem und Typhusfieber. Es ist zu vergleichen mit *Eupatorium perfoliatum* und *Rhus toxicodendron* sowie mit *Nux vomica* und *Mercurius*.
Das Fieber ist gekennzeichnet durch gastro-hepatische Begleiterscheinungen, die den genannten Symptomen ähneln. Der Kopfschmerz ist ein nach außen

81 Siehe Glossar.
82 Die exakte Quelle wird nicht genannt.
83 Leider wird die Quelle nicht exakt angegeben.
84 Siehe Glossar.

pressender Schmerz in beiden Schläfen[85] und gleichzeitig – noch heftiger – im Hinterkopf. Beklemmung und Empfindlichkeit in der Magengrube. Erbrechen von Speise, Schleim und Galle, Stiche in den Hypochondrien, Wundheit und Spannung in der Lebergegend, zusammen mit trockenem Husten und ausgeprägter Verstopfung, ohne jeden Stuhldrang. Zusammen mit diesen Lokalsymptomen finden sich häufige kurze Frostschauer, die mit Körperhitze abwechseln oder untermischt mit ihr auftreten; weiterhin ein kleiner und rascher, aber etwas harter Puls. Dazu kommen schleimiger und bitterer Mundgeschmack, Abneigung gegen Nahrung, Aufstoßen, Schmerzen in Rücken und Gliedern, die sich bei Berührung und Bewegung stark verschlimmern, verbunden mit Abstumpfung des Sensoriums und Abneigung gegen Geräusch und geistige Anstrengung. Damit haben wir ein Bild der Fieberform, ob remittierend oder intermittierend, für die Bryonia geeignet ist.

Ähnliche Symptome charakterisieren häufig einen Zustand, der gemeinhin als „biliöser Anfall" bezeichnet wird. Derartige Anfälle kommen sehr oft bei Personen vor, die gewöhnt sind, häufig Calomel oder Quecksilberpillen[86] gegen Kopfschmerzen oder „Galligkeit" einzunehmen. Häufig werden wir nach Ersatz für diese Arzneien gefragt. In der Mehrzahl dieser Fälle ist Bryonia das Heilmittel. Bei frühzeitiger Verabreichung bricht es gewöhnlich den Anfall. Eine im Blick auf die Beseitigung der Anfallsneigung durchgeführte Wiederholung dieser Behandlung versagt nur selten.

Bönninghausen zeichnet das folgende Bild des Bryonia-Fiebers:
„Puls [...] hart, schnell und gespannt [...].
Frost und Frostigkeit vorwaltend, oft mit Kopfhitze, rothen Backen und Durst. Frost mit äusserer Kälte des Körpers. Frost und Kälte am Meisten Abends und oft nur halbseitig rechts. Frost in der Stube mehr, als im Freien.
Trockene, brennende Hitze, meistens bloss innerlich, und als brenne das Blut in den Adern. Bei der Hitze sehr erhöhete Beschwerden.
Viel Schweiss und sehr leichtes Schwitzen, selbst von langsamem Gehen in der freien, kalten Luft. Starker Nacht- und Früh-Schweiss. Saurer oder öliger Schweiss."[87]

Hahnemann nennt folgende Symptomgruppen, die die Typhusfälle charakterisieren, in denen er Bryonia erfolgreich verordnet hat:

---

85 Dies laut Symptom Nr. 59 [RA II]. Dunham schreibt: „splitting sensation through the temples", doch konnte diese Angabe in den Prüfungstexten nicht verifiziert werden.

86 Dunham schreibt „blue mass". „Blue-pill" bedeutet „Quecksilberpille", daher erscheint die ähnliche Übersetzung angemessen.

87 Bönninghausen, C.v.: Versuch einer homöopathischen Therapie der Wechsel- und anderer Fieber. 1. Theil: Die Pyrexie. Leipzig: Schwabe 1864, S. 11.

„[Der Kranke klagt über] Düsternheit, [...] stechende (oder zuckendreißende) Schmerzen im Kopfe, in dem Halse, der Brust, dem Unterleibe etc., die vorzüglich bei Bewegung des Theiles empfindlich sind – außer den übrigen Beschwerden, den Blutflüssen, dem Erbrechen, der Hitze, dem Durste, der Nachtunruhe etc. [...].“[88]

Die Symptome zeigen deutlich, dass Bryonia bei akuter Hepatitis höchst hilfreich sein kann. Die Erfahrung hat dies bestätigt.
Bryonia ist auch ein Mittel bei Verstopfung, wobei es – wie Hahnemann bemerkt – eine der wenigen Arzneien ist, deren Erstwirkung darin besteht, „den Stuhlgang zurückzuhalten“[89] und ebenso die Peristaltik der Därme.

Hinsichtlich der verminderten Darmtätigkeit unterscheidet es sich von *Nux vomica*, wie wir noch sehen werden. Nux vomica hemmt die Darmtätigkeit nicht. Sie wird eher gesteigert, aber gleichzeitig auch unausgeglichen und spasmodisch – es handelt sich daher um eine Behinderung und nicht um Beförderung der Stuhlentleerung. Aus diesem Grund ist die für Nux vomica charakteristische Verstopfung mit häufigem erfolglosem Stuhldrang verbunden. Die Tätigkeit der Därme ist unregelmäßig und krampfhaft, und die Verstopfung resultiert aus dieser Unregelmäßigkeit und nicht aus Inaktivität. Bryonia hat nichts dergleichen. Unter seiner Einwirkung wird die Darmtätigkeit tatsächlich herabgesetzt, es besteht kein Stuhldrang. Als Heilmittel bei Verstopfung entspricht Bryonia dem anderen wertvollen Mittel für dasselbe Leiden: *Veratrum*.

Es wurde bereits erwähnt, dass Bryonia unser großes Mittel bei der Behandlung vikariierender Menstruation ist – eine Funktionsstörung, die gar nicht so selten ist, wie immer angenommen wird. Zu dem Zeitpunkt, an dem die Menstruationsblutung natürlicherweise stattfinden sollte, treten Blutungen aus anderen Körperteilen, wie Nase, Mund oder Lungen, auf. Ich habe unter diesen Umständen auch Blutungen aus den Augen, Ohren und einmal aus den Brustwarzen beobachtet. Diese stellvertretend auftretenden Absonderungen sind nicht schwer von Blutungen zu unterscheiden, die auf krankhaften Zuständen dieser Organe selbst beruhen oder deren Folge sind. So kann es zum Beispiel zur Zeit der ausbleibenden Menstruation zu reichlichem Blutauswurf oder -erbrechen kommen, ohne dass weitere Symptome einer Lungen- oder Magenerkrankung zugegen sind; dieser Zustand kann dann zwei oder drei Tage lang andauern, ohne größere Störungen zu verursachen, als bei der Menstruation auch sonst üblich sind. Endet er dann, hinterlässt keinerlei Krankheitszeichen an dem vermeintlich kranken Organ und tritt schließlich

---

88 Hahnemann, S.: Heilart des jetzt herrschenden Nerven- oder Spitalfiebers, a. a. O., S. 157.
89 RA II, S. 436.

nach Ablauf der üblichen Zwischenzeit wieder auf, kann kein begründeter Zweifel an der Natur dieses Leidens bestehen. Die praktische Erfahrung hat gezeigt, dass Bryonia diese Fälle grundsätzlich heilt.

Um den dritten Tag nach der Niederkunft, wenn die Brustdrüse gerade beginnt, Milch zu produzieren, neigen Frauen zu Frost und Fieberanstieg. Die Erfahrung hat gezeigt, dass Bryonia eines der wertvollsten Mittel für diesen Zustand ist. Es wird durch die Symptomenähnlichkeit angezeigt, denn beim Milchfieber herrscht Frost vor; es stellt eine Mischung aus Frost und Fieber dar, wobei die erstgenannte Komponente überwiegt. Darüber hinaus wird die schmerzende Brustdrüse schnell wund und empfindlich gegen Berührung oder Bewegung. Zusätzlich bestehen ziehend-reißende Schmerzen in den Gliedern und ein der Bryonia ähnlicher Kopfschmerz. Bryonia ist auch unser bestes Mittel bei Mastitis während der Stillzeit.

Im Blick auf die Diagnose der zuletzt genannten Krankheit ist ein warnender Hinweis sicherlich nicht fehl am Platze. So ist es von größter Wichtigkeit, eine Abnahme der Milchproduktion nicht als Symptom einer beginnenden Entzündung fehlzuinterpretieren und dann einen Zustand arzneilich zu behandeln, der eigentlich nur Ruhe des Organs und eine angemessene Diät erfordert.

Bei Erstgebärenden stellt sich der Milchfluss oft verzögert ein, und das Milchfieber ist heftig. Aus diesem Grund sollte die Patientin sehr einfache Diät halten, auch im Blick auf Vermeidung einer Entzündung der Mamma. Aus eben diesem Grund sollte das Kind in kurzen Abständen angelegt werden, um einen Milchstau in der Drüse zu verhindern und sie durchgängig zu halten. Unter diesen Umständen ist die Milchproduktion häufig spärlich. Wenn der Säugling kräftig ist, wird die Milchmenge bald aufgebraucht sein und das Kind wird an einem „Vakuum“ saugen. Sehr bald wird die Mutter einen heftig zerrenden Schmerz verspüren, der sich von der Brustwarze durch die Brustdrüse und den Brustkorb hindurch zum Schulterblatt erstreckt. Es wäre ein bedauerlicher Fehler, wenn das in jedem Fall als Zeichen für eine Entzündung gedeutet, die Diät weiterhin eingeschränkt und arzneilich behandelt würde. Es ist nicht immer ein Zeichen für Entzündung, sondern eine Art „Zerren an den Milchgängen“. Die Diät sollte hinsichtlich ihrer nährenden Inhaltsstoffe reichhaltiger gestaltet werden, und die Mutter sollte angehalten werden, das Kind nun weniger häufig anzulegen und ihm die Brust zu entziehen, sobald dieser besondere Schmerz einsetzt. Dies ist überaus wichtig, dauert das „Zerren“ nämlich länger und kehrt häufig wieder, so ruft es eine Entzündung hervor, erst der Brustwarze und nachfolgend des Drüsenkörpers. Dies ist die Ursache wohl der meisten wunden Brustwarzen, die man in der Praxis antrifft, und Aufmerksamkeit bezüglich dieser Vorkehrungen ist das Beste, um diesen schmerzhaften Zustand zu vermeiden.

An dieser Stelle sei festgehalten, dass manchmal durchaus Fälle auftreten, in denen die Patientin einen heftigen, akuten, zerrenden und stechenden Schmerz von der Brustwarzenspitze zum Schulterblatt verspürt, sobald der Säugling zu saugen beginnt. Dies macht den Schmerz beim Stillen auch dann fast unerträglich, wenn es keinen Grund gibt, einen Milchmangel anzunehmen. Die Schmerzen setzen tatsächlich ein, sobald das Kind zu saugen anfängt, und nicht erst, wie in dem zuvor beschriebenen Fall, nachdem es schon eine Weile ausreichend getrunken hat. Es sind dies Fälle gereizter Brustwarzen, die oft in Brustdrüsenabszessen münden, weil die Mutter den Schmerz nicht ertragen kann, der beim Leeren der Brust entsteht. Wie ich von Professor [H. N.] Guernsey aus Philadelphia gelernt habe, ist *Croton tiglium* für diese Fälle das beste Mittel. Treten die Schmerzen aber nur oder hauptsächlich zwischen den Stillvorgängen auf, werden sie durch *Phellandrium aquaticum* gebessert.

Auf die Atmungsorgane wirkt Bryonia sehr deutlich. Dr. Wurmb sagt darüber:

„Wenn gleich die Bryonia bei Krankheiten der Schleimhäute nicht gar so oft angewendet wird, als bei denen der serösen und fibrösen Gewebe, so ist sie bei ersteren doch immerhin ein sehr wichtiges Mittel, wie denn überhaupt ihr Wirkungskreis bei pathologischen Zuständen der Häute schon aus dem Grunde allein ein sehr ausgebreiteter sein muß, weil sie einen so mächtigen Einfluß auf den Absonderungs- und Aufsaugungsproceß ausübt, und die Häute bekanntlich zu jenen Organen gehören, durch welche diese Vorgänge zum großen Theile vermittelt werden.

Die Ergebnisse des physiologischen Arzneiversuches liefern den Beweis, daß die Bryonia nicht etwa blos eine mäßige, sondern meistens eine heftige Reizung in der Schleimhaut der Respirationsorgane erzeuge. Dieser Umstand ist von großer Wichtigkeit, und zwar nicht allein deswegen, weil er zur Anamnese berechtiget, daß die Bryonia auch bei hochgradigen Katarrhen Berücksichtigung verdiene, sondern weil er bei der Mittelwahl einen guten Anhaltspunkt darbietet. Die Erfahrung lehrt nämlich einerseits, daß heftigere Katarrhe fast immer das Rippenfell in Mitleidenschaft ziehen, wodurch Seitenstechen entsteht, und eben so lehrt sie andererseits, daß stechende Schmerzen in der Brust fast immer und in kurzer Zeit der Bryonia weichen. Ein großes Gewicht legen wir ingleichen darauf, daß die Schleimsecretion beim Bryoniakatarrhe vermindert ist, weil ein großer Theil der nachfolgenden Symptome, die man gewöhnlich als nähere Heilanzeigen anführt, sich dadurch deuten, und im Gedächtnisse behalten läßt; diese sind: Heiserkeit, neckender[90], besonders Morgens und Abends sich einstellender Husten, welcher gewöhnlich ein trockener

90 Neckender (Husten) wurde von Dunham mit „hacking" übersetzt.

ist, oder nur wenig zähen, mitunter mit blutigen Streifen versehenen Schleim zu Tage fördert, und manchmal seiner Heftigkeit wegen Brechwürgen oder wirkliches Erbrechen veranlaßt. Für treue Begleiter des Bryoniahustens werden gehalten: stechende Schmerzen im Halse und der Brust, und drückende Schmerzen im Kopfe."[91]

Bryonia ist ein höchst wertvolles Arzneimittel bei Bronchialkatarrh mit spärlicher Sekretion, verbunden mit Atemnot und nervösem Erethismus, der bei Säuglingen vorkommt und oft fälschlich als echte Lungenentzündung interpretiert wird. Ein späteres Stadium derselben Erkrankung mit sehr reichlicher Sekretion, wobei jeder Hustenanfall Übelkeit und reichliches Schleimerbrechen auslöst, verbunden mit Atemnot, Erschöpfung und Schweiß, erfordert wahrscheinlich *Ipecacuanha*. Früher, als ich noch nicht so genau trennen konnte zwischen den Anzeigen für diese Mittel, gab ich sie gewöhnlich abwechselnd, wie es so sehr verbreitet war und empfohlen wurde und wird – ein nachlässiges Vorgehen, das man nicht vehement genug verurteilen kann. Jedes dieser Mittel hat seinen Platz im entsprechenden Stadium der Erkrankung.

Bei der Lungenentzündung Erwachsener – vor allem der Form, bei welcher die Ablagerung oder das Exsudat spärlich und fibrinös ist – ist Bryonia das am häufigsten benötigte Arzneimittel. Dies bestätigt sich so oft und Bryonia ist in diesem Fall von so großem Wert, dass einige Ärzte voreilig behaupteten, Bryonia sei das einzige und völlig ausreichende Mittel bei Lungenentzündung, und nichts anderes geben. Diese Sichtweise beschränkt das Bild der Pneumonie allerdings auf eine pathologische Form und ignoriert die andere, bei der das Exsudat nicht nur fibrinös ist und bei der *Phosphorus* oder *Antimonium tartaricum* angezeigt sind (wie wir noch sehen werden, wenn wir zur Besprechung von Phosphorus kommen).[92]

An dieser Stelle sei ein Hinweis auf den Umstand gestattet, dass in Neu-England, wo Lungenentzündungen häufig vorkommen, viele erfahrene Ärzte der Bryonia volles Vertrauen entgegenbringen und bekräftigen, damit fast jeden Fall zu heilen. In Wien dagegen, wo Lungenentzündungen noch häufiger sind, betrachtet Dr. Fleischmann *Phosphorus* als Spezifikum und verwendet nahezu ausschließlich dieses Mittel.

Selbst wenn wir der Oberflächlichkeit einer Praxis Raum geben, bei der ein Mittel – wo auch immer – ausschließlich als spezifische Arznei gegen irgendeine Krankheit betrachtet wird: Könnte es nicht sein, dass der Charakter der Lungenentzündung in zwei Gegenden absolut unterschiedlich ist, entspre-

[91] Wurmb, F./Caspar, H.: Homöopathisch-klinische Studien. Wien: Greß 1852, S. 26f.

[92] Leider ist die hier angekündigte Vorlesung zu Phosphor oder deren Mitschrift nur fragmentarisch (siehe S. 517); auch ist die Differentialdiagnose darin nicht enthalten.

chend der Abweichungen der jeweiligen Rassen bezüglich Konstitutionen und Gewohnheiten? Wie auch immer – die Tatsachen sind eine Warnung, Mittel nicht nach Maßgabe einer Krankheitsbezeichnung zu verschreiben.

So bedeutsam die Wirkung von Bryonia auf die bereits genannten Körperregionen auch ist, wirkt sie doch noch ausgeprägter auf die serösen und fibrösen Gewebe.

Die stechenden Schmerzen in Thorax und Abdomen, vor allem der Stich in der Interkostalregion beim tiefen Einatmen, deuten sämtlich auf die Wirksamkeit von Bryonia bei der Pleuritis – eine Indikation, die die Erfahrung bestätigte. Man nimmt an, dass Bryonia bei Pleuritis der rechten Seite besser passt.

Ebenfalls hilfreich ist das Mittel bei Perikarditis, obwohl hier vielleicht seltener angezeigt als *Spigelia* (vergleiche auch *Asclepias tuberosa*).

Hinsichtlich der Beziehung zu Rippenfellerkrankungen ähnelt es *Spigelia, Squilla, Ranunculus bulbosus* und *Kalium carbonicum* sowie, von den neueren Mitteln, *Asclepias tuberosa.*

Bei Rheumatismus ist Bryonia eine unserer wichtigsten Arzneien. Die Symptome der Extremitäten ähneln einem Muskelrheumatismus mit mäßigem Fieber, während die Symptome der Gelenke zeigen, dass es für Gelenkrheumatismus noch geeigneter ist. Die Gelenke sind stark geschwollen und gerötet. Rote Streifen erstrecken sich an den Gliedmaßen. Diese sind sehr berührungsempfindlich und bei Bewegung besonders schmerzhaft, die Schmerzen werden umso schwächer, je vollkommener die Ruhe ist. Laut Dr. Wurmb hat sich Bryonia als hilfreich gezeigt, „wenn das Fieber entweder gleich anfangs nicht sehr heftig war, oder später sich bedeutend vermindert hatte; wenn der Rheumatismus nicht leicht seinen Sitz ändert [...]; wenn die örtlichen Erscheinungen, insbesondere aber die Geschwulst und die Schmerzen sehr heftig sind, während die Hautreizung nur gering, und daher auch keine, oder doch nur eine mäßige Röthung vorhanden ist.“[93] Die Verschlimmerungen nach der Zeit sind morgens, eine Weile nach dem Erwachen, sowie am Abend. Der Schmerz ist von stechendem oder reißendem Charakter.

93 Wurmb/Caspar, a. a. O., S. 233.

Eupatorium perfoliatum[94]

Wasserhanf

Dieses Arzneimittel hat bislang noch keinen festen Platz in der Pharmakopöe, obwohl es ein oft gebrauchtes und hochgeschätztes Hausmittel ist. Es wurde bisher nur unvollständig untersucht, und wir haben keine profunden Kenntnisse über seine Wirkungen und Möglichkeiten. Immerhin weiß man genug, um es hinsichtlich seiner Fieber- und gastrointestinalen Symptome mit *Bryonia* auf eine Stufe zu stellen.

Eupatorium perfoliatum – im englischen Sprachraum als „thoroughwort" oder „boneset"[95] bekannt – wird in der Volksmedizin als schweißtreibendes Mittel (heißer Aufguss in häufigen, moderaten Gaben), als Brechmittel (heißer Aufguss in großen Gaben) oder als Tonikum (kalter Aufguss in geringen Gaben) verwendet.

Dr. Hale hat seine Geschichte und Anwendung durch allopathische und eklektische Ärzte sehr detailliert wiedergegeben.[96]

Eupatorium soll ein Hauptmittel der Indianer bei Wechselfieber gewesen sein.

Dr. Anderson aus New York veröffentlichte im Jahre 1813 eine Reihe von Wechselfieberfällen, die im City Hospital erfolgreich mit diesem Mittel behandelt wurden.[97] Daher empfahl er es als Ersatz für Chinarinde. Weitere Versuche in jenem Krankenhaus konnten das nicht bestätigen, das Mittel kam dann in Verruf.

So geht es mit jedem Arzneimittel der allopathischen Materia medica. Zweifellos hat Eupatorium die von Dr. Anderson mitgeteilten Fälle tatsächlich geheilt. Es bestand aber mit Sicherheit irgendeine Besonderheit bei diesen Fällen, wodurch sie exakt zu Eupatorium passten. Fraglos wiesen die Fälle, bei denen das Mittel erfolglos war, diese wie auch immer geartete, für Eupatorium charakteristische Besonderheit nicht auf. Die Ärzte, die das Mittel getestet hatten, achteten jedoch nicht darauf; sie betrachteten alle Fälle als identisch, da sie

---

94 Dunham schreibt nach er damals geltenden Nomenklatur „Eupatorium", ohne weiteren Zusatz.

95 Engl. boneset, zu deutsch etwa „Knocheneinrichter": Nach Hale, E.M.: Materia medica and special therapeutics of the new remedies. II, S. 231 ist dies eine volkstümliche Bezeichnung, die auf der Erfahrung beruht, dass diese Pflanze bei fieberhaften Erkrankungen mit heftigen Zerschlagenheitsschmerzen der Knochen hilft.

96 Hale, a. a. O., I., S. 294–298 u. II., S. 231–235. Mir liegt nur der indische Nachdruck der (erst nach Dunhams Tod erschienenen) 5. amerikanischen Aufl. (Philadelphia: Boericke 1880–1886) vor. Die ursprünglich abweichende Seitenangabe Dunhams (S. 159) beruht wahrscheinlich auf diesem Umstand.

97 Eine Quelle wird nicht angegeben.

mit dem Namen „Wechselfieber" belegt werden konnten. Mit dieser Einschätzung und ohne Notiz zu nehmen von den Besonderheiten, durch die sich der eine Fall vom anderen unterschied, konnten sie natürlich nicht erkennen, warum Eupatorium dem einen Fall entsprechen und die Krankheit heilen konnte und dem anderen nicht.

Es gibt nicht sehr viele Fälle von Wechselfieber, zu denen Eupatorium passt, abgesehen von gewissen Zeiten, zu denen eine gerade dieses Mittel erfordernde Epidemie herrscht, wie es in einigen Teilen des Staates New York im Herbst 1865 der Fall war.

Die erste Arzneimittelprüfung von Eupatorium wurde in Philadelphia durchgeführt und im Jahre 1847 von Dr. W. Williamson dem *American Institute of Homoeopathy* vorgetragen.[98] Das Mittel wirkt vor allem auf das Muskelsystem (oder die fibrösen Gewebe), wo es starke Wundheit und Zerschlagenheitsschmerz hervorruft, sowie auf das System von Magen und Leber, wo es einen Zustand auslöst, der dem als „biliös" bekannten ähnelt.

Es verursacht heftigen Kopfschmerz, Klopfen sowie ein ausgeprägtes Gefühl innerer Wundheit in Stirn und Hinterkopf, mit einer Empfindung, als ob sich ein schweres Gewicht im Hinterkopf befände; Schmerz und schmerzhaftes Wundheitsgefühl im Scheitel und im Hinterkopf.

Wundheitsgefühl des Augapfels; Röte des Gesichts, mit trockener Haut.

Zunge weißlich oder gelb belegt.

Appetitverlust; Durst auf kaltes Wasser.
Geschmackloses oder bitteres Aufstoßen.
Erbrechen nach Trinken; Erbrechen von Galle, mit Zittern und Schmerz im Epigastrium.
Übelkeit und Gefühl äußerster Erschöpfung (keine tatsächliche Erschöpfung).
Gefühl der Wundheit um das Epigastrium herum; Wundheits- und Völlegefühl in der Lebergegend.

Verstopfung; Urin intensiv gefärbt und spärlich. Rauheit und Rohheit in der Luftröhre. Kurzer, trockener Husten, mit gerötetem Gesicht; der Kranke stützt die Brust mit der Hand (wie *Bryonia*).

Schwäche im Kreuz; tief sitzender Schmerz in den Lenden, mit Wundheitsgefühl bei jeder Bewegung; Schmerz im Rücken und in den Beinen.

Wundheitsgefühl und Schmerz in Händen und Handgelenken, als ob sie gebrochen und verrenkt wären; dasselbe in den Armen. Steifheit und Wundheit in den Beinen, wie zerschlagen, schlimmer bei Bewegung und Berührung.

---

98 Transactions of the American Institute of Homoeopathy, Vol. I (1846).

Fieber beginnt im Allgemeinen morgens. Der Durst setzt einige Stunden vor dem Frost ein und dauert während Frost und Hitze fort. Gegen Ende des Frostes kommt es zu Galleerbrechen.
Während der Fieberhitze ist das Gesicht von dunkler, mahagoniroter Farbe, das Auge glänzt, die Sklera ist gelb.
Eine entscheidende Eigenheit ist, dass dem Hitzestadium nur wenig oder kein Schweiß folgt.

Der auffallende Kopfschmerz, die Wundheit der Augen und ihre Gelbfärbung, das gelblich rote Gesicht, das Galleerbrechen mit Übelkeit und Erschöpfung, die Wundheit in der Lebergegend, die Verstopfung usw. stellen eine Symptomengruppe dar. Die innerliche Wundheit und die äußere, die sich – vom Kopf bis zu den Füßen – über den ganzen Körper ausdehnt, bilden eine weitere Gruppe. Gemeinsam bilden diese beiden Gruppen eine Anzeige für Eupatorium bei gewissen Formen von „Gallenfieber"[99] (im ersten Stadium); dies ist zu eindeutig, um in Frage gestellt zu werden.
Das Fehlen reichlichen Schweißes nach der Hitze zeigt einen unvollständigen Rückgang der Krankheit an und verweist auf den Typus des remittierenden Fiebers.
Die Erfahrung hat diese Ansichten bestätigt. Ich betrachte die heftigen Knochenschmerzen sowie die Abwesenheit von reichlichem Schweiß als besonders charakteristisch.
Die Symptome der Magen- und Leberregion sowie der Charakter und die Verschlimmerungsmodalitäten der Schmerzen im Körper und in den Gliedern ähneln denen von *Bryonia* sehr stark. Ein deutlicher Unterschied fällt jedoch sogleich auf, wenn wir den Schweiß betrachten, der bei Bryonia reichlich ist und leicht ausgelöst wird, während er bei Eupatorium spärlich ist oder fehlt.

Weiterhin machen die Schmerzen den Kranken bei Eupatorium unruhig, bei Bryonia wird er sehr ruhig.
Rhus toxicodendron verursacht ebenfalls Zerschlagenheitsschmerzen in den Gliedern; jedoch sind diese Schmerzen schlimmer in Ruhe und veranlassen den Patienten, in Bewegung zu bleiben, ständig die Lage zu wechseln, während die Schmerzen von Eupatorium durch Ruhe nicht verstärkt werden.

R.D., ein Mechaniker von 35 Jahren, gedrungen und mit dunkler Gesichtsfarbe, ging an einem warmen Augustmorgen in ein Kühlhaus, um ein Stück Eis zu holen. Er empfand die Kälte des Raums als angenehm und blieb dummerweise eine Viertelstunde oder länger dort. Plötzlich verspürte er Frostschau-

[99] Siehe Glossar.

er über sich kriechen und wurde sehr schwach. Er verließ das Kühlhaus so schnell er konnte und ging heim. Nach einer Stunde erlitt er einen äußerst heftigen Frost, der mehrere Stunden andauerte. Darauf folgte brennendes Fieber, das bis zum nächsten Morgen unvermindert anhielt und dann einem heftigen Frost wich. Nachdem dieser Frost abgeklungen war, bekam ich den Patienten erstmals zu Gesicht.

Er war äußerlich bereits heiß. Sein Gesicht war von matter roter Farbe. Die Augen glänzten und die Skleren waren gelblich rot. Die Zunge hatte einen dicken, gelblichen Überzug. Es bestand heftiger Kopfschmerz im Hinterkopf und unerträgliches Schweregefühl. Übelkeit und häufiges Brechwürgen, außerordentliche Empfindlichkeit im Epigastrium, Völlegefühl und Empfindlichkeit in der Lebergegend, mit Stichen und Wundheit beim Bewegen und Husten. Nicht auszuhaltender Schmerz in Rücken und Gliedern, als seien die Knochen gebrochen. Urin spärlich und von dunkler Farbe, wie Mahagoni. Harter, trockener Husten und etwas Atemnot. Obwohl er unter starken Schmerzen litt, lag der Kranke ruhig.

Ich hatte kein Eupatorium, aber in der Nähe des Hauses war ein Sumpf, und bald hatte ich die Pflanze gefunden. Aus dem Presssaft einiger Blätter stellte ich die dritte Verdünnung her und ordnete an, sie tropfenweise alle drei Stunden einzunehmen, bis sich deutliche Besserung zeige.

Nach etwa zehn Stunden war das Fieber verschwunden. Frost und Fieber kehrten nicht wieder, und am nächsten Tag war der Patient schmerzfrei. Am dritten Tag war er gesund.

In vielen Fällen von Influenza wird ein Studium der Symptome zeigen, weshalb Eupatorium hierbei (und zwar zu Recht) als rasch wirkendes Heilmittel gilt.

Rhus toxicodendron

oder Rhus radicans
Giftsumach und Giftefeu

Heutzutage werden diese beiden Pflanzenarten von den Botanikern als identisch betrachtet – sie unterscheiden sich lediglich hinsichtlich ihrer Wuchsform. Erstere wurde von Hahnemann geprüft, letztere von Dr. B. F. Joslin. Ich kann aus den Prüfungssymptomen keine deutlichen Differenzen erkennen. Während zehnjähriger abwechselnder Anwendung der Pflanzen in meiner

Praxis konnte ich keine Unterschiede in der Wirkung feststellen. Ich werde sie daher wie identische Substanzen behandeln.[100]

Diese Pflanze ist in Nordamerika heimisch. Die Indianer wussten um ihre arzneiliche Kraft. Dufresnoy, ein französischer Armee-Chirurg, veröffentlichte 1788 die Arbeit: „An account of its supposed virtues in the cure of cutaneous eruptions, and of nervous paralysis."[101]

Wie der Reisende Kalm beschrieb er die Kraft der Pflanze, entzündliche Schwellung der Haut mit nachfolgender Blasenbildung bei Menschen hervorzurufen, die die Blätter berührt hatten. Bei empfindlichen Menschen traten diese Erscheinungen sogar dann auf, wenn sie den Ausdünstungen der Pflanze über Nacht ausgesetzt waren.

Es ist in der Tat bekannt, dass der Kontakt mit den Blättern von Rhus radicans oder Giftsumach eine dem vesikulären Erysipel verblüffend ähnliche Schwellung mit Rötung, Ödem und Blasenbildung hervorruft; nicht nur an den Stellen direkter Berührung, sondern oft auch an anderen Körperstellen, wie Nacken und Gesicht. Dieser Ausschlag ist verbunden mit konstitutionellen Symptomen[102], die denen eines Erysipels ähneln. Im Übrigen ist bekannt, dass die Homöopathen Rhus toxicodendron (oder radicans) für diese Form des vesikulären Erysipels aus gutem Grund schon lange als höchst wertvolles Arzneimittel betrachten. Die unübersehbare Bestätigung des homöopathischen Heilgesetzes durch diese Tatsachen hat einige der erbitterten Gegner der Homöopathie tatsächlich dazu veranlasst, Rhus aus der Materia medica zu streichen. Nach einer sehr unvollständigen Zusammenfassung der Rhus-Wirkungen und der hier bestehenden Meinungen bemerkt Stillé nur kühl: „Es [Rhus] scheint als Arznei nicht ausreichend Vertrauen zu verdienen, um weiterhin einen Platz in der Materia medica beanspruchen zu können."[103]

Ganz anders fallen Urteil und Argumentation Professor Trousseaus aus, der – wenngleich kein Verteidiger oder Freund der Homöopathie – zu weise und

---

100 Hinsichtlich der Identität herrscht Unklarheit. Hahnemann selbst bezeichnet die von ihm geprüfte Droge mit „Rhus toxicodendron, oder radicans". Laut Furlenmeier („Rhus radicans und Rhus toxicodendron", in: Zeitschrift für Klassische Homöopathie 36 (1992), 6, 251–254) besteht nicht nur ein Unterschied zwischen beiden Species; auch habe Hahnemann wohl nur Rhus radicans geprüft.

101 Etwa: „Über die mutmaßlichen Kräfte (von Rhus) bei der Heilung von Hautausschlägen und Nervenlähmung." Ob der Autor (oder gar das Werk) mit dem bei Hahnemann [RA II] zuerst bei Symptom Nr. 100 erwähnten „Du Fresnoy über den wurzelnden Sumach, Halle 1801" identisch ist, ist unklar, zumal nicht nur die Schreibweise des Namens sondern auch das angegebene Erscheinungsjahr abweichend ist. Du Fresnoy ist darüber hinaus in den „Encyclopedia" T. F. Allens mit den Quellenziffern 14, 15, 21, 22, 25 (die von Hahnemann stammen), 70 und 71 verzeichnet.

102 Siehe Glossar.

103 Die Quelle wird leider nicht angegeben.

ehrenwert ist, um es abzulehnen, vom Gegner zu lernen. Er berichtet von einer interessanten Prüfung mit Rhus:

„Dr. Savini gab zwei Tropfen des Saftes von Rhus radicans auf das erste Glied seines Zeigefingers, ließ ihn für nur zwei Minuten einwirken und dennoch hatten sich nach einer Stunde zwei schwarze Flecke gebildet. 25 Tage später erschienen plötzlich die folgenden Symptome: starke Hitze im Mund und im Schlund; rasch zunehmende Schwellung der linken Wange, der Oberlippe sowie der Augenlider. In der nächsten Nacht Schwellung des Unterarms, dessen Umfang sich verdoppelte; die Haut war rauh, das Jucken unerträglich, die Hitze sehr ausgeprägt usw.[104]

Diese besondere Wirkung," fährt Trousseau fort, „von Rhus radicans auf den menschlichen Haushalt hat die Homöopathen dazu gebracht, es bei Hauterkrankungen einzusetzen. Aber schon vor ihnen hatte Dufresnoy aus Valenciennes ein Pamphlet veröffentlicht, in dem er die Kräfte dieser Pflanze gegen Hautkrankheiten und gegen Lähmung lobt.

Seitdem sind eine Reihe von Arbeiten zu diesem Thema in medizinischen Journalen erschienen und viele angesehene Ärzte haben die Experimente Dufresnoys bestätigt.

Ich selbst" – so Trousseau – „habe Rhus radicans häufig bei Lähmung eingesetzt; die Versuche, die ich bei Hauterkrankungen gemacht habe sind zu wenige und nicht aussagekräftig genug, um sie hier anführen zu können.

Die einzigen Formen von Lähmung, die von M. Bretonneau aus Tours behandelt wurden, und die auch ich behandelt habe, sind Lähmungen der unteren Extremitäten als Folge einer Rückenmarkserschütterung oder einer Verletzung des Rückenmarks, bei der das Gewebe aber nicht zerstört wurde. Hierzu haben wir genügend Tatsachen zusammengetragen, um jeden Zweifel an der therapeutischen Effizienz von Rhus radicans zu beseitigen."[105]

Wir werden noch sehen, dass die Symptome deutlich auf die Anwendung von Rhus bei Lähmung der unteren Extremitäten hinweisen. Das klare Bekenntnis Trousseaus ist eine Bestätigung unserer Ähnlichkeitsregel.

---

104 Savini heisst in T. F. Allens „Encyclopedia" (nach einer Korrektur Hughes') „Lavini" und ist ebenso identisch mit „Cavini", wie Hahnemann ihn in RA II, Symptom Nr.758, bezeichnet, das hier zum Vergleich zitiert wird: „Von Auflegung des Saftes auf das erste Glied des Zeigefingers entstanden da zwei schwarze Flecke nach einer Stunde; 25 Tage nachher aber, starkes Brennen im Munde und der Kehle, schnelle Geschwulst der linken Wange, Oberlippe und Augenlider; die Nacht darauf starke Anschwellung der Vorderarme, die Haut ward lederartig und es entstand unerträgliches Jücken und sehr starke Hitze. Nach 4 Tagen Pusteln auf den Händen und Vorderarmen, die aufplatzten und helle Feuchtigkeit von sich gaben."

105 Dunham gibt als Quelle an: „Trousseau/Pidoux: Traité de Therapeutique et Materia Medica, Vol. I, p. 787, 788." Zu Dufresnoy vgl. Anm. 101.

Unsere Kenntnisse der tatsächlichen Wirkungen von Rhus toxicodendron auf den menschlichen Organismus stammen aus der Prüfung Hahnemanns und seiner Schüler, die in Band 2 der „Reinen Arzneimittellehre" veröffentlicht wurde.[106] Eine Prüfung mit Rhus radicans wurde auch von Dr. Joslin durchgeführt und im „Philadelphia Journal of Homoeopathy" sowie in „Jahr's New Manual"[107], später auch im „American Homoeopathic Review"[108] veröffentlicht.[109]

In der Einleitung zur Arzneimittelprüfung merkt Hahnemann an, dass „bei genauer Erwägung und Vergleichung der Symptome dieser merkwürdigen und schätzbaren Arzneisubstanz [...] sich ungemein viel charakteristische Eigenheiten derselben wahrnehmen" lassen. Eine dieser Eigenheiten – die nur wenige andere Mittel aufweisen und keines in einem so ausgeprägten Grad – sei es, „die stärksten Zufälle und Beschwerden dann zu erregen, wann der Körper oder das [betroffene] Glied am meisten in Ruhe und möglichst unbewegt gehalten wird."

Des Weiteren bemerkt er, dass „jeder, welcher die Symptome der Zaunrebe [Bryonia] aufmerksam dagegen hält, auf der einen Seite eine starke Ähnlichkeit mit denen des Wurzelsumachs, auf der andern Seite aber treffende Gegensätze unter ihnen wahrnehmen" werde. „Wie auffallend ist nicht die Erhöhung fast eben solcher Symptome, als von Wurzelsumach beobachtet werden, bei der Zaunrebe während der Bewegung des Körpers und ihre Besänftigung durch Vermeidung aller Bewegung – im geraden Gegensatze dessen, was vom Wurzelsumach bewirkt wird!" [110]

Allgemeine Analyse

Werfen wir einen Blick auf die allgemeine Wirkung von Rhus, bevor wir seine spezielle Wirkung auf jedes einzelne System und jedes Organ im Körper betrachten. Wir sehen, dass der Wirkungskreis von Rhus sehr weit reicht. Auf das Nutritionssystem wirkt das Mittel hemmend, es verlangsamt alle Funktionen. Die Schleimhautabsonderungen sind verändert und vermehrt, was sich an Diarrhö und dem den Husten begleitenden Auswurf ebenso zeigt wie an

106 Hahnemann, S.: Reine Arzneimittellehre, Teil II [RA II]. 3. Aufl. Dresden u. Leipzig: Arnold 1830, S. 357–416.

107 Jahr's New manual or symptomen-codex: transl. by Charles Hempel. New York: Radde 1848–1853.

108 American Homeopathic Review, Vol. I (1858), S. 553ff.

109 Inzwischen findet sie sich natürlich auch in T.F. Allens „Encyclopedia": EN VIII, S. 330–378; darin belegt Joslin die Quellen Nr. 55–58.

110 RA II, S. 357.

den Sekretionen anderer Schleimhäute. Die Lymphdrüsen im ganzen Körper sind betroffen, so zum Beispiel die zervikalen, die inguinalen und die mesenterialen, die alle vergrößert und entzündet sind. Der Patient magert ab. Der Schweiß ist übermäßig und sauer.

Die Art der von Rhus ausgelösten Fiebersymptome lässt darauf schließen, dass es die Zusammensetzung des Blutes beeinflusst.

Es wirkt aber ebenso entschieden auf das tierische Leben.[111] Das Sensorium wird gehemmt, und die Fähigkeit zum fortgesetzten Denken ist vollständig zerstört. Ein Kranker, der die Zahl Zwölf zu schreiben versucht, schreibt die Eins, kann sich aber nicht an die Zwei erinnern, die jetzt folgen sollte.[112] Er ähnelt dem Typhuskranken, der einen Satz zusammenhängend und verständlich beginnt, ihn dann aber in undeutlichem Gemurmel verebben lässt.

Teilnahmslosigkeit und entsetzliche Niedergeschlagenheit ergreifen Geist und Gemüt. Diese Depression ist wesentlich stärker als die von *Bryonia* ausgelöste, die in mürrischer Verdrießlichkeit und Reizbarkeit mündet. Rhus hat Teilnahmslosigkeit, ein Gefühl von Hilflosigkeit und tiefe Verzweiflung. Ein ähnliches Gefühl durchdringt das ganze System der willkürlichen Bewegung und drückt sich in einer Empfindung von physischer Erschöpfung, Bewegungsunfähigkeit, Kraftlosigkeit, nahender Lähmung aus. Dies ist so ausgeprägt, dass nach einer Ruhephase die Glieder beim ersten Versuch der Bewegung zittern, die Gelenke steif sind und im Augenblick tatsächlich Bewegungsunfähigkeit gegeben scheint. Dieser Zustand ist in den unteren Extremitäten stärker ausgeprägt als in den oberen.
Die Sinneswahrnehmung ist abgeschwächt, aber nicht verändert.

Die Haut ist – wie wir noch sehen werden – die Bühne, auf der sich einige der stärksten, charakteristischsten und wertvollsten Eigenschaften von Rhus zeigen. Rhus wirkt also besonders auf die Schleimhäute, die Lymphdrüsen, die Organe des tierischen Lebens[113] sowie auf die Haut. Bei dieser Auflistung sind noch die Gewebe zu ergänzen, aus denen die Gelenke gebildet werden.

Folgende Empfindungen sind für Rhus charakteristisch:
Wundheit, wie zerschlagen; diese wird in den Muskeln und in der Umgebung der Gelenke verspürt.
Schwere und Druck; dies wird im Kopf, in den Augen und Augenlidern sowie in den Gliedern verspürt.
Müdigkeit, Mattigkeit und Schwere; in den Extremitäten, vor allem in den unteren.

---

[111] Siehe Glossar.
[112] Vgl. RA II, Symptom Nr. 36.
[113] Siehe Glossar.

Die Wirkung von Rhus kann wie folgt zusammengefasst werden: Es ruft eine Art rheumatisches Leiden in den Muskeln und Sehnen hervor, das durch Bewegung gelindert wird; eine Lähmung, die durch Bewegung verschlimmert wird; eine offenbar passive Kongestion des Kopfes, gebessert durch Ruhe; eine Schwäche der nutritiven Organe, gekennzeichnet durch mangelnden und schlechten Appetit sowie durch Blähsucht; eine seröse Infiltration des Zellgewebes an verschiedenen Stellen, beispielsweise an Gesicht, Rachen, Genitalien, Füßen; einen allgemeinen Blasenausschlag; eine allgemeine Schärfe von Absonderungen, etwa der Tränen, des Nasenschleims, des Magensekrets, des Darmsekrets, des Urins, des Menstruationsblutes, des Inhalts von Hautblasen; eine allgemeine Schwächung des Sensoriums.

Im Weiteren werden wir diese allgemeinen Angaben genauer belegen.

Die Symptome von Rhus weisen keine deutliche Periodizität auf.

Auffälligkeiten (Modalitäten)

Die große und charakteristische Eigentümlichkeit der Rhus-Symptome ist, dass sie – von wenigen Ausnahmen abgesehen – während der Ruhe auftreten und sich verschlimmern, durch Bewegung jedoch besser werden.

Diese Aussage bedarf freilich einer Erläuterung. Neben den Rhus-Symptomen, die einer Lähmung ähneln, bestehen noch Symptomgruppen, die einem Muskel- oder Gelenkrheumatismus ähnlich sind. Diese rheumatischen Symptome setzen mit großer Heftigkeit während des Ruhens ein und werden schlimmer, so lange der Kranke sich ruhig verhält; schließlich nötigen sie ihn zur Bewegung. Beim ersten Versuch, sich zu bewegen, fühlt er sich sehr steif, und die anfängliche Bewegung ist außerordentlich schmerzhaft. Setzt er die Bewegung jedoch eine Weile fort, verringert sich die Steifheit und die Schmerzen lassen deutlich nach – der Kranke fühlt sich sehr viel besser. Doch ist diese Besserung nicht unbegrenzt. Nach mehr oder weniger lang anhaltender, ununterbrochener Bewegung, mit dem daraus resultierenden Wohlbefinden, machen sich die Lähmungssymptome bemerkbar, und der Kranke wird wegen einer Empfindung von Mattigkeit und Kraftlosigkeit gezwungen, die Bewegung einzustellen und zur Ruhe zu kommen. Zunächst ist diese Ruhe – nach lang fortgesetzter Bewegung – erholsam; sie bessert zwar nicht die drückenden und heftigen Schmerzen, aber das Erschöpfungsgefühl. Nach kurzer Zeit kehren die Schmerzen in der Ruhe jedoch wieder zurück, und der Kranke wird – wie schon zuvor – zu neuerlicher Bewegung gezwungen.

Dies erklärt die scheinbaren Widersprüche innerhalb der Rhus-Symptomatik.

Grundsätzlich gilt, dass sich die Schmerzen bei Rhus durch Ruhe verschlimmern und durch Bewegung bessern. Lähmung und Schwäche jedoch werden

– wie derartige Symptome immer, sofern sie echt sind – durch Ausruhen besser und durch lang fortgesetzte Bewegung schlechter.

Spezielle Analyse

Das **Sensorium** ist wie folgt affiziert: Nicht nur beim Stehen und Gehen, sondern auch im Sitzen tritt Schwindel auf; er stellt sich sogar beim Hinlegen ein. Gerade in dieser Hinsicht entspricht er den Modalitäten der rheumatischen Schmerzen von Rhus toxicodendron. Er wird beschrieben, als ob etwas im Kopf umherginge; man fühlt sich wie betrunken, als falle man nach vorne oder hinten. Beim Aufstehen am Morgen kann man sich kaum aufrecht halten. Dies beruht nicht nur auf dem Schwindel, sondern auch auf dem Lähmungszustand und der Steifheit und Schwäche, die der langen Ruhe folgen.
Heftiger Schwindel beim Hinlegen, mit Furcht, als müsse man sterben.

Das Gedächtnis ist deutlich geschwächt, selbst hinsichtlich der vertrautesten Dinge. Die Denkkraft ist nahezu erloschen, dabei besteht Geistesabwesenheit. Der Kopf ist durcheinander; man kann nicht schreiben und sich auch nicht daran erinnern, was man schreiben wollte.

Kopfschmerz – Von den Schmerzen im Kopf fällt zuerst ein Drücken auf, sowohl in den Schläfen, als auch in der Stirn und hinter den Augen. Hier fühlt es sich manchmal an, als drücke eine Last nach unten, als würden die Augen herausgepresst oder als würde das Gehirn von beiden Seiten zusammengedrückt. Es gibt auch einen von den Schläfen ausstrahlenden Druck, schlimmer in Ruhe; manchmal ein brennendes Drücken im Schläfenknochen.

Der oben beschriebenen Empfindung am ähnlichsten ist Schwere, die wie folgt verspürt wird: Wenn der Patient sich bückt, scheint es ihm, als könne er sich nicht wieder aufrichten. Er hat das Gefühl, es sei eine Menge Blut in das Gehirn geschossen; ein Gewicht in der Stirn falle nach vorne und zöge den Kopf nach unten oder der Kopf werde auseinander gedrückt.
Zuweilen besteht ein Reißen überall im Kopf und in jede Richtung; oder ein heftiger Kopfschmerz beim Erwachen und Augenöffnen, als sei das Gehirn zerrissen. Verschlimmerung beim Öffnen der Augen.
Eine eigentümliche, für Rhus charakteristische Empfindung beim Kopfschütteln, beim Gehen, bei Erschütterung des Körpers usw. ist, als ob etwas im Gehirn schwappe und schwanke und als erschüttere jeder Schritt das Gehirn. *China* hat ein ähnliches Symptom. Die Kopfhaut fühlt sich bei Berührung wund an. Jucken auf Kopfhaut, Gesicht und Lippen sowie Ausbruch eines blasigen Ausschlags.

Um es noch einmal zusammenzufassen: Der Schwindel tritt beim Stehen oder Gehen auf, ist schlimmer beim Hinlegen. Das Schwanken beim Gehen hängt vermutlich mit den Lähmungserscheinungen zusammen.

Die Empfindungen im Kopf stellen sich als Druck, Schwere, Reißen und Schwappen dar. Sie sitzen hauptsächlich in der Stirn, den Schläfen und hinter den Augen. Im Unterschied zu den rheumatischen Schmerzen werden sie im Allgemeinen schlimmer bei Bewegung; einige werden durch Ruhe schlechter.

Gesicht – Das Gesicht kann blass sein und kränklich aussehen, mit verzerrten Zügen. Oder es ist rot und schweißig, ohne dass Durst besteht. Was die Haut betrifft, wurde eine erysipelatöse Röte des Gesichts beobachtet, eine Schwellung von Gesicht und Augenlidern, mit brennendem Schmerz oder Juckreiz. Auf dieser Hautfläche erscheinen nach einigen Tagen Blasen, die aufplatzen, etwas absondern und einen dünnen, kleieartigen Schorf hinterlassen. Dies ähnelt dem vesikulären Gesichtserysipel so sehr, dass es oft damit verwechselt wird.

Augen – Ein brennender, drückender Schmerz in den Augen; sie jucken und beißen. Das Weiße des Auges ist gerötet. Die Augen tränen und sind morgens verklebt. Die Lider schmerzen, als seien sie durch die Tränen wund, oder es besteht ein Trockenheitsgefühl. Häufig findet sich eine Empfindung von Schwere oder Lähmung in den Lidern, so dass die Augen kaum offen gehalten werden können.
Hinsichtlich des Sehvermögens findet man eine Art Schleier vor den Augen, der deutliches Sehen verhindert.

Ohren – Ohrenschmerz sowie ein Gefühl, als blase etwas in das Ohr.[114] Gehört wird ein Sausen, ein Piepsen „wie von jungen Mäusen"[115] oder ein Klingen beim Gehen, das im Liegen zu einem lauten Knall wird, als platze das Trommelfell.

Nase – Nasenbluten mit dunklem Blut; tritt in der Nacht auf; auch beim Bücken und Räuspern. Krustiger Hautausschlag um die Nasenlöcher mit Jucken und brennendem Schmerz.

Wangen und Kiefer – Eine merkwürdige, beachtenswerte Erscheinung: krampfartiger Schmerz im Kiefergelenk, als ob es zerschlagen wäre, als ob es breche; bei jeder Bewegung des Kiefers knackt und schnappt es hörbar. Es besteht eine dauernde Neigung zum Gähnen, bis der Kiefer sich auszurenken scheint.[116]

---

114 Siehe RA II, Symptom Nr.162; bei Dunham wird daraus ein Gefühl, als bliese „jemand" ins Ohr.

115 Siehe RA II, Symptom Nr. 165.

116 Nach Dunham scheint der Kiefer zu brechen; Symptom 195 drückt das jedoch anders aus, weshalb Dunhams Angabe geändert wurde.

(Dies entspricht dem Strecken und Dehnen, das für Rhus toxicodendron so charakteristisch ist.)

Der Zahnschmerz von Rhus ist zuckend und erstreckt sich in den Kopf. Durch Auflegen der kalten Hand wird er gebessert. Das Zahnfleisch brennt und ist wund. Die Zähne lockern sich.

Im Mund Empfindung von Trockenheit, die ungeachtet jeglicher Trinkmenge fortdauert.

Im **Hals** Empfindung einer Schwellung mit Wundheitsschmerz beim Sprechen, aber auch ohne zu sprechen; beim Schlucken mit einem Stechen verbunden. Stechende Schmerzen auch beim Schlucken von Speichel oder Speise, eine Empfindung von Wundheit in den Muskeln der Zungenwurzel[117] und Stechen beim Gähnen; Drücken beim Leerschlucken.

Die Wirkung von Rhus auf die **Verdauungsorgane** ist nicht sonderlich charakteristisch. Es ruft einen bitteren, sauren oder kupferartigen Geschmack hervor, einen vollständigen Appetitverlust, eine Empfindung, als sei der Magen ständig voll; nichts schmeckt gut. Auf der anderen Seite löst es einen Heißhunger aus, mit dem ein seifiger, schleimiger Zustand des Mundes verbunden ist; alles schmeckt wie Stroh, und es kommt unmittelbar zu einem Völlegefühl. Häufiges Aufstoßen; gelegentlich Übelkeit, besser durch Liegen und Essen; manchmal Übelkeit und Würgen in der Nacht; Druck in der Magengrube, als bestünde eine Schwellung; klopfende, schneidende, kneifende Schmerzen im Bauch; starke Gasbildung im Bauch mit starker Auftreibung.

Stuhl – Hinsichtlich des Stuhls bemerken wir: ständiger Tenesmus, mit Übelkeit, Reißen und Kneifen in den Eingeweiden; der Stuhl ist spärlich, besteht aus Schleim oder aus einer wässrigen, gallertigen Masse, gelb oder weißstreifig, schaumig, oft auch vermischt mit Blut. Vor dem Stuhlgang ein Brennen im Rektum. Nach dem Stuhlgang sind alle Schmerzen besser. Jucken und Brennen im Rektum, mit wie roh schmerzenden, blinden Hämorrhoiden.

Der **Urin** ist dunkel, wird schnell trübe, hat ein weißes Sediment (vermutlich Ammoniumurate). Häufige Entleerung, mit stechendem Schmerz in der Blase.

An den **Genitalorganen** finden wir – wie an anderen „dehnbaren" Körperteilen auch – folgende charakteristische Wirkungen von Rhus: Schwellung, hervorgerufen durch seröse Infiltration des Zellgewebes; Röte der Haut, gefolgt von blasigem Ausschlag, der einen dünnen Schorf oder kleine weiße Schorfe bildet. Die ausgeschwitzte Flüssigkeit ist klar und scharf. Auch die natürlichen Sekre-

---

117 Kein Nachweis in RA und hier – unter „stechende Halsschmerzen" – auch nicht recht passend.

te sind scharf. So sind auch die Menses scharf, die unter Rhus früher und reichlicher als üblich eintreten.

Atmungsorgane – Niesen; reichliches Nasensekret. Heiserkeit.
Behinderte Atmung. Husten trocken, kurz, schlimmer abends und vor Mitternacht oder am Morgen nach dem Erwachen.
In der Brust Empfindung von Hitze und einer Schwäche, die das Sprechen erschwert. Stechender Schmerz da und dort.
Zu betonen ist, dass die Wirkung von Rhus auf die Atmungsorgane weitaus weniger ausgeprägt ist als die von *Bryonia*.
Manchmal heftiges Herzklopfen, manchmal Schwäche in der Herzgegend sowie ein Gefühl von Zittern im Herzen.

Nacken und Rücken – In der Nacken- und Rückenregion finden wir Steifheit des Nackens und des ganzen Halses, mit Spannungsschmerz und Aufschreien beim Bewegen. Das Kreuz ist steif beim Bewegen, schmerzt aber im Sitzen, als habe man sich zu viel gebückt und den Rücken zu sehr gebogen. Stechende und drückende Schmerzen.

In den **Extremitäten** finden sich überaus häufig stechende Schmerzen. Sie können an allen Stellen auftreten. Es gibt auch reißende Schmerzen, die sich bei harter Arbeit verschlimmern. Beim Betasten schmerzen die Knochen. Die vorstehenden Knochen, wie Kondylen, Olekranon etc., fühlen sich bei Druck wund an.
Ziehende Schmerzen sind häufig. Sie ziehen vom Ellbogen zur Hand. In Dr. Joslins Prüfung von Rhus radicans wird ein Schmerz beschrieben, der dem Nervus ulnaris folgt. Ich habe dies zweimal bei Kranken angetroffen und dauerhaft mit je einer Gabe Rhus radicans gelindert. Spannungsschmerz; Drücken und Schmerzen wie bei Verrenkung treten unter Rhus häufig auf. Sie betreffen alle Teile der Extremitäten und alle Gelenke.
Neben den oben genannten Schmerzen und Empfindungen besteht ein Gefühl von Kribbeln, Ameisenlaufen und Taubheit, als seien die Finger eingeschlafen. Dies ist verbunden mit Lähmung.
Auch wird eine ausgeprägte starke Schwäche in den Gliedern empfunden; ein Zittern der Arme und Finger bei mäßiger Bewegung; eine Schwere und Mattigkeit der unteren Extremitäten, so dass man sich kaum bewegen kann.
Schmerzlose Schwellung der Füße am Abend, offenbar ödematös.
Auch Schwellung und Schmerz der Achseldrüsen.

Schlaf – Große Schläfrigkeit am Tage und frühmorgens, mit Abneigung gegen Aufstehen und Ankleiden. Ständige Neigung zu liegen. Unaufhörliches Gähnen, krampfhaft, ermüdend, renkt fast den Kiefer aus.[118] Dennoch kann der

[118] Dunham schreibt fälschlich, es breche den Kiefer fast (siehe Anm. 116).

Kranke nicht vor Mitternacht einschlafen, weil er einfach wach bleibt oder auch wegen Hitze und Unruhe oder Ängstlichkeit; tumultartige Wallung des Blutes, kein Durst.
Erschauern und Zucken des Körpers beim Einschlafen. Der Schlaf ist unruhig mit Sichumherwerfen, unangenehmen Gedanken und Träumen. Diese betreffen das Tagesgeschäft sowie Aktivitäten oder Eindrücke, die vor kurzem ausgeführt bzw. aufgenommen wurden. Die gastrischen Symptome werden nachts verspürt oder verschlimmern sich dann.

Fieber – Die Prüfung von Rhus ist reich an Fiebersymptomen. Kalte, frische Luft wird nicht vertragen; sie scheint auf der Haut zu schmerzen. (Dieses Symptom ist von unschätzbarem Wert bei der Behandlung rheumatischer Patienten.)
Der Frost tritt frühmorgens auf. Charakteristisch ist, dass er von trockenem und ermüdendem Husten begleitet wird. Oft habe ich anhand nur dieses Symptoms intermittierendes Fieber mit Rhus geheilt. In der überwiegenden Zahl der Fälle vermischen sich die Stadien im Anfall. Äußerer Frost mit innerer Hitze, ohne Durst, gefolgt von allgemeinem Schweiß. Der Schweiß tritt oft am ganzen Körper auf, außer an Kopf und Gesicht. In dieser Hinsicht ist Rhus das Gegenteil zu *Silicea*.

Die **Stimmungslage** ist niedergeschlagen und verzweifelt, es besteht ein Widerwille gegen jegliche Anstrengung, der Kranke ist voll trauriger Ängstlichkeit und Sorgen, liebt die Einsamkeit und neigt zum Weinen; die Ängstlichkeit ist so stark, dass er glaubt, sterben zu müssen oder den Verstand zu verlieren; die Kräfte schwinden; er bekommt Zitteranfälle und wird dann unruhig; der Kranke kann nicht still sitzen, sondern muss ständig in Bewegung bleiben; wird furchtsam, glaubt, vergiftet worden zu sein; die Ängstlichkeit nimmt ein solches Ausmaß an, dass er meint, sich das Leben nehmen zu müssen; gleichzeitig besteht ein Gefühl von Atemnot, gleichwohl eine Erleichterung durch tiefes Einatmen.

Eine bessere Beschreibung desjenigen Geistes- und Gemütszustandes, der eine bestimmte Form von Typhus- oder nervösem Fieber einleitet (gemeint ist die erethische im Unterschied zur torpiden), kann man sich kaum vorstellen.

Jetzt kommen wir zu den praktischen Anwendungen, bei denen wir uns aus Platzgründen auf Fieber, Rheumatismus, Lähmung und Hauterkrankungen einschließlich der Exantheme und Drüsenleiden beschränken müssen.

Praktische Anwendungen

Bei Fiebern wurde Rhus schon lange überaus erfolgreich und ausgedehnt angewendet. Wie die Symptome zeigen, handelt es sich bei den Fieberarten, für die es dienlich ist, um die früher so genannten nervösen Fieber, heute „Typhoid" oder „Typhus" genannt.

Vergleicht man Rhus mit *Bryonia* und *Eupatorium perfoliatum*, vermisst man sogleich die Gruppe der gastrohepatischen Symptome, das Erbrechen von Galle, Wundheitsgefühl und Schmerz in der Magengrube, eine Empfindung des Zusammenschnürens um das Epigastrium, Völle und Empfindlichkeit der Lebergegend usw., die diese Arzneien bei biliös-remittierendem Fieber[119] anzeigen. Auf der anderen Seite verursacht Rhus eine gewisse Empfindlichkeit des Abdomens, starke flatulente Auftreibung des Bauches, die sich bis zur Tympanie steigert, gelegentliche wässrige oder schleimige Diarrhö – Symptome, die zwar nicht so deutlich auftreten wie ähnliche Symptome unter *Phosphoricum acidum*, die aber dennoch dem Typhusfieber deutlich ähneln und die Bedeutung von Rhus bei dieser Krankheit anzeigen.

Das beeinträchtigte und kollabierte Sensorium, geistige Abwesenheit, die Unfähigkeit zum Nachdenken über das, was man zu tun oder zu sagen wünscht, zur Erinnerung an vertraute Begebenheiten, die intellektuelle Beeinträchtigung, die Mattigkeit und muskuläre Schwäche stimmen mit dieser Indikation exakt überein. Gleiches gilt für die unruhigen Nächte und schläfrigen Tage, das gemischte[120] Fieber sowie die partiellen Schweiße, die keine Linderung bringen.

In seiner Arbeit über die Typhus-Epidemie von 1813 gab Hahnemann folgende Anweisungen zur Wahl von Rhus:

„Dieses Fieber hat zwei Hauptstadien. Im ersten Zeitraume (welcher desto kürzer ist, je schlimmer die Krankheit werden will) ist volles, nur allzu erhöhetes Gefühl der hier gewöhnlichen Schmerzen, mit unleidlichem Gemüthe, Hitzgefühl im Körper und vorzüglich im Kopfe, unablässigen Durst erregendes Trockenheitsgefühl oder wahre Trockenheit im Munde, Zerschlagenheit der Glieder, Unruhe etc. vorhanden; im zweiten Zeitraume aber, dem des Deliriums (einer Metastase des ganzen Uebels auf die Geistesorgane) werden alle diese Beschwerden nicht geklagt – der Kranke ist heiß, ohne zu trinken zu verlangen, er weiß nicht, ob der Dieß oder Jenes zu sich nehmen will, er kennt die Anverwandten nicht, oder er mißhandelt sie, er antwortet verkehrt, redet mit offenen Augen irre, begeht thörichte Handlungen, will davon laufen, schreit laut oder winselt, ohne zu sagen, warum, röchelt, verzerrt das Gesicht, verdreht die Augen, spielt mit den Händen, geberdet sich wie ein Wahnsinniger, läßt die Excremente unwissend von sich etc.

119 Siehe Glossar.
120 Siehe Glossar.

Im ersten Zeitraume der Schmerzen und der Besinnlichkeit helfen zwei Gewächse, und heben gewöhnlich die Krankheit in ihrer Entstehung ganz – die Zaunrebe (Bryonia alba) und der Gift-Sumach (Rhus toxicodendron).

[...] Klagt nämlich der Kranke, außer der Düsternheit, über stechende (oder zuckendreißende) Schmerzen im Kopfe, in dem Halse, der Brust, dem Unterleibe etc., die vorzüglich bei Bewegung des Theiles empfindlich sind – außer den übrigen Beschwerden, den Blutflüssen, dem Erbrechen, der Hitze, dem Durste, der Nachtunruhe etc., so giebt man ihm [...] einen einzigen Tropfen [Bryonia] auf Zucker, [...] und so lange die Besserung davon fortschreitet, giebt man ihm keine andere Arznei, auch dieselbe nicht wieder [...].

Läßt nun die Besserung von der einzigen Gabe Bryonienarznei nach Verfluß von zwei, drei oder vier Tagen nach, das ist, klagt der Kranke dann über stechende Schmerzen dieses oder jenes Theils, während daß dieser Theil unbewegt in Ruhe liegt, und ist Hinfälligkeit und Appetitlosigkeit größer, findet sich angreifender Husten oder eine solche Schwäche einzelner Theile ein, die sich der Lähmung nähert, so giebt man ihm einen einzigen Tropfen [...] Giftsumachtinktur ein [...].

[...] wenn die gedachten Beschwerden gleich Anfangs auf diese Art erscheinen, [gibt man] gleich Anfangs [...] einen einzigen Tropfen [Rhus toxicodendron].

Doch paßt Giftsumach öfter als die Zaunrebe, und kann daher öfter zuerst und allein gebraucht werden.“[121]

Man beachte zunächst, wie klar und scharf Hahnemann zwischen Bryonia und Rhus unterscheidet, wie sorgfältig er uns darauf hinweist, jedes Mittel nur dann zu geben, wenn die entsprechenden Symptome es deutlich anzeigen, und wie unterschiedlich diese Symptome sind! Kann man aus diesen Äußerungen folgern, Hahnemann habe beim Typhus die Gabe von Rhus und Bryonia im Wechsel proklamiert? Das scheint mir undenkbar. Aber dennoch nennt die Mehrheit der Homöopathen und lehrt die Mehrheit der Therapiebücher als Standardverordnung bei Typhus „Bryonia und Rhus im Wechsel“, und behauptet, dies sei von Hahnemann empfohlen und durchgeführt worden! Eine abwechselnde Verordnung ist somit genauso wenig begründbar wie diese Behauptung.

In seinen „Klinischen Studien“[122] hat uns Dr. Wurmb einige außerordentlich wertvolle Zusammenfassungen der Wirkungen von Rhus und seinen ver-

---

121 Hahnemann, S.: Heilart des jetzt herrschenden Nerven- und Spitalfiebers. In: Allgemeiner Anzeiger der Deutschen 6 (1814) 49–54, zit. aus: Hahnemann, S.: Gesammelte kleine Schriften. Heidelberg: Haug 2001, S. 648f.

122 Wurmb, F./Caspar, H.: Homöopathisch-klinische Studien. Wien: Greß 1852.

wandten Arzneien gegeben – sie sind so wertvoll, dass ich nichts Besseres tun kann, als aus seiner Arbeit zu zitieren.

„Bei Typhusepidemien, da sie, ungeachtet aller besonderen Eigenthümlichkeiten, die jeder einzelne Fall darbietet, zu gewissen Zeiten und an gewissen Orten einen bestimmten allgemeinen Karakter annehmen, und dadurch sich von jenen, die zu anderen Zeiten und an anderen Orten vorkommen, sehr unterscheiden, muß man es als die erste Aufgabe betrachten, sich eine genaue Kenntniß von dem Karakter der herrschende[n] Epidemie zu verschaffen [...].

Hat man den Karakter der Epidemie erforscht, so bleibt die zweite Aufgabe zu lösen übrig, nämlich die ihm in größter Ähnlichkeit entsprechenden Mittel ausfindig zu machen, und ist auch dieß gelungen, so ist, um mit Hahnemann zu reden, die schwerste Arbeit geschehen; denn da die Zahl dieser Mittel keine große sein kann, so kann es auch keine bedeutenden Schwierigkeit mehr haben, aus diesen Paar Mitteln das passendste, d. i. dasjenige zu wählen, dessen besondere Eigenthümlichkeiten mit denen des zu behandelnden Falles am meisten übereinstimmen.“[123]

Nach dieser Regel hat Dr. Wurmb die eigentümlichen Symptome verschiedener Gruppen von Arzneien beschrieben und deren Anwendungsmöglichkeiten bei verschiedenen Formen von Typhus dargestellt. Die erste Gruppe besteht aus Rhus toxicodendron und *Phosphoricum acidum*, deren Ähnlichkeiten und besonderen Unterschiede er genau schildert. Als erstes bemerkt er, dass es sich bei den Fällen von Fieber, in denen diese Arzneien benötigt werden und von ihm eingesetzt wurden, nicht um sehr schwere und heftige Formen handelte – die Epidemie konnte nicht bösartig genannt werden.[124] Er schreibt, „daß Störungen in Gefäß- und Nervenleben mitunter zwar heftig, aber nur selten übermäßig vorkamen, und daß die Tendenz zur Zersetzung der organischen Substanz keine auffallende war; aus diesem Grunde haben wir daher in den meisten Fällen solche Mittel anwenden müssen, welche behufs der Erforschung ihrer Kräfte gesunden Personen in größerer Gabe gereicht, zwar kräftig auf das Blut- und dadurch auf das Nervenleben einwirken; dieses zwar umzustimmen, aber nicht gänzlich zu erdrücken; Störungen im vitalen Chemismus zwar zu verursachen, aber denselben nicht vollständig aufzuheben vermögen.“[125]

Rhus toxicodendron und Phosphoricum acidum – zwei Arzneien, die sowohl auf die Lebenskraft als auch auf die organische Substanz in ähnlichem Ausmaß

---

123 Wurmb/Caspar, a. a. O., S. 139f.
124 Gemeint ist eine Typhusepidemie im Jahre 1850.
125 Wurmb/Caspar, a. a. O., S. 140f.

und dabei kräftig, nicht aber zerstörend wirken – passten bei einer so gearteten Epidemie.

Der Unterschied zwischen diesen beiden Mitteln mag kurz wie folgt dargestellt werden: Rhus wird charakterisiert durch Symptome von Erethismus, Erregung, Wallung; Phosphoricum acidum durch Symptome von Betäubung, Kollaps, Schwerfälligkeit. Mit den Worten Dr. Wurmbs werden wir diese Behauptung bezüglich Rhus genauer ausführen:

„Anzeigen für Rhus.
Die Erkrankten sind meist kräftig gebaute, früher gesunde Individuen; der Typhus tritt gewöhnlich plötzlich ein, verläuft rasch, und erreicht in wenigen Tagen schon einen höheren Grad von Entwicklung. Zugleich mit den Störungen im Gefäßsysteme erscheint ein starkes Ergriffenheitsgefühl, welches sich so schnell zu einem hohen Grade steigert, daß die übrigen Zufälle keinen gleichen Schritt halten können, so ist z.B. die Schwäche nicht so groß, als das Schwächegefühl, da noch ziemlich rasche und kräftige Bewegungen gestattet sind. (*NB.* Während der Rekonvaleszenz findet das Gegentheil statt; die Patienten halten sich nämlich für stärker, als sie wirklich sind.) Bald jedoch sinken auch die Kräfte; die Bewegungen werden schwerfällig und schwach, und die Kranken sind gezwungen, ruhig im Bette, auf einem Flecke, zu liegen. Sie klagen über Wehethun in den Gliedern, und manchmal über heftige Schmerzen in dem einen oder dem anderen Gelenke, wie bei Rheumatismus.

Diese Störungen des Allgemeinbefindens bleiben nicht lange allein; denn bald gesellen sich Unordnungen im Gefäßsysteme hinzu, nämlich: Anfangs leichtes Frösteln und Hitzeüberlaufen, ganz besonders aber Hitze des Kopfes; später gewinnt die Hitze die Oberhand, wird endlich anhaltend, und sehr heftig; Andrang des Blutes gegen den Kopf; Sausen, Schmerzen im Kopfe; die Temperatur ist erhöht; das Gesicht brennend heiß anzufühlen; die Augen glänzend und leicht injiziert; die Wangen, Lippen und die Zunge stark geröthet; der Durst sehr stark; der Puls macht 110–120 Schläge in der Minute.

Schon beim Beginne der Gefäßaufregung stellen sich oft Blutungen ein, besonders aus der Nase, und bei Weibern aus den Genitalien. Erstere bringen fast immer einige Erleichterung; letztere, die oft für die eintretende Regel gehalten werden, dauern nur wenige Stunden, höchstens einen Tag, und bewirken keine Veränderung im Befinden der Kranken.

Die Symptome der Blutentmischung kommen nur in einem mäßigen Grade, und erst spät zum Vorschein; es zeigen sich nämlich auf der Haut kleine Ecchymosen; der Auswurf ist blutig gefärbt, den Stühlen nur selten Blut beigemengt.

Das Nervenleben ist immer stark ergriffen, und in seiner Thätigkeit beengt und gedrückt; die Sinnesorgane sind anfangs in einem Zustande von Überreiztheit; es ist eine große Empfindlichkeit gegen Licht, Geräusch usw. vorhanden;

später tritt das Gegentheil ein; die Kranken werden gegen äußere Eindrücke unempfindlich, klagen über nichts, und liegen in einem Zustande von Abspannung dahin.

Das Denkvermögen ist oft schon gleich im Beginne der Krankheit erschwert; die Patienten fühlen dieß, suchen es aber nicht bemerkbar werden zu lassen, nehmen sich daher, wenn sie gefragt werden, zusammen, und antworten zwar hastig, aber richtig; später gelingt ihnen dieß, der zu lebhaften Thätigkeit der Einbildungskraft wegen, nicht mehr ganz, und ihre Antworten sind daher theils richtig, theils ungereimt; die Verwirrung nimmt endlich zu; die Kranken murmeln und sprechen vor sich hin, oder werden von sehr lebhaften Phantasiebildern der verschiedensten Art, besonders Nachts, beunruhigt; der Schlaf fehlt meistens ganz, und wenn er sich für Augenblicke einstellt, so kommt er mit einem Gefolge von beängstigenden Träumen.

Auf der äußeren Haut spiegelt sich der abnorme Zustand des Gefäßlebens deutlich ab; sie ist anfangs geröthet, trocken und heiß; es entstehen den Rötheln oder Masern ähnliche Fleckchen auf der Brust und auf dem Bauche; hat sich die Gefäßaufregung gelegt, so treten häufige Schweiße ein, und mit ihnen fast immer ein Frieselausschlag.

Die Schleimhäute sind stets in Mitleidenschaft gezogen; die Zunge ist mehr oder weniger belegt, wird rauh, trocken, rissig, und holzig; die Lippen und die Zähne sind manchmal mit bräunlichen Krusten bedeckt; der Geschmack fehlt. Der Reizungszustand der Magen- und Darmschleimhaut bedingt: Mangel an Eßlust; Abneigung und Ekel vor Speisen; Übelkeiten; Brechreiz; Erbrechen. Im Darmkanale entwickeln sich Gase, wodurch der Bauch aufgetrieben, und unter dem linken Rippenrande und der rechten Ilialgegend empfindlich gegen äußeren Druck wird. Die Stuhlentleerungen sind anfangs der Krankheit spärlich, fehlen mitunter mehrere Tage, werden jedoch gewöhnlich bald flüssig, und erfolgen 2 bis 4 mal des Tages ohne Zwang und andere Beschwerden, und gehen später, wo sie sich noch häufiger einstellen, unwillkürlich ab. Sie bestehen aus Serum, und einer grünlich-braunen, später mit weißen Flöckchen vermischten Substanz.

In Folge des Reizungszustandes der Schleimhaut der Luftwege entstehen: Gefühl von Trockenheit in der Luftröhre; das etwas beschleunigte Athmen ist anfangs lauter, schärfer, das Ausathmen hörbar; später stellen sich Rasselgeräusche ein. Der anfangs mäßige, trockene Husten wird allmälig stärker, lockerer, fördert aber nur wenig zähen, dann und wann mit Blutstreifchen vermengten Auswurf zu Tage.

Das Lungenparenchym ist namentlich in den unteren Lappen mit Blut überfüllt, und häufig bilden sich auch daselbst pneumonische Infiltrationen, wodurch nachstehende, bei Typhus so häufig vorkommende Zufälle erklärbar werden, nämlich: Beengung der Brust; kurzes, ängstliches Athmen; stechende Schmerzen in den Seiten usw.

Die Milz ist fast immer vergrößert.

Der Urin wird in geringerer Menge entleert; er ist arm an Kochsalz und Harnstoff; reich an schwefelsauren, phosphorsauren und anderen, bei Krankheiten mit der Tendenz zur Zersetzung stets vorkommenenden Salzen; der Harn ist ferner trübe, molkenähnlich, setzt viel weißliches Sediment ab, und läßt durch seinen Albumingehalt den hyperämischen Zustand, in welchem sich die Nieren befinden, erkennen.

[...] Dieser so eben beschriebene Zustand kann viele Tage dauern, und dann entweder in Gesundheit, oder in einen höheren Grad von Erregung, oder in das Gegentheil übergehen.

Geschieht ersteres[126], so lassen die Fieberbewegungen nach; es stellt sich wieder Schlaf ein; die sensoriellen Erscheinungen treten zurück; die Kranken bekommen Appetit, und loben ihr Befinden; die Diarrhöen und die Bauchauftreibung dauern zwar noch einige Zeit fort, verschwinden aber dann, und es bleiben nur eine mäßige Schwäche und Abmagerung, und Blässe der Haut zurück.

Die weitere Entwicklung zu höheren Graden von Erregung läßt selten lange auf sich warten. [...]“[127]

In diesem Fall sei – so Wurmb – oft *Arsenicum* angezeigt.

Wie wir mit der Zeit noch erkennen werden, affiziert Arsenicum Gefäß- und Nervensystem auf der einen und die Blutzusammensetzung auf der anderen Seite; es wirkt mit annähernd gleicher Stärke auf Lebensenergie und organische Substanz. Es ist daher bei einer Fieberform angezeigt, wie sie unter Rhus beschrieben wurde. Aber Arsenicum wirkt mit größerer Kraft, umfassender und durchdringender als Rhus. Es verändert durchgreifender, erregt die Funktionen des Lebens weitreichender; verändert das Blut und die organische Substanz umfassender und vollständiger als Rhus. Deshalb ist es bei äußerst bösartigen Fieberepidemien angezeigt, bei schlimmeren Fällen der Fieberform, die sonst Rhus benötigt.

So besteht für die erethische Form des Typhus eine Gruppe von Arzneien aus Rhus und Arsen, die sich nicht, wie das bei Rhus und Phosphoricum acidum der Fall war, voneinander unterscheiden, sondern einander entsprechen und verwandt sind. Sie sind miteinander verwandt im Sinne von „kleiner“ und „größer“, wobei Rhus das „Kleinere“, Arsen das „Größere“ ist.

---

126 Gemeint ist Genesung.
127 Wurmb/Caspar, a. a. O., S. 95–98.

Wenn sich aber das Fieber von der erethischen zur torpiden Erscheinungsform verändert, wird vermutlich Phosphoricum acidum als verwandte Arznei zu Rhus benötigt; sollte der Torpor extrem sein, mag *Carbo vegetabilis* (als Verwandter von Arsenicum) erforderlich sein.

Um die Anwendung von Rhus bei der bereits beschriebenen Fieberform zu illustrieren, fährt Wurmb fort:

„Hält man diesem Krankheitsbilde das der Giftsumachwirkungen entgegen, so wird man die zwischen beiden herrschende Ähnlichkeit, da sie eine so auffallende ist, nicht leicht verkennen. Beide stimmen jedoch nicht etwa blos darin überein, daß hier wie dort dieselben Symptome und Symptomengruppen vorkommen, sondern daß sie auch dieselbe Bedeutung haben. Die Ähnlichkeit zwischen beiden ist somit nicht nur eine scheinbare, sondern eine wirkliche; denn gleich wie bei Typhus das Blutleben vorzugsweise ergriffen ist, so ist dieß auch bei der Giftsumachkrankheit der Fall; so wie dort durch die Veränderungen im Blute eine heftige Erregung im Gefäßsysteme eintritt, eben so findet dieß auch hier statt; so wie dort die Seelenthätigkeiten bedrückt sind, und in Folge dessen die Phantasie entfesselt wird, und die Vorstellungen des Gemeingefühles den Gegenständen, auf welche sie sich beziehen, nicht mehr entsprechen; so wie dort die Schleimhäute, namentlich jene des Darmkanals, in denen Ablagerungen und Reizungszustände nie fehlen, vorzugsweise mitleiden; kurz so wie der Typhus trotz der vorhandenen Erregung ein adynamischer Krankheitsprozeß im eigentlichen Sinne des Wortes ist, und gleich im Beginne eine Zersetzung des Blutes und eine Erschöpfung der Lebenskraft anstrebt: eben so gilt das Nämliche von der Giftsumachkrankheit.“[128]

Nachdem das Thema „Rhus bei Fiebern“ hiermit sehr vollständig behandelt wurde, sollte ich aus Rücksicht auf Ausgewogenheit jetzt vielleicht über die anderen krankhaften Zustände sprechen, bei denen Rhus in Frage kommt. Aber Vorlesungen dieser Art nutzen nichts, wenn sie nicht praktischer Natur sind. Angesichts der beschränkten Zeit, die mir zur Verfügung steht, kann ich keinesfalls alle Arzneien der Materia medica besprechen und auch nicht viele vollständig abhandeln. Meine größte Hoffnung ist, Ihnen zu zeigen, wie man Arzneimittel auf eine praktische Art studiert und die aus Studium und Beobachtung gewonnenen Kenntnisse überdenkt und anwendet. Die Essenz des Materia-medica-Studiums ist der Vergleich: das vergleichende Studium zweier Arzneimittel, wobei man auf ihre Berührungspunkte und Unterschiede achtet; das aufeinander folgende Studium von jeder Arznei einer Gruppe, die man mit dem Erscheinungsbild einer Krankheit vergleicht, dem man diese Gruppe oder eines ihrer Mittel als Arznei zuordnet.

---

128 Wurmb/Caspar, a. a. O., S. 98.

Wir haben nun eine bestimmte Form des Typhusfiebers eingehend studiert, und ich habe gesagt, dass die Mittel Rhus toxicodendron und Phosphoricum acidum dieser Form und diesem Schweregrad am ähnlichsten sind. Ich habe die besondere Ähnlichkeit von Rhus beschrieben, aber die praxisrelevante Frage für Sie ist nun zu erfahren, welche Fälle Phosphoricum acidum benötigen, um im Bedarfsfall zwischen den Indikationen für diese Arzneien unterscheiden zu können und in der Lage zu sein, jedes dieser Mittel in dem Fall zu verabreichen, in dem es angezeigt ist.

Eine Hilfe für Sie ist es meines Erachtens, an dieser Stelle der Rhus-Vorlesung, so lange das Thema noch frisch im Gedächtnis ist, einen Einschub bezüglich **Phosphoricum acidum** zu bringen, dem Verwandten von Rhus toxicodendron – hierbei folge ich, wie schon zuvor, meinem Freund und exzellenten Lehrer, Dr. Wurmb.

„Anzeigen für Acidum phosphoricum [bei Typhus]:
Das der Phosphorsäure entsprechende Krankheitsbild stimmt in den wesentlichsten Punkten mit jenen des Rhus überein. In beiden finden wir dieselben Beziehungen zum Blut- und Nervenleben; dieselbe Tendenz das Blut zu entmischen, und die Kräfte aufzureiben; dieselben Veränderungen in den Schleimhäuten überhaupt, in jenen des Darmkanals aber insbesondere usw.

Der Unterschied zwischen beiden besteht darin, daß bei jenen [den Rhus-Formen] die einseitige Erregung und die einseitige Bedrückung, bei diesem [Phosphoricum acidum] dagegen die gleichmäßige Herabstimmung der Lebensäußerungen, gleichsam das unmittelbare Sinken der Lebensenergie, mehr in den Vordergrund tritt. Letzteres zeigt sich zwar schon gewöhnlich im Beginne der Krankheit, aber nicht immer, denn manchmal gehen einseitige Erregungszufälle voraus; sie sind jedoch, eben so wie diejenigen, die während des Verlaufes der Krankheit sich dann und wann einstellen, von kurzer Dauer, geringer Heftigkeit, und nach ihrem Verschwinden kommt der torpide Karakter des Typhus um so deutlicher zum Vorschein.

Derartige Erkrankungen beobachtet man meistens bei herabgekommenen Individuen, welche die Blüthezeit des Lebens schon überschritten haben; sie bedürfen gewöhnlich längere Zeit, bis sie zu jener Stufe von Ausbildung gelangen, um eine bestimmte Krankheitsform darzustellen. So sind z. B. Appetitverlust, Gefühl von Unwohlsein, und wie alle diese, über die bevorstehende Krankheit noch keinen Aufschluß gebenden Vorläufer heißen mögen, oft schon mehrere Wochen vorhanden, bevor die eigenthümlichen und wesentlichen Zufälle, welche die Diagnose sichern, sich einfinden.

Haben sich letztere eingestellt, dann bemerkt man fast immer Folgendes: Die Gefühle von Ergriffenheit und Hinfälligkeit erreichen schnell einen höheren Grad, und parallel mit ihnen geht der wirkliche Mangel an Kraft, daher die

Kranken, weil ihnen jede Bewegung schwer fällt, schon gleich im Beginne des Übels ruhig liegen bleiben. Die Störungen im Gefäßsysteme halten nicht gleichen Schritt, sondern bleiben zurück; der Puls ist zwar oft beschleunigt, manchmal aber auch nicht, und im ersteren Falle gewöhnlich schwach und klein. Die Temperatur ist nur selten erhöht, ja sie sinkt sogar manchmal unter die Norm. Ist sie vermehrt, so bezieht sich dieß nur auf einzelne Theile des Körpers, namentlich den Kopf, während andere, insbesondere die Gliedmaßen, kalt anzufühlen sind; daher denn auch die Kranken blaß aussehen, oder doch nur manchmal ein Anflug von Röthe haben. Blutungen z. B. aus der Nase kommen hier viel häufiger vor, bringen jedoch nie eine Erleichterung, ja sie verschlimmern gewöhnlich den Zustand. Ecchymosen sind gleichfalls gewöhnliche Zufälle, und vorzüglich entstehen gerne an den aufliegenden Stellen blaulich-rothe Flecke, welche später in Dekubitus übergehen.

Die Kranken liegen meist in einem andauernden Schlummer, der leicht in die höheren Grade von Betäubung übergeht; ihr Gesichtsausdruck ist stupid; das Sensorium bedrückt; die Delirien sind nicht lebhaft, es ist nur ein unverständliches Murmeln vorhanden. Aus dem Schlummer aufgerüttelt, kommen die Kranken lange nicht zur Besinnung, sehen verwundert umher, antworten, wenn auch richtig, doch nur langsam, sinken aber bald wieder in ihren apathischen Zustand zurück.

Die Sinne werden stumpfer, besonders aber vermindert sich das Gehör. Die Kranken werden durch nichts affiziert, und klagen auch über nichts als Schwäche und Eingenommenheit des Kopfes.

Die Haut verliert schnell ihren Turgor, bekommt ein welkes Aussehen und wird schlotterig; die Wangen sinken ein; die Nase tritt dadurch spitz hervor; die Haut ist fortwährend klebrig, feucht, ja selbst mit reichlichem Schweiße und einer Unzahl von Milliarien bedeckt.

Das Ergriffensein der Schleimhäute äußert sich hier meist durch vermehrte Absonderungen; die Zunge ist feucht, aber blaß.

In der Brust hört man grobes Rasseln und Pfeifen; Husten tritt seltener ein, da das Bedürfniß zur Entfernung des Schleimes nicht verspürt wird.

Ein ähnlicher Zustand kommt auch in der Magen- und Darmschleimhaut vor; die Stühle gehen reichlich, oft unwillkürlich und unbewußt ab, sind sehr flüssig, haben wenig Sediment, und zeigen manchmal Blutspuren.

Die pneumonische Infiltration ist zwar nicht selten, aber bei Weitem nicht so häufig, als die Hypostase.

Die Milzvergrößerung fehlt nie; die Diarrhöen, auch wenn sie noch so reichlich sind, haben hierauf keinen Einfluß.

Der Harn enthält viele Proteinverbindungen, viel Albumen, aber wenig Salze.

Dieser Zustand kann in Gesundheit, oder in die höheren Grade des Torpors übergehen. Geschieht ersteres, so ist die Rückbildung immer eine langsame, und Rezidive kommen, auch wenn die Besserung schon längere Zeit angedauert hat, nicht gar selten vor."[129]

Wenn jedoch der andere Fall eintritt und der oben beschriebene Zustand in einen noch vollständigeren und absoluteren Torpor übergeht, wird *Carbo vegetabilis* wohl das angezeigte Mittel sein.

Wie sich Rhus und Arsen bei der erethischen Form des Typhus durch die schwächere und stärkere Ausprägung unterscheiden, verhalten sich bei der torpiden Form Phosphoricum acidum und Carbo vegetablis bezüglich geringerer und stärkerer Affektion zueinander. Die Prüfung von Carbo vegetabilis ist, wie ich hier anmerken möchte, das Paradebeispiel für eine asthenische und torpide Pathogenese.

Diese Bemerkungen sollten ausreichen, um einen Eindruck von Rhus bei der Behandlung von Fiebern zu vermitteln. Sie beinhalten keinen Krankheitsnamen bis auf den des Typhus, aber ich muss Sie jetzt sicher nicht daran erinnern, dass das Heilmittel identisch sein kann, wenn die Zustände sich ähnlich sind, wie verschieden die Namen auch sein mögen, die den krankhaften Zuständen zugeordnet werden. Nun kommt es häufig vor, dass im Verlauf exanthematischer Fieber, wie Masern und Scharlach, eine Symptomengruppe erscheint, die der oben beschriebenen ähnelt und Rhus anzeigt. Dies findet sich vor allem beim Scharlach, einer Krankheit, bei der der Wert von Rhus von den Kollegen nicht richtig verstanden wird. Dr. Wells wird dies in einigen der kommenden Ausgaben des *American Homoeopathic Review* besser darlegen als ich es vermag.[130]

Noch deutlicher ist Rhus bei Scharlach angezeigt, wenn zuzüglich zu den bereits geschilderten Symptomen ein ödematöser Zustand des Rachens, des weichen Gaumens und des Zäpfchens gegeben ist, mit Bläschen und einem außerordentlich lästigen Jucken, Beißen und Brennen. Abgesehen von Scharlach treten oft Influenzaepidemien auf, die diesen ödematösen Zustand der Weichteile in Hals und Rachen zeigen und bei denen sogar ein Glottisödem droht. Das Gaumensegel ist aufgedunsen und blassrot; das Zäpfchen ist verlängert, gedunsen, durchscheinend; sein Ende ist oft nahezu kugelrund und sieht aus wie ein großer Flüssigkeits- oder Geltropfen, der kurz davor ist, herabzufallen. Blasen übersäen den Rachen. Rauheit und Rohheitsgefühl von Kehlkopf und

129 Wurmb/Caspar, a. a. O., S. 105–107.
130 Eine Quelle wird nicht angegeben.

Rachen sind fast unerträglich. Eine solche Influenza wird meist von Symptomen großer Schwäche begleitet; in jedem dieser Fälle stellt Rhus ein passendes und rasch wirkendes Mittel dar, wie ich oft erfahren habe.

Rhus ist ein wichtiges Arzneimittel bei Lähmungen, besonders der unteren Extremitäten. Die Art der Lähmung, auf die es anwendbar ist, beruht aber nicht auf einer Läsion des Rückenmarks. Sie basiert eher auf den motorischen als auf den sensorischen Nerven, denn der Gefühlssinn ist, wie ich glaube, nicht stark beeinträchtigt. Rhus wird vor allem bei der als rheumatische Lähmung bekannten Form benötigt, bei der zum Rheuma die Lähmung kommt. Ebenso (wie zu erwarten) in Fällen, die daraus resultieren, dass man vor allem Rücken und die Glieder im Übermaß der Kälte und Feuchtigkeit ausgesetzt hat.

Dies erklärt den Wert von Rhus bei einer Form der Lähmung, die bei sehr kleinen Kindern nicht selten ist. Sie betrifft nur die Beine und resultiert – davon bin ich überzeugt, wenngleich es schwierig ist, so etwas nachzuweisen – daraus, dass die Kindermädchen den Kindern erlauben, sich auf kalte Steinstufen zu setzen. Wenn diese Lähmungen lange andauern, rufen sie durch einen Entwicklungsstillstand Deformationen hervor. Im allgemeinen werden die Lähmungen leicht geheilt mit Rhus und einer Zwischengabe *Sulphur*.

Was die Anwendung von Rhus bei Rheuma angeht, glaube ich genug über seine charakteristische Wirkung gesagt zu haben, um alle Zweifel diesbezüglich zu zerstreuen. Wie Rhus an den Schleimhäuten eine Entzündung hervorruft, die nicht phlegmonösen Charakters ist (sofern sie nicht zur Eiterung führt), wirkt das Mittel auch auf die serösen Membranen der Gelenke und Muskeln. Die serösen Sekrete werden vermehrt, und es bilden sich ödematöse Schwellungen. Die lokalen Zeichen ähneln daher denen des Rheumas.

Das Fieber wurde bereits beschrieben. Der allgemeine Zustand muss von erethischem, typhoidem Charakter sein. Die Gelenke sind geschwollen, ödematös, die Schmerzen sind schlimmer in Ruhe und treiben den Kranken zu ständiger Bewegung des betroffenen Bereiches, sowohl tagsüber, als auch nachts (ausschließlich nächtliche Ruhelosigkeit erfordert *Causticum*).

Die Kondylen und die vorstehenden Knochenteile schmerzen, als ob sie wund wären. Schmerzen und Wundheitsgefühl werden besser durch Wärme. Schweiß ist reichlich und lindert nicht.

Die Haut ist der durch Rhus am deutlichsten affizierte Körperbereich. Rhus verursacht ein eindrucksvolles Spiegelbild eines blasigen Erysipels und ist unser wertvollstes Arzneimittel hierbei. Jeder, der schon einen Fall von Rhus-Vergiftung gesehen hat – bei der bis heute *Sepia* das beste Mittel ist –, wird die Ähnlichkeit mit dem Ekzem wahrnehmen, für dessen verschiedene Formen

Rhus ein höchst wichtiges Mittel ist. Die Hauptrolle spielt es jedoch bei der Behandlung der pustulösen Form – Impetigo eczematodes oder Eczema impetiginodes oder Bäckerkrätze[131], wie sie auch genannt wird.

Colchicum

Herbstzeitlose[132]

Wir haben nun Wirkungen und Anwendungen von Bryonia, Aconitum und Rhus studiert. Diese Arzneien sind – neben ihren Indikationen bei Fiebern und verschiedenen anderen Leiden – ganz besonders zur Behandlung von Krankheiten geeignet, die unter der Bezeichnung „Rheumatismus" zusammengefasst werden könnten. Insofern erscheint es mir passend, jetzt weitere Arzneien zu betrachten, die ausgesprochene Antirheumatika sind, bevor wir uns anderen Arzneigruppen zuwenden, deren Charakteristika Wirkungen auf andere Organe und Gewebe beinhalten. Die jetzt zu besprechenden Arzneien sind Colchicum, Ledum, Rhododendron, Kalmia und Spigelia.

Die Herbstzeitlose ist eine hübsche Blume, die in den meisten Teilen der gemäßigten Klimazonen Europas vorkommt; besonders zahlreich und schön wächst sie in der Nähe der antiken Stätte Alba Longa, unweit von Rom. Die verwendeten Teile sind die Wurzel und die Samen. Von verschiedenen Autoren wurden unterschiedliche Meinungen kundgetan, die die relative Wirksamkeit dieser Pflanzenteile betrafen. Die meisten homöopathischen Prüfungen wurden mit einer Tinktur aus der frisch gesammelten Wurzel durchgeführt. Colchicum war den Alten wohlbekannt, wie der Name zeigt. Er ist von Colchis abgeleitet, einer Insel, auf der die Pflanze sehr häufig vorkommt.[133] Bis in unsere Zeit wurde dem Wissen der Alten hinsichtlich ihrer Fähigkeiten und Anwendungen nur wenig hinzugefügt. Sie beschrieben sie als kräftiges Emeto-Katharticum[134] und deshalb gefährliches Mittel; aber auch als spezifische Arznei für Gicht und Rheuma, wo es auf magische Weise Linderung verschaffte. Seine häufige und fortgesetzte Anwendung bei der Gicht erachteten sie als

[131] Engl. baker's itch.

[132] Im Englischen meadow-saffron, also Wiesen-Safran.

[133] Eine Insel namens Colchis ist mir nicht bekannt. Kolchis ist ein Landstrich an der östlichen Schwarzmeerküste. In der griechischen Mythologie sollte Iason, zusammen mit den Argonauten, das Goldene Vlies aus Colchis, der Heimat der Giftmischerin Medea, holen. Vgl. hierzu auch Dunham, C.: Historisch-Therapeutisches über Colchicum. In: Allgemeine Homöopathische Zeitung 83 (1871) H. 1, 7f.; H. 2, 13–15; H. 3, 21f.

[134] Arzneimittel, das sowohl Erbrechen, als auch Durchfall hervorruft.

schädlich wegen seiner Wirkung auf Magen und Darm, und Alexander von Tralles[135] schrieb im 5. Jahrhundert, dass es, obgleich es Schmerz und Wundheitsgefühl bei einem Gichtanfall rasch lindere, das häufige Wiederauftreten dieser Anfälle fördere, eine Ansicht, die von Mr. Barwell, dem jüngsten Autor zum Thema „Erkrankungen der Gelenke" geteilt wurde (London, 1860).[136]

Die allgemeinen Wirkungen von Colchicum sind folgende: starke Gaben verursachen Verlust der Muskelkraft, langsame Atmung sowie langsamen und schwachen Puls. Das Sensorium ist nur wenig beeinträchtigt.

Auf die Verdauungsorgane wirkt es mit großer Kraft, indem es die Absonderungen einiger oder aller ihrer Schleimhäute verstärkt und ändert. Zuweilen kommt es zu profusem Speichelfluss. Häufiger resultiert reichliche Urinabsonderung. Am häufigsten jedoch kommt es zu Übelkeit, Aufstoßen und reichlichem Erbrechen von Schleim und Galle, verbunden mit zahlreichen und massiven Darmentleerungen aus wässriger Masse mit weißen, hautartigen Flocken oder einer gelblichen und blutigen Masse. Es besteht viel Tenesmus. Die flatulente Auftreibung des Bauches ist manchmal enorm; ist dies der Fall, sind die Stuhlentleerungen weder häufig noch reichlich. Ausgeprägter Widerwille gegen Nahrung - ein Symptom, das Dr. Hawley dazu geführt hat, Colchicum erfolgreich bei Wechselfieber zu verordnen.[137]

Diese Wirkung auf die Eingeweide wird nicht nur beobachtet, wenn Colchicum in den Magen aufgenommen wird, sondern auch nach Injektion in die Vene oder Einreiben auf der Bauchhaut.

Zusätzlich zu den genannten Symptomen wurden am Nervensystem folgende Beobachtungen gemacht: „Taubheit der Hände und Füße, mit Prickeln, als seien sie eingeschlafen; schmerzhafte Verbiegung der Gelenke; Schmerz in Schulter, Hüftgelenken und allen Knochen, mit erschwertem Bewegen des Kopfes und der Zunge." (Henderson)[138]

Der allgemeine Kraftverlust ist ebenso bemerkenswert wie der Umstand, dass selbst bei massiven Vergiftungen der Verstand klar bleibt. Der Tod tritt vermutlich durch Herzlähmung ein.

---

135 Tralles wird von manchen Autoren auch „Alexander Trallianus" genannt.

136 Bislang konnte nicht geklärt werden, um welche Quelle es sich hier handelt. Folgende Literaturangaben (bei denen jedoch das Erscheinungsjahr abweicht) wurden gefunden:
Barwell, H: Diseases of the joints. London: Hardwicke 1865; zit n.: http://herkules.oulu.fi/isbn9514253116/html/b1465.html
Barwell, R: A treatise on diseases of the joints. 2nd ed. New York: Wood 1881; zit. n.: http://ublin.lib.buffalo.edu/webcat/bibcat/C/A/J/0/452.html

137 Da dieser Fall auch aus anderen Gründen sehr interessant und lehrreich ist, ist er im Anhang (siehe S. 522) aufgenommen.

138 In T. F. Allens „Encyclopedia" (Vol. 3, S. 450) ist Henderson als Quelle 83 aufgeführt. Dort wird die Quelle mit „Lond. Med. Gaz., 24, 763" angegeben.

Colchicum ist eines der zahlreichen Beispiele für die sehr unterschiedliche Wirkung – sowohl hinsichtlich der Art und Weise wie auch des Grades – von Arzneien auf die Organismen verschiedener Tierarten. In sehr kleinen Gaben ist es für Hunde tödlich, da es eine heftige emeto-kathartische Wirkung[139] zeigt. Die Franzosen nennen es daher auch „tue-chien".[140] Bei Kühen verursacht es spärliche Harnsekretion, starke Auftreibung des Leibes, aber keine massive Diarrhö. Bei Kaninchen bewirkt es Enuresis, aber kaum irgendwelche ernsthaften Symptome. Ein Frosch kann ohne gravierende Folgen eine Dosis zu sich nehmen, die einen großen Hund sehr rasch töten würde. Dieses Beispiel zeigt, dass es ein Trugschluss ist, ausgehend von Tierversuchen auf die Anwendung von Arzneien am menschlichen Organismus zu schließen.

Die folgende Zusammenfassung der Wirkung von Colchicum auf den gesunden Menschen basiert auf Stapfs Prüfung im „Archiv für die homöopathische Heilkunst", Bd. 6[141] sowie auf Prüfungsberichten, die sich zahlreich in der medizinischen Literatur finden und von denen Hartlaub in der „Homöopathischen Vierteljahresschrift", Bd. VIII[142], eine hervorragende Zusammenstellung veröffentlicht hat. Die Prüfungen sind aber noch sehr unvollständig.

Allgemeine Analyse

1. Wirkungskreis

Betrachtet man die Wirkung von Colchicum im Allgemeinen, finden wir vor allem Knochen (oder Knochenhaut) betroffen sowie die Synovialhäute der Gelenke, die Harn- und Verdauungsorgane und den Teil des Nervensystems, der die Funktionen der willkürlichen Bewegung steuert. In geringerem Maße wirkt es auch auf die Atmungsorgane. Es wirkt also in etwa gleichem Maße auf die Lebenskraft und die organische Substanz.

Erstaunlich ist der Umstand, dass Colchicum, trotz seiner sehr energischen Wirkung auf die genannten Organe und Gewebe und seiner Eigenschaft als auch in kleinen Mengen schnell und tödlich wirkendes Gift, auf das Sensorium so gut wie keinen Effekt ausübt und der Verstand bis zum Tode klar bleibt.

---

139 Vgl. die Erläuterungen auf S. 117 und Anm. 134.
140 Wörtl. „Hundetod".
141 Archiv für die homöopathische Heilkunst 6 (1826) 1, 136–170.
142 Homöopathische Vierteljahresschrift 8 (1857) 113, 288.

2. Empfindungen

Zu den von Colchicum hervorgerufenen Empfindungen zählen ein Schaudern und Kribbeln an einzelnen Teilen des Körpers, wie sie gewöhnlich beim Kaltwerden durch Wetterwechsel verspürt werden. Außerdem gleichzeitig punktuell ein reißender, spannender Schmerz, der rasch von einer Stelle des Körpers zur anderen wechselt. Daneben plötzliche reißende Rucke oder Zuckungen durch eine ganze Körperhälfte. Manchmal stechendes oder ruckendes Ziehen oder schwaches Ziehen und Reißen in verschiedenen Muskeln. Die quälendsten Schmerzen sind die stechenden Rucke oder Zuckungen, die tief in den Weichteilen sowie auf dem Periost verspürt werden.

Verschlimmerung – Die Schmerzen sind nachts schlimmer und rauben dem Kranken den Schlaf.

Begleiterscheinungen – Die Schmerzen werden von einem für Colchicum charakteristischen Symptom, dem Gefühl muskulärer Schwäche oder Lähmung begleitet; dieses Gefühl beeinträchtigt die Bewegung des Kranken. Schließlich bestehen noch stechende Gelenkschmerzen.

Die Schwäche ist sehr ausgeprägt; der ganze Körper fühlt sich wund an und ist empfindlich; im ganzen Körper wird ein Zittern verspürt; alle willkürlichen Muskeln, besonders aber die der Arme und Beine, sind gelähmt. Die Knie schlagen aneinander und der Patient kann kaum gehen.

3. Auffälligkeiten (Modalitäten)

Die Schmerzen sind nachts viel stärker und werden dann unerträglich. Verschlimmert werden sie auch durch jegliche geistige Anstrengung oder durch Gemütsbewegung. Tagsüber besteht starke Müdigkeit, verbunden mit Abneigung gegen jegliche Anstrengung und mit Verwirrung und Eingenommenheit des Kopfes. Nachts dann ist der Schlaf gestört oder durch Schmerzen vertrieben. Wenn der Kranke dann schläft, wird er durch schreckliche Träume geweckt.

In Bezug auf Fieber beobachten wir ein die Glieder durchdringendes oder den Rücken hinabziehendes Frösteln, manchmal trockene Hitze, vor allem nachts. Schweiß reichlich und sauer. Im Allgemeinen aber gibt es nur wenige und schwach ausgeprägte Fiebersymptome.

Das Sensorium ist nur insofern betroffen, als es dem allgemein gedämpften Zustand bis zu einem gewissem Grade entspricht. Das Gedächtnis ist geschwächt und die Gedanken sind nicht so klar, wie der Patient es gewohnt ist.

Spezielle Analyse

Kopf – Drückende Schmerzen, oben an kleinen Stellen, oder sehr heftig im Kleinhirn; sie treten bei der geringsten geistigen Anstrengung auf. Drückendes Schweregefühl im Hinterkopf, besonders beim Bewegen oder beim Beugen nach vorne.[143]
Reißender Schmerz, manchmal in einer Kopfhälfte, manchmal im Hinterkopf, manchmal in den Schläfen, manchmal in der Kopfhaut. Wie bereits erwähnt, wandern die Schmerzen. Drückendes Reißen im Hinterkopf, schließlich sehr schmerzhaftes, ziehendes Reißen in einer Kopfhälfte, das im Augapfel beginnt und sich zum Hinterkopf erstreckt.[144] (Dies erinnert an *Spigelia*, das ein ähnliches Symptom auf der linken Seite hat, und an *Silicea* und *Belladonna*, bei denen es rechtsseitig ist.)

Schmerzcharakter – Um es noch einmal zu wiederholen: Die Schmerzen sind reißend, ziehend und drückend. Sie finden sich meist im Hinterkopf und häufig einseitig. Das charakteristische Symptom ist der heftig drückende Schmerz tief im Kleinhirn, der bei der geringsten geistigen Anstrengung eintritt.

Einige beachtenswerte Symptome werden an den Augen beobachtet. Ziehende, wühlende Schmerzen tief im Augapfel, ähnlich denen bei Skleritis. Druck und Beißen in den Augenwinkeln mit mäßigem Tränenfluss. Heftige, scharf reißende Schmerzen im Augapfel und um die Augenhöhle herum.

Gesicht – Der Gesichtsausdruck ist der eines chronisch Kranken. In den Gesichtsmuskeln reißende und spannende Schmerzen, die von einer Stelle zur nächsten wandern. Ebenso Ziehen in den Knochen des Gesichts und der Nase, eine Empfindung, als würden sie „in die Weite auseinander getrieben".[145]

Die **Zähne** sind beim Zusammenpressen, etwa beim Beißen, sehr empfindlich. Reißen in den Kiefern und im Zahnfleisch; Gefühl, als seien die Zähne zu lang. Die Schmerzen in den Zähnen werden schlimmer, wenn man unmittelbar nach dem Trinken von etwas Warmem etwas Kaltes zu sich nimmt.

Zunge – Reißen, Brennen und Stechen in der Zunge. Auch Empfindungslosigkeit der Zunge; dies ist das erste Symptom, dem wir bei der Colchicum-Lähmung begegnen.

---

143 Dunham schreibt fälschlich „cerebellum", Kleinhirn, wie beim Symptom zuvor. Er zitiert hier aber eindeutig das Prüfungssymptom Nr. 17 [ACS 6].

144 Wenn Dunham hier ACS 6, Symptom Nr. 20 meint, ist fraglich, wie er auf das „drückende Reißen" im Hinterkopf kommt. Außerdem übergeht er die Linksseitigkeit, die hinsichtlich der folgenden Bemerkung von Bedeutung sein könnte.

145 ACS 6, Symptom Nr. 35.

Im **Hals** ein Kribbeln, als setze ein Schnupfen ein, was den Kranken husten und räuspern lässt. Der Schleim ist dünn und grünlich und kommt beim Niesen[146] zuweilen unwillkürlich in den Mund. Äußerlich, in den Halsmuskeln, manchmal ein drückender Schmerz, manchmal ein Spannen, wird selbst beim Schlucken verspürt. Der Rachen ist trocken, und trotzdem besteht wässriger Speichelfluss, verbunden mit Übelkeit, Völlegefühl und Unwohlsein im Leib.

Bei den **Verdauungsorganen** finden wir beachtlichen Durst, aber keinerlei Appetit. Häufiges und massives Aufstoßen von geschmackloser Luft. Übelkeit mit starker Unruhe. Beim Einnehmen einer aufrechten Haltung Übelkeit im Magen und Brechneigung. Heftiges Würgen, danach reichliches und gewaltsames Erbrechen erst von Speise, dann von Galle. Wenn der Patient völlig ruhig liegt, ist die Brechneigung weniger ausgeprägt. Jegliche Bewegung ruft sie wieder hervor. (Dies ist auch für *Tabacum* und *Veratrum album* charakteristisch.)
Die Magengrube ist sehr empfindlich gegen Berührung und Druck. Manchmal besteht eine brennende Empfindung im Magen, häufiger aber ein Gefühl eisiger Kälte, begleitet von starkem Schmerz und Schwäche. (Ich kann nicht umhin, hier die Ähnlichkeit dieses Symptoms mit einer Art „zurückgetretener Gicht" zu erwähnen.)
Drückende, reißende, schneidende und stechende Schmerzen im Bauch. Starke Auftreibung des Leibes durch Luft, ein Gefühl, als habe der Kranke zu viel gegessen. Dies betrifft besonders den oberen Teil, unter den Rippenbögen.
Reißen und Brennen am Afterschließmuskel sind häufige Beschwerden; Afterprolaps wurde beobachtet.
Die Symptome des Stuhls gehen in zwei Richtungen, je nach Größe der Gabe und Zeitraum, der seit der Einnahme verstrichen ist, sowie abhängig davon, inwieweit andere Ausscheidungsorgane betroffen sind. Bei reichlicher Speichel- und Harnsekretion ist der Stuhl spärlich und wird von Tenesmus begleitet – oder es ist umgekehrt. Wenn dagegen der Darmtrakt Hauptsitz der Colchicum-Wirkung ist und die Symptome zu einem frühen Zeitpunkt beobachtet werden, sehen wir reichliche, häufige, wässrige und biliöse Stühle, oft schmerzlos, manchmal begleitet von schneidender Kolik.
Auf der anderen Seite beobachten wir spärlichen und schwer zu entleerenden Stuhl, der aus blutigem Schleim und Fetzen besteht, mit Schmerzen im After, starkem Drängen und Sphinkterkrampf sowie ständigem erfolglosem Pressen. (Zusammen mit den rheumatischen und typhusähnlichen Symptomen verdeutlichen diese Symptome den nachgewiesenen Nutzen von Colchicum als wertvolles Mittel in vielen Fällen von Herbstruhr.)

---

146 „Niesen" ergänzt nach ACS 6, Symptom Nr. 84.

Auf die **Harnorgane** übt es dieselbe zweifache Wirkung aus. Manchmal ist die Urinsekretion sehr reichlich, wässrig und häufig. Im Allgemeinen aber ist die Sekretion beim Menschen vermindert; der Urin ist dunkel, trübe, und die Entleerung ist verbunden mit und gefolgt von Blasenkrampf und einem brennenden Schmerz der Harnröhre, als sei der Urin sehr warm.

Atmung – Die Wirkung von Colchicum auf die Atmungsorgane ist ein Diskussionsthema der Autoren der Alten Schule. Wir sind der Meinung, dass es einen lang dauernden Schnupfen hervorruft, der niemals wässrig ist, jedoch durch die massenhafte Sekretion eines zähen Schleims, Kitzeln in der Luftröhre und ein wenig Husten charakterisiert wird.
Es verursacht häufig Brustbeklemmung, Atemnot, ein Spannungsgefühl in der Brust, manchmal hoch oben, manchmal weit unten sitzend. Diese Symptome verweisen auf den Nutzen von Colchicum bei einigen Formen von Asthma, ein Thema, bei dem die Ärzte der Alten Schule anderer Meinung sind. Homöopathen haben es häufig erfolgreich bei Asthma eingesetzt.
Im hinteren Teil des Brustkorbes stumpfe Stiche, und zwar im Rücken so ausgeprägt wie in den Rippen. Charakteristisch für diese Stiche ist, dass sie vornehmlich beim Ausatmen, nicht aber beim Einatmen verspürt werden.

Rücken – Im Rücken notieren wir die bereits andernorts angeführten verschiedenen Arten ziehender, spannender und stechender Schmerzen. Sie treten bei Bewegung auf oder werden dadurch stark verschlimmert. Auf dem Steißbein ein handgroßer Fleck, der wund schmerzt, wie geschwürig und sehr empfindlich gegen Berührung ist.

Extremitäten – Reißende Schmerzen sowohl in den Muskeln als auch in den Gelenken, stechende Schmerzen in den Gelenken. Die Schmerzen wandern von Ort zu Ort. Sie werden schlimmer durch Bewegung und in der Nacht. Gefühl, als säßen sie im Periost. Verbunden mit den Schmerzen besteht ein äußerst quälendes Lähmungsgefühl mit tatsächlich an Lähmung grenzendem Verlust der Muskelkraft. Die Wirkung von Colchicum ist an den kleinen Gelenken ausgeprägter als an den großen.

Praktische Anwendung

Von den alten griechischen und arabischen Ärzten wurde Colchicum als Spezifikum für Gicht, aber auch als in gewisser Weise gefährliches Mittel angesehen. Es wurde nicht mehr verwendet, bis der Wiener Stoerck im 18. Jahrhundert darauf aufmerksam machte. Er prüfte es recht oberflächlich und rühmte es als Mittel gegen Gicht, Rheuma, Asthma und Wassersucht. Seine Wirksamkeit bei Asthma wurde von vielen Ärzten bestätigt, von anderen negiert, abgesehen von dem Asthma, das auf Brustwassersucht[147] oder Herzbeutelwassersucht beruht. In diesen Fällen wird angenommen, Colchicum bringe Erleichterung, indem es das Ödem beseitige. Stoercks Empfehlung von Colchicum als Arznei gegen Gicht fand keine große Beachtung, bis man herausfand, dass Colchicum einer der Hauptbestandteile diverser Geheimmittel gegen Gicht war, zum Beispiel des Eau médicinale von Husson und der Pillen von Lartigue etc. Heute kennt man seinen Wert und wir haben die Möglichkeit, die durch unangemessene Anwendung erwachsenden Nachteile zu sehen.

Alexander von Tralles sowie Mr. Barwell versichern im 5. Jahrhundert bzw. im Jahre 1860, dass es Rückfälle begünstige. Bei Fällen, in denen es so wirkt, kann es nicht das richtige Heilmittel gewesen sein.

Es wurde darüber diskutiert, ob Colchicum bei Gicht als Spezifikum oder nur aufgrund seiner dehydrierenden Kraft wirke. Die Frage wird durch die Tatsache beantwortet, dass andere entwässernde Arzneien im Gegensatz zu Colchicum die Gicht nicht bessern; weiterhin durch die Tatsache (die ich übrigens selbst erfuhr und die zahlreiche Ärzte bestätigen können), dass sein bessernder Einfluss auf die Gicht nur oder vor allem dann eintritt, wenn darauf geachtet wird, dass seine Wirkung auf die Därme verhindert wird, indem man es beispielsweise mit Opium kombiniert oder reichlich Reiswasser trinken lässt.

Nach dem ich von den schädlichen Folgen des Gebrauchs von Colchicum gesprochen habe, möchte ich ein paar Sätze aus Barwells Arbeit über die Gelenkerkrankungen, S. 176, zitieren:
„Colchicum ist eine Arznei, deren Wert außer Frage steht, deren üble Einflüsse aber ebenso sicher sind; sie wirkt stärker bei Gicht, als bei Rheuma. Es hat die Kraft, die Schmerzen zum Verschwinden zu bringen, bei rheumatischen wie gichtischen Krankheiten, aber es begünstigt auch das Erscheinen von Rückfällen. Personen, die mit diesem Mittel behandelt wurden, leiden rascher unter einer Wiederkehr der Erkrankung, als diejenigen, die mit anderen Arzneien therapiert wurden.“[148]

Dr. Tod[149] sagt auf Seite 224, die Rückfälle würden dazu neigen, einen asthenischen Charakter anzunehmen.
„Colchicum ist ein zweischneidiges Schwert mit besonders scharfer Klinge. Es besteht kein Zweifel über seine große Kraft bei der Beseitigung gichtischer und sogar rheumatischer Schmerzen; es ist allerdings sehr fraglich, ob es das auf

---

147 Gemeint ist das Lungenödem.
148 Zu Barwell vgl. Anm. 136.
149 Es konnte nicht herausgefunden werden, ob es sich um ein eigenständiges Werk handelt oder ob diese Passage in Barwells Abhandlung zu finden ist.

eine vorteilhafte Art tut. Dr. Tod glaubte, dass es die übliche akute Form der Gicht in einen asthenischen Zustand verwandle, der schwieriger zu behandeln sei; es gibt gute Gründe, diese Erklärung für die richtige zu halten. Jede praktische Ansicht, die das Ergebnis der Erfahrung ist und nicht einer theoretischen Überlegung, verdient große Aufmerksamkeit. Welcher Art auch immer die genaue Wirkungsweise dieser Arznei ist, können wir sicher sein, dass es Rückfälle beschleunigt, wobei jeder Rückfall weniger gut auf die Behandlung anspricht und größere Gaben der Arznei benötigt (sofern mit Colchicum behandelt wird), als die vorherigen Anfälle. Ob das Mittel eher als Abführmittel wirkt, oder als Leberstimulans, oder ob es eine stärkere Ausscheidung von Harnsäure bewirkt, ist nicht gesichert. Sein Einsatz ist aber nur bei einer kräftigen Konstitution zulässig und er sollte vermieden werden – es sei denn, andere Maßnahmen zur Linderung haben versagt."

Ich denke, dass jeder, der mit Colchicum behandelte Fälle von Gicht oder Rheuma gesehen hat, die Angaben Barwells und Tods bestätigen kann. Und dennoch haben sie Unrecht, wenn sie Colchicum aus der Liste der Arzneimittel streichen, mit denen die Behandlung begonnen werden kann. Es hat seinen Platz bei der Behandlung von Gicht und Rheuma und wird ausschließlich Gutes tun, sofern es in entsprechenden Fällen ordnungsgemäß angewendet wird. Die allopathischen Autoren stimmen fast alle mit Barwells Empfehlung zu Colchicum überein, dass es nur bei Personen von kräftiger Konstitution mit akuten und aktiven oder ansatzweise subakuten Krankheitszeichen anwendbar sei, und sie warnen uns vor seinem Gebrauch bei Fällen, die Schwäche und asthenische Zustände aufweisen. Warum? Weil (so sagen sie) es geneigt ist, einen asthenischen Zustand hervorzurufen, was nur kräftige Patienten vertragen könnten. Andere würden zu sehr beeinträchtigt. Hier haben wir die alte Idee vom Antagonismus zwischen der Arzneiwirkung und der Reaktion des kranken Organismus. Letzterer wird nicht als in einen Kampf gegen den krankmachenden Einfluss verstrickt betrachtet (wie man es meines Erachtens tun müsste), wobei die Symptome die Phänomene dieses Kampfes darstellen und die Arznei mit dem Organismus zusammen und in dieselbe Richtung wie die Symptome arbeiten sollte.

Wenn wir die von Colchicum ausgelösten Symptome betrachten, stellen wir fest, dass die rheumatischen oder gichtischen Symptome durch eine Schwäche, eine lähmige Schwäche charakterisiert werden, die sehr an eine asthenische Krankheitsform denken lässt. Die Tatsache, dass Tod und Barwell die Neigung von Colchicum beobachtet haben, die aktive Form der Gicht in eine asthenische umzuwandeln, bestätigt diese Wirkungsweise von Colchicum. Colchicum ist also bei genau dieser Form von asthenischer, subakuter Krankheit wahrlich angezeigt und hilfreich. Wie aber steht es mit der Gefahr, den

Kranken zu schwächen? Sie ist nicht gegeben, wenn wir so kleine Gaben verordnen, dass keine physiologischen Wirkungen ausgelöst werden, sondern nur die spezifischen, die dann hervorgerufen werden, wenn die Krankheitssymptome verschwinden. Diese Gaben müssen sehr klein sein, und weil Homöopathen bekanntlich kleine Gaben propagieren, machen viele Anhänger dieser Schule den Fehler, es in zu großen Gaben anzuwenden. Ich halte es bei einem deutlichen Colchicum-Fall nicht für angebracht, das Mittel in einer stärkeren Gabe als der 15. Potenz zu verabreichen.

Dr. Wurmb äußert zu Colchicum und seiner Beziehung zum Rheuma Folgendes:
„Dieses Mittel steht [...] in einer nahen Beziehung zu den fibrösen Geweben; es ruft an Gesunden Schmerzen hervor, welche mit denen bei Rheumatismus eine große Ähnlichkeit haben: es erzeugt den entzündlichen nahe kommende Reizungszustände, d. i. Röthe, Schwellung, Hitze, usw.; diese Reizung stimmt mit der bei Rheumatismus auch darin überein, dass sie nicht zur Eiterung führt, und den Ort leicht wechselt [...]. Wie bei dem rheumatischen, so ist auch bei dem Kolchikum-Fieber das Froststadium das vorherrschende, der Schweiß sehr reichlich usw.; [...] sowol der Harn, als auch der Schweiß reagieren stark sauer [...].
Diese Züge ähneln sehr stark denen eines rheumatischen Anfalls. Betrachten wir jedoch die gesamte Wirkung von Colchicum, so sehen wir, dass der Wirkungskreis der Herbstzeitlosen bei Rheumatismen nicht sehr groß sein könne. Unserem Mittel sind nämlich außer den so eben angeführten auch noch andere Symptome, und zwar in einem höheren Grade eigenthümlich; diese aber sind von der Art, dass sie seine Wahl bei Rheumatismen sehr oft theils geradezu verbieten, theils sehr beschränken. So ist es z. B. ein hervorstechender Karakterzug der Herbstzeitlose, eine bedeutende Muskelschwäche. Ja selbst Lähmungsbeschwerden zu erzeugen, und überhaupt, wie dieß die Fieberzufälle, die Verminderung der Lebenswärme, die Stockungen im Kapillarkreislaufe usw. beweisen, die Lebensenergie herabzustimmen. Dieser Umstand läßt allein schon erkennen, dass das Kolchikum nicht sehr oft das Homoion bei Rheumatismen sein werde; dass es nie im Beginne derselben, und dass es während ihres weiteren Verlaufes nur dann angezeigt sein könne, wenn schwächliche, herabgekommene Individuen schon längere Zeit an Rheumatismus leiden.“[150]

Es scheint besonders auf Fälle zu passen, bei denen wir einerseits, an den lokalen Symptomen, aktive Erregung sehen und andererseits, im Allgemeinzustand des Patienten, Symptome von Torpor.

---

150 Wurmb, F./Caspar, H.: Homöopathisch-klinische Studien. Wien: Greß 1852, S. 234f.

Colchicum wurde 1833 bei der asiatischen Cholera in England empfohlen und in acht Fällen erfolgreich angewandt. Aber, wie Dr. Stillé sagt, „ungeachtet seiner homöopathischen Angemessenheit wurde es von anderen nicht eingesetzt."[151]
Den erfolgreichen Einsatz bei Herbstruhr haben wir bereits gewürdigt.

Es wurde als Diuretikum eingesetzt und hilft palliativ bei Wassersuchten. Es kann bei Blasenreizung dienlich sein und wurde mit Erfolg bei der Bright'schen Krankheit[152] verabreicht.

Rückert berichtet von dem erfolgreichen Einsatz bei Asthma[153]. Es beruhigt die Herztätigkeit. Beim Gesunden verursacht es heftiges Herzklopfen.

Bönninghausen, der auch eine ausgedehnte veterinäre Praxis hatte, lobte Colchicum als Spezifikum gegen die exzessive flatulente Bauchauftreibung von Kühen, die zu viel Klee gefressen haben. Dieses Leiden ist überaus gefährlich. Eine einzelne Gabe Colchicum C 200 bringt sofort Erleichterung.[154] Dies sollte unsere Aufmerksamkeit bei Aufblähung des Menschen nach bestimmten Nahrungsmitteln auf Colchicum lenken.

Bevor wir das Mittel Colchicum verlassen, möchte ich noch darauf hinweisen, dass sich in vielen Vergiftungsfällen vor dem Tode des Vergifteten eine Katarakt gebildet hat.

Professor Hoppe berichtet, dass er mit Colchicum in drei Fällen von weicher Katarakt zwar keine Heilung, aber doch erhebliche Linderung erzielen konnte.[155]

Ledum palustre

Sumpfporst

Ledum palustre oder Sumpfporst, Sumpftee, wilder Rosmarin, eine zu den Heidegewächsen (Ericaceae) zählende Pflanze, wächst in Nordeuropa. Man findet Ledum auch in „British America"[156] entlang den kanadischen Seen. Man kann es eigentlich nicht zur allopathischen Materia medica zählen – keines der Standardwerke erwähnt dieses Mittel.

---

151 Eine Quelle wird leider nicht angegeben.
152 Siehe Glossar.
153 Die Quelle wird nicht angegeben.
154 Hierzu siehe z. B. Bönninghausen, C.v.: Die Hochpotenzen. In: Gypser, K.-H. (Hrsg.): Bönninghausens kleine medizinische Schriften. Heidelberg: Arcana 1984, S. 402f.
155 Die Quelle wird nicht angegeben.
156 Seinerzeit die britischen Gebiete Nordamerikas: Kanada, Neufundland und Labrador.

Linné berichtet in seiner „Flora Laponica“[157] davon, dass Ledum von den Einwohnern Nordeuropas, besonders Schwedens, als Volksmittel gegen Keuchhusten, Gallenattacken usw. verwendet wurde. Odhelius empfiehlt es bei Lepra, Pemphigus und anderen Hautleiden. Die Schweden benutzten eine Abkochung, um Ungeziefer an Schafen und Schweinen zu vernichten. In Lappland legt man Zweige davon ins Getreide, um Mäuse fernzuhalten. In der Schweiz wurde es verwendet, um Bier zu panschen, allerdings war seine rasch eintretende berauschende Wirkung verknüpft mit starken und hartnäckigen Kopfschmerzen. In der Medizin wird die ganze Pflanze verwendet.

Unsere Kenntnisse über die physiologischen Kräfte von Ledum stammen aus der Prüfung von Hahnemann und seinen Schülern, veröffentlicht in Bd. IV der „Reinen Arzneimittellehre“[158] Dies ist allerdings nur eine fragmentarische Prüfung. Die Wiener Prüfergemeinschaft führt zur Zeit eine intensivere Prüfung von Ledum durch.[159] Die bislang veröffentlichten Prüfungen sind zu unvollständig, um die Basis für eine Studie darstellen zu können.

Allgemeine Analyse

Soweit unsere Kenntnisse über Ledum erlauben, eine allgemeine Analyse über seine Wirkung zu erstellen, kann man Folgendes sagen:

1. Wirkung auf die Lebenskraft

Ledum wirkt insofern auf die Lebenskraft, als es den kapillaren Kreislauf vor allem in den Extremitäten und an der Körperoberfläche stört und verlangsamt. Dies zeigt die vor allem die Enden der Extremitäten beherrschende Kälte, die das Fieber von Ledum charakterisiert; einzige Ausnahme stellt hier die Hitze einzelner Körperteile in der Nacht dar.

2. Wirkung auf die organische Substanz

Auf die organische Substanz des Körpers wirkt Ledum in umfassender und auffallender Weise. Davon zeugen die Wirkung auf die Haut, auf der es Ekzeme, Lichen, pustulöse Ausschläge, Pemphigus hervorruft, und die Wirkung auf die

157 Carl von Linné (1707–1778), der berühmte schwedische Naturforscher, veröffentlichte die „Flora laponica“ im Jahre 1737 als Ergebnis einer Forschungsreise durch Lappland. Auch Hahnemann verwendet diese Quelle in der „Reinen Arzneimittellehre“, bezeichnet sie aber mit „Linnaeus, Flora lapponica“.

158 Hahnemann, S.: Reine Arzneimittellehre, 4. Teil [RA IV]. 2. Aufl. Dresden: Arnold 1825, S. 176–198.

159 Von einer Veröffentlichung dieser Prüfung ist nichts bekannt.

kleinen Gelenke der Finger und Zehen, wo fraglos Vergrößerung, Knotenbildung und Ablagerung anorganischer Substanzen auftreten.

3. Wirkungskreis

Soweit wir wissen, erstreckt sich der Wirkungskreis von Ledum auf das Sensorium, den Verdauungstrakt, die Haut sowie die fibrösen und serösen Gewebe der Gelenke und deren sehnige Anhänge.

4. Periodizität

Die einzige bekannte Periodizität in den Symptomen ist, dass sich alle Schmerzen in den Gelenken in der Nacht und durch Bettwärme verschlimmern und dass diese Verschlimmerung gegen Mitternacht so stark wird, dass der Kranke die Bettdecken wegstoßen muss.

5. Auffälligkeiten (Modalitäten)

Folgende Eigentümlichkeiten oder Modalitäten der Ledum-Symptome werden genannt: Die Schmerzen werden im Allgemeinen schlimmer durch Wärme in der Nacht[160], die Gelenkschmerzen (nicht aber die anderen) werden schlimmer durch Bewegung; der die Ausschläge begleitende Juckreiz der Haut wird schlimmer durch Bettwärme und durch Kratzen erst dann besser, wenn die entsprechende Stelle wund ist.

Die Schmerzen sitzen in den Gelenken, sind stechend, reißend oder klopfend, oder es ist eine Art lähmiger Schmerz. Diese Schmerzen in den Gelenken werden im Gegensatz zu anderen schlimmer durch Bewegung

Darüber hinaus ruft Ledum harte und schmerzhafte Knoten in den Gelenken hervor, und dann ist Bettwärme unerträglich, da sie Hitze und Brennen der erkrankten Partien auslöst.

Abgesehen von den Gelenkbeschwerden besteht in den Gliedern eine Empfindung von Taubheit und Schlaffheit.

Ein weiterer auffälliger Zug von Ledum ist die alle Symptome begleitende allgemeine Kälte und der Mangel an tierischer Wärme, allerdings mit den oben erwähnten Ausnahmen.

Obwohl die Prüfer tagsüber schläfrig und träge sind und sich im Allgemeinen durch Schlaf nicht erfrischt fühlen, sind sie nachts schlaflos, mit Unruhe,

---

160 Dunham schreibt „by warmth at night“. Möglicherweise fehlt hier ein Komma, das die beiden Modalitäten trennt, die beide unabhängig voneinander für Ledum sehr typisch sind. Der Verdacht kommt deshalb auf, weil die Kombination ungewöhnlich ist.

Sichumherwerfen und Träumen im Halbschlaf.[161] Leichter Schweiß beim Erwachen, mit Jucken des ganzen Körpers.

Das Fieber besteht fast nur aus Kälte, Schaudern, hier und da etwas Hitze, zum Beispiel in Wangen oder Stirn, während die Glieder sehr kalt sind, dazu sauer riechender Schweiß, besonders auf der Stirn. Der Schweiß ist oft vermischt mit Schaudern.

Spezielle Analyse

Hinsichtlich des **Sensoriums** führt Ledum einen fieberhaften Zustand herbei, es bewirkt eine unzufriedene und mürrische Stimmung, der Kranke ärgert sich leicht, wobei die Gefühle – wie auch immer sie geartet sein mögen – stets sehr intensiv sind.

Schwindel wird beim Gehen und Stehen verspürt, selbst beim Stillsitzen, ist aber sehr viel heftiger beim Bücken und verbunden mit der Neigung, nach vorne oder hinten zu fallen. Allgemein besteht ein ständiges Gefühl von Unsicherheit und Trunkenheit im Kopf. Diese und die folgenden Symptome erinnern an die bereits erwähnte Verpanschung von Bier mittels Ledum.

Der **Kopf** ist stark in Mitleidenschaft gezogen und das Gehirn schmerzt bei jedem falschen Tritt. (Bei *Rhus toxicodendron* ist dies ähnlich.) Der hauptsächliche Schmerz besteht aus einem lästigen Druck in der Stirn oder im ganzen Kopf, der mit Verwirrung und einem an Betäubung erinnernden Gefühl einhergeht. Seltener sind ein stechender Schmerz im Gehirn oder ein Reißen im Kopf und in den Augen (ähnlich *Colchicum* und *Spigelia*); gleichzeitig sind die Augen entzündet, die Lider verklebt und es kommt zu abendlichen Fieberschüben. Auf der Kopfhaut Ausschlag und eine krabbelnde Empfindung.[162]

Augen – Die Pupillen sind erweitert, die Sehkraft geschwächt, „wie ein Schein oder Fippern [Zittern] vor den Augen, wie wenn man stark gelaufen ist und (wie im Schwindel) auf einen gewissen Gegenstand den Blick nicht fest halten kann."[163] Tränenfluss; die Tränen sind scharf, die Lider verkleben, schmerzen jedoch nicht. Druck oder Brennen im Auge, aber keine Entzündung. Bei Entzündung im Auge ist der Schmerz spannender oder reißender Art.

161 Die Korrektheit des Symptoms ist fraglich. Dunham schreibt „[...] when they doze [...]"; in der Prüfung ist aber nichts von Träumen beim Schlummern oder im Halbschlaf zu finden, nur in RA IV, Symptom Nr. (131), tritt das Träumen im „Frühschlaf" auf, der offenbar den Schlaf am frühen Morgen beschreibt – mehr nicht.

162 Gemeint ist ein „Krabbelndes Jücken [...], wie von Läusen." [RA IV, Symptom Nr. (18)].

163 Siehe RA IV, Symptom Nr. 12. Dunham schreibt lediglich: „[...] with flashes before the eyes as after running violently." Er hat nicht nur unkorrekt übersetzt, sondern auch das Symptom bis zur Unverständlichkeit verkürzt.

Ohren – Eine Art Taubheit, als habe sich etwas vor die Ohren gelegt. Geräusche verschiedener Art, wie Glockenläuten oder Rauschen eines Sturms.

Nase – Brennen in der Nase, wie von glühenden Kohlen, wobei die Nase schmerzt beim Drücken und Schnäuzen. Einen ähnlichen Schmerz gibt es in der Harnröhre.

Zähne – Schmerzen in den Zähnen sind heftig, stechend; dann auch Anfälle von unerträglichem, äußerlich reißendem[164] Schmerz auf einer Seite von Gesicht, Kopf und Hals, die ganze Nacht hindurch; sie enden mit Schaudern, tiefem Schlaf und Hunger- und Durstlosigkeit.

Stechende Schmerzen im **Hals** und gelegentlich eine Empfindung, als säße dort ein Pflock. Halsentzündung mit fein stechenden Schmerzen.[165]

Der **Stuhl** wird in der Prüfung nicht näher beschrieben. Man findet sowohl Verstopfung als auch eine Art dysenterischen Durchfalls, aber keine klaren Charakteristika. Es ist nicht sehr wahrscheinlich, dass Ledum für eines dieser beiden Leiden ein Heilmittel ist.

Urin – Bezüglich des Urins wird dieselbe zweifache Wirkungsrichtung beschrieben; manchmal ist die Entleerung häufig und reichlich, manchmal selten und spärlich. Eingehendere Prüfungen sind gerade in dieser Hinsicht nötig, da die Gelenks- und Fiebersymptome die Vermutung nahe legen, dass Ledum ein wertvolles Mittel bei manchen schwierigen Formen von Gicht und rheumatischer Gicht ist; die Erfahrung hat diesen Verdacht bereits bestätigt. Aus der Pathologie wissen wir, dass bei derartigen Erkrankungen die Qualität der Harnsekretion deutlich verändert ist, und wir dürfen von Ledum ähnliche Änderungen beim gesunden Prüfer erwarten. Wahrscheinlich werden uns die derzeit in Wien angestellten Prüfungen Aufklärung darüber geben.

Genitalorgane. Weibliche – Die Menses setzen früher ein und sind reichlicher als gewöhnlich, die Blutung ist hellrot. Der Wirkung auf die Uterusschleimhaut entspricht diejenige auf die Schleimhäute der Atemwege. Es finden sich Nasenbluten mit hellroten Blut sowie häufiger und reichlicher Auswurf von hellrotem Blut; bei Hämoptyse ist Ledum eines unserer besten Mittel.

Atmungsorgane – Atemnot, Gefühl, als ob die Brust zusammengeschnürt würde, schlimmer bei Bewegung, Gehen, Treppensteigen. Manchmal Kitzeln oder Kribbeln in der Luftröhre und daraufhin erschwertes Atmen. Husten, der zuweilen die Luft nimmt. Man erinnere sich an Ledum als Volksheilmittel bei Keuchhus-

164 Dunham schreibt „tearing-outward"; vgl. aber RA IV, Symptom Nr. 25.

165 Das zuletzt genannte Symptom steht im Original in Klammern. Dafür ist kein Grund ersichtlich, zumal das Original-Prüfungssymptom (siehe RA IV, Symptom Nr. 26) sogar gesperrt gedruckt ist, was eine gewisse Wertschätzung Hahnemanns bedeutet.

ten. Der Husten wird oft von reichlichem Auswurf frischen Blutes begleitet, nachts und am frühen Morgen jedoch besonders von eitrigem Sputum.
Ziehen in der Brust und reißende Stiche, die beim Bewegen der Arme und im Sitzen verspürt werden. Druck auf der Brust, schlimmer beim Ausatmen und bei Bewegung.

Rücken – Schmerzhafte Steifheit in Rücken und Lenden, nach Sitzen.[166] Heftiger krampfartiger Schmerz über den Hüften. Er tritt abends auf und ist so heftig, dass er die Luft nimmt und man nicht mehr ohne Hilfe von der Sitzgelegenheit aufstehen kann. Reißen vom Kreuz aus bis in den Hinterkopf, dabei heiße Wangen und entzündete Augen[167].

Extremitäten – Schmerzhaftes Stechen in der Schulter beim Heben des Arms. Schmerzen[168] auch in den Händen, Fußknöcheln, Zehen und Kniegelenken, schlimmer vor allem beim Bewegen.
Drückende Schmerzen in der Schulter und den Ellbogengelenken, heftiger bei Bewegung, wie es auch im Hüftgelenk der Fall ist. Daneben besteht noch Schweregefühl im Arm sowie ein Spannungsgefühl in den Muskeln des Unterarms.
Zusätzlich zu diesen Symptomen besteht in der Handwurzel und im Oberschenkel ein Gefühl, als säßen die Muskeln nicht am richtigen Ort.[169] Eine ähnliche Empfindung besteht an Knöcheln, Unterschenkeln, Fußrücken und -kanten; sie verschlimmern sich generell bei Bewegung.
Reißender Druck vom Hüftgelenk abwärts zum Knöchel; auch vom Schultergelenk zur Hand, schlimmer bei Bewegung.
Im Allgemeinen sind die Glieder kraftlos, müde und schlaff. An den kleinen Gelenken der Finger, dem Kniegelenk sowie den Füßen bilden sich Knoten, Verhärtungen oder Gichtknoten.
Die Füße schwellen an und bleiben geschwollen. Ledum scheint vor allem auf die linke Schulter und das rechte Hüftgelenk zu wirken.

---

166 Dunham schreibt fälschlich „like a stiffness […]". Korrigiert gemäß RA IV, Symptom Nr. 83.

167 Dunham schreibt statt „Reißen" „a drawing and tearing", und statt „vom Kreuz" „from the loins". Vgl. aber RA IV, Symptom Nr. 86.

168 Aus dem Text geht nicht hervor, was Dunham exakt meint. Die Arzneimittelprüfung erlaubt auch die Übersetzung „stechende Schmerzen".

169 Bis auf die Lokalisation „Handwurzel" entspricht dies dem Prüfungssymptom Nr. (99) [RA IV]. Möglicherweise also gilt diese Empfindung nur für den Oberschenkel. Vielleicht aber ist hier eine ebenfalls in Symptom (99), nicht aber von Dunham genannte Empfindung entscheidend, nämlich die nähere Beschreibung des erwähnten Gefühls: „[…] wie Verrenkungsschmerz […]". Dann mag die Handwurzel hier nicht fehl am Platze sein und der nachfolgende Satz würde stimmig.

Praktische Anwendungen

Hahnemann stellt fest, dass Ledum entsprechend seiner Symptome wohl nur bei chronischen Krankheiten anwendbar sei, bei denen Kälte und „Mangel an thierischer Wärme“[170] vorherrschen. Die Erfahrung kann diese Aussage nicht in vollem Umfang bestätigen. Die Anwendungsmöglichkeiten dieses Mittels werden so zu sehr beschränkt.

Bei einer Reihe von Hautleiden gilt Ledum als hilfreiches Mittel und hat sich als solches bewährt. Laut Rückert „zeigte [es] sich sehr wirksam gegen Blüthchen und Blutschwäre an der Stirn und an andern Theilen; gegen rothe Ausschlagsknoten im Gesicht, die bei Berührung stechend schmerzen, gegen Ausschlagsknötchen an der Stirne, wie bei Branntweinsäufern, gegen beissendes Jucken auf der Brust, wie von Läusen, mit rothen Flecken und Friesel.“[171]

In der Prüfung wird der Ausschlag wie folgt beschrieben: „Kleine, runde, rothe Flecke, ohne Empfindung, im Innern der Arme, am Unterleibe und an den Füßen.“[172] „[...] kleine Bückelchen, wie rothe Hirsekörner, auf dem ganzen Körper (Gesicht, Hals und Hände ausgenommen) mit Jücken am Tage und nur zuweilen die Nacht, wofür Kratzen nicht lange hilft.“[173] „Jücken der Gelenke [...].“[174] „Ungeheures, fressendes Jücken auf dem Rücken beider Unterfüße; nach dem Kratzen wird es immer heftiger; [...] in Bettwärme weit heftiger.“[175]

Ledum ist sicherlich bei verschiedenen Formen von Lichen anwendbar.

Teste, ein mehr begabter als zuverlässiger Autor, sagt, Ledum sei das spezifische Heilmittel bei durch spitze Gegenstände verursachten Wunden sowie bei üblen Folgen von Insektenstichen – von Mücken bis Wespen. Er wandte lokal eine Auflösung der 15. Potenz an.[176]

Das interessanteste Einsatzgebiet für Ledum jedoch ist Gicht und Rheuma.

Charakteristische Indikation ist die Verschlimmerung durch Bewegung sowie die gegen Mitternacht einsetzende Verschlimmerung durch Hitze, die sich im Fortstoßen der Bettdecken äußert. Die Fiebersymptome zeigen, dass Ledum bei schweren akuten Fällen nicht angebracht sein kann; eher scheint es auf

---

170 RA IV, S.176.
171 Zitiert nach Rückert, Th.J.: Klinische Erfahrungen in der Homöopathie, Bd. IV, Leipzig: Purfürst 1861, S. 244.
172 RA IV, Symptom Nr. 138.
173 RA IV, Symptom Nr. 139.
174 RA IV, Symptom Nr. 140.
175 RA IV, Symptom Nr. (112).
176 Teste, A.: The homoeopathic materia medica. Translated by Charles J. Hempel. St. Louis: Wesselhoeft 1854.

Fälle von schwachem, asthenischem Zustand zu passen, wie sie als Beispiele für den Missbrauch von Colchicum angeführt wurden. In solchen Fällen habe ich Ledum als sehr nützliche Arznei erfahren.

Ebenso bei Hämoptyse mit hellrotem Blut, die mit rheumatischem Schmerz vergesellschaftet ist.

Der auf Erfahrung beruhende volkskundliche und allopathische Gebrauch bei Keuchhusten sollte nicht vergessen werden, wenngleich Bönninghausen sich dazu wie folgt äußert:
„Dieses (in einigen Gegenden Deutschlands als Volksmittel gegen Keuchhusten mit Erfolg gebräuchliche) Heilmittel ist vom Verf[asser] noch nie dagegen angewendet und dürfte nur selten angezeigt sein."[177]

Rhododendron chrysanthum

Sibirische Schneerose, Alpenrose

Diese in den alpinen Gegenden Sibiriens massenhaft vorkommende, aber auch in anderen gebirgigen und verschneiten Gebieten von Asien und Europa und vielleicht auch Nordamerika wachsende Pflanze wird in der englischen und französischen Literatur zur Materia medica nicht erwähnt. In deutschen Arbeiten wird sie allerdings beachtet, und einige messen manchen ihrer therapeutischen Fähigkeiten hohen Wert bei.

Wie die meisten unserer wertvollen Arzneimittel wurde auch dieses bei den Pionieren der therapeutischen Wissenschaft – den „alten Großmüttern" – seit Jahrhunderten in der Hausapotheke verwendet, bevor Wissenschaftler darauf aufmerksam wurden.

Die Kosaken und Mongolen verwendeten es als Spezifikum bei Rheuma und Gicht. Jäger und Bergförster tranken einen daraus bereiteten Aufguss, um nach anstrengenden Wanderungen die Müdigkeit und Schmerzen aus den Gliedern zu vertreiben. Während seiner Reisen durch Sibirien erfuhr Gmelin[178] von diesen Gegebenheiten, und er war der erste, der Rhododendron in Europa als Heilmittel bei Arthritis und Rheuma empfahl. Der Stettiner Professor Kölpin

177 Bönninghausen, C.v.: Die homöopathische Behandlung des Keuchhustens in seinen verschiedenen Formen. Münster: Coppenrath 1860, S. 36.

178 Johann Georg Gmelin, der von 1733 bis 1743 das Land durchreist hatte und seine Forschungsergebnisse später in der mehrbändigen „Flora sibirica" (St. Petersburg, 1747–1749) veröffentlichte.

veröffentlichte 1779 die erste Arbeit zu diesem Thema.[179] Rhododendron wurde mit mehr oder weniger gutem Erfolg angewandt und dementsprechend von zahlreichen deutschen Ärzten empfohlen.[180]

Unsere Kenntnis seiner physiologischen Kräfte stammt hauptsächlich aus einer Arzneimittelprüfung, die von Seidel im „Archiv für die homöopathische Heilkunst", Band 10 (1831), Heft 3, S. 139–187, veröffentlicht wurde.[181]

Seidel stellt seinen Prüfungen folgende Zusammenfassung zu Wirkung und Charakter von Rhododendron voran:

„Wie nun ganze Klassen und Gattungen von Arzneien [...] im Allgemeinen ähnliche Wirkungen im Organismus hervorbringen können, so besitzt jedes einzelne Mittel noch manche ihm allein zukommenden charakteristischen Wirkungen, die [...] durch keine Kunst [...] nachgeahmt, oder durch sogenannte Substitute ersetzt werden können."[182] Die Eigentümlichkeiten von Rhododendron will er uns nun darlegen.

„Drehender Schwindel; früh Eingenommenheit des Kopfs; ziehender, drückender Schmerz in der Stirn- und Schläfegegend, mehr in den Knochen verbreitend; durch Weingenuß vermehrte Kopfschmerzen; Abends Jücken auf dem Haarkopfe; trocknes Brennen in den Augen; Ohrenzwang; früh Nasenverstopfung, vorzüglich im Grunde der linken Hälfte; ziehender, reißender Schmerz in den Backenzähnen, der durch trübe, regnigte Witterung erregt wird; [...]; Druckschmerz in der Herzgrube und Athembeengung; im linken Hypochondrio eine Art Milzstechen; [...]; bei Drang zum Stuhle, Verzögerung desselben; die von natürlicher Beschaffenheit oder weich geformten Exkremente gehen nur unter starkem Pressen ab; Neigung zu breiigen Darmausleerungen; Jücken, Schweiß und Zusammenschrumpfen des Hodensacks, Wundheitsgefühl zwischen den Geschlechtstheilen und Schenkeln; geschwollene, harte Hoden; Quetschungsschmerz und Ziehen in den Hoden, reichlichen, übelriechenden Harn[183]; Erregung des unterdrückten Monatflusses; Schnupfen und andere katarrhalische Beschwerden; Brustbeengung; rheumatische, ziehende Schmerzen in den Hals- und Nackenmuskeln; wühlende, zie-

179 Nach Seidel (siehe Anm. 181) handelt es sich um „Praktische Bemerkungen über den Gebrauch der sibirischen Schneerose in Gichtkrankheiten. Berlin 1779."

180 Seidel (siehe Anm. 181) listet eine ganze Reihe von Arbeiten auf.

181 Im Original trägt die Arbeit E. Seidels den Titel „Sibirische Schneerose". Im Folgenden werden die Prüfungssymptome zitiert aus: Gypser, K.-H./Waldecker, A.: Gesammelte Arzneimittelprüfungen aus Stapfs „Archiv für die homöopathische Heilkunst", Bd. 2. Heidelberg: Haug 1991.

182 Gypser/Waldecker, a. a. O., S. 862.

183 Gypser/Waldecker, a. a. O., S. 863. Sprachlich betrachtet, müsste nach „Hoden" ein Semikolon stehen und es müsste „reichlicher, übelriechender Harn" heißen. Die Quelle gibt hier keine Auskunft.

hende (gichtische, rheumatische) Schmerzen in den Extremitäten, vorzüglich in den Knochen der Vorderarme, Hände, Unterschenkel und Füße; wühlende, ziehende Schmerzen in den Gelenken; Vermehrung oder Erscheinen der Schmerzen in der Ruhe; Vermehrung oder Wiedererscheinen der Schmerzen bei trüber, rauher Witterung und Annäherung von Gewittern; Ameisenkriebeln und Jücken an einzelnen Stellen der Glieder; Schwäche, Lähmungsgefühl in einzelnen Gliedern; fester Vormitternachtsschlaf, durch Schmerzen und Körperunruhe[184] gestörter Frühschlaf; vermehrte Wärme in den Händen; gleichgültige Gemüthsstimmung mit Abneigung gegen alle Beschäftigungen.[185]

Außerdem ist noch zu bemerken, daß die Symptome öfters unbestimmte, bald kürzere (2–3 Tage), bald längere (12 Tage) Pausen machen, wo man gar nichts von ihnen bemerkt, und dann wieder mehrere Tage, vorzüglich bei trüber, rauher, regnigter Witterung erscheinen.
Die meisten Symptome entwickeln sich bei den Versuchen früh, viele aber auch Nachmittags und in den Abendstunden [...]."
Daher rät Seidel dazu, Rhododendron abends zu verabreichen, bevor der Kranke schlafen geht.
„Die Wirkungsdauer mäßig großer Gaben erstreckt sich auf mehrere (wenigstens 3–4) Wochen."[186]

Zusammenfassend kann man sagen, dass die Wirkung von Rhododendron sich hauptsächlich auf die fibrösen und serösen Gewebe konzentriert. Die Schmerzen in den Gliedern und Gelenken betreffen vor allem Unterarm, Hand, Unterschenkel und Fuß. Sie scheinen ihren Sitz im Knochen oder in der Knochenhaut zu haben. Sie betreffen immer nur einen kleinen Bereich des Gliedes zur gleichen Zeit. Sie kommen und gehen sozusagen plötzlich und unerwartet, wenngleich sie beim Herannahen von schlechtem Wetter stets schlimmer werden. Sie werden schlimmer durch Ruhe[187] und gegen Morgen.

---

184 Die Ergänzung „durch Schmerzen und Körperunruhe" (nach Gypser/Waldecker, a.a.O., S. 863) dient dem Verständnis; immerhin wird dadurch eine Beschwerde begründet.

185 Der Vollständigkeit halber folgen hier zwei Angaben Seidels (siehe Anm. 181, S. 864), die von Dunham nicht berücksichtigt wurden; da Dunham den ganzen Absatz aber als Zitat deklariert, ist es sicher statthaft, sie zu ergänzen: „[...] bei gutem Appetit, baldige Sättigung" [...]; „durch Blähungsverstauchungen erzeugte verschiedenartige Schmerzen im Unterleibe [...]."

186 Seidel, a.a.O., S. 864.

187 Dunham schreibt irrtümlich von einer Verschlimmerung durch Bewegung. Dem wird aber weiter oben bereits widersprochen, und außerdem geht dies auch aus der übrigen maßgeblichen Literatur hervor.

Rhododendron wirkt auch auf die Hoden; die praktische Erfahrung hat gezeigt, dass es bei chronischer Vergrößerung und Verhärtung der Hoden sowie bei Epididymitis und Hydrozele hilft.

Praktische Anwendungen

Die einzigen praktischen Anwendungen, auf die ich Ihre Aufmerksamkeit lenken möchte, sind der chronische Rheumatismus der kleineren Gelenke und deren Bänder, die chronische Periostitis und besonders diejenige Form von chronischem Rheuma, die der rheumatischen Gicht ähnelt, sich von ihr aber insofern unterscheidet, als dass – wie ich glaube – die Gelenkvergrößerungen durch fibrinöse Ablagerungen und nicht durch Kalkablagerungen verursacht werden.

Bei der Erkrankung des Großzehengelenks, die oft als Entzündung des Großzehballens fehlinterpretiert wird, bei der es sich aber tatsächlich um eine rheumatische Affektion handelt, ist Rhododendron von großem Wert. Bei echter Entzündung des Großzehballens durch mechanischen Druck ist *Silicea* vorzuziehen.

Die Anwendung bei Hodenleiden und Hydrozele ist selbstverständlich.

Das Mittel entspricht und folgt hinsichtlich der Hoden *Pulsatilla*, *Aurum* und *Spongia*, hinsichtlich Hydrozele vergleiche man *Clematis* und *Graphites*.

Kalmia latifolia

Berglorbeer

Der breitblättrige Berglorbeer ist in Nordamerika beheimatet. In allopathischen Arbeiten zur Materia medica wird er nicht erwähnt. Bigelow – in seiner „Medical Botany" – und Barton[188] sprechen von Vergiftungserscheinungen durch den Verzehr von Wild, das sich von den Beeren der Kalmia ernährt hat, und durch den Genuss von Honig, den die Bienen offenbar an Kalmiablüten gesammelt hatten.

---

188 Jacob Bigelow (1786–1879) studierte Medizin unter Benjamin Smith Barton (1766–1815), dem Verfasser des ersten amerikanischen Lehrbuchs zur Botanik („Elements of Botany", 1803). Bigelow selbst veröffentlichte in den Jahren 1817 bis 1821 die dreibändige „American Medical Botany".

Die Prüfung von Kalmia wurde von Dr. Hering aus Philadelphia durchgeführt und erstmals 1845 in Bd. 1 der „Transactions of the American Institute of Homoeopathy" veröffentlicht.[189] Mit der Zeit wurden dieser Prüfung noch die Ergebnisse weiterer Beobachtungen Herings beigefügt, des Weiteren eine Prüfung durch Dr. J. Buchner aus München sowie einige klinische Erfahrungen der Ärzte Okie (Providence), Williamson, Jeanes (Phildalphia) und Gray (New York). Alle Ergebnisse wurden dann in Herings „Amerikanischen Arzneiprüfungen" im Jahr 1857 veröffentlicht.[190]

In der Einführung zur Prüfung sagt Hering:
„[Kalmia] kann ein sehr wichtiges Mittel werden in acuten Krankheiten sowohl als in chronischen.
So wie Ledum palustre auf den sumpfigen Bergwiesen Deutschlands und des nördlichen Europa sich [...] seinen Platz verschafft, so wie das Rhododendron chrysanthemum die asiatischen Hochebenen mit seinen gelben Blumen erleuchtet; so erhebt sich die Kalmia latifolia besonders in den engen steinigen Thälern der Bäche und kleinen Flüsse Nordamerika's [...] und belebt sie mit ihren immergrünen Blättern. Im Mai und Juni breitet sie plötzlich ihren rosenrothen Teppich darüber aus, so prächtig an den felsigen Thalwänden herunterhängend, dass er selbst Die zur Bewunderung hinreisst, welche eine tropische Pflanzenpracht zu sehen gewohnt waren.

So wie die Bergrhododendren in der Heimath der Gewitter und unter Bergnebeln gedeihen, so wie Ledum von Sumpfnebeln der Gebirge lebt, so liebt die Kalmia die Nebel der Thäler. Alle drei aber haben eine nordische Heimath. Die ganze Familie scheint jenen grossen Krankheitsfamilien, die man Rheumatismen und Gicht nennt, und zwar vorzugsweise nordischen Formen zu entsprechen. Bei den intermittierenden und besonders den remittierenden Fiebern mit sogenanntem gastrisch-nervösem Charakter, welche sich lange hinschleppen, haben sich auch alle drei unentbehrlich gezeigt.

Es gibt nur wenige Mittel im Arzneischatze, die eine solche Herrschaft über den Puls haben und so entschieden die zu schnellen Herzschläge wohlthuend mildern, als Kalmia und seine Seitenverwandten. Es versteht sich in Fällen, welche auch sonst in's Bereich dieser Familie gehören."[191]

Kalmia, Rhododendron und Ledum wirken also bei sehr raschem Puls überaus oft wohltätig.

---

189 Offenbar stand Dunham diese Veröffentlichung zur Verfügung; für die Übersetzung konnte nur auf die spätere Veröffentlichung in Buchform (siehe Anm. 190) zurückgegriffen werden. Möglicherweise erklären sich dadurch manche Abweichungen.

190 Dunhams unvollständige Literaturangabe bezieht sich auf: Hering, C.: Amerikanische Arzneiprüfungen [AAP], Teil 1. Leipzig u. Heidelberg: C.F. Winter 1857, S. 737–763.

191 AAP, S. 737f.

„Zunächst stehen dieser Familie [den Ericaceae, mit Kalm., Rhod., Led.] die Colchicaceen[192], die merkwürdig genug in der Gicht eben so häufige Anwendung finden, und eben so den Puls mässigen, als die Rhododendren[193] bei Rheumatismen. Man muss nur nicht etwa eine nach der andern geben wollen, muss weder Kalmia, Rhododendron und Ledum sich folgen lassen, noch Colchicum, Veratrum, Sabadilla unter sich.
In Herzleiden, die mit Rheumatismus wechseln, oder sich aus rheumtischen Leiden entwickelt haben, verspricht Kalmia sehr wichtig zu werden."[194] In einer Anmerkung dazu schreibt Hering: „Geschrieben 1843. Diese Vermuthung fand eine glänzende Bestätigung. In 1853 heilte Dr. Okie zwei Fälle mit Hypertrophie des Herzens, nach acutem Rheumatismus entstanden. [...] In einem dieser Fälle zeigte die Auscultation Verdickung der Klappen."[195]

Allgemeine Analyse

Die Prüfungen der Kalmia sind bislang so bruchstückhaft, dass sie keinerlei vollständige Analyse erlauben.

1. Wirkung auf die Lebenskraft

Die Wirkung auf die Lebenskraft zeigt sich in der Änderung der Herztätigkeit, die durch kleine Gaben beschleunigt wird. Durch große Gaben wird sie beruhigt, reduziert sich fast bis auf ein Minimum und erzeugt gleichzeitig Glottiskrampf, Gesichtsblässe, Übelkeit, Trübung des Sehvermögens, Kälte der Glieder etc. Der Puls verringert sich auf 35 bis 40 Schläge in der Minute.

Die Wirkung auf die Lebenskraft zeigt sich außerdem durch die Schmerzen und mehr noch durch ausgeprägte Schwäche, Schlaffheit, Mattigkeit in den Gliedern und vor allem in den Beinen – ein Symptom, das bei gleichzeitig fehlender Schwellung oder Entzündung sehr charakteristisch für Kalmia ist.

2. Wirkung auf die organische Substanz

Die Wirkung auf die organische Substanz zeigt sich in der Prüfung nicht so deutlich. Andererseits hat sich Kalmia bei schweren organischen Erkrankungen von Herz und Nieren als derart wirksames Heilmittel erwiesen, dass wir an seiner Kraft, auch Gewebeveränderungen im Körper hervorzubringen,

192 Gemeint sind die Liliaceae, zu denen auch Colchicum zählt.
193 Hering meint hier die Ericaceae Kalmia, Rhododendron und Ledum.
194 AAP, S. 738.
195 AAP, S. 738.

nicht zweifeln können. Es verursacht einen juckenden, erysipelatösen Ausschlag, etwas ähnlich dem von Rhus, verbunden mit bedrohlichen asthmatischen Symptomen. Außerdem Pickel und Pusteln an verschiedenen Stellen des Körpers, die sehr heftig jucken und nach dem Kratzen brennen.

3. Auffälligkeiten (Modalitäten)

Die Eigentümlichkeiten der Wirkung von Kalmia spiegeln sich in der Kälte und in der unvollständigen Fieberreaktion, in der sehr starken Verlangsamung des Pulses nach großen Gaben sowie in den heftigen Schmerzen[196] und der großen Mattigkeit in den Extremitäten, vor allem in den unteren. Die Schmerzen erstrecken sich durch den ganzen Körperbereich hindurch, beispielsweise von der Schulter bis zu den Fingern, vom Hypochondrium zur Hüfte und von der Hüfte bis zur Ferse. Diese Empfindungen machen dem Prüfer Bewegung oder Anstrengung jeder Art unmöglich und werden durch Bewegen stark verschlimmert.

Spezielle Analyse

Der Schwindel ist sehr ausgeprägt. Er begleitet jede Symptomengruppe.
Das Sensorium ist beeinträchtigt. Das Sehvermögen wird getrübt.

Kopf – „Heftiger Schmerz im Scheitel, der sich nach den Nackenwirbeln erstreckt."[197] Kopfschmerz in der Stirn beim Erwachen am Morgen; dies ist ein häufiges Symptom.
Kopfschmerz in der Stirn, über den Augen und der Nase. Der Kopfschmerz erstreckt sich aus Stirn und Schläfen in die Eck- und Backenzähne, in das Gesicht sowie in die Halsseiten.

Augen – Pressen und Drücken in den Augen sowie Stiche, zusammen mit rheumatischen Gliederschmerzen. Beim Schwindel ist das Sehvermögen getrübt. Stechen unter dem linken Auge.

---

196 Dunham schreibt „serve", gemeint ist sicherlich „severe".

197 Dunham schreibt: „In the head, pain in vertex, which extends up from the cervical vertebrae (resembles Belladonna and Silicea)." Da das von Dunham genannte Symptom nicht aus der Hering'schen Prüfung stammt, ist Dunham hier wohl ein Fehler unterlaufen. Allerdings bleiben Zweifel, da Dunham Vergleichsmittel angibt, wodurch ausgeschlossen werden kann, dass es sich um einen Flüchtigkeitsfehler handelt. Außerdem gibt es noch das Prüfungssymptom Nr. 22 [AAP, S. 743] („Es fährt ihr in den Kopf wie von hinten vom Nacken her."), das allerdings den Scheitel nicht nennt und außerdem keine eigentlich schmerzhafte Empfindung beschreibt. Die durch die Streichung vermeintlich verloren gegangenen Informationen finden sich als entsprechendes Symptom unter „Rumpf". Das von mir zitierte Symptom ist das Prüfungssymptom Nr. 300 (bzw. 24 oder 182).

Gesicht – Stechen und Reißen in den Knochen des Kiefers und des Gesichts. (Diese Symptome könnten auf Fazialisneuralgie deuten.)
Die für Kalmia charakteristische Mattigkeit wird zuerst in den Kaumuskeln verspürt.

Magen – Aufstoßen, Übelkeit und Erbrechen nach großen Gaben. Druck in der Magengrube, erleichtert bei aufrechtem Sitzen, durch gekrümmtes Sitzen verschlimmert, mit dem Gefühl, als werde unter der Magengrube etwas abgedrückt.[198] (An dieses Symptom sollte man sich in Verbindung mit Herzerkrankungen erinnern.)

Atmungsorgane – Etwas Husten durch Kratzen im Hals, tagsüber und nachts, abends mit schleimigem, salzig schmeckendem Auswurf.
Atemnot mit einem Gefühl wie bei einer Schwellung im Hals. Atemnot bei Gliederschmerzen.

Herz – Herzklopfen. Nach großen Gaben Verlangsamung des Pulses, mit großer Schwäche in Armen und Waden[199]; Schwindel bei jedem Versuch, sich zu bewegen. Puls kaum tastbar, sehr schwach und „wurmförmig".[200] Dies sind die Wirkungen toxischer Gaben. Die Wirkung kleiner Gaben besteht im Erregen von Herzklopfen.

Rumpf – Reißen im Nacken. „Vom Nacken her fährt's in den Kopf"[201], vergleiche *Belladonna* und *Silicea*. Schwächegefühl vom Unterleib bis in den Nacken.
Schmerz in der rechten Seite des Halses, auch heftiger Druck. Schmerz und heftiger Druck an beiden Halsseiten.
Heftiger Schmerz in den drei oberen Rückenwirbeln, der sich durch die Schultern erstreckt.
Ständiger Schmerz im Rückgrat, manchmal schlimmer in den Lenden, mit starker Hitze und Brennen.
Empfindung, als wolle das Rückgrat von innen nach außen abbrechen.
Heftiger Schmerz den Rücken herunter.
Rückenschmerz während den Menses.
Schmerz quer über die Lenden; Lendenschmerzen auch während den Menses.
Gefühl von Lähmung im Kreuz, auch abends im Bett, mit Eingenommenheit und Schmerz im Kopf.[202]

---

198 Dunham schreibt: „as if something were being pressed under the epigastrium"; korrigiert gemäß AAP, Symptom Nr. 132.
199 Dunham schreibt: „legs"; korrigiert gemäß AAP, Symptom Nr. 175.
200 Dunham schreibt: „thready"; korrigiert gemäß AAP, Symptom Nr. 178.
201 Vgl. AAP, Symptom Nr. 181 (bzw. 22).
202 Korrigiert gemäß AAP, Symptom Nr. 201; die von Dunham genannte Begleiterscheinung „with heaviness in the head" ist in den Prüfungen nicht zu finden.

Obere Extremitäten – Schmerz in den Schulterblättern.[203] Drücken und Reißen in der rechten Schulter. Reißen von der rechten Schulter den Arm herab. Drücken unterhalb der linken Achsel[204]. In der Nacht ziehender Schmerz im linken Arm. Schmerzen im linken Arm.
Schwäche in den Armen bei langsamem Puls. Reißen vom linken Ellbogen den Arm entlang bis in den Zeigefinger, der zuckend gebogen wird. Reißen von den Knöcheln der linken Finger bis zum Ellbogen.[205] Wiederholte Stiche in den Händen. Schmerzen nahe am Handgelenk. Eine Art Lähmung in den Händen. Schmerzen scheinen die Hand zu lähmen.
Der Schmerz scheint im linken Arm schlimmer zu sein; er wandert und betrifft die Gelenke nicht in besonderem Maße; er wird charakterisiert durch Schwäche und einen Lähmungszustand.

Untere Extremitäten – Stiche fahren in den Hüftknochen; Reißen im Hüftknochen, die Schenkel herunter bis in die Füße.
Reißen im Fleisch des ganzen linken Beins.
Wundheitsgefühl vom linken Schenkel bis hinunter in die Ferse. Schmerz in den rechten Gesäßmuskeln; im rechten Bein; im Oberschenkel, während[206] den Menses.
Schmerz in den Knien und Füßen. Drücken in den Waden. Schwäche in den Waden. Lähmungsgefühl entlang den Schienbeinen. Drücken in den Füßen, in den Waden, mit langsamem Puls. Zucken in der Ferse. Stiche in den Zehen und in den Fußsohlen.
Zusammenfassend ausgedrückt, finden wir keinerlei Beschreibung von Entzündung, Schwellung, Rötung der Gelenke und in diesen gebildeten Ablagerungen; es besteht auch kein Schmerz, der sich auf die Gelenke beschränkt und sich durch Berührung, Bewegung, Hitze etc. verschlimmert. Im Gegenteil: Die Schmerzen erstrecken sich durch große Bereiche der Glieder, ziehen schnell durch die entsprechenden Gebiete und werden begleitet von Schwäche und mäßigen Kreislaufstörungen. Diese lähmigen Empfindungen und die starken Gliederschmerzen scheinen charakteristisch zu sein, da sie nahezu jede Symptomengruppe begleiten.

---

203 Dunham schließt hier mit Komma an: „going through shoulders". Wie AAP zeigt, wird hier aber nur das oben bereits angeführte Symptom Nr. 190 wiederholt („Heftiger Schmerz in den drei oberen Rückenwirbeln, der sich durch die Schultern erstreckt."), das mit dem „Schmerz in den Schulterblättern" nicht verbunden ist.

204 Dunham schreibt: „below left shoulder", korrigiert gemäß AAP, Symptom Nr. 207.

205 Hier liegt wohl ein Fehler vor. Im Original [AAP] heißt Symptom Nr. 219: „Reißen vom Knöchel des kleinen Fingers bis an den Ellbogen, rechts." Symptom Nr. 229 wiederholt dies so: „Vom kleinen Finger bis in den Ellbogen, Reißen." Selbst wenn die Seitenbeziehung keine Rolle spielt, ist doch sicherlich der Kleinfinger von Bedeutung.

206 Dunham schreibt fälschlich: „before", korrigiert gemäß AAP, Symptome Nr. 236, 153.

Praktische Anwendung

Offensichtlich ist Kalmia bei Gelenkrheumatismus oder Gicht nicht so eindeutig angezeigt wie Colchicum, Ledum und Rhus, wenngleich die Wirkung ähnlich ist. Die deutliche Wirkung auf das Herz veranlasste Hering zu der Annahme, Kalmia könnte bei rheumatischen Herzleiden wertvoll sein, und die praktische Erfahrung bestätigte dies.

> Im Jahre 1853 hatte ich einen sehr interessanten Fall dieser Art. Ein kleines zehnjähriges Mädchen litt seit zehn Tagen an einer so genannten Brustneuralgie. Als ich das Zimmer betrat, zeigten die aufrechte Haltung, in der sie im Bett saß, ihr ängstlicher Gesichtsausdruck, das livide Gesicht sowie die sichtbare, tumultuöse und sehr rasche Herztätigkeit, dass es sich um eine hoch akute Endokarditis und vielleicht auch Perikarditis handelte. Nach einem gerade überstandenen akuten Rheuma litt sie an großer Gliederschwäche, empfand aber keinen Schmerz. Ich gab Kalmia latifolia, obwohl ihr Fall als hoffnungslos galt, und auch ich hatte keine Zuversicht. Sie genas vollständig, nahm das Mittel weiter ein und hatte zu meiner Überraschung kein Klappengeräusch mehr. Inzwischen ist sie erwachsen und es geht ihr gut.

Dr. Gray aus New York gab – geleitet durch ein „Medium"[207] – Kalmia bei Prosopalgie; die Symptome zeigen die Angemessenheit bei dieser Erkrankung.

Dr. B.C. Macy aus Dobb's Ferry veröffentlichte im „American Homoeopathic Review"[208] einen höchst interessanten Fall von Morbus Bright[209], der mit Kalmia geheilt wurde. Zur Verordnung von Kalmia leiteten ihn die starken und ständigen Gliederschmerzen.
Dies ist besonders interessant, denn bislang haben wir keine Nierensymptome, die uns den Einsatz von Kalmia bei Morbus Bright nahe legen würden.

207 Dunham setzt den Begriff in An- und Abführung. Es ist unklar, ob ein Medium im spiritistischen Sinne oder ein Hilfsmittel in weiterem Sinne gemeint ist.
208 Die genaue Quelle wird nicht angegeben.
209 Siehe Glossar.

Spigelia anthelmia[210]

Wurmkraut

Diese aus Westindien und Südamerika stammende Pflanze darf nicht mit Spigelia marylandica verwechselt werden, die in den Vereinigten Staaten vorkommt und bei der es sich um die offizinale „Spigelia“ der Pharmakopöe der Vereinigten Staaten handelt. Sie ist eine andere Spezies, viel weniger kräftig in ihrer Wirkung auf den Organismus und ein unter dem Namen „Wurmkraut“ wohlbekanntes und oft gebrauchtes Wurmmittel.

Spigelia anthelmia ist ein kräftiges Anthelminticum, das aber auch eine starke Wirkung auf das Nervensystem ausübt; dies in einem Maße, dass man glaubte, die Pflanze wäre eine der hauptsächlichen Ingredienzien für das „Erbschaftspulver“[211] der berühmten französischen Giftmischerin Madame des Brinvilliers gewesen.

Unser Wissen über die physiologischen Kräfte stammt aus Hahnemanns Prüfung, veröffentlicht in der „Reinen Arzneimittellehre“, Bd. 5.[212]

In der Medizin wird die ganze Pflanze verwendet.

Allgemeine Analyse

1. Wirkung der Lebenskraft

Die Wirkung von Spigelia zeigt sich vornehmlich am Nervensystem des tierischen Lebens. Unter unseren Arzneimitteln ist es berühmt für das Ausmaß, in dem es auf die Nerven selbst und ihre Umhüllungen wirkt. Auf die Nervenzentren dagegen übt es eine nur geringe Wirkung aus, sofern eine solche Unterscheidung überhaupt möglich ist. Die Sinnesnerven werden deutlich erregt, ohne klar erkennbare Läsionen an den Sinnesorganen; abgesehen vielleicht vom Auge. Dies stellt aber nur scheinbar eine Ausnahme dar, da die von Spigelia verursachte Entzündung in der Sklera und Chorioidea sitzt, während die funktionelle Sinnesstörung den Sehnerv und die Retina betrifft. In dieser Hinsicht unterscheidet sich Spigelia von *Belladonna*, *Rhus* und anderen Arzneien, die das tierische Nervensystem erregen. In den Geweben des Auges verursacht das Mittel eine Entzündung, die deutlich das Bild einer rheumatischen Skleri-

210 Zu Spigelia hat Dunham eine Arbeit veröffentlicht („Remarks on Spigelia“), die in den Band „Homoeopathy – The science of therapeutics“, S. 427–432, aufgenommen wurde. Dieser Text wurde mit dem folgenden Kapitel abgeglichen.

211 Im englischen Original heißt es „poudres de succession“.

212 Hahnemann, S.: Reine Arzneimittellehre, Bd. 5 [RA V]. 2. Aufl. Dresden u. Leipzig: Arnold 1826, S. 238–290.

tis zeigt. Es wirkt auch stark auf den Nervus trigeminus, verursacht eine Fazialisneuralgie, die auch die Augenhöhle, das Jochbein und den Oberkiefer betrifft; weiterhin wirkt es auch auf die Zungennerven, vielleicht auch auf die Portio dura.

Die Gesichtsneuralgie von Spigelia ist gekennzeichnet durch stechende, brennende Schmerzen mit nachfolgender Schwellung und Wundheitsgefühl der betroffenen Bereiche. In dieser Hinsicht ähnelt es sehr der Gesichtsneuralgie von *Colchicum*, von dem es sich wiederum durch die Erregung der Sinne, den allgemeinen nervösen Erethismus und die nervöse Erregung sowie durch Unerträglichkeit der Schmerzen unterscheidet, während Colchicum sich durch eine gleichfalls beachtliche geringere Empfindlichkeit gegenüber Schmerz und eine geduldige, das Leiden ertragende Stimmung sowie den allgemeinen halb gelähmten Zustand auszeichnet.

2. Wirkung auf die organische Substanz

Es gibt keine Anzeichen für deutliche Veränderungen der organischen Substanz des Körpers, wenngleich die Wirkungen auf das Perikard und auf die fibrösen Gewebe, die wir aus unseren Erfahrungen am Krankenbett kennen, als solche angesehen werden können.

Der Wirkungskreis von Spigelia ist nicht sehr ausgedehnt. Er umfasst lediglich die Nerven des tierischen Lebens und die der Sinnesorgane sowie die fibrösen und muskulären Gewebe des Auges, des Herzens und vielleicht auch der Extremitäten.

Außer im Rachen und in den Choanen übt Spigelia keine sehr deutliche Wirkung auf die Schleimhaut aus. Ihr Ruf als Wurmmittel lässt zunächst eine deutliche Wirkung auf den Verdauungsapparat erwarten. Das Ausbleiben derselben lässt hingegen vermuten, dass die Spigelia bei Wurmbefall eher als palliatives, die Würmer tötendes und austreibendes Mittel wirkt und nicht als radikal heilende Arznei, die den für die Entwicklung und Unterhaltung des Befalls verantwortlichen Zustand ändert.

3. Empfindungen

Die Schmerzen von Spigelia sind stechend, reißend und brennend-drückend. Sie werden schlimmer durch Bewegung nachmittags und abends und hindern oft am Einschlafen.

Es besteht große Mattigkeit und Schwere der Glieder; starke Unruhe; große Empfindlichkeit des ganzen Körpers gegen Berührung. Die geringste Berührung bewirkt einen die Gestalt überlaufenden Schauder.

(Das ist anders als bei der Empfindlichkeit von *China*; diese betrifft und charakterisiert nur die Stellen, die ohnehin schon schmerzen, und hier besteht die Empfindlichkeit mehr in der Einbildung und als Erwartungsangst als in der Realität.)

4. Periodizität

Bei den Symptomen besteht keine ausgeprägte Periodizität.

Spezielle Analyse

Kopf – Schwindel, als würde man vornüber fallen, dieser tritt beim Sehen nach unten auf (wie bei *Kalmia*). Schwindel beim Gehen, als drehe sich alles, besser bei Stehenbleiben. (*Arnica, Colchicum.*)
Geschwächtes Gedächtnis, geistige Anstrengung ist beschwerlich.

Kopfschmerz – Die Symptome sind ausgeprägt und charakteristisch, sie veranschaulichen deutlich eine Art so genannten „nervösen Kopfschmerzes". Bevor wir uns den besonders betroffenen Bereichen und den verschiedenen Empfindungen widmen, sei ein grober Überblick über die Kopfbeschwerden gegeben: Es bestehen Dumpfheit, Schweregefühl und Schmerz; letzterer verschlimmert sich stark durch Kopfschütteln und bei Erschütterung, zum Beispiel beim Gehen, vor allem bei einem Fehltritt, beim Husten oder Niesen, bei Bewegung der Gesichtsmuskeln, bei lautem Sprechen oder jeglichem lauten Geräusch wie auch bei Berührung oder hellem Licht (erhöhte Empfindlichkeit der Sinne). All diese Einflüsse verschlimmern den Schmerz so, dass der Kopf zu platzen scheint. Es besteht die Neigung, auf den Kopf zu drücken, ihn mit der Hand zu stützen oder auch zu umbinden (siehe *Apis*). (Bei *Silicea* besteht die Neigung, den Kopf warm zu halten.)

Die allgemeinen Schmerzempfindungen des Kopfes betreffen hauptsächlich ein Schweregefühl oder eine Empfindung wie von einer Last oder einem Gewicht im Kopf; ein Drücken von außen nach innen, stark verschlimmert beim Nach-vorne-Bücken, sofern die Stirn nicht mit der Hand gestützt wird (*Apis, China, Rhus*); eine Empfindung von Schwappen und Wogen des Gehirns im Schädel (*Apis, China, Rhus*)[213] bei jedem Schritt, bei der geringsten Bewegung oder bei lautem Sprechen und besonders heftig, wenn der Kopf durch einen Fehltritt erschüttert wird; viel besser dagegen in Ruhe (*Rhus*). Diese

---

213 Dunham nennt diese Vergleichsmittel im Original irrtümlich nach der Beschreibung des Kopfdrückens, das durch Stützen der Stirn mit der Hand gebessert wird. Die Korrektur erfolgte u.a. aufgrund der oben genannten Spigelia-Arbeit „Remarks on Spigelia" aus „Science and therapeutics".

Empfindung des Schwappens wird oft begleitet von einem Reißen und Wühlen in bestimmten, kleinen, umschriebenen[214] Bereichen des Kopfes, meist einseitig, beispielsweise in der linken Schläfengegend, der linken Hinterkopfseite und der Stirn.

Hinsichtlich der besonders betroffenen Lokalisationen ist festzuhalten, dass der Schmerz in der Regel an umschriebenen Stellen sitzt und oft auf eine Seite, meist die linke, beschränkt bleibt. Der Hinterkopf ist Ausgangspunkt von vielen Schmerzen, die sich in den Nacken erstrecken, was wiederum Nackensteifigkeit und gleichzeitig Unruhe verursacht. In der Stirn und vor allem im Stirnhöcker finden wir: pulsierende Stiche; Drücken von außen nach innen; bohrende und brennende Schmerzen, letztere sind wahrscheinlich oberflächlich und sitzen im Supraorbitalnerv.

In den Stirnhöckern reißende Schmerzen, die sich in das Auge erstrecken und sich bei Bewegung des Augapfels verschlimmern.

In der Schläfengegend finden wir pulsierende Stiche; Einwärtsdrücken und Brennen, das sich zum Jochbein erstreckt.

Über den Zeitpunkt ihres Auftretens wird lediglich angemerkt, dass sich die Kopfschmerzen überwiegend am Abend einstellen und die Nacht hindurch heftig bleiben.
Die Modalitäten entsprechen den oben bereits beschriebenen. Der ganze Kopf ist äußerlich sehr berührungsempfindlich, und dies wird schlimmer durch Bewegen der Kopfhaut.

In der Haut an den Schläfen, der Stirn und den Augenbrauen wird ein Kribbeln und ein brennender Schmerz verspürt, der sich die Wange herab oder in die Augen erstreckt und durch Berührung und Bewegung schlimmer wird. Nahe der Augenhöhle tritt Schwellung des Unterhautzellgewebes und der Haut auf, die bei Berührung wie wund schmerzt.

Auch die **Augen** sind durch Spigelia in besonderer Weise betroffen. Die Wirkung erstreckt sich auf alle Teile des Auges, besonders aber auf die muskulären und fibrösen Gewebe sowie auf den Sehsinn. Daneben finden wir, vor allem in der linken Augenhöhle, neuralgische, drückende Schmerzen, die sich abwärts zum Jochbein erstrecken und, nachdem der Schmerz vergangen ist, eine berührungsempfindliche Schwellung zurücklassen. (*Colchicum.*)[215]
Zusammenpressender Schmerz, meist in den Augenhöhlen. Die Lidränder sind wund, sie brennen und schmerzen. Feine nadelartige Stiche in den Augenlidern und Lidrändern. Im Rand des linken Unterlids ein feines, wie von einem kleinen

---

214 „kleinen, umschriebenen" ist ergänzt aus „Remarks on Spigelia".
215 Es ist unklar, worauf sich der Vergleich mit Colchicum bezieht.

Messer ausgelöstes schneidendes Gefühl. Abgesehen von diesen Ausnahmen, die an eine organische Schädigung denken lassen, findet sich keine Wirkung auf die Substanz der Lider. Andererseits ist die Innervierung ihres Muskelgewebes neben der nervösen Störung der Pupille und der Netzhaut wie folgt beeinträchtigt: Die Oberlider sind schlaff und gelähmt; sie können nur mit Hilfe der Hand geöffnet werden, gleichzeitig ist die Pupille erweitert.
Die Bindehaut ist mäßig entzündet; es besteht Schmerz, als ob Sand in den Augen wäre, schleimiger Eiter und scharfer Tränenfluss.
Der Augapfel ist ernstlich betroffen, wie uns folgende Symptome zeigen: Das Auge sieht trübe und matt aus; Supraorbitalschmerzen; Rötung und Entzündung der Sklera mit Ptose. Schmerz in Auge und Braue. Das Auge schmerzt, wenn man es bewegt, und fühlt sich gespannt an, als sei es zu groß für die Augenhöhle. Stechender Schmerz im Auge, auch dann, wenn es bewegt wird; wühlender Schmerz in der Mitte des Auges (heftig), mit Ptose.[216]

Drücken im Auge von außen nach innen. Das Auge schmerzt bei Bewegung in jeder Richtung. Unerträglicher drückender Schmerz im Augapfel, schlimmer bei Augenbewegung. Anstatt die Augen zu bewegen, dreht man zum Umherblicken den ganzen Kopf.[217] Hitze und Brennschmerz im Auge, mit Sehstörungen, gelegentliche, krampfhafte, unwillkürliche Bewegungen der Augen.
In Bezug auf die Absonderungen finden wir mäßig scharfen Tränenfluss sowie die Bildung von Eiterschleim.

Sehen – Der Gesichtssinn ist verändert. Die Empfindlichkeit der Retina ist erhöht, was zu Lichtscheu führt.[218] Ihre Veränderung zeigt sich auch an Illusionen, [...] [219] als seien Funken oder ein Feuermeer vor den Augen. Die Pupillen sind erweitert. Das Sehen ist auch geschwächt.

Ohren – Das Ohr, die Jochbeingegend, die Kiefer und der Rachen sind von einer offenbar neuralgischen Erkrankung betroffen, die durch einen drückenden

216 Vgl. RA V, Symptom Nr. (89): „Heftig wühlender Stich in der Mitte des Auges und in seinem innern Winkel, welcher das Sehen nicht hindert, aber das obere Augenlid niederdrückt."

217 Laut RA V, Symptom Nr. (99) wird dem Prüfer sonst schwindelig.

218 Dunham schreibt hier „including photophobia", in „Science and therapeutics", S. 430, aber „inducing photophobia". Letzteres scheint mir plausibler.

219 Dunham nennt an dieser Stelle das folgende Symptom Nr. (84) aus RA V: „Es ist ihm stets, als wären in den Augenwimpern Federn, oder Haare; oder als wäre ein Nebel vor den Augen; eine Empfindung, die sich durch Reiben desselben verschlimmert." Allerdings bezieht Dunham dieses Symptom auf die Illusionen, also Einbildungen. In diesem Kontext scheint es, als handle es sich um eine Störung des Sehens. Tatsächlich aber ist es eine Empfindung, ein „as if"-Symptom. Dies lässt sich zum einen an der Platzierung des Symptoms innerhalb der Prüfung erkennen, zum anderen an den Details der Beschreibung. Vermutlich hat die Fehlinterpretation dazu geführt, dass Spigelia heute im Kent'schen Repertorium (wie auch in dessen Derivaten) fälschlicherweise in den entsprechenden Rubriken der vermeintlichen Sehstörung zu finden ist.

und gelegentlich brennenden Schmerz charakterisiert wird, der sich durch diese Bereiche erstreckt und durch laute Geräusche schlimmer wird.
Abgesehen davon ist das Ohr wie folgt betroffen: Kneifen, Ziehen und Jucken am äußeren Ohr. Im Gehörgang ein Druck wie von einem tief im Meatus sitzenden Pflock; er erstreckt sich zum Jochbein und zu den Backenzähnen.
Im inneren Ohr gelegentliche stumpfe, bohrende Stiche, die sich in den Hals hinein erstrecken.
Plötzlicher Stich im Ohr, bis zu Augen, Jochbein, Rachen, Kiefer, Zähnen.

Das Gehör ist, in Verbindung mit Kopfschmerz, überempfindlich. Laute Geräusche sind schmerzhaft. Auf der anderen Seite haben wir Schwerhörigkeit, eine Empfindung, als seien die Ohren „locker verstopft“[220], klingende und rauschende Ohrgeräusche ohne Schwerhörigkeit. Beim Sprechen hallt der Klang der eigenen Stimme wie eine Glocke durch das Gehirn.

Dann gibt es noch katarrhalische Zeichen, zum Beispiel plötzliche Verstopfung der Ohren beim Schnäuzen der Nase, besser durch Bohren mit dem Finger im Gehörgang. Rauschen vor den Ohren, Rascheln und Flattern wie von Schwingen, Läuten wie von weit entfernten Glocken.

Jucken der Nasenflügel, der Nasenlöcher und des Nasenrückens. Unangenehmes Verstopfungsgefühl an der Nasenwurzel.

Der hauptsächlich betroffene Teil des **Gesichts** ist die Jochbeingegend, und zwar vorwiegend die linke Seite. Die Schmerzen sind brennend oder reißend-drückend; wenn der Schmerz nachlässt, bleibt eine dumpfe Empfindung zurück. Stiche vom Oberkiefer zum Scheitel, in der Wange, in der Schläfe vor dem Ohr.[221]
Die Gesichtsmuskeln sind verzerrt und geschwollen; morgens ist das ganze Gesicht aufgedunsen, dabei besteht Krankheitsgefühl.[222] (Dieses Symptom und das Jucken der Nase sind Zeichen für einen Wurmbefall.)
Brennen und Spannung in der Unterlippe.
Schmerzlose Pusteln auf dem Kinn.

---

220 Symptom Nr. (159) [RA V] wird hier zitiert, weil die exakte Bedeutung auch anhand des Originalsymptoms nicht klar wird.

221 Beim letzten Teil des Symptoms sind vielleicht Zweifel angebracht. „In der Schläfehaut vor dem rechten Ohre“ gab es in der Prüfung laut RA V, Symptom Nr. (184) ein Brennen, sonst ist zu dieser Lokalisation nichts zu finden.

222 Offenbar beziehen sich diese Äußerungen auf die Prüfungssymptome Nr. (125) und (126) [RA V]. Allerdings kommt in keinem dieser Symptome ein Krankheitsgefühl zum Ausdruck, eher das Gegenteil, wie Symptom Nr. (126) zeigt: „[...] ohne Schmerz, oder Spannung, oder ein andres, lästiges Gefühl [...].“

Im Unterkiefer ein schmerzhafter Druck auf dem Kieferwinkel. Schmerz wie verrenkt im Kiefergelenk, aber nur beim Kauen; außerhalb desselben ein dumpfer Schmerz.

Ziehen und feines Stechen in den **Zähnen** oder plötzliche zuckende Schmerzen in rascher Folge in den Backenzähnen[223], meist in mehreren oder allen Zähnen gleichzeitig, am schlimmsten aber in kariösen Zähnen. Der Zahnschmerz ist schlimmer in der Nacht und nach, nicht aber während dem Essen; schlimmer auch durch kalte Luft und Wasser. Bei dem Schmerz in den oberen Backenzähnen scheint „der Unterkiefer, wenn er den Mund zu hat, klammartig heran gedrückt zu seyn [...].“[224]

Auch die **Zunge** zeigt neuralgische Phänomene, die sich hauptsächlich auf die rechte Seite beschränken. Feine Stiche, bohrende Stiche von hinten nach vorne, dabei saurer Mundgeschmack.
Die übrigen Symptome zählen eher zu Magenstörungen. Die Zunge ist voller Risse, als wolle sich das Epithel ablösen. Blasen an Zunge und Gaumen, die brennen, wenn sie berührt werden. Die Zunge schmerzt, als sei sie hinten geschwollen. Sie ist weiß belegt.

Schwellung des Rachens, mit vergrößerten und schmerzhaften Nackendrüsen und Schmerz beim Schlucken, dabei fällt es schwer, den Mund zu öffnen. Diesen Symptomen gehen Frost und Schaudern voran. Stiche in der Kehlkopfgegend, die immer schlimmer werden, besser durch Schlucken.
Im Hals sammelt sich Schleim an. Er schmeckt widerlich und kann nicht geschluckt werden.

Übler, fauliger Geschmack und übler Mundgeruch (Wurmbefall), obwohl die Speisen ihren natürlichen Wohlgeschmack haben.
Starke Mundtrockenheit am Morgen, als sei der Mund voller Stecknadeln, doch ist er nicht wirklich trocken. Kein Durst.
Appetit manchmal verloren, manchmal stark gesteigert (Wurmbefall); starker Durst.

Gastrische Symptome – Nach einer Mahlzeit häufiges Aufstoßen. Übelkeit wie von langem Hungern.

Epigastrium – Druck wie von einer Last oder einem Ball, besser, wenn man mit der Hand darauf drückt; Gefühl, als würde es durch Aufstoßen besser, was aber unmöglich ist.
Stich im Epigastrium, mit Atemnot, schlimmer durch Atmen, besser im Liegen.

---

223 Dunham schreibt irrtümlich „moral teeth“ statt „molar teeth“.
224 An dieser Stelle wurde zum besseren Verständnis Symptom (182) [RA V] zitiert.

Hypochondrien – Im linken Hypochondrium Stiche, die zum Beugen nach vorne nötigen, schlimmer beim Einatmen; die Stiche sind scharf, erstrecken sich zum Darmbeinkamm und finden sich nur bei Bewegung oder bei Einatmen.
Tief innen im rechten Hypochondrium scharfe Stiche in regelmäßigen Abständen, besser durch tiefes Einatmen, bei der Ausatmung wieder auftretend (offensichtlich nicht entzündlicher Natur);[225] Stich ausschließlich bei heftiger Anstrengung.

Abdomen – Flatulenz; hörbares Rumpeln und Gurgeln, gelegentlich von Schmerz begleitet und gefolgt von Durchfall.
In der Nabelgegend ein schneidender Schmerz mit Frost und Diarrhö. Kneifender Schmerz, als würden alle Därme zusammengeschnürt, mit Atemnot und großer Angst. Der Bauch ist empfindlich gegen Berührung. Diese Symptomengruppe wird begleitet von Flatulenz und gefolgt von Durchfall.
Schneiden und Stechen im Bauchring, mit Hervortreten einer alten Hernie.

Stuhl – Spigelia verursacht Reizung des Rektums, viel Tenesmus, ohne oder nach Stuhl, vermehrte Absonderung eines dicken Schleims; außerdem gelegentlich Entleerungen, die zuerst aus festem oder weichem Stuhl und dann aus zähem gelbem Schleim bestehen.

Harnorgane – Häufiger Tenesmus der Blase und reichliche Urinabsonderung mit weißem Sediment. Harninkontinenz bei Drücken auf die Blase von außen sowie beim Aufstehen vom Sitzen, gefolgt von Brennen in der Harnröhre.

Genitalorgane. Männliche – Häufige Erektionen mit wollüstigen Gedanken, aber „ohne innern, körperlichen Geschlechtsreitz".[226] Schleimabsonderung aus der Harnröhre beim Stuhlgang.
Jucken und Brennen im rechten Hoden und im Penis. Zittern im Hodensack.[227]

Atmungsorgane – Schnupfen, anfangs trocken, dann fließend; Abgang von blutigem Schleim aus der Nase.
Schnupfen, mit Heiserkeit und Hitze des Körpers, ohne Durst oder Schweiß. Reichlicher Fließschnupfen, Kopfschmerz und weinerliche Stimmung.[228]
Auffallend am Spigelia-Schnupfen ist, dass die Absonderung vorne aus der Nase nur gering ist, aus den Choanen in den Rachen jedoch reichlich und stän-

---

225 Zur Vermeidung von Missverständnissen sei hier angemerkt, dass in der Arzneimittelprüfung die beiden scheinbar widersprüchlichen Modalitäten (Besserung und Verschlimmerung durch Einatmen) auftraten, so dass also auch beide Symptome zu den Spigelia-Wirkungen zu zählen sind.

226 Hier wurde teilweise Symptom Nr. (277) [RA V] zitiert.

227 Das „Fippern" aus dem Originalsymptom Nr. (282) [RA V] wurde von Dunham mit „tingling" übersetzt.

228 Dunham schreibt: „depression"; hier gemäß RA V, Symptom Nr. 62 übersetzt.

dig fließt und sehr deutlich wahrgenommen wird. Manchmal ist sie recht flüssig, im Allgemeinen aber zäh, fadenziehend und so massenhaft, dass Erstickung droht, wenn sie nicht immer wieder durch Räuspern beseitigt wird. Dies verhindert den Nachtschlaf; das Sekret gelangt in den Kehlkopf, verursacht auch eine Art Erstickungshusten.

Husten – Spigelia gehört nicht zu den hervorstechenden hustenauslösenden Mitteln. Es verursacht einen krampfhaften Husten, der den Atem nimmt; der Husten wird durch ein tief in der Luftröhre sitzendes Kitzeln hervorgerufen, er ist heftig, trocken und hohl und wird besonders durch Nach-vorne-Beugen ausgelöst.

Atmung – Einige Symptome zeigen eine erschwerte Atmung an; die Erschwernis scheint aus stechenden Schmerzen in verschiedenen Teilen des Brustkorbs zu resultieren, die unabhängig von der Atmung eintreten, wenngleich sie dadurch verschlimmert werden.

Brust – Druck auf der Brust an verschiedenen Stellen, unter dem Schlüsselbein, auf der Mitte der Brust, über die ganze Brust sowie über dem Xiphoid.

Stiche an verschiedenen Stellen und auf beiden Seiten der Brust, häufiger auf der linken Seite, von innen nach außen; schlimmer durch Einatmen und durch Bewegung.

Die im Folgenden angeführten Symptome bedürfen besonderer Aufmerksamkeit:
Heftiger Stich in der linken Seite, gleich unter dem Herzen, der periodisch wiederkehrt. Stich im Zwerchfell auf der linken Seite, so heftig, dass es den Atem verschlägt. Stumpfe Stiche (*Colchicum*), synchron mit dem Puls, im Bereich, in dem man den Herzschlag spürt. Stiche zwischen der zuletzt genannten Stelle und dem Epigastrium. Dies ist die eine Symptomengruppe. Die zweite zeigt eine veränderte Herztätigkeit an: sehr heftiges, für den Kranken hörbares Pulsieren des Herzens, sichtbar für den daneben Stehenden. Heftiges Herzklopfen und Angst. Zitternde Bewegung des Herzens. Herzklopfen vermehrt durch Hinsetzen und Nach-vorne-Beugen sowie durch tiefes Einatmen und Anhalten der Atmung. Herzklopfen, sobald man sich morgens nach dem Aufstehen hinsetzt; über der Stelle, wo man das Herz schlagen fühlt, eine schwere, schmerzhaft drückende Last, die Beklemmung und Angst verursacht; dabei ein Schneiden und Wühlen wie von Blähungen im Leib. Diese beiden Symptomengruppen deuten klar auf eine organische Erkrankung des Herzens oder des Herzbeutels, und die klinische Erfahrung hat die Heilwirkung von Spigelia in solchen Fällen bestätigt.

Rücken – Bezüglich der Lumbal-, Dorsal- und Schultergegenden sind verschiedene stechende Schmerzen verzeichnet, meist schlimmer bei Bewegung und Einatmen, verbunden mit allgemeiner Mattigkeit.

Extremitäten – Schmerzen, Unruhe, an manchen Stellen Kitzeln und Gefühllosigkeit. Die Empfindungen ähneln den bereits bei anderen Körperteilen beschriebenen.

Obere Extremität – In Schulter, Arm und Unterarm stechende und drückende Schmerzen, mit einer Empfindung von Mattigkeit und Schwäche. Die beiden Symptome: Empfindung im Unterarm, als seien die Knochen von einer Zange zusammengepresst; drückende, schneidende, reißende Schmerzen im Handgelenk und in den Fingergelenken, schlimmer bei Bewegung, deuten auf die Wirkung des Mittels auf Nerven- und fibröse Gewebe. Gefühllosigkeit und Blässe der Hand verweisen nicht etwa auf eine organische Lähmung oder Hemmung des Vegetativums, sondern eher auf einen Zustand, wie er durch Kompression eines Nervs entsteht, wenn die Hand also, wie man so sagt, einschläft.

Untere Extremität – Die Wirkung auf die untere Extremität ist ausgeprägter und deutlicher. Wie im Arm haben wir auch hier Mattigkeit, fein stechende Schmerzen und krampfhaftes Zucken verschiedener Muskeln. Darüber hinaus besteht, vor allem nachts, eine große Unruhe in den Gliedern, die den Schlaf verhindert und ständiges Bewegen, Beugen und Strecken verursacht; dies ist verbunden mit einem grabenden Schmerz im linken Knie (*Aurum, Rhus toxicodendron, Taraxacum, Causticum*[229]). Die Knie sind empfindlich und schmerzen beim Gehen, und das um so mehr, je länger man geht. Schmerzen im Knie wie verrenkt, was zum Hinken führt. Stechen in der Wade und Pulsieren in der Kniescheibe, wenn das Bein ausgestreckt wird. Beim Beugen des Fußes im Sprunggelenk ein bohrender Schmerz, als seien die Sehnen zu kurz.[230] Reißende Stiche in den Füßen. Die Sohlen fühlen sich beim Auftreten wund an.

Schlaf – Häufige und starke Schläfrigkeit, trotzdem kann man vor dem späten Abend nicht einschlafen; manchmal beruht dies auf der starken Unruhe der Glieder.
Der Schlaf ist durch lebhafte Träume gestört; beim Erwachen ist man erschöpft; morgens müder als beim Zubettgehen.

Fieber – Oft fehlt in allen Stadien der Durst. Partieller Frost; häufige Empfindung von Hitze im Körper; äußere Hitze fehlt.
Frost gewöhnlich morgens, partiell und wandernd, oft nicht von Hitze gefolgt; beginnt im Epigastrium und erstreckt sich zum Rücken, Kopf und zu den oberen Extremitäten.

---

229 Es ist unklar, worauf sich die Vergleichsmittel beziehen.

230 Dunham hat diese beiden Symptome so miteinander vermischt, dass es zu Missverständnissen kommen muss; ich habe sie daher gemäß der Prüfungssymptome Nr. (429) und (439) [RA V] korrigiert.

Während des Hitzestadiums Verlangen nach äußerer Wärme. Berühren sich die Hände gegenseitig, scheinen sie warm, fasst man an das Gesicht, scheinen sie jedoch kalt zu sein; partielle Hitze.

Stimmung – Reizbar, erregbar, mit sorgenvoller Angst um die Zukunft und Verzweiflung.

Praktische Anwendungen

In der Einleitung zur Prüfung von Spigelia bemerkt Hahnemann:

„Diese im südlichen Amerika zuerst in der Hausmittel-Praxis als Arznei gegen Spulwürmer gebrauchte, einjährige Pflanze ward vor etwa 80 Jahren unsern Ärzten bekannt, welche sie aber seitdem zu nichts andern brauchen lernten, als was zuerst die einfältigen Neger auf den Antillen sie gelehrt hatten, nämlich bloß zur Abtreibung der Spulwürmer. Man bedenke jedoch, daß die Anhäufung der Spulwürmer in den Gedärmen nie eine eigne, für sich bestehende Krankheit, sondern nur Symptom einer andern Grundkrankheit des Menschen ist, ohne deren Heilung die Spulwürmer, wenn ihrer auch mehre ausgeleert worden, sich immer wieder in den Gedärmen anhäufen. Es wäre also thöricht, ein so ungeheures Arzneimittel, als die Spigelie ist, zur bloßen Austreibung dieser Würmer zu brauchen, wenn diese Pflanze nicht zugleich die dabei zum Grunde liegende Krankheit aufhebt. Dieß letztere soll sie jedoch vermögen, wie mehre Beobachtungen zu beweisen scheinen, wo der Kranke genesen sey, ohne daß der mindeste Wurm abging. Man blieb aber dennoch, kurzsichtig genug, darauf bestehen, die Spigelie als ein bloß die Spulwürmer abtreibendes Mittel anzusehn und anzuwenden. Wenn man aber diese höchst wichtige Arznei zu keinem wichtigern Behufe zu gebrauchen weiß (welcher mit etwas Cina-Samen oft leicht befriedigt wird), so ist es fast eben so unzweckmäßig gehandelt, als wenn man mit einem kostbaren Werkzeuge geringe Arbeit verrichten wollte. Die ungeheuern und ungemein vielseitigen Kräfte dieser Pflanze zeigen eine weit höhere Bestimmung, als etliche Spulwürmer aus den Därmen zu bringen [...].“[231]

1. Die Hauptanzeigen sind halbseitige neuralgische Kopfschmerzen, die das Auge mit betreffen, überwiegend auf der linken Seite.
3. Bei Prosopalgie, bei der Auge, Jochbein, Wange, Zähne und Schläfe betroffen sind.
4. Bei rheumatischer Skleritis.
5. Bei Perikarditis und Endokarditis mit Stichen und heftigem Pulsieren.

231 RA V, S. 238f.

Es folgt auf *Aconitum*; konkurriert mit *Bryonia*; wird gefolgt von *Spongia* und *Lachesis*, *Arsenicum* und *Lithium*.

Belladonna

Atropa belladonna. Tollkirsche; Tödlicher Nachtschatten

In der Medizin wird die ganze Pflanze verwendet. Belladonna ist seit jeher als gefährliches Gift bekannt, das zu den „Narkotika" oder den „Gehirnstimulanzien" gerechnet wird. Zuerst wurde es im 17. Jahrhundert in der Medizin eingesetzt, um Tumoren aufzulösen und Krebs zu heilen.

Die pflanzenfressenden Tiere verzehren Tollkirschen ohne verhängnisvolle Folgen.

In der medizinischen Literatur finden sich viele Vergiftungsfälle mit Belladonna. Unsere Kenntnis ihrer physiologischen Wirkung entstammt einer Sammlung dieser Fälle sowie der sehr gründlichen und umfangreichen Prüfung am Gesunden durch Hahnemann und seine Schüler.[232]

Da die Anwendung dieses Arzneimittels sehr verbreitet ist, ist ein genaues und sorgfältiges Studium seiner Wirkung sicherlich sehr sinnvoll. Vorab mag die folgende Kurzbeschreibung der Wirkung einer toxischen Gabe von Interesse sein:

„Das Auge wurde trocken, die Bindehautgefäße waren vollständig injiziert; die Tränensekretion fehlte gänzlich und eine Empfindung von Trockenheit und Starrheit begleitete die Bewegung [des Auges]. Das Gesicht war rot und gedunsen, Temperatur und Farbe waren beträchtlich intensiviert. Gesicht, Arme und Rumpf zeigten ein diffuses Scharlachexanthem; sie waren übersät mit zahllosen Wärzchen, die dem Scharlachexanthem stark ähnelten. Der Puls war voll, der Pulsschlag betrug 120 bis 130. Die Empfindung im Kopf entsprach der einer heftigen Kongestion, also vollen, gespannte, klopfenden Hirngefäßen, und damit genau der Empfindung, die ein um den Hals gelegtes, den venösen Rückfluss behinderndes Band hervorrufen würde. Zunge, Mund und Rachen waren so trocken, als beständen sie aus verbranntem Sohlenleder. Die Sekretion der Drüsen des Mundes und der Speicheldrüsen war vollständig unterdrückt. Anstatt Erleichterung zu verschaffen, verstärkte ein Schluck Wasser den fettigen, klebrig-feuchten Zustand der Schleimhäute. Am Pharynx war

232 Hahnemann, S.: Reine Arzneimittellehre, Bd. 1 [RA I]. 3. Aufl. Dresden u. Leipzig: Arnold 1830, S. 11–94.

diese Empfindung besonders quälend. Sie verursachte ständige Versuche zu schlucken und rief schließlich Erstickungsgefühl und Spasmen des Rachens und der Glottis hervor, die sich bei jedem Schluckakt erneuerten. Dann und wann wurde ein wenig Speichel ausgespuckt, weiß und rund wie ein Baumwollknäuel. Die Wirkung der Belladonna auf die Urinsekretion scheint sehr ausgeprägt zu sein. Ich bin überzeugt, innerhalb von einer Stunde gut zwei Liter Urin gelassen zu haben, begleitet von einer gelinden Strangurie, die sich am Blasenhals bemerkbar machte."[233]

Diese kurze Beschreibung eines allopathisches Beobachters bestätigt die Beobachtungen der Homöopathen.

Allgemeine Analyse

Die Wirkung der Belladonna auf den Organismus ist so allgemein und umfassend, dass sie zu einer Analyse geradezu herausfordert.

1. Wirkung auf die Lebenskraft

Die Wirkung auf die Lebenskräfte des tierischen Lebens sticht besonders hervor.
Alle Sinnesfunktionen sind hinsichtlich ihrer Intensität beeinträchtigt und hinsichtlich des Charakters ihrer Tätigkeit krankhaft verändert. Die willkürliche Muskulatur ist betroffen, indem tonische und klonische Krämpfe hervorgerufen werden. Die unwillkürliche Muskelfaser ist betroffen, wie wir aus der Erschlaffung oder abnormen Starre des Sphinkters, an der Erweiterung der Iris, dem Herzklopfen etc. und dem Pulsieren der Arterien ableiten können. Das Sensorium ist stark betroffen; Delirium, Einbildungen, Exaltationen, Manie, Stupor stellen verschiedene Stadien von Belladonna-Vergiftungen dar.
So heftig diese Wirkung auch ist, sehen wir doch keine bleibenden Lähmungen.

---

233 Dunham nennt die von ihm benutzte Quelle nicht. Es handelt sich um den Bericht von H. M. Gray, der wegen einer Fazialisneuralgie 8–10 Gran des Extraktes eingenommen hatte. Richard Hughes zitiert diesen Bericht aus dem N. York Journ. of Med. von 1851; die Symptome wurden auch von T.F. Allen aufgenommen. Vgl.: Hughes, R./Dake, J.: „A cyclopaedia of drug pathogenesy", Vol. I. London & New York: Boericke & Tafel 1886, S. 533f.); Allen, T. F.: Encyclopedia of pure Materia medica, Vol. I [EN I]. New York & Philadelphia: Boericke & Tafel 1875, S. 67–128.

2. Wirkung auf die organische Substanz

Auf die organische Substanz wirkt Belladonna weniger intensiv.
Es gibt keinen Anhaltspunkt für eine wie auch immer geartete Dyskrasie. Die Haut ist ähnlich wie bei einem Scharlachausschlag betroffen. Die subkutanen und submukösen Zellgewebe sowie die Oberhaut sind entzündet, wie beim Erysipel. Harnblase, Uterus und Schleimhaut des Rektums sind strukturell verändert.

3. Wirkungskreis

Dieser erstreckt sich vor allem auf die Haut und die Schleimhaut von Mund, Rachen, Urogenitalorganen und Augen sowie auf das Muskelsystem und jeden Ast des Nervensystems. Die Verdauungsorgane sowie die serösen, knöchernen oder fibrösen Gewebe sind nicht betroffen. Die Drüsen sind außerordentlich involviert: vor allem Ovarien, Parotis, Lymphdrüsen. Dasselbe gilt für den Uterus und dessen Anhangsgebilde; ebenso für die Haut, es findet sich ein Erysipel.

4. Periodizität

Periodizität nicht auffallend. Husten schlimmer in der Nacht.

5. Charakteristika

Die Schmerzen nehmen langsam zu, bis sie unerträglich sind; dann lassen sie plötzlich nach und tauchen woanders wieder auf. Schmerzhafte Stellen, zum Beispiel an Ischias und Ovarien, sind empfindlich bei leichtem Druck, ertragen aber starken Druck. Begleitsymptome sind das rote Gesicht, der volle, harte Puls, klopfende Karotiden, rasendes Delirium.

Spezielle Analyse

Kopf. Sensorium

1. Schwindel, als würde sich alle Gegenstände vor den Augen drehen und verschwimmen, ein Gefühl wie nach schnellem Umherdrehen, begleitet von einem Drehgefühl im Epigastrium. Er tritt auch beim Gehen auf und ist mit unvernünftigem Reden verbunden; er findet sich bei Bewegung und in Ruhe; ist besser im Freien und schlimmer im Raum. Er ist verbunden mit dem Gefühl von Einfältigkeit.
2. Sinnesverwirrung den ganzen Tag über; man weiß nicht, was man tut; der ganze Kopf ist durcheinander. Ein Gefühl wie betrunken; wie bei einem

Gelage, direkt nach einer Mahlzeit. Verwirrung und Dumpfheit, als wabere ein drückender Nebel vor der Stirn. Diese Empfindungen werden durch Alkohol und Bewegung verschlimmert. Als Begleitsymptome werden Schwellung der Nackendrüsen und ein geschwollenes, rotes Gesicht notiert.

3. Abneigung gegen geistiges Arbeiten, man fühlt sich abgespannt.
4. Verwirrte Wahrnehmung; man weiß nicht, ob man schläft oder wach ist; träumt noch, obwohl man wach ist. Gesteigerte, täuschende Phantasie; man sieht und hört nicht Vorhandenes, nicht Existentes.
   Die primäre Wirkung besteht möglicherweise darin, Phantasien zu erregen.
5. Liegt oft bewusstlos da; Konvulsionen.
6. Während des Kopfschmerzes Gedächtnis geschwächt; allgemein geschwächt.

Kopfschmerz sehr ausgeprägt.

I. Betrachten wir zunächst die **affizierten Teile des Kopfes**:

1. Der ganze Kopf ist betroffen von einem Schwere- und Druckgefühl, als ob man betrunken wäre, oder Druck wie von einem Stein; ein Druck, als würde der Kopf zusammengeschraubt und verengt, daher ein nach außen gerichtetes Druckgefühl, als würde der Kopf bersten. Die meisten Symptome beziehen sich auf die Stirn, die Augenhöhlen und die Schläfen; die rechte Augenhöhle und Supraorbitalgegend sind besonders befallen.
2. Besonders in der Stirn finden wir das Schweregefühl und den drückenden Schmerz. Das wie durch ein Gewicht ausgelöste Drücken ist deutlich und ausgeprägt und wirkt so tief nach unten, dass das Öffnen der Augen behindert wird; dabei besteht das Gefühl, in der Stirn sei etwas herabgesunken. Der Schmerz betrifft auch die Augen, die wegen der Schmerzintensität geschlossen gehalten werden; sie sind schmerzhaft bei Berührung. Drückender Schmerz in der Stirn und in den Stirnhöckern; er vergeht gelegentlich, um dann noch heftiger wiederzukehren. In der Mehrzahl der Fälle stellt er sich als Drücken von innen nach außen dar. Dieser Stirnkopfschmerz wird schlechter durch Bewegung, vergeht durch Hinlegen und kehrt beim Aufrichten zurück. Es wird nicht beeinflusst durch Essen etc.; ist schlimmer im Freien.
3. Genau oberhalb der Augenhöhlen und über der Nasenwurzel ist der drückende und drückend-ziehende Schmerz am schlimmsten. Außerdem kommt es zu Stechen und Reißen und ziehendem Drücken von den Schläfen zu den Augenhöhlen, vor allem auf der rechten Seite.
4. Im Scheitel als einzelnes Symptom ein wühlender und reißender Schmerz, mit Empfindlichkeit des Kopfes verbunden.

II. Die **Schmerzarten** sind unterschiedlich; die Schmerzen wandern oder bleiben an einer Stelle; letztere Art überwiegt. Dabei handelt es sich um Schwere- und Druckgefühl, das im ganzen Kopf, vor allem aber in der Stirn verspürt wird. Nagen und Pulsieren, vor allem in der Stirnregion, weniger an anderen Stellen.
Die erst genannten Schmerzen[234] sind stechend, reißend und ruckend.
Schmerz von innen nach außen, als sei das Gehirn zu groß.
Als Begleitsymptome werden genannt: Überempfindlichkeit der Sinne, die Augen müssen geschlossen gehalten werden; starke Reizbarkeit bei Lappalien.

III. **Modalitäten**

Die Symptome werden allgemein verschlimmert durch:

1. Bücken nach vorne, wodurch ein Gefühl entsteht, als würde alles zur Stirn heraustreten;
2. Husten oder jede plötzliche Bewegung, die den Kopf erschüttert;
3. Auftreten beim Gehen, man fühlt das Gehirn bei jedem Schritt sich quasi auf- und niederbewegen;
4. Aufrichten aus sitzender oder zurückgelehnter Haltung.

Besserung durch Hinlegen und Rückwärtsbeugen.

Ergänzend wäre zu sagen, dass das Pulsieren der Blutgefäße ein ausgeprägtes Symptom von Belladonna ist; es tritt im Kopf und gleichzeitig im ganzen Körper auf.
Hitze im Kopf und Röte des Gesichts bei den Kopfschmerzen.

Kopf, äußerer – Hitze des Kopfes ist ein beständiges Symptom. Die Schmerzen in der Kopfhaut und der Stirn sind vornehmlich ziehender und zusammenziehender oder zusammenschnürender Art sowie krampfartig, zusammendrückend. Sie treten vor allem in der rechten Kopfhälfte auf. Der zusammendrückende, krampfartige Schmerz erscheint im Stirnhöcker und erstreckt sich abwärts über das Jochbein zum Unterkiefer (eine Art Neuralgie).

Die Stirn juckt und ist empfindlich auf die geringste Berührung.

An den Schläfen treten Pickel auf, der Kopf schwillt an und der Körper ist rot.

Gesicht – Alle Symptome stimmen mit dem bisher Gesagten überein; das Gesicht ist rot, heiß und geschwollen.

Die Rötung ist verschiedenen Grades und geht von der Scharlachröte, die auf einen kleinen Teil der Wange begrenzt ist, bis zu einem tiefen, lividen, bläulichen Rot, das das ganze Gesicht bedeckt und sich auf die Brust ausdehnt. Die

---

234 Gemeint sind die wandernden Schmerzen.

Hitze ist verschiedenen Grades, sie wird allgemein in den geröteten Stellen empfunden, während in anderen Teilen, vor allem in den Wangen, ein bohrender und pulsierender Schmerz sitzt.

Die Schwellung kann kaum wahrnehmbar oder auch ausgeprägt sein, sie betrifft dann Wangen, Nase und Lippen und ist hart und heiß. Schlimmer durch Bewegung und Berührung, begleitet von heftigen Kopfschmerzen sowie von Blässe und Kälte des Körpers.

Augen – Die Augen treten hervor und zeigen stark erweiterte, reaktionslose Pupillen; nach noch stärkeren Gaben von Belladonna verdrehen sich die Augen bei rotem und geschwollenem Gesicht; sie glänzen und bewegen sich konvulsivisch, dabei ebenfalls konvulsivische Bewegungen der Hände. Krankhafte Veränderungen sind offensichtlich. Die Augen werden injiziert, mit drückenden Schmerzen. Sie sind entzündet und weisen erweiterte Venen, Jucken, stechende Schmerzen und vermehrten Tränenfluss auf. Die linke Tränendrüse ist entzündet und eitert, schmerzt brennend, und ein weißes Bläschen bildet sich auf der (stark erweiterten) linken Pupille.

Die Empfindungen variieren; sie zeigen Stadien von gelinder Kongestion bis zu heftiger Entzündung an; Drücken, als sei hartes Brunnenwasser in das Auge geraten; Drücken tief in der Augenhöhle, beim Schließen der Augen; diese Empfindungen werden begleitet von Tränenfluss. In verstärkter Form und ergänzt durch die für eine Entzündung üblichen Anzeichen werden sie als Schmerzen empfunden. Drückender Schmerz, als seien die Augen voll Sand, was zum Reiben zwingt; Hitze, wie in heißem Dampf. Schmerz, als würden die Augen herausgerissen; dann wieder, als würden sie in den Kopf hineingepresst; dazu kommt ein Schmerz, der von der Stirn herab auf die Augen drückt. Reißender Schmerz in den Augen, der vom linken Augenwinkel ausgeht.[235] Ein Beißen in beiden Augen mit Brennen und Stechen von außen nach innen.[236] Brennen mit Jucken; Verlangen, die Augen zu reiben, was zu Besserung führt.

Die Sekretion ist früh[237] betroffen. Zunächst brennende Trockenheit, dann unwillkürlicher Tränenfluss, mit Drücken in den Augen. Sie ist auch in ihrer Art verändert; die Augen sind morgens durch Eiter verklebt.

---

235 Es müsste sich um Symptom Nr. 243 [RA I] handeln – dort geht der Schmerz jedoch von den inneren Canthi (beiderseits, nicht nur links) aus.

236 Vermutlich liegt diesem Symptomteil das Symptom Nr. 231 („Stechen in den Augen nach innen zu.") zu Grunde. Die darin beschriebene Richtung bedeutet aber wohl eher, dass das Stechen sich zum inneren Winkel hin in Richtung der Nase erstreckt. Möglicherweise handelt es sich hier um einen Verständnisfehler Dunhams.

237 Hier ist ein früher Zeitpunkt während der Arzneimittelprüfung gemeint, keine Zeitmodalität.

Lider – Wie die Augen sehen auch die Lider etwas eigenartig aus; sie sind erweitert, stehen weit offen. Verschiedene Empfindungen werden beschrieben, die sowohl nervöser als auch entzündlicher Natur sind. Zittern und Zucken; Schweregefühl; morgens fallen sie zu, mit Tränenfluss. Pulsierender Schmerz mit Entzündung und Tränenfluss. Jucken und Stechen, besser durch Reiben; schmerzhaft bei Berührung.

Sehen – Das Sehvermögen ist in spezifischer und auffallender Weise betroffen. Die Funktion des Sehnervs ist nicht nur graduell betroffen, sondern auch in der Art verändert.
Hinsichtlich des Grades beispielsweise seiner Sensibilität tritt zunächst eine Verstärkung, also Photophobie ein; dann folgt abgestumpftes, vermindertes Sehvermögen mit erweiterten, reaktionslosen Pupillen; beim Lesen ist nichts zu erkennen außer dem weißen Rand des Buches, der „schwarze, in Ringe umgestaltete Buchstaben umfließt."[238] Die Veränderung des Sehens besteht in abnormer Funktion einerseits und der Wahrnehmung von Illusionen andererseits. Zunächst zur Funktion: Gegenstände erscheinen doppelt. Sind sie zum Greifen nahe, werden sie überhaupt nicht gesehen; in der Entfernung erscheinen sie doppelt. Sie erscheinen mannigfaltig, verschwommen und auf dem Kopf stehend.[239] Nun zu den Illusionen: Buchstaben zittern und sind vielfarbig, golden und blau. Leuchtend rote Ringe werden um die Kerzenflamme herum gesehen. Flammen und Wolken tauchen auf. Ein weißer Stern sowie leichte Silberwolken werden an der Zimmerdecke gesehen.

Ohren. Außen – Verschiedene Schmerzen in der Ohrengegend, die auch die Jochbeingegend sowie Parotis, Kiefergelenk, Ohrknorpel und die hinter dem Ohr abwärts zum Nacken ziehenden Muskeln betreffen.
Diese Schmerzen, wie zum Beispiel die zum Jochbein ziehenden, erweisen sich als krampfartiger[240] Druck auf dem linken Jochbein und ein Reißen, Ziehen und Drücken unter dem rechten Jochbein. Im Kiefergelenk ein heftiges Stechen, das sich in das Ohr erstreckt, hervorgerufen durch Kauen und nach dem Kauen weiter anhaltend; feines Stechen. In der Parotis Stechen, das sich zum Ohr erstreckt; ein heftiger Stich zieht in das äußere Ohr, wo er ähnlich einem Krampf verschwindet und am nächsten Tag zur selben Stunde wiederkehrt. Im Ohrknorpel ein reißender Schmerz und Druck in dessen unterem und hinterem Teil. In den hinter dem Ohr den Hals hinab ziehenden Muskeln Schmerz,

---

238 Ergänzt und korrigiert gemäß RA I, Symptom Nr. 281; Dunham schreibt, dass der weiße Rand des Buches schwarz erscheine.

239 Siehe RA I, Symptom Nr. 293: „Er sieht die Gegenstände verkehrt." Es ist fraglich, ob damit nicht nur das unrichtige Sehen gemeint ist.

240 Dunham übersetzt hier „klemmend" (= krampfartig) mit „squeezing" (= [zusammen-] quetschend).

als würden sie stark gedrückt; dasselbe in der Stirnmuskulatur. Vergleiche die Angaben unter „Innerlich".

Gehörgang – Stiche im äußeren Gehörgang, ein unangenehmes Drücken, als ob mit einem Finger gebohrt würde. Schmerz im äußeren Gehörgang, als ob jemand darauf drücken würde.

Innerlich – Verschiedene Empfindungen und Schmerzen. Gleich nach dem Schlucken ein Kneifen, erst im rechten, dann im linken Ohr; unangenehmes Gefühl im rechten Ohr, als würde es gewaltsam aus dem Kopf gerissen. Abwechselnd herausreißender und hineindrückender Schmerz in den Ohren und Schläfen, abwechselnd mit ähnlichen Schmerzen in den Augenhöhlen. Ohrenschmerz im linken Ohr, scharfe Stöße, mit Krampfschmerz[241]; neben dem rechten Ohr ein bohrender Schmerz[242], drückendes Reißen hinter dem rechten Ohr; ein flüchtiger Stich vom Ohr zum Kinn; Stiche auch beim Aufstoßen, dabei Geschmack nach dem Genossenen, Ziehen vom Ohr zum Nacken. Heftiger Druck und schneidende Stöße im Processus mastoideus unter dem Ohr.

Absonderung. Absonderung einer eiterartigen Feuchtigkeit aus den Augen, für zwanzig Tage.[243]

Hörvermögen, Empfindlichkeit – Schwerhörigkeit mit Stichen im Ohr. Erhöhte Empfindlichkeit (wahrscheinlich Zweitwirkung, Dunham). Taubheit, als wäre ein Fell vor die Ohren gespannt.

Verschiedene Gehörillusionen. Erst wie von Trompeten erzeugte Töne und Sausen in den Ohren; dann ein Summen und Brummen, am schlimmsten im Sitzen, besser im Stehen und Liegen, noch besser beim Gehen. Brausendes Geräusch mit Schwindel und Bauchweh. Am Morgen, gleich nach dem Erwachen, ein Flattern und Blubbern vor den Ohren.

Allgemeine Begleiterscheinungen

- Schmerzen in Ohren und Schläfen wechseln ab mit ähnlichen Schmerzen in den Augenhöhlen.
- Schmerzen in den Muskeln des Halses und im Hinterkopf.
- Ohrenschmerzen beim Schlucken und Aufstoßen.

Nase – Die Nasenspitze wird plötzlich rot, verbunden mit einer brennenden Empfindung. Es werden verschiedene Schmerzen und Empfindungen hervorgerufen. In den Nasenknochen genau über dem Nasenflügel drückender Schmerz, beim Berühren ein Schmerz wie zerschlagen; schmerzhaftes Ziehen über die linke Nasenhälfte, ein Kribbeln in der Nasenspitze, das durch Reiben

---

241 Auch hier ist „klemmen" mit „squeezing" übersetzt, siehe RA I, Symptom Nr. 328.
242 Dunham schreibt irrtümlich „in right ear", siehe aber RA I, Symptom Nr. 329.
243 Gemeint ist ein Zeitraum während der Arzneimittelprüfung.

beseitigt wird[244]; in der Nasenspitze Stiche die Nacht hindurch sowie Brennen mit plötzlicher Röte.
Ausschläge erscheinen auf der Nase wie an den Lippen etc. An der Nasenwurzel zwei kleine rote Pickel, nur bei Berührung wie geschwürig schmerzend; auf Wangen und Nase Papeln, die sich rasch mit Eiter füllen und mit einer Kruste bedecken.
Geruchssinn – Erhöhte Empfindlichkeit; der Geruch von Tabakrauch und Ruß ist unerträglich. Abnormer Geruch nach faulen Eiern (früh in der Prüfung erscheinend).
Nasenlöcher, Schmerzen – Das linke Nasenloch ist schmerzhaft und am frühen Morgen mit Eiter verstopft. Schmerzhafte Ulzeration der Nasenlöcher an der Seite, wo sie sich mit der Oberlippe vereinigen. Nasenlöcher und Mundwinkel werden geschwürig, jucken oder schmerzen aber nicht. Nasenbluten nachts und morgens.

Lippen – Die Mehrzahl der Symptome sind organischer Natur und betreffen Ausschläge oder andere Hauterscheinungen. Auf der Oberlippe nahe den Nasenflügeln Papeln, eine weitere auf der Unterlippe, alle mit beißendem Schmerz wie von Salzwasser. Die Papeln jucken bei Berührung. Auf der Unterlippe ein brennender Schmerz und kleine Bläschen; zwischen Lippe und Kinn Eiterpusteln mit brennendem Schmerz, besonders nachts. Im Mundwinkel ein geschwüriger Fleck mit reißendem Schmerz; Wundheit in den Mundwinkeln, als würden sie geschwürig. Kleine, blassrote Papeln, schmerzlos. Ebensolche Ausschläge auf der Oberfläche der Lippen; sie sind papulös und werden zu einem mit einer Kruste bedeckten Geschwür. Die Schmerzen sind ziehend, reißend, beißend und brennend. Außerdem schwillt die Oberlippe an und wird rot. Die Lippen werden auch in ihrer Funktion affiziert: Spasmodische Bewegungen sowie Verzerrungen verschiedenen Grades und Schaumbildung vor dem Mund werden beobachtet.

Kinn – Ausschläge wie auf den Lippen, mit ähnlichen Schmerzen.

Kiefer – Die Symptome hängen mit der Bewegung der Kiefer zusammen und gehen von einem Krampfgefühl bis zu vollständiger Kieferklemme, die auch heftiger Gewaltanwendung trotzt. Am Kieferwinkel ein großes Furunkel, hart und schmerzlos, bis es berührt wird.

Halsdrüsen – Ziehende und spannende Schmerzen in den Drüsen; die Drüsen sind geschwollen und schmerzhaft in der Nacht, nicht aber beim Schlucken (siehe die Symptome 400–403).[245]

---

244 Die Lokalisation wurde ergänzt gemäß RA I, Symptom Nr. 358.
245 Die Ziffern beziehen sich auf die Prüfungssymptome in RA I.

Halsmuskeln – (Symptome 403–414). Krampfartige Spannung und krampfartige Empfindung in den Halsmuskeln (auch außerhalb der Bewegung). Echter Krampf, der nach hinten gezogene Kopf bohrt sich in das Kissen und in den Muskeln der rechten Seite finden sich ziehende und drückende Schmerzen. Steifheit der Muskeln. Im Nacken, dicht am Hinterkopf, ein drückender Schmerz, der sich durch Bewegung nicht ändert; weiter unten, in der Gegend des zweiten und dritten Halswirbels, heftige, oft wiederholte Stiche beim Senkrechthalten des Kopfes. An den Halsseiten wird das Pulsieren der Arterien verspürt. Auf der linken Seite des Kehlkopfbereiches eine drückende Empfindung, vermehrt bei Druck[246]; feine Stiche in der Halsgrube.

Zähne – Allgemein ist festzuhalten, dass die aus hochgradigen Vergiftungsfällen aufgenommenen Symptome Krampferregung im gesamten Muskelsystem anzeigen. Zähneknirschen, mit Schaumbildung vor dem Mund, nach faulen Eiern riechend (Epilepsie) und Krampf des rechten Arms.

Zahnfleisch – Schmerzhafte Schwellung der rechten Seite mit Fieber und Frösteln. Bläschen unter einem der Vorderzähne, wie nach Verbrennung schmerzend. Das Zahnfleisch ist schmerzhaft bei Berührung, als sei es geschwürig; es ist heiß und pocht, mit Halsschmerz. Das Zahnfleisch im Bereich eines zerfallenen Zahns blutet leicht, ohne dass Schmerzen auftreten.

Zahnschmerz – Verschiedene Schmerzarten, wobei die Symptome sehr ausgeprägt sind. Die Schmerzen werden je nach Intensität unterschiedlich charakterisiert; in der Mehrzahl sind sie ziehend; reißend; ruckend, bohrend und mit Wundheitsgefühl verbunden; grabende Schmerzen werden auch genannt. Sie erscheinen vornehmlich in zerfallenen Zähnen und erstrecken sich, wenn sie schlimm sind, entlang der ganzen Zahnreihe des betroffenen Kiefers; die rechte Seite ist bevorzugt betroffen. Wenn der Schmerz schlimm ist oder eine Weile angedauert hat, schwellen Zahnfleisch und Wange an, werden schmerzhaft und heiß bei Berührung.
Der Schmerz steigert sich graduell bis zu hoher Intensität und vergeht langsam wieder.
Er tritt vorwiegend nachts auf oder ist zumindest nachts viel schlimmer, verhindert das Schlafen; verschwindet auch tagsüber nie ganz, um nachts wieder aufzutauchen. Er wird schlimmer durch Berührung, im Freien und nach Essen, während des Essens ist er allerdings oft besser. (Vielleicht ist die Aufmerksamkeit beeinträchtigt, wenn das Nervensystem angegriffen ist.) Die hauptsächlichen Begleiterscheinungen bestehen in Schmerzen im Ohr. Heftiges Zahnweh wird von Stichen im Ohr begleitet; der Schmerz scheint vom Ohr zu den Zähnen herabzuschießen.

---

246 Dunham schreibt: „increased by touch"; korrigiert gemäß RA I, Symptom Nr. 410.

Mund – Empfindung von Weite, als ob die Zunge weiter unten wäre als gewöhnlich.

Zunge – Verschiedene Empfindungen, so die, die Zunge sei weiter unten im Mund als gewöhnlich oder sie sei eingeschlafen, taub, morgens das Gefühl, sie sei belegt, sowie eine Empfindung von Kälte oder Trockenheit auf der vorderen Hälfte der Zunge. Verschiedenartige Schmerzen; schmerzhaft bei Berührung; beißender Schmerz wie von einem sich in der Mitte der weiß belegten Zunge befindenden Bläschen; an der Spitze eine Empfindung wie von einem Bläschen, brennend bei Berührung. Rissig, weiß belegt[247]; die Papillen sind hochrot, entzündet und stark vergrößert (nach drei Tagen, Stapf).[248] Die Zunge zittert und stammelt.

Sprache – Stammelnde Schwäche des Sprechorgans, bei voller Besinnung und erweiterten Pupillen. Lähmungsartige Schwäche der Sprachorgane. Schweres Sprechen, Atemnot und Mattigkeit folgen einer Ängstigung. Sprechen schwierig, mit piepsender Stimme. Leise Sprache, mit Kopfschmerz, als würde das Gehirn dicht über den Augenhöhlen aus der Stirn herausgedrückt, was das Öffnen der Augen verhindert und zum Hinlegen nötigt, mit starker Kontraktion der Pupillen.

Schleim- und Speichelabsonderung – Vermehrt, mit rissiger, weißer Zunge. Vermehrt und zäh, aus dem Mund heraushängend und auslaufend. Viel Schleim, besonders morgens, zuweilen fauligen Geschmacks. Verdickter Schleim im Hals, er liegt wie Leim auf der Zunge, man will den Mund anfeuchten. Mund morgens voller Schleim, man muss ihn auswaschen, nach dem Essen verschwindet dieses Symptom. Schleimiger Mund nach dem Erwachen, mit drückenden Kopfschmerzen. Die Absonderung ist auch vermindert, zumindest besteht ein solches Gefühl; im Mund Empfindung von Trockenheit, dabei reizbare Stimmung, Mund und Zunge sind jedoch objektiv feucht. Die Lippen sind heiß und schälen sich.
Schleim und Speichel sind häufig verändert – so wird der Speichel zäh, gelblich weiß, bedeckt die Zunge, ist dick wie Leim; man glaubt, für andere übel zu riechen. Dabei mag festgestellt werden, dass die „Mündung der Speichelgänge wie angefressen“[249] schmerzt.

---

247 Die an dieser Stelle von Dunham gemachte Angabe „(3d Stapf)“ wurde gestrichen, weil das dazu passende Symptom Nr. 445 [RA I] nicht den weißen Belag, sondern einen beißenden Zungenschmerz am dritten Tag der Prüfung beschreibt.

248 Das bedeutet, dieses Symptom (Nr. 447) trat drei Tage nach Beginn der Prüfung auf und wurde von Stapf beobachtet.

249 Siehe RA I, Symptom Nr. 464.

Trockenheit im ganzen Mund und Rachen, verbunden mit Klebrigkeit und heftigem Durst. Die Trockenheit ist so ausgeprägt, dass sie Kehle und Rachen zuzuschnüren scheint, doch kann man Flüssigkeiten schlucken und in den meisten Fällen ist die Zunge feucht, obwohl Trockenheit empfunden wird.
Zu betonen ist, dass sich der zähe, faule und faulig riechende Schleim im Mund vor allem morgens findet wird, durch Essen vergeht usw.

Innerer Hals allgemein – Dort kommt es zu deutlichen Veränderungen. Wenden wir uns zunächst den betroffenen Teilen zu.

Rachen allgemein – Verschiedenartige Schmerzen, Empfindung von Trockenheit und Brennen im Hals und auf der Zunge, nicht besser durch Trinken, für einen Augenblick aber gemindert durch Zucker. Trotz dieser Empfindung von Trockenheit ist die Zunge feucht; selbst Speisen oder Getränke verursachen im Mund ein Brennen wie von Alkohol. (Das Gaumendach ist wie wund und roh, es schmerzt bei Berührung mit der Zunge und beim Kauen, als wäre die Haut abgelöst, beim Schlucken wird ein Kratzen empfunden, als wäre sie roh.)
Reißen an der Innenfläche des linken Unterkieferwinkels und hinter der linken Tonsille, unverändert durch Berühren, schlimmer beim Schlucken.

Stechender Schmerz im Schlund und Schmerz wie von innerer Schwellung, nur beim Schlucken, Drehen des Halses[250] und beim Befühlen der Halsseite, nicht aber in der Ruhe oder beim Sprechen. Heftiges Stechen beim Schlucken oder Atmen. Stechen auf der linken Seite, nicht nur beim Schlucken.
Kratzen, Gefühl der Wundheit, wie zusammengeschnürt, mit Hitze im Hals.
Es wird eine innere Schwellung verspürt, vor allem beim Schlucken und Berühren von außen.
Der Hals ist allgemein wund, mehr auf der linken Seite, schlimmer beim Schlucken und Spucken; Empfindung von innerer Schwellung. (Siehe Symptome Nr. 499, 500–503, 512, 515–517)
Der Hals ist wie zusammengeschnürt, heftiges Zusammenschnüren von Hals und Ösophagus verhindert das Schlucken. „Schmerzhafte Verengerung und Zusammenziehen des Schlundes; bei der Bewegung zum Schlucken spannt und dehnt es, wenn auch nichts verschluckt wird; beim Schlingen selbst ist's nicht stärker schmerzhaft; für sich ist schon das Gefühl von Verengerung im Schlunde schmerzhaft." (Symptom Nr. 516) Beim Schlucken im Hals ein Gefühl, als sei alles zu eng und zusammengezogen, so dass nichts nach unten durchgehen könne.

Tonsillen – Feines Reißen in der linken Tonsille, nicht beeinflussbar durch Berührung, schlimmer beim Schlucken. (Symptome Nr. 492, 507) Entzündung

[250] Dunham schreibt „beim Drehen des Kopfes"; korrigiert gemäß RA I, Symptom Nr. 499.

der Tonsillen, die nach vier Tagen in Eiterung übergeht, während welcher er nichts schlucken konnte.[251]

Ösophagus – Empfindung, als ob er zusammengeschnürt wäre, schmerzhaft an sich sowie beim Schlucken und Atmen (Symptome Nr. 513, 517).

Epiglottis – Ein kratziger Schmerz in der Gegend der Epiglottis, als wäre sie roh und wund, dies folgt sogleich auf das Gefühl, der Ösophagus wäre zusammengeschnürt (was hauptsächlich durch Schlucken hervorgerufen wird).

Kommen wir nun zu den besonders betroffenen **vegetativen Funktionen**:

Schlucken – Vermehrte Schlucktätigkeit. Es besteht ständige Neigung zum Schlucken, eine Empfindung, als müsse man ersticken, wenn man nicht schluckt.
Schlucken erschwert, aber schmerzlos. Dies wurde bei einem Prüfer beobachtet. Es ist nicht so häufig, wie das erschwerte und – aufgrund Zusammenschnüren, Wundheit und innerer Schwellung – schmerzhafte Schlucken.
Schwierigkeiten, feste Speisen zu schlucken. Man kaut die Speisen, schluckt sie aber nicht – aufgrund von Zusammenschnürung.
Steckt sich oft die Finger in den Hals und befühlt sich den Hals, bei Bewusstlosigkeit, bei Tollwut. (Diese Symptome wurden aus der allopathischen Literatur zitiert.)

Wenn die Symptome des inneren Halses auf nur einer Seite auftreten, wird die linke bevorzugt.

Sie erscheinen:

- Nur beim Schlucken.
- Beim Drehen des Kopfes.
- Bei Druck von außen.
- Beim tiefen Atmen.

Sie werden verschlimmert durch:

- Berührung.
- Schlucken.

Besser durch:

- Zucker.
- Ruhe.

---

251 Nach Dunham war der Prüfer während der vier Tage unfähig, etwas zu schlucken. Symptom Nr. 507 [RA I] bringt jedoch eher zum Ausdruck, dass das Schlucken während der Eiterung, also im Anschluss an die vier initialen Tage, nicht möglich war.

Geschmack – Der Geschmackssinn kann normal bleiben oder abgeschwächt sein, oder aber die Geschmackswahrnehmung ist verändert. Dann findet sich ein fader, fauliger, ekelhafter Mundgeschmack. Der Speichel schmeckt wie verdorben. Fauliger Mundgeschmack nach dem Essen, wie von verdorbenem Fleisch. Ein fauliger Geschmack kommt aus dem Rachen, auch beim Essen und Trinken, obgleich die Speisen und Getränke angemessen schmecken. Ein weichlich süßlicher Geschmack im Mund[252]. Klebriger Geschmack. Salzig-säuerlicher Geschmack. Zu beachten ist, dass diese abnormen Phänomene zum Teil auf der Entzündung des Rachens, der Tonsillen und Speicheldrüsen beruhen, welche Belladonna eindeutig hervorruft und die die jeweiligen Sekrete verändert. Diese Veränderung wird geschmacklich wahrgenommen, wobei der Geschmackssinn selbst normal ist. Außerdem sei gesagt, dass bei anderweitig geändertem Geschmack die Zunge sauber bleibt. Die Symptome kommen dann offenbar nicht durch eine Verdauungsstörung. (Das heißt, dass der Geschmackssinn, der normal ist, den veränderten Geschmack der durch Verdauungsstörung modifizierten Sekrete nicht wahrnimmt. Zweifelsohne ist der Geschmackssinn als nervale Funktion verändert, seine Wahrnehmung ist verzerrt).

Geschmack der Speisen – Speisen schmecken salzig. Erst schmecken sie normal, auf einmal schmeckt alles zum Teil salzig, zum Teil ist es geschmacklos und fade, mit einem Gefühl im Hals, „als sollte sie das Genossene wieder von sich geben."[253]

Geschmack des Brotes – Riecht und schmeckt sauer, sehr sauer. Nach dem Genuss von Brot eine Art Sodbrennen.

Der Geschmack von Kaffee ist zuwider. Ekel vor Kampfer.

Appetit – Viele Erscheinungen sind eher nervöser Natur als durch organische Störungen bedingt.[254]

Abscheu vor Milch, sie riecht ekelhaft und hat einen bitteren, sauren Geschmack, der sich jedoch bei fortgesetztem Trinken verliert.

Abscheu vor Speisen. Völlige Abneigung gegen alle Speisen und Getränke, mit raschem, schwachem Puls. Abneigung gegen Bier.

Abneigung gegen Saures und besonders gegen Fleisch. Vollständiger und lang anhaltender Appetitverlust. Alles ekelt, vor allem nach Rauchen. „Appetitlosigkeit mit Leerheits-Gefühl und Hunger; fängt er an zu essen, so schmeckt's ihm

---

252 Dunham schreibt „moderately sweetish" – also „mäßig süßlich"; korrigiert gemäß RA I, Symptom Nr. 535.

253 Dunham schreibt: „as if it did not go down." Korrigiert gemäß RA I, Symptom Nr. 539.

254 Dunham bringt an dieser Stelle eine Auflistung: „1. Besonderer Verlust. 2. Allgemeiner Verlust. 3. Allgemeine Zunahme. 4. Auffälligkeiten." Es handelt sich hierbei um fakultative Zwischenüberschriften, die aber – zumal an dieser Stelle – mehr verwirren als helfen. Sie wurden daher gestrichen.

und er ißt wie gewöhnlich."[255] (Noch einmal: Der Appetitverlust ist überwiegend eine nervöse Erscheinung.) Appetit nur auf Brot und Suppe. Vermehrter Appetit (Heilwirkung).

Durst – Durstlosigkeit. Völlige Durstlosigkeit. Abnormer Durst. „Begierde nach Getränke, ohne Appetit zu trinken, er brachte das Trink-Geschirr kaum an den Mund, als er es schon wieder hinsetzte."[256] „Erstaunlicher Durst des Abends mit wässerigem Geschmack, aber alles Getränke ekelte sie an."[257] Starker Durst auf kalte Getränke, während im Körper keine Hitze ist. Durst mittags (mehrere Tage hintereinander).

Nach dem Essen – Nach Essen von geringen Mengen Gefühl des Zusammenziehens im Magen; Husten und heftiger Durst; eine Art Trunkenheit; Kneifen unterhalb des Nabels, dicht unter den Bauchdecken; bitteres Aufstoßen.

Nach dem Trinken – Nach Biertrinken innere Hitze. Übelkeit nach Trinken.

Aufstoßen – Häufiges Aufstoßen, bitter und faulig, nach dem Essen. Aufstoßen oft unvollständig, ein halber Schluckauf, oft eine vergebliche Anstrengung. Aufstoßen oft begleitet von Aufsteigen einer brennenden, ätzend-sauren Flüssigkeit und einer Art Würgen, mit Schwindel. Die Übelkeit wird im Hals verspürt, nicht im Epigastrium.[258] Ein brennendes Beißen am Eingang des Schlundes, am meisten am oberen Rand des Kehlkopfes.[259]

Übelkeit – Übelkeit wird nur im Hals verspürt. Übelkeit nach dem Frühstück und beim Gehen im Freien. Übelkeit im Magen, mit Neigung zum Erbrechen und heftigem Durst sowie mit Aufstoßen.

Erbrechen – In der Regel schwierig und spärlich; eher ein starkes Brechwürgen, mit Schweiß.

Schluckauf – Mischung aus Aufstoßen und Schluckauf. Schluckauf gefolgt von Konvulsionen des Kopfes und der Extremitäten, wobei sich rechter Arm und linkes Bein abwechseln; darauf folgt starker Durst, Röte und Hitze des Kopfs.[260]

Epigastrium – Schmerzloses Klopfen. Gelegentlich Schmerz, vor allem starker Druck nach dem Essen.

Magen – Druckempfindung ist das beständigste Symptom. Heftiges Drücken, größtenteils nach dem Essen oder schlimmer durch Essen. Es tritt manchmal nur beim Gehen auf und zwingt zum langsamen Gehen. Völlegefühl in der

---

255 Zum besseren Verständnis wird RA I, Symptom Nr. 560 zitiert.
256 Zum besseren Verständnis wird RA I, Symptom Nr. 570 zitiert.
257 Zum besseren Verständnis wird RA I, Symptom Nr. 571 zitiert.
258 Dunham schreibt „Magen" statt „Epigastrium"; korrigiert anhand RA I, Symptom Nr. 585.
259 Ergänzt und korrigiert gemäß RA I, Symptom Nr. 583.
260 Ergänzt gemäß RA I, Symptom Nr. 615.

Magengrube und unter den kurzen Rippen, als habe sich dort Luft angesammelt, besser durch „Poltern im Bauche“[261], wonach sich die Übelkeit verstärkt. Beim Bücken ist das Völlegefühl stärker und mit Schwarzwerden vor den Augen verbunden. Auftreibung mit spannendem Schmerz abends im Bett. Bei jedem Mittagessen sind die Schmerzen hauptsächlich krampfartig. Zusammenziehender Schmerz nach einer kleinen Mahlzeit. Stechende Schmerzen im Epigastrium, zuweilen so heftig, dass der Patient den Körper rückwärts biegen und den Atem anhalten muss. Brennen im Epigastrium und im Bauch (diese Symptome sind zweifelhaft[262]).

Abdomen – Verschiedenartige Schmerzen und Empfindungen im ganzen Bauch (nach allopathischen Berichten); schneidender Schmerz. Spannender, krampfhafter Schmerz von der Brust abwärts in den Unterbauch, der nicht die geringste Bewegung des Körpers gestattet. „Ein Einziehen des Unterleibs“[263] mit drückendem Schmerz, im Liegen auftretend. Kneifender Schmerz, der zu zusammengekrümmtem und nach vorne gebeugtem Sitzen nötigt, mit vergeblichem Stuhldrang und nachfolgendem Erbrechen. Kneifen in den Eingeweiden. Kneifen quer über dem Oberbauch und die linke Seite herab, wie im Dickdarm. Kneifen mit Kollern.
Druck wie von einem Stein, mit Schmerzen in den Lenden. Drückender Schmerz, wie durch eine harte Last ausgelöst, nur beim Gehen und Stehen, im Sitzen stets vergehend. Kneifen, Krallen, Greifen, wie von Klauen gepackt, an einer Stelle im Bauch.
Auftreibung und Kollern.

Hypochondrien – In den Hypochondrien ein Drücken nach außen und Schmerz, wenn Druck auf das Epigastrium ausgeübt wird.[264]
Rechts – Heftig zusammenziehender Schmerz im rechten Hypochondrium mit scharfen Stichen von dort durch die rechte Brust und Achselhöhle.
Kneifen, so dass man sich nicht vom Sitz erheben kann.[265] Stumpfe Stiche im Bereich der letzten Rippen.

---

261 Dunham schreibt an dieser Stelle von Blähungsabgängen; siehe aber RA I, Symptom Nr. 626.

262 Diese Zweifel sind schwer nachvollziehbar, da Dunham sie nicht begründet. In der Prüfung [RA I] findet sich Brennen zwar nicht im Epigastrium, aber im Magen (Symptom Nr. 633) und im Unterleib (Nr. 639).

263 Dunham schreibt: „Drawing-in pain“, während das Originalsymptom [RA I, Nr. 659] nicht ausdrückt, ob es sich um eine Empfindung oder um einen Vorgang handelt und, falls es eine Empfindung ist, ob diese schmerzhaft ist.

264 Dunham schreibt an dieser Stelle „Distention. Right.“, d. h. „Auftreibung. Rechts.“ in Form einer Zwischenüberschrift. Was folgt, sind aber Schmerzen im rechten Hypochondrium. Daher wurde die „Auftreibung“ gestrichen.

265 Dunham schreibt „pinching, cutting“, d.h. „kneifendes Schneiden“; hiervon ist in RA I, Symptom Nr. 672, das Dunham hier offenbar meint, keine Rede.

Links – Morgens im Bett Gefühl drückenden Schneidens beim ruhigen Liegen auf der linken Seite, besser durch Legen auf die andere Seite.

Nabelgegend – Verschiedenartige Empfindungen und Schmerzen, die größtenteils in dem direkt unter dem Nabel liegenden Bereich auftreten.
Empfindung, als würden die Eingeweide nach außen drängen, am stärksten im Stehen.
Drückend-stechender Schmerz in der Nabelgegend.
Zusammenschnürender Schmerz unter dem Nabel, gleichzeitig eine Empfindung, als sei der Bauch aufgetrieben; die Schmerzen kommen ruckweise und nötigen zum Zusammenkrümmen. Der Schmerz zwingt zum Beugen nach vorne. Er spitzt sich so zu, dass man meint, im Bauch bilde sich ein Knäuel oder Klumpen. Höchst schmerzhaftes Zusammenziehen in der Nabelgegend, es scheint von den Seiten zu kommen und sich um den Nabel herum zu konzentrieren.
Stumpfe Stiche.
Rechte Seite – Heftiges Stechen wie von einem stumpfen Messer zwischen der rechten Hüfte und dem Nabel.
Linke Seite – „Von der Nabelgegend an, über die linke Hüfte herum bis an die Lendenwirbel ein stechender Schnitt, wie in einem einzigen Zuge [...].“[266]

Hypogastrium – Die Empfindungen beziehen sich nicht nur auf die Eingeweide, sondern auch auf Urogenitalorgane.
Drücken wie von einem schweren Gewicht, tief unten im Unterleib.
Heftig schneidender Schmerz, bald hier, bald dort; schlimmer auf der linken Seite.
„Klemmender, zusammenschnürender Schmerz in den ganz tief im Unterbauche liegenden Gedärmen, abwechselnd mit stumpfen Stichen oder Rucken nach dem Mittelfleische [Perineum] zu.“[267]
Heftig spannender und drückender Schmerz im ganzen Unterleib, vor allem im Schambein-Bereich, als wäre der Unterbauch krampfhaft zusammengeschnürt, zuweilen als wäre er aufgetrieben (was nicht der Fall ist); Schmerzen, die allmählich zunehmen und sich allmählich verringern.
Heftiges Kneifen tief im Unterleib, schlimmer durch Einziehen des Unterbauchs und durch Biegen des Oberkörpers zur linken Seite.

Lenden – Schmerz, mit Druck wie von einem Stein im Bauch.
Stechendes Schneiden von der Nabelgegend über die linke Hüfte bis zu den Lendenwirbeln, wie in einem einzigen Zuge; im Rücken schmerzt es am meisten.

---

266 Dunham schreibt lediglich: „Cutting stickings over left hip to loins.“ Das bezieht sich auf das Prüfungssymptom Nr. 679 [RA I], das im Original besser verständlich ist; hier zeigt sich auch ein Fehler Dunhams, der anstelle der Lendenwirbel die Lenden nennt.

267 Zum besseren Verständnis wird aus RA I das Symptom Nr. 660 zitiert.

Flatulenz – Auftreibung und Kollern.

Äußerer Bauch – Empfindlich. Das ganze Abdomen ist schmerzhaft, wie roh und wund.
Hitze in Bauch und Brust.
Juckendes Stechen um den Nabel, besser durch Reiben.

Stuhlgang – Eine unterschiedlich starke Reizung führt zu veränderter Sekretion und krampfartiger Tätigkeit. Empfindung im Bauch, als würde Diarrhö einsetzen, mit Hitze im Unterleib. Die Erstwirkung von Belladonna scheint in der Erregung einer leichten Diarrhö zu bestehen. Breiartiger Stuhl, gemischt mit Schleim. Grüner Stuhl mit Urinabgang und Schweiß (nicht entzündlichen Ursprungs). Mehrere wässrige Stühle gleich nach einem starken Schweißausbruch. Dann werden die Stühle weniger reichlich, aber die Reizung nimmt zu. Zunächst weiche, durchfällige Stühle, dann häufigerer Stuhldrang, aber nur geringe oder gar keine Entleerungen. Oder der Stuhldrang wird sehr häufig und heftig, nötigt zum Pressen etc. Stuhldrang mit dünnerem Stuhl als gewöhnlich, aber in normaler Menge. Häufiger dünner Stuhl mit Tenesmus; er muss jede Viertelstunde Stuhl entleeren. Hat ständigen Stuhldrang. Wenn der Tenesmus zunimmt, nimmt die Stuhlmenge ab. Tenesmus. Spärlicher durchfälliger Stuhl, gefolgt von verstärktem Tenesmus. Häufiger Tenesmus ohne Entleerung. Tenesmus ohne Entleerung, gefolgt von Erbrechen.
Ständiger Tenesmus, ein Drücken und Drängen zum After und zu den Genitalien, abwechselnd mit schmerzhaftem Zusammenziehen des Afters.
Beim Stuhlgang ein Schaudern, eine Art Frösteln.

Art des Stuhls

- Konsistenz: breiartig, gemischt mit Schleim. Durchfällig, abwechselnd mit Hitze im Kopf.[268] Durchfall mit Übelkeit und Drücken im Magen. Körniger, gelber, etwas schleimiger Stuhl. Wässrig, gleich nach starkem Schweißausbruch. Erst weich und durchfällig, dann häufiger Tenesmus mit wenig oder gar keiner Entleerung. Zuweilen harter Stuhl.
- Farbe: gelb; weiß wie Kalk. Grün, mit Urinabgang und Schweiß.
- Geruch: sauer.

Rektum – Drängen gegen den After. Zusammenziehender Schmerz, gefolgt von Wundheit im Bauch, kurz darauf schleimiger Durchfall und ein erfolgloser Tenesmus. Einzelne Stiche.
Jucken und gleichzeitig Empfindung von Zusammenschnüren. Jucken unten im Mastdarm. Heftiges, schmerzhaftes Jucken in Mastdarm und After. Angenehmes Kitzeln im unteren Teil des Mastdarms.

---

268 Dunham schreibt irrtümlich „headache“; korrigiert gemäß RA I, Symptom Nr. 698.

After – Innerliches Jucken, heftig, plötzlich und schmerzhaft. Äußerliches Jucken beim Gehen im Freien. Mehrere Tage hintereinander Blutung aus Hämorrhoiden. Erschlaffung des Schließmuskels; unwillkürliche Entleerungen (die zuletzt eintretende Wirkung bei vollständiger Vergiftung); krampfartiges Zusammenschnüren (siehe unter Stuhlgang).

Harnorgane

Schmerzen und Empfindungen – Winden und Drehen in der Blase, wie von einem großen Wurm, ohne Harndrang. Dumpfer Druck in der Blasengegend.
Funktion – Absonderung unterdrückt. Erstwirkung[269] scheint eine Harnverhaltung zu sein.
Die Entleerung ist schwierig, Harn geht nur tropfenweise ab (Zweitwirkung).[270] Dieses Symptom stammt von allopathischen Beobachtern. Das auffallendste und möglicherweise erste Symptom, das von einem Prüfer stammt, ist häufiger Harndrang mit geringer Entleerung, wobei der Urin normal aussieht. Die Wirkung der Arznei bestand also nur im Erregen eines Krampfes.
Unwillkürlicher Harnabgang im Schlaf und zu anderen Zeiten. Dieses Symptom wurde sowohl von Hahnemann als auch von Allopathen beobachtet. Es handelt sich womöglich um einen Krampf der langen Muskelfasern.
Begleiterscheinungen – Während des Urinierens Ziehen im Samenstrang.[271] Nach dem Urinieren Beißen am Rand der Vorhaut.
Absonderungen – Laut Hahnemann ist die Harnmenge vermindert, nach den Angaben der allopathischen Autoren dagegen vermehrt.
Aussehen – Trüb und gelb. Trüb mit rotem Sediment (Hahnemann).
Farbe – Gelb und klar. Weißlich. Urin mit weißem Sediment, trüber Urin mit rotem Sediment (beides Hahnemann).

Genitalorgane. Männliche[272]

Vorhaut – Zurückgezogen, unangenehme Empfindung an der entblößten Eichel.
Harnröhre – Stiche längs der Harnröhre, vom Anfang derselben bis zur Mündung, beim Gehen.
Stumpfe Stiche hinter der Eichel, vor allem bei Bewegung.

---

269 Siehe Glossar.
270 Siehe Glossar.
271 Dunham schreibt vom linken Samenstrang, was das zugrunde liegende Symptom Nr. 775 [RA I] nicht bestätigt.
272 An dieser Stelle nennt Dunham unter der Überschrift „Pains and sensations generally“, d.h. „Schmerzen und Empfindungen allgemein“, die Symptome 773 und 782 der Hahnemann'schen Prüfung. Wie Wilbrand in seiner Übersetzung der Kent'schen Arzneimittellehre (Homöopathische Arzneimittelbilder, Bd. 1, Heidelberg: Haug 1998, S. 403) erläutert, hat Ernst Stapf jedoch diese beiden Symptome an Frauen beobachtet, weshalb sie hier nicht aufgenommen, dafür aber unter den Symptomen der weiblichen Genitalien eingefügt werden.

Samenstränge – Wiederholtes Reißen aufwärts im linken Samenstrang, abends im Bett vor dem Einschlafen.
Ziehen während des Urinierens.
Hoden – Sie sind hochgezogen, mit innerlich heftig stechenden Schmerzen.
Samen – Nächtlicher Samenabgang aus erschlafftem Penis.
Zweimaliges Abgehen von Samen in einer Nacht, ohne laszive Träume.
Sexualtrieb – Vollständig verloren.

Genitalorgane. Weibliche – Heftiges Drängen und Drücken gegen die Genitalien, als würde alles herausfallen, schlimmer bei gekrümmtem Sitzen und beim Gehen, besser beim Stehen und aufrechten Sitzen. Heftige Stiche in der Schamgegend, wie in den inneren Geschlechtsorganen.[273]
Menses – Vorher: Müdigkeit, Bauchschmerz, Appetitmangel. Während: Schweiß auf der Brust, Gähnen und über den Rücken laufender Frostschauder, Ängstlichkeit am Herzen, großer Durst, krampfartiges Reißen da und dort in Rücken und Armen. Menses zu früh und reichlich.
Fluor – Ein Pressen, als wolle alles nach unten herausfallen, mit Auftreibung des Unterleibes; nach dem Pressen ein Zusammenziehen im Unterleib und Abgang von weißem Schleim.

Atemwege – Wiederholt Niesanfälle. Verstopfung der Nase. Nase abwechselnd verstopft und Wasser absondernd.
Schnupfen: Beim Belladonna-Husten einseitig mit nach Heringslake stinkendem Geruch in der Nase, besonders beim Ausschnauben.
Kehlkopf und Luftröhre – Heiserkeit: Stimme rau und heiser.
Husten: Größtenteils ist er trocken, kurz, heftig, kommt in wiederholten Anfällen mit kurzen Abständen. Die „mechanische" Intensität des Hustens entspricht keinesfalls dem Schweregrad der organischen Affektion. Krampfhafter Husten, als befände sich ein Fremdkörper in der Luftröhre, oder als habe sich Staub im Kehlkopf abgelagert. Beständiger Hustenreiz. Der Husten wird häufig von Trockenheit und Beklemmung in der Brust und in den oberen Teilen der Luftwege begleitet, auch durch diese Empfindungen ausgelöst. Bei nur einem Prüfer kam es mittags zum Husten, ansonsten erscheint er am Morgen, sowohl frühmorgens als auch nach dem Aufstehen, sowie abends nach dem Zubettgehen und weiter die Nacht hindurch, wobei er den Patienten aus dem Schlaf weckt. Es wurde beobachtet, dass der nachts auftretende krampfhafte Husten heftig ist, der Morgenhusten dagegen weniger heftig und mit einem Auswurf von eiterartigem Schleim verbunden ist. (In fortgeschritteneren Stadien der Erkrankung sammelt er sich nachts an.) Die Verschlimmerung am Abend nach dem Hinlegen ist ausgeprägt.

273 Siehe Anm. 272.

Auswurf: Zäher Speichel, eiterartiger Schleim, blutiger Schleim.
Auslöser: Der Husten wird durch den geringsten Reiz hervorgerufen, selbst beim Einatmen. Durch eine Empfindung, als ob sich Staub im Hals oder ein Fremdkörper in den Bronchien befindet. Durch ein Kitzeln im hinteren Teil des Kehlkopfes. (Dieser Husten ist heftig, trocken, reizend.) Durch Beklemmung der Brust. Durch eine Empfindung, es liege etwas im Epigastrium.

Begleiterscheinungen: Zähneknirschen während des nächtlichen Hustens. Stechen wie von Nadeln in der linken Seite, unter den Rippen. Heftig drückender Schmerz im Nacken, als würde er zerbrechen.
Atmung – Schwierig und beklommen. Die Atemzüge sind heftig, klein, häufig und ängstlich. Verstärkte Atemnot durch Kaffeetrinken; durch einen Druck im Epigastrium.

Innere Brust – Empfindungen und Schmerzen. Druck auf der Brust in der Gegend des Epigastriums, der die Atmung behindert, worauf Übelkeit in den Hals aufsteigt, als sollte Erbrechen erfolgen; Druck und Übelkeit wechseln ab.
Krampfartige Beklemmung in der Gegend des Epigastriums, die beim Gehen zum tiefen Atmen nötigt. Heftige Beklemmung, als würde die Brust von beiden Seiten her zusammengedrückt. Heftige Beklemmung, durch willkürliches Husten nicht gebessert; erschwertes Einatmen, als sei dies behindert durch Schleim in der Luftröhre; gleichzeitig ein Brennen in der Brust.
Brennen – Hitze steigt plötzlich vom Bauch in die Brust auf und vergeht schnell wieder.
Stechende Schmerzen an verschiedenen Stellen der Brust, hervorgerufen und verschlimmert durch Husten, Gähnen und Bewegung allgemein, durch Atmen jedoch nicht beeinflusst. Sie erscheinen meist auf der rechten Seite und ziehen unterhalb des Schlüsselbeins unter dem rechten Arm (die Atmung hemmend) von vorne nach hinten. Auf der linken Seite treten sie vom Brustbein zur Achselhöhle auf. Stechende Schmerzen werden auch in der Thoraxhaut verspürt. Drückender Schmerz auf die Rippenknorpel der linken Seite, schlimmer beim Atmen. Drücken in der Brust und zwischen den Schulterblättern, mit Atemnot, beim Gehen und Sitzen. Drücken in der rechten Brust, was Ängstlichkeit verursacht. Unruhe und Klopfen in der Brust.

Herz – Schmerzen und Empfindungen. Drücken in der Herzgegend. Ängstlichkeit ums Herz. „Wenn sie die Treppe steigt, gluckst das Herz, eine Art Herzklopfen." [274]

---

274 Der Text lautet im Original an dieser Stelle wie folgt: „Throbbing pain and pressing unrest and anxiety. Irregular action. A kind of hiccough of the heart on going upstairs." Erstens fehlt zwischen „pressing" und „unrest" offenbar ein Satzzeichen. Zweitens ist in der Prüfung [RA I] kein klopfender Schmerz am Herzen zu finden, sondern lediglich ein (schmerzloses) Klopfen oder aber ein klopfender Schmerz, der jedoch „unter dem Brust-

Äußere Brust – Ausschläge. Schmerzhafte Bläschen am Brustbein. Kleine, dunkelrote Flecken auf Brust und Oberschenkeln. Auf der linken Mamma hie und da kleine Papeln, juckend, besser durch Reiben.

Mammae – Milch schießt in die Brüste einer nicht schwangeren Frau und läuft aus; auf der linken Brust hier und da kleine Papeln, juckend, besser durch Reiben.

Beckengegend allgemein – Ein „düstres (nebelartiges),“[275] empfindliches Ziehen im ganzen Becken, es geht abwechselnd vom Kreuz- zum Schambein.
Die Sitzknochen schmerzen und fühlen sich an, als seien sie ohne Fleisch; dennoch bei hartem besser als bei weichem Sitzen (charakteristisch).
Beim Aufstehen vom Sitzen am Rand des Darmbeins, über den Hüften, als ob sich ein scharfer Körper herausschnitte.

Kreuz und Steißbein – In Kreuz und Steißbein ein äußerst schmerzhafter Krampf; man kann nur kurze Zeit sitzen, wird beim Sitzen ziemlich steif und kann sich dann aufgrund von Schmerzen nicht wieder erheben, kann auch nicht gut liegen und muss sich unter heftigem Schmerz von einer Seite zur anderen drehen; auf dem Rücken kann man gar nicht liegen; am meisten erleichtern Stehen und langsames Umhergehen, schnelles Gehen ist unmöglich.

Lendengegend – Krampfhafte Empfindung in der linken Lendengegend.

Rücken allgemein – Wirbelsäule: Schmerzen und Empfindungen. Drückender Schmerz auf der linken Seite unter den falschen Rippen. Stechender und nagender Schmerz in der Wirbelsäule. Nagender Schmerz mit Husten. Krampfartige, drückende Empfindung in der Mitte der Wirbelsäule, die beim Aufrichten in eine spannende Empfindung übergeht.
In der rechten Seite der Wirbelsäule und des Rückens ein Schmerz wie bei Verrenkung oder Zerrung.

Wirbel – Stechen von außen nach innen, wie mit einem Messer.

Schulterblätter – Links: Drückender Schmerz darunter, mehr in Richtung der Außenseite. Rechts: Feines Stechen. Zwischen den Schulterblättern: Schmerz wie durch Verrenkung. Wiederkehrende Stiche, wie elektrisch, vom linken Schulterblatt zum rechten. Heftiges Ziehen zwischen den Schulterblättern den Rücken herab. Zwischen rechtem Schulterblatt und Wirbelsäule ein ziehender Schmerz; ein Krampfschmerz, fast ein Kneifen.

---

beine über der Herzgrube“ (Symptom Nr. 862) sitzt. Allein ein Drücken in der Herzgegend und eine Ängstlichkeit sind nachweisbar. Eine unregelmäßige Herztätigkeit konnte in der Prüfung nicht gefunden werden. Zu guter Letzt überträgt Dunham das Symptom Nr. 866 in einer stark verfälschten Art. Unter Berücksichtigung dieser Aspekte wurde in der Übersetzung daher dieses Symptom zitiert, die übrigen gestrichen.

275 Dunham schreibt „dull“, was die (freilich schwer verständliche) Formulierung des hier zitierten Symptoms Nr. 872 [RA I] sicher nicht ganz genau wiedergibt.

Äußerer Rücken – Der Rücken und besonders die Schulterblätter sind mit großen roten Papeln bedeckt; die ganze Haut sieht rot aus und schmerzt bei Berührung wie wund, in den Spitzen der Blüten finden sich jedoch fein stechende Schmerzen. Juckendes Stechen[276] auf dem rechten Schulterblatt, kitzelndes Jucken auf dem linken.[277]

Nacken – Schmerzhafte Steifheit zwischen den Schulterblättern und im Nacken beim Hin- und Herdrehen von Hals und Kopf. Drückender Schmerz äußerlich in Nacken und Hals, beim Beugen des Kopfes nach hinten und bei Berührung.
Äußerlich Schwellung der Nackendrüsen, mit Verwirrung des Kopfes. Blüten am Nacken und am Arm, sie füllen sich mit Eiter und bilden eine Kruste.

Obere Extremitäten – Achsel. Links: Schmerzhafte Schwellung der Drüsen.
Arm allgemein – Bewegung: Dehnen, Renken und Drehen der oberen Extremitäten. Konvulsivische Bewegung. Krampf des rechten Arms, mit Zähneknirschen. Zucken im rechten Arm. Abwärts ziehendes Zucken in den Muskeln des rechten Arms, von unten wiederum aufwärts führend in Richtung Schulter. „Konvulsive Erschütterung der Arme, wie vom höchsten Schauder."[278] Tonischer Krampf. (Allopathische Beobachtungen.)
Empfindungen – Kraftlosigkeit, vor allem in den Händen, man muss sie hängen lassen. Schweregefühl und Lähmung, vor allem des linken Arms. Lähmiger Druck und Empfindung wie gelähmt sowie Schwäche des linken Arms.
Schmerzen – Reißender Schmerz. Gefühl, der Arm sei zu kurz; Steifheit; reißende Schmerzen; ziehende Schmerzen; Schmerzen wie zerschlagen.
Äußerlich – Empfindung wie beim Kriechen einer Fliege, nicht besser durch Reiben.
Ausschlag – Blüte unter jedem Ellbogen, dunkelrot, ohne Empfindung und ohne Eiterung.
Ellbogen – Kollern in der linken Ellenbeuge[279] , als ob Wasser oder Blut durch die Adern flösse. Schmerzen. Schneidende Schmerzen innerlich, beim Gehen. Scharfe Stiche äußerlich. Lähmungsartig ziehender Schmerz im Ellbogen und in den Fingern der linken Hand.
Unterarm – Feine Stiche im linken Unterarm. Stumpfes Stechen in der Mitte des inneren Unterarms, das sich allmählich verstärkt und zum Schluss sehr heftig wird. Schneidender, reißender Schmerz.

---

276 Dunham schreibt „itching eruption"; korrigiert gemäß RA I, Symptom Nr. 892.
277 Dunham schreibt „tickling"; korrigiert gemäß RA I, Symptom Nr. 891.
278 Dunham schreibt von einem „konvulsivischen Schaudern"; korrigiert durch Zitat des Symptoms Nr. 920 [RA I].
279 Lokalisation ergänzt aus RA I, Symptom Nr. 934.

Handwurzel – Lähmungsartiges Reißen in den Handwurzelknochen.
Mittelhand – Stechendes Reißen in der Mittelhandknochen der linken Hand.

Hände allgemein – Häufiger[280], kalter Schweiß; Schwellung; schmerzlose Steifheit, die das Beugen der Gelenke verhindert, als wären diese trocken.
Finger: Schmerzhaftes Ziehen in der Knochenhaut. Reißendes Schneiden.
Äußerlich – Kleine rote Flecken auf den Handrücken, die rasch wieder verschwinden. Am Finger eine schmerzhaft entzündete Blase. Eine Pustel dicht am Nagel.

Untere Extremitäten allgemein – Bewegung: Eine Art Dehnen, man ist gezwungen, das Bein auszustrecken. Lähmung mit Übelkeit und zittriger Ängstlichkeit (Beobachtungen allopathischer Autoren).
Empfindungen – Wundschmerz an der Innenseite des Oberschenkels. Empfindung, als ob das ganze Bein zerschlagen oder morsch wäre, mit Stechen und Nagen in den Knochen und mit heftigem Reißen in den Gelenken; dieser Schmerz steigt allmählich von den Füßen zur Hüfte, besser durch Bewegung und Gehen. Mattigkeit und Schwere der Beine sind ausgeprägte Symptome, dabei ziehender Schmerz und lähmige Empfindung.
Gesäß, Hüftregion und Hüftgelenk – Krampfschmerz mit Spannen der Gesäßmuskeln beim Bücken. Vorübergehend ein Kältegefühl im Hüftgelenk (rechts). In der rechten Hüfte sowohl in Ruhe als auch bei Bewegung stechender Schmerz. Lähmiges Spannen in der Hüfte beim Gehen, wie verrenkt. Links: Schmerz in der Hüfte mit Hinken (allopathische Beobachtung), auch nervös bedingt. Schmerz in der linken Hüfte beim Liegen auf der rechten, besser durch Umdrehen und Liegen auf der linken Hüfte.[281]
Oberschenkel – Äußerst ausgeprägte Schwere und Steifheit beim Gehen. Schwere im Sitzen. Stechender Schmerz, wie von einem Messer ausgelöst, in der Mitte des Oberschenkels, mehr nach der hinteren Seite zu (gleich nach dem Essen). Stechendes Schneiden in den äußeren Muskeln des rechten Oberschenkels, dicht über dem Knie, nur im Sitzen. Im Sitzen schneidendes, zuckendes Reißen in den hinteren Muskeln des linken Oberschenkels. Ziehender Schmerz nach außen zur Haut hin, an einer kleinen Stelle der Innenseite des linken Oberschenkels. Klopfender Schmerz am inneren linken Oberschenkel.[282]
Knie – Heftige Schmerzen. Unangenehme Empfindungen, vor allem im Knie sowie in anderen Gelenken der unteren Extremitäten, als wollten sie beim Gehen und beim Herabsteigen einknicken.

---

280 Dunham schreibt „copious", d. h. „reichlicher" Schweiß; korrigiert gemäß RA I, Symptom Nr. 946.

281 Dieses Symptom ist bei Dunham so ausgeführt, als sei der Schmerz in der rechten Hüfte beim Liegen auf dieser Seite; siehe aber RA I, Symptom Nr. 976.

282 Dunham schreibt „throbbing spot"; korrigiert gemäß RA I, Symptom Nr. 985.

Über dem Knie – Dröhnend-summende Empfindung im Sitzen.[283]
Kniescheibe – Rechts: Krampfschmerz nahe der Kniescheibe, von innen nach außen, im Sitzen. Drückendes Stechen beim Sitzen. Links: Stechen wie von Nadeln unter der Kniescheibe, im Sitzen.
Kniekehle – Steifheit bei Bewegung, als seien die äußeren (und manchmal die inneren) Sehnen zu kurz. Zucken in der Kniekehle in Richtung der Oberschenkelmuskeln. Rechts: Krampfartiger[284] und drückender Schmerz. Links: Stumpfe Stiche.
Unterschenkel allgemein – Bewegung: Muss den Fuß ausstrecken wegen eines ungeheuren Schmerzes der Unterschenkel.
Empfindungen – Lähmungsartige Müdigkeit in beiden Unterschenkeln, besonders in den Waden beim Treppensteigen. Zittrige Schwere der Unterschenkel. Schwere des rechten Unterschenkels, wenn er über den linken gelegt wird. Aufwärts ziehende Empfindung, die äußerlich als bloßes Krabbeln, innerlich dagegen als Unzahl von Stichen wahrgenommen wird.
Schmerzen – Schmerzhafte Stiche vom Fuß zum Knie (beim Auftreten mit dem linken Fuß). Schneidendes Ziehen an einer kleinen Stelle an den Füßen, das sich nach oben, erst durch die Unter- und Oberschenkel, dann durch das Kreuz[285] bis in die Schultern erstreckt. Schmerz wie eingeklemmt und ein dumpfes Reißen, besonders nachts, besser durch Heraushängen des Unterschenkels aus dem Bett. Brennendes Reißen den Unterschenkel herauf durch die innere Fläche der Kniekehle.
Schienbein – Reißen im Schienbein; im rechten Schienbein, darin eine Empfindung, als ob es auseinandergepresst würde. Links: Drücken im Stehen.
Wade – Links: Scharfes Stechen von unten nach oben. Krampf in der Wade beim Beugen des Beins, abends im Bett, löst sich durch Ausstrecken des Beins. Reißender Schmerz in der Wade, unbeeinflusst durch Bewegung oder Berührung.
Füße. Äußerlich – Schweiß ohne Wärme. Fressendes Jucken an den Sohlen und Fußrücken. Jucken, Anschwellen der Füße.
Empfindungen. Gelenke – Rechts: Spannung beim Gehen. Beim Gehen und Einwärtsbiegen der Sohle Schmerz im Mittelfußknochen wie verrenkt. Reißen im Mittelfußknochen der Großzehe.
Fußsohle – Krampf abends im Bett beim Anziehen der Knie an den Körper. Brennen und Wühlen. Bohrende, wühlende Schmerzen.

283 Bei Dunham: „tingling, quivering sensation"; korrigiert gemäß RA I, Symptom Nr. 986.
284 Dunham übersetzt Hahnemanns „klemmend" mit „squeezing", also „quetschend".
285 Dunham schreibt „loins" = Lenden; korrigiert gemäß RA I, Symptom Nr. 1001.

Schmerzen. Fußrücken – Stumpfe Stiche im Sitzen, unbeeinflusst durch äußeren Druck.[286]
Ferse – Spannung in der rechten Sohle im Bereich der Ferse, wird zu spannendem Druck, für gewisse Zeit gebessert durch Druck.
Achillessehne – Bohrende oder reißende Stiche.

Allgemeines – Bewegung: Abends ein ständiges Bedürfnis, sich zu strecken, verhindert durch Schmerz.
Schmerz steigert sich zu enormer Stärke, verschwindet dann plötzlich und taucht an einer anderen Stelle erneut auf. Plötzlicher, ungemein starker Schmerz in einer Brustseite, Bauchseite, Lende oder einem Ellbogen, vor allem im Schlaf, wobei der befallene Teil einwärts gekrümmt werden muss. Nagender Schmerz in der leidenden Stelle.

Verschlimmerungen – Alle Symptome schlimmer nachmittags (15–16 Uhr), erträglicher vormittags.
Empfindlich gegen Berührung; Stellen, an denen stechende Schmerzen gespürt wurden, sind bei Berührung sehr schmerzhaft. Krabbeln, Reißen, Stechen, Jucken da und dort, abends im Bett; nach Reiben bleibt ein reißender Schmerz zurück.

Drüsen –Bohrende Schmerzen in den erkrankten Drüsen.

Haut. Geschwüre – Brennender Schmerz, fast nur in der Nacht (18–6 Uhr), als wenn sich etwas herausdrücken wollte und der betroffene Teil gelähmt und steif wäre. Heftiges Jucken. Schneidender Schmerz in Ruhe und reißender Schmerz bei Bewegung des betroffenen Teils. Wundschmerz im Umkreis des Geschwürs.
Fast keine Absonderung, lediglich blutiges Serum.

Krämpfe – Lachkrampf. Allopathische Autoren schreiben der Belladonna konvulsive Bewegungen der Extremitäten, Sehnenhüpfen usw. zu. Geringer Ärger verursachte heftige Krämpfe: sie bewirkten, dass der Prüfer gegen die Wand lief. Konvulsive Bewegungen beim Erwachen.

Unter dem Stichwort „Schlaf“ wird im Folgenden die konvulsive Bewegung beim Erwachen und im Schlaf erwähnt.

Ruhelosigkeit – Ständige Veränderung der Stellung von Gliedern und Körper, vor allem von Händen und Füßen. Zittern in allen Gliedern.

Mattigkeit – Abneigung gegen Arbeit. Mattigkeit allgemein und am Morgen nach langem und schwerem oder durch – möglicherweise inzwischen verges-

---

286 An dieser Stelle nennt Dunham ein weiteres Mal Symptome der „Sohlen“; die oben noch nicht genannten Symptome wurden dort eingefügt.

sene – Träume unterbrochenem Schlaf. Schwere in Händen und Füßen.[287] Unsicherer Tritt, die Knie neigen dazu einzuknicken.

Lähmung – Lähmige Schwäche aller Glieder, vor allem der Füße. Allopathische Autoren nennen vollständige Lähmung der linken Seite, vor allem von Arm und Oberschenkel. Steifheit und Lähmung der Extremitäten und des ganzen Körpers.

Ohnmacht – Vollständig. Allopathen nennen einen vollständig apoplektischen Zustand.

Schlaf. Schläfrigkeit – Benommenheit, die zum Schlafen nötigt, schläft etwa neunzig Minuten lang, danach starker Hunger mit heftig brennender Hitze im Mund, ohne Durst; beim Husten stinkt der Atem nach Kot.[288] Starke Schläfrigkeit mit Gähnen. Nachmittags Schläfrigkeit mit Gähnen und Strecken, mit starker Tränenbildung. Schläfrigkeit nachts mit Unfähigkeit zu schlafen oder mit schreckhaftem Auffahren im Moment des Einschlafens.
Einschlafen – Schreckhaftes Auffahren, die Füße rucken aufwärts und der Kopf nach vorne. Beim Zubettgehen immer Erwachen und schreckhaftes Auffahren. Gerade zu der Zeit, zu der man üblicherweise ins Bett geht, liegt man lange da, ohne zu wissen, ob man wach ist oder träumt. Abends scheint es, als schwömme das Bett.
Zeiten des Schlafs – Gewöhnlich spätes Einschlafen. Manchmal früh und frühes Erwachen. Nur für kurze Zeit erfrischt.
Schlaf – Unruhiger Schlaf vor Mitternacht, Sichumherwerfen und Reden im Schlaf. Unruhig, voller Träume von Menschen und von „Haus-Geschäften."[289] Unruhig, die Schmerzen werden unerträglich, schreckliche Träume. Unruhig, erwacht häufig, wälzt sich hin und her und kann nicht mehr schlafen. Tiefer Schlaf mit Angstträumen, an die man sich nicht erinnern kann. Man hört sich selbst sogar laut aufschreien vor Schreck, ohne dabei zu erwachen. Wird man durch Husten geweckt, schläft man sogleich wieder ein, ist aber morgens unerfrischt und matt. Im Schlaf ständiges Auffahren. Singen und lautes Reden.
Begleiterscheinungen – Sowohl im Schlaf als auch im Wachzustand Unterbrechung der Atmung; die Atemzüge dauern nur halb so lange wie die Atempausen; das Ausatmen erfolgt stoßweise und ist lauter als das Einatmen; das Einatmen dauert nur etwas länger als das Ausatmen.

---

287 Dunham schreibt „feebleness", also „Schwäche"; korrigiert gemäß RA I, Symptom Nr. 1102.

288 Dunham schreibt „foul breath", also „fauliger Atem"; korrigiert gemäß RA I, Symptom Nr. 1125.

289 Dunham schreibt „business", während in RA I, Symptom Nr. 1130 von „Haus-Geschäften" die Rede ist, worunter Haushaltstätigkeiten zu verstehen sind.

Träume – Viele Träume von Menschen und „Haus-Geschäften".[290] Viele Träume, die nicht erinnert werden, sie nehmen dem Schlaf das Erfrischende. Nicht viele Träume bis gegen Morgen. Art der Träume: lebhaft; ängstlich, von Mördern und Räubern, „er hörte sich selbst einmal laut aufschreien, ohne deßhalb zur Besinnung gekommen zu seyn."[291] Träume und Verschlimmerung der Schmerzen.
Erwachen aus dem Schlaf. Man erwacht voller Schreck und Furcht, als hätte etwas unter dem Bett einen Laut von sich gegeben, dabei trockene Hitze. Schreck im Traum, weshalb man aufwacht, mit Schweiß auf der Stirn und auf der Herzgrube.
Beim Erwachen am Morgen üble Laune, Kopfschmerz und Mattigkeit. Beim Erwachen Kopfschmerz über den Augen, einem Schweregefühl im Kopf ähnlich, und beim Berühren schmerzt das Auge. Schläfrigkeit.
Schlaflosigkeit – Starke Schlaflosigkeit mehrere Nächte nacheinander aufgrund von Angst, mit ziehenden Gliederschmerzen. Schlaflosigkeit aufgrund der Vorstellung, man habe noch etwas Dringendes zu erledigen.

Fieber – Allopathische Quellen nennen Fieberanfälle, die gewöhnlich in der Nacht nach Mitternacht oder am Morgen beginnen und von starkem Durst begleitet sind; am stärksten ist er nach dem Schweiß. Der Schweiß ist reichlich. (Siehe die Symptome 1180–1194.)
Auch Hahnemann beschreibt Fieberanfälle. Diese erscheinen am Nachmittag oder Abend; sehr heftiger Frost; zwei Stunden danach Hitze und allgemeiner Schweiß, Durst weder bei Frost noch in der Hitze. Die Hitze ist besonders stark am Kopf und im Gesicht und wird oft von Benommenheit begleitet. Häufige Fieberattacken den Tag über. Frost, gefolgt von allgemeiner Hitze und Schweiß, generell ohne Durst.

Frost – Blässe und Kälte. Eiskalte Hände, Benommenheit des Kopfes und Weinerlichkeit.[292] Kälte des ganzen Körpers, vor allem der Füße (mit Blutandrang zum Kopf[293]), mit geschwollenem, rotem Gesicht, Hitze in den Ohren[294] etc. Frost beginnt im Rücken und im Epigastrium oder in beiden Armen und erstreckt sich über den ganzen Körper.

---

290 Siehe Anm. 289.

291 Dunham schreibt „waking [...] with starting and a cry of murders and robbers", der Prüfer sei also durch die Träume bzw. das Schreien geweckt worden, was aber gerade nicht der Fall ist; korrigiert gemäß RA I, Symptom Nr.1135.

292 Dunham schreibt „depression", korrigiert gemäß RA I, Symptom Nr. 1196.

293 Dunham schreibt „with headache congestio ad caput"; allerdings ist in der Prüfung keine schmerzhafte Kongestion zu finden.

294 Dunham schreibt statt „Hitze" „pain in ears"; korrigiert gemäß RA I, Symptom Nr. 1198.

Schaudern in verschiedenen Teilen, dabei Hitze in anderen; mit Hitze in den Ohren, im Kopf, im Gesicht und in der Nase; geschwollenes Gesicht.
Fußschweiß.
Frost wird durch jeden Lufthauch hervorgerufen, wenngleich Luft in anderer Hinsicht angenehm ist.

Hitze – Allopathische Quellen nennen heftig brennende Hitze, sowohl innerlich als auch äußerlich. Rotes Gesicht. Gewöhnlich trockene Hitze von Füßen und Händen, kein Durst. Blasses Gesicht.
Innere Hitze – Alles, was man zu sich nimmt, ist zu kalt.
Innere Hitze mit Auftreibung der Venen und vor allem ein so starkes Pulsieren der Karotiden, dass die Zähne klappern; dabei Hitze im Kopf.
Innere Hitze morgens im Bett, dennoch darf man sich nicht aufdecken; Schmerz in den entblößten Teilen, wie von Frost.
Innere und äußere Hitze des ganzen Körpers, vor allem des Kopfes; Pulsieren der Schläfenarterien, mit Verwirrung im Kopf und nachfolgendem Schweiß.
Hitzegefühl mit objektiver Hitze am ganzen Körper, besonders aber im roten, schweißigen Gesicht, mit Kopfschmerz und Durst.
Hitze, erzeugt durch geringe Bewegung.

Äußeres – Allopathische Quellen nennen: Entzündung der Oberfläche des ganzen Körpers, mit schnellem Puls. Hitze des ganzen Körpers mit violetter Röte der Haut.[295] Rote Schwellung des ganzen Körpers.[296] Der Körper ist brennend heiß und rot, mit einer prickelnd beißenden Empfindung. Jucken des ganzen Körpers mit Ausbruch roter, flohstichartiger Flecken.

Ausschlagfieber – Brust und Bauch sind mit kleinen roten, erhabenen, schmerzlosen Flecken bedeckt, die oft verschwinden und plötzlich wieder auftreten, dabei allgemeine Rötung der Haut. Entzündete rote Hautstellen und scharlachrote Flecken am Körper. Hitziges, erysipelatöses Fieber, begleitet von entzündeten und sogar gangränösen Schwellungen.
Darüber hinaus berichten allopathische Autoren: Blutrote Flecken am ganzen Körper, vor allem im Gesicht und auf der Brust. Masernartiges Exanthem. Dunkelrote, scharlachartige Flecken am ganzen Körper, mit kleinem, schnellem Puls, Atemnot, heftigem Husten, „Irrereden, verstärktem Gedächtnisse"[297] und erweiterten Pupillen.

Schweiß – Mehr oder weniger reichlicher Schweiß nach dem Hitzestadium. Schnell vorübergehende Schweiße, die sich mit Frost abwechseln und manch-

---

295 Dunham schreibt irrtümlich „violent" statt „violet", siehe RA I, Symptom Nr. 1265.
296 Dunham schreibt irrtümlich „redness and swelling" statt „red swelling", siehe RA I, Symptom Nr. 1266.
297 Siehe RA I, Symptom Nr. 1280.

mal zusammen mit Hitze auftreten. Meist und am stärksten erscheint der Schweiß auf dem Gesicht und der Stirn, er wird oft von Durst begleitet.
Schweiß ausgelöst durch – geringe Bewegung während des Schlafes. Viele Symptome beziehen sich auf sehr reichlichen Nachtschweiß. Im Bett schwitzen nur die zugedeckten Körperteile. Deckt man im Bett auch die Hände zu, folgt ein allgemeiner Schweiß; entblößt man sie, folgt allgemeiner Frost.
Zeit – Häufig wird die Nacht erwähnt. Der Nachtschweiß schwächt nicht. Schweiß nach Mitternacht. Während des Schlafes. Morgens.
Geruch – Der Nachtschweiß riecht wie verbrannt.[298]
Puls – Kräftig und schnell; groß, voll und langsam. Klein und schnell. Groß, oft um zehn Schläge schneller. [299]

Angst – „Heulen und Schreien um Kleinigkeiten [...].“ „Er erschrickt sehr leicht, besonders wenn Jemand zu ihm kömmt.“[300] Tagsüber ängstlich, kann nirgends Ruhe finden. Leichtes Erschrecken. Ängstlichkeit in der Herzgegend. „Ereignisse, auf die er bisher mit Vergnügen gehofft hatte, erscheinen ihm in einem ängstlichen Lichte [...].“[301]
Stöhnen – Häufiges Stöhnen, besonders morgens, ohne einen Grund zu wissen. Stöhnen bei jedem Ausatmen sowie im Schlaf.
Von allopathischen Autoren erfahren wir: Zittern in Händen und Füßen mit plötzlichem Schreien. Ängstlichkeit gefolgt von Schweiß. Ängstlichkeit in der Herzgegend, mit Kopfschmerz, rotem Gesicht und bitterem Mundgeschmack.[302]

---

298 Dunham schreibt, der Schweiß röche „putrid“, also faulig. Der einzige in der Prüfung verzeichnete Geruch aber ist „brandig (bränzlich)“ [RA I, Symptom Nr. 1289], vermutlich liegt ein Fehler bei Dunham vor.

299 Dunham schreibt: „Large, 85“. Symptom Nr. 1238 [RA I] nennt dagegen keine exakte Frequenz.

300 An dieser Stelle nennt Dunham das Symptom: „Crying out on the slightest provocation, on approach of anybody.“ Der erste Teil ist nicht eindeutig zu übersetzen und daher auch schwer zuzuordnen. Er könnte zu Symptom Nr. 1393 (vgl. auch Symptom Nr. 90) passen: „Winselnde Verdrießlichkeit über Kleinigkeiten“, oder auch zu Symptom Nr. 1403: „Er wird leicht zum Zorne gereizt, auch durch Kleinigkeiten“. Am ehesten aber entspricht es wohl dem Symptom Nr. 1406: „Heulen und Schreien um Kleinigkeiten [...]“. Falls Dunham bei der Symptomendarstellung chronologisch vorgeht (wie er es immer macht), wäre Symptom Nr. 1311 am naheliegendsten: „Er erschrickt sehr leicht, besonders wenn Jemand zu ihm kömmt“ – was wiederum dem zweiten Teil des Symptoms entspricht. Auch würde es zum Thema „Angst“ passen. Deshalb werden die beiden Symptome Nr. 1406 und 1311 zitiert.

301 Dunham nennt dieses Symptom im folgenden Absatz als Beitrag allopathischer Autoren, was nicht zutrifft. Am ehesten kann man es meines Erachtens unter „Angst“ platzieren. Zum besseren Verständnis erschien es sinnvoll, das Symptom im Wortlaut zu zitieren.

302 Dunham schreibt „anxiety and unrest“, jedoch ist in dem entsprechenden Symptom Nr. 1326 [RA I] keine Rede von Unruhe.

Ruhelosigkeit – Kann nicht lange an einer Stelle sitzen, geht fast ständig überall umher. Unaufhörliches Bewegen des Körpers, vor allem der Arme, wobei der Puls nicht verändert ist. Ständiges Umherbewegen im Bett.
Delirium – Allopathische Autoren geben an: Zusammenhangloses Reden. Beständiges Delirium. Deliriert wie im Traum. Nach dem Essen legt sich das Delirium.[303] Schreit im Delirium, er müsse nach Hause, weil da alles verbrannt sei. Redet von Wölfen; von Hunden, die ihn umschwärmen.[304]
Nächtliches Delirium, während man am Tage bei Bewusstsein ist. Anfälle von Delirium.
„Geschäftsloses Sitzen hinter dem Ofen; sie bemüht sich, Lieder zu verfertigen, und singt laut Lieder lustigen, doch ungereimten und ganz unsinnigen Inhalts; auch pfiff sie mitunter, wollte aber nicht essen und nicht trinken; [...] bei Blässe des Gesichts und Stirn-Schweiß."[305]
Stimmung – Gehoben. Dies zeigt sich durch eine Neigung zum Singen und Pfeifen. Man lacht, ohne zu wissen worüber. Häufiges Lachen und Singen, laut und lange. Lächerliche Gebärden, bald gibt man vor zu sitzen, dann zu waschen, Geld zu zählen oder auch zu trinken.
Aus allopathischen Quellen erfahren wir: starke wahnsinnige Erregung. Läuft halb bekleidet und sich wundersam gebärdend umher, lacht, singt, tanzt usw. Heftiges Schütteln des Kopfes, Schaum vor dem Mund. Klatscht die Hände über dem Kopf zusammen, Speichel fließt aus dem Mund. Man verzerrt das Gesicht, streckt die Zunge heraus.
Niedergedrückt – Ängstlichkeit mit Weinen. Man ist lebensmüde. Furchtsamkeit mit Neigung zum Weinen. Weinen, Wimmern und Heulen ohne Grund, mit Furchtsamkeit, besonders beim Erwachen. Gleichgültigkeit. Untätigkeit des Geistes und des Körpers.
Gleichgültig gegen alles, das Leben ist egal. Apathisch, unbeeindruckbar, nachdem man einige Tage zuvor sehr empfindlich und beeindruckbar war.[306]
Reizbar – Reizbarkeit bei Kleinigkeiten, mit drückenden Kopfschmerzen, wie von einem Stein. Abneigung gegen jedes Geräusch und gegen Besuch. Gewünscht werden Einsamkeit und Ruhe. Stille Verdrießlichkeit, mit normaler Stimmung abwechselnd. Reizbarkeit mit großer Mundtrockenheit.

---

303 Dunham schreibt: „It [the delirium] comes on after eating." Korrigiert gemäß RA I, Symptom Nr. 1336.
304 Original: „Dreams of conflagration at home, of wolves and dogs around him." Laut RA I (siehe die Symptome Nr. 1338–1340) handelt es sich aber nicht um Träume.
305 Dunham gibt als Quelle nur an „F. Hahnemann", gemeint ist wohl RA I, Symptom Nr. 1354.
306 Fehler bei Dunham, der schreibt, dass die Apathie nach ein paar Tagen zur Empfindlichkeit wird, dabei ist es gemäß RA I, Symptom Nr. 1391, umgekehrt.

Zorn – Ärgerlich, es ist ihm nichts Recht, dann ist er sogar auf sich selbst böse.
Reizbarkeit und Überempfindlichkeit; alle Sinne sind übermäßig gespannt.
Raserei – Delirium, entweder anfallartig oder beständig; erst fröhlich, dann tobend. Heulen und Schreien um Kleinigkeiten, schlimmer durch gütliches Zureden, mit sich rasch erweiternden und verengenden Pupillen. Heftige Zanksucht, die sich nicht besänftigen lässt.
In allopathischen Quellen findet man: Raserei, tobt im Bett herum, zerreißt Kleidung, schlägt sich mit den Fäusten ins Gesicht, Zähneknirschen und Konvulsionen. Beißt in den Löffel, bellt und knurrt. Will die Umstehenden beißen. Diese Raserei wird von brennender Hitze des Körpers, starren Augen und Anspucken der Umstehenden begleitet.
Misstrauen und Verlangen zu fliehen. Furcht vor einem eingebildeten schwarzen Hund. Dies ist im Allgemeinen eine frühe und Erstwirkung von Belladonna. Man versucht zu fliehen, ersucht die Freunde, einen zu töten. Stürzt sich ins Wasser.

Praktische Anwendung

Auf die praktischen Fähigkeiten der Belladonna bei der Anwendung an Kranken kann man durch eine Zusammenfassung ihrer physiologischen Wirkung schließen.

Wir haben gesehen, dass die Tollkirsche auf jeden Teil des Nervensystems wirkt; so auf das Sensorium, wo sie Verwirrung, Delirium, Manie, Stupor hervorruft; gleichzeitig löst sie Hitze im Kopf sowie Röte des Gesichts und der Augen, Klopfen der Karotiden, einen vollen, harten und leicht erhöhten Puls aus, was mit Veränderungen der Sinne und spasmodischer Wirkung auf die willkürliche Muskulatur einhergeht.

Diese Symptome deuten auf die Anwendung von Belladonna bei Krankheiten, die nicht nur die Funktion, sondern auch die Gewebe des Zentrums des zerebrospinalen Nervensystems betreffen. So finden wir Belladonna als vorzügliches Arzneimittel bei Manie wie auch bei Entzündung des Gehirns und dessen Häuten. Bei diesen Leiden treten, wenn Belladonna angezeigt ist, neben der Änderung der sensorischen Funktionen und den direkten Symptomen der Gehirnentzündung oder Hirnhautentzündung immer das rote Gesicht, die glänzenden Augen und der volle, harte Puls auf, wie oben beschrieben. Bei einer Manie müssen diese Symptome nicht zugegen sein. Das Gesicht kann dann von normaler Farbe oder blass sein; der Puls nicht voller, sondern vielleicht sogar kleiner als gewöhnlich; das keinesfalls ängstliche, aufgedunsene oder entzündete Gesicht kann freundlich, verhärmt oder gar dümmlich erscheinen. In solchen Fällen könnte das wahrhaft angezeigte Mittel beispielsweise *Hyoscyamus, Stramonium, Veratrum album, Platina* oder *Natrum muriaticum* sein – Belladonna dagegen nicht.

Bei einer Enzephalitis kann das Gesicht blass sein, die Augen sind möglicherweise trübe oder verdreht, der Kranke ist stupid oder annähernd stupid, der Puls langsam und weich. Das Gehirn oder seine Häute – oder auch beide Komponenten – können fraglos Ort einer Entzündung sein, aber dann ist Belladonna nicht das angemessene Mittel. Da mag *Helleborus* niger, *Sulphur, Bryonia* oder *Zincum* passen.

Allgemein kann festgehalten werden, dass Belladonna dann notwendig scheint, wenn die – im Übrigen auch Aconitum anzeigende – arterielle Erregung plötzlich über den Kranken gekommen ist und ihre Wirkung im Gehirn manifestiert, sofern sich dieser Prozess noch im ersten Stadium der Kongestion und Bildung von Ablagerungen befindet. Wenn das Stadium der serösen Ausschwitzung beginnt oder die Ablagerung vollständig ist, liegt der Fall bereits jenseits des Wirkungskreises von Belladonna; jetzt kommen *Helleborus, Sulphur* und *Zincum* ins Spiel.

Bei sowohl funktionellen als auch organischen Erkrankungen des Auges wird Belladonna durch die Symptome angezeigt und hat sich in der Praxis bewährt. In Hinblick auf funktionelle Krankheiten gibt es zahlreiche Fälle mit partiellem oder vollständigem Sehverlust bei Vergiftung mit Belladonna. Auf der anderen Seite hat sich Belladonna bei teilweiser oder vollständiger Amaurosis oft als angezeigt und hilfreich erwiesen.

Kommen wir nun zu den organischen Augenleiden. Während die Bindehaut und die Absonderungen nur mäßig betroffen sind, scheinen die tieferen Gewebe des Auges stark angegriffen, wie man an den tief in den Orbita sitzenden Schmerzen, der Völle und Ausdehnung des scheinbar bersten wollenden Auges, den supra- und postorbitalen Schmerzen und den Sehstörungen sehen kann. Hier ist Belladonna selten angezeigt, wenn nicht die allgemein charakteristischen Symptome zugegen sind, etwa der volle, harte Puls, das rote und heiße Gesicht, das Gewicht und die Hitze in der Stirn und der auffallende, langsam zunehmende Schmerz.

Die durch Belladonna hervorgerufene Gesichtsneuralgie wurde bereits vollständig beschrieben. Es sind viele geheilte Fälle aufgezeichnet. Der Schmerz hat die bereits erwähnten Auffälligkeiten und wird abends meist schlimmer. Die Neuralgie tritt im Allgemeinen auf der rechten Seite auf und unterscheidet sich damit von derjenigen, die *Spigelia* indiziert. Von der Neuralgie, die *Stannum* erfordert und ebenfalls rechtsseitig sein kann, unterscheidet sie sich durch den Umstand, dass der durch Stannum hervorgerufene wie gebesserte Schmerz langsam einsetzt, stufenweise zunimmt und dann ebenso langsam wieder abnimmt; der von Belladonna dagegen steigt allmählich an, wird unerträglich heftig und hört plötzlich auf.

Man kann kaum von entzündlichen Halserkrankungen sprechen, ohne an Belladonna als Arzneimittel zu denken, so universell und hilfreich ist seine Anwendung. Bei unkomplizierter Tonsillitis mit geschwollenen und hellrot erscheinenden Tonsillen, schmerzhaftem und erschwertem Schlucken, Trockenheit des Rachens, die in mäßige Sekretion von zähem Schleim oder Speichel übergeht, sowie mit charakteristischem Puls und Gesichtsausdruck reicht Belladonna aus, um in wenigen Stunden Heilung zu bringen. Es ist aber nicht nur bei Tonsillitis hilfreich, sondern auch bei Pharyngitis, bei Entzündung des weichen Gaumens und des Zäpfchens sowie bei Entzündung des Kehlkopfes, wenn sowohl die Schleimhaut als auch das Gewebe unter der Schleimhaut betroffen ist. Die Röte ist lebhaft; der Schmerz heftig, spannend und oft klopfend; die arterielle Tätigkeit ist sehr deutlich. In einem typischen Belladonna-Fall kann die Absonderung der Schleimhaut vermindert sein und somit zu Trockenheit führen, oder sie ist möglicherweise eingedickt, also zäh; sie ist aber nicht so verändert, dass eine fibröse oder diphtherische Ablagerung erscheint. Für solche Fälle findet man das passende Mittel eher unter *Mercurius*, *Brom*, *Cantharis*, *Muriaticum acidum* und *Lachesis*.

Ist wiederum das submuköse Zellgewebe so betroffen, dass dort eine ödematöse wässrige Ausschwitzung stattfindet und Gaumensegel, Zäpfchen und Rachenwände deshalb wie geschwollen, wie durchscheinende Wassersäcke erscheinen, ist Belladonna nicht indiziert. Hier ist *Rhus* oder vielleicht *Phosphorus* das angemessene Mittel.

Schließlich können die Tonsillen auch chronisch vergrößert sein. Die Krypten können sehr auffallen. In diesen Krypten sieht man kleine weiße Klümpchen, die sehr faulig und von öliger Konsistenz sind.

Die Tonsillenschwellung ist von außen sehr deutlich und auf äußeren Druck schmerzhaft.

Die Pathologen sind sich über die Natur und den Ursprung dieser weißen Klümpchen nicht einig. Ich glaube, es handelt sich um eine veränderte Absonderung der Tonsille. Ein solcher Zustand wird im Allgemeinen von follikulärer Pharyngitis, Husten, Stimmverlust und Schleimansammlung in Larynx und Trachea begleitet. In diesen Fällen ist fast immer *Lachesis* angezeigt. Keiner dieser Fälle ist für Belladonna geeignet, und je eher ihre Natur erkannt und das richtige Mittel – anstelle von Belladonna, das man vielleicht als erstes gegeben hat – verabreicht wird, desto besser ist das für den Patienten.

Wenn in einem Fall, der ein Belladonna-Fall war oder zu sein schien, die Schwellung zunimmt, das erschwerte Schlucken sehr schlimm, die Schleimhaut des Rachens livide und ein scharf stechender Schmerz wie von einem

Splitter in der Seite des Rachens verspürt wird, weiterhin die äußere Schwellung groß und empfindlich ist, die Absonderung übelriechend und gelblich wird, der Puls schneller, aber weicher und kleiner – dann wird deutlich, dass sich ein Abszess im Tonsillengewebe bildet. In solch einem Fall wird Belladonna nicht helfen. *Hepar sulphuris* wird viel eher die Eiterung stoppen, wenn das möglich ist, oder sie einkapseln und herausbefördern, wenn der Fall bereits so weit fortgeschritten ist, dass Einschmelzung unmöglich ist.

Von den besonderen Halsbeschwerden bei Scharlach wird gleich die Rede sein, wenn wir auf diese Krankheit zu sprechen kommen.

Auf den Verdauungsapparat, auf die nutritiven Organe, übt Belladonna, wie bereits erwähnt, nur wenig Wirkung aus. Es ist bei Erkrankungen dieses Systems selten angezeigt.

Dennoch könnten die allgemeinen charakteristischen Symptome von Belladonna bei derartigen Fällen so ausgeprägt zugegen sein, dass sie nach Belladonna verlangen. So kann es manchmal bei akuter Hepatitis angezeigt sein, weniger anhand der Lebersymptome als vielmehr aufgrund der subjektiven und objektiven sympathetischen Symptome, die sich an anderen Organen oder Systemen zeigen.

Belladonna kann vielleicht einmal bei manchen Formen von Dysenterie oder Rektumentzündung indiziert sein, wie die Symptome des „dauernden Tenesmus und Abwärtsdrängens, sowohl auf die Blase, als auch auf das Rektum, mit spärlichem Stuhl und Verschlimmerung des Tenesmus nach dem Stuhlgang"[307] zeigen. Gleichwohl entspricht dieses Mittel nicht dem allgemeinen Charakter dieser Erkrankungen und ist in solchen Fällen eher aufgrund seiner allgemeinen Charakteristika angezeigt; obwohl es in einem anderen Stadium eines schwierigen Falles ein unersetzliches Arzneimittel sein mag, wird es als einziges Mittel selten ausreichen, eine Heilung in einem Fall von Dysenterie zu erzielen.

Wie wir bereits gesehen haben, ist der Urin spärlich, es findet sich häufiger Tenesmus der Blase und eine gelinde Strangurie. Der Urin ist dunkel und trübe, zuweilen auch feuerrot.

Belladonna wurde schon häufig bei entzündlichen Leiden der Blase eingesetzt, die von den oben genannten Symptomen und den allgemeinen Charakteristika von Belladonna begleitet waren. Ebenso im ersten Stadium einer desquamativen Nephritis.

Dass diese Erscheinung häufig bei Scharlach vorkommt, ist ein weiterer Hinweis auf die Indikation von Belladonna bei dieser Erkrankung.

---

307 Dunham belegt dieses Zitat nicht.

Hinsichtlich der Anwendbarkeit bei solchen Erkrankungen ist Belladonna ähnlich zu *Cantharis, Apis, Terebinthina, Arsenicum* und *Mercurius.*

Wenn wir auch alle in der Lage sind, die Unterschiede zwischen diesen Mitteln zu erkennen, sollte ich vielleicht doch sagen, dass *Cantharis* besonders den Erkrankungen von Blase und Urethra entspricht, nicht der Niere; Belladonna denen der Blase, vor allem des Blasenhalses sowie dem ersten Stadium von Nierenkrankheit – der Kongestion; *Terebinthina* denen der Niere, nicht der Blase, und zwar dem ersten Stadium der Nierenerkrankung – dem von Kongestion und Hämaturie, bevor Eiweiß ausgeschwitzt wird; *Mercurius* denen der Niere, wenn Eiweiß ausgeschwitzt wird, bevor ein Ödem eintritt; *Apis* und *Arsenicum* denen der Niere, und zwar dem zweiten Stadium, wenn Eiweiß in Masse ausgeschwitzt wird und die Krankheit bereits so lange andauert, dass ödematöse Ausschwitzungen im Zellgewebe eingetreten sind. Diese Unterscheidungen dienen nur als Hinweise. Sie sollten Ihre Verordnungen nicht beeinflussen, es sei denn, die übrigen und allgemeinen Symptome eines jeden Falles stimmen mit denen des Mittels überein; ich glaube freilich, dass sie in den meisten Fällen übereinstimmen werden.

Die zu den Beckenorganen und speziell zum Uterus gehörenden Symptome von Belladonna sind sehr deutlich. Kein Arzneimittel wird häufiger und erfolgreicher bei Leiden der weiblichen Genitalien eingesetzt.

„Bei den Prüferinnen erzeugte Belladonna das Symptom des ständigen und heftigen Druckes nach unten gegen die Genitalien, als wolle alles herausfallen."[308] Dieses Symptom verweist auf die Verwendung von Belladonna in Fällen von Uterusprolaps, sei dieser nun chronisch und anhaltend, in Intervallen auftretend oder, bei Dysmenorrhö, während der Menstruation.

In all diesen Fällen ist Belladonna eines unserer nützlichsten Arzneimittel. Aber vier weitere Arzneien der „Reinen Arzneimittellehre" haben die genau gleichen Symptome; dies sind *Sepia, Nux vomica, Podophyllum* und *Pulsatilla.*

Wie sollen wir den jeweils geeigneten Fall für jedes Mittel bestimmen? Natürlich anhand der Modalitäten und der begleitenden Symptome.

Das oben genannte Symptom von Belladonna ist schlimmer, wenn die Patientin vornübergebeugt sitzt und wenn sie geht, besser jedoch, wenn sie aufrecht sitzt oder steht. Bei *Sepia* ist es genau umgekehrt: Das Symptom verschlimmert sich beim Aufsetzen, mehr noch beim Stehen und am meisten beim Gehen, während es im Liegen besser ist. Genau dies würden Sie in einem Fall atonischer Erschlaffung der Bänder und der vaginalen Stütze des Uterus er-

[308] Dunham belegt dieses Zitat nicht.

warten, während die offensichtlichen Ungereimtheiten der Belladonna-Zustände gut zu einem Reiz- oder Entzündungszustand dieses Organs passen.

Nux vomica wiederum hat das Abwärtspressen mehr im Rücken, bei gereiztem Rektum, häufigem vergeblichem Stuhldrang mit spärlichen Entleerungen. Es besteht eine nur geringe Leukorrhö. *Pulsatilla* hat dasselbe Symptom wie Belladonna, mit Verschlimmerung im Liegen, zeigt aber auch Verschlimmerung durch Hitze und Besserung im Freien, mit Druck auf der Blase und häufigem Wasserlassen – dies aber ist reichlich und nicht mit Strangurie verbunden. Außerdem besteht eine reichliche, dicke Leukorrhö. Die allgemeinen Symptome zeigen eine Neigung zur Hydrämie anstelle der Hyperämie[309] von Belladonna.

Da *Podophyllum* nicht so eingehend geprüft ist, finden sich keine zuverlässigen Anhaltspunkte bezüglich seiner Charakteristika. Ich glaube aber, dass es bei Prolaps selten nützt, wenngleich ein Prolaps von Vagina und Rektum oder eine Neigung dazu sowie Schmerz in der Gegend der Ovarien bestehen kann.

Es gibt eine Art Dysmenorrhö, bei der Belladonna eine vollständige Heilung bewerkstelligen kann, selbst in seit Jahren bestehenden Fällen. Der Schmerz ist oft so heftig, dass er die Kranke zur Anwendung von Schmerzmitteln treibt. Es ist ein Zerren und Drücken nach unten. Es gibt auch schneidende Schmerzen von hinten nach vorne oder umgekehrt, die sich entlang einer horizontalen Linie durch das Becken erstrecken, nicht um das Becken herum (wie das bei den Schmerzen von *Sepia* und *Platina* der Fall ist). Diese Schmerzen kündigen das Eintreten der Menses 6–20 Stunden vorher an. Sie sind anfallsartig und unerträglich. Die Patientin stellt fest, dass eine Darmentleerung zu dieser Zeit schmerzhaft ist.

Es scheint, als drücke der Stuhl, vor allem wenn er großkalibrig und einigermaßen fest ist, beim Durchgang durch das Rektum auf eine wunde Fläche. Wird der Zeigefinger in das Rektum eingeführt, kann ein heißer, rundlicher Tumor gut sechs Zentimeter oberhalb der Analöffnung getastet werden. Er ist auf leichten Druck außerordentlich schmerzhaft. Eine vaginale Untersuchung lässt mit dem Finger denselben Tumor im Bereich des Douglas-Raums tasten. Es handelt sich um das kongestionierte und entzündete Ovar. In sehr üblen Fällen dieser Art habe ich festgestellt, dass die Gabe von Belladonna vor jeder Menstruation während vieler aufeinander folgender Monate ausreicht, um wenigstens die Neigung zur Wiederkehr dieser Anfälle zu beseitigen und die Menstruation normal zu gestalten.

---

309 Dunham schreibt „hyperaemia of hyperrhinosis“. Zum einen müsste es wohl statt „of“ „or“ heißen; zum anderen ist eine „Hyperrhinose“, etwa im Sinne einer vermehrten Absonderung von Nasensekret, nicht bekannt.

Belladonna wurde bei bestimmten Fällen von Uterusblutung erfolgreich angewandt.

Da wir gerade bei diesem Thema sind, möchte ich Ihre Aufmerksamkeit auf einen besonderen Zustand lenken, dessen Pathologie ich nicht verstehe.

Bei scheinbar gesunden Frauen, deren Menstruation in jeder anderen Hinsicht normal ist, ist die Blutung gelegentlich äußerst übel riechend. Von den Patientinnen und ihren Angehörigen wurde sie mir als merkwürdig und entsetzlich übel riechend beschrieben. Den merkwürdigen Charakter dieses Geruchs konnte mir niemand eindeutig beschreiben. In den Fällen, die ich beobachten konnte, handelte es sich um unverheiratete junge Frauen aus guten Verhältnissen und von in jeder Hinsicht vorbildlichem Betragen. Zur Gabe von Belladonna wurde ich durch das (von Hahnemann aus Evers' „Berliner Sammlungen" zitierte) Symptom „übelriechender Mutterblutfluß"[310] geleitet. Der Geruch konnte daraufhin nicht mehr wahrgenommen werden. Keine andere Arznei oder Behandlung hatte irgendeinen Effekt bewirkt. Einen ähnlichen Geruch habe ich beim Wochenfluss am vierten oder fünften Tag beobachtet, und auch der wurde von Belladonna beseitigt.

Von allopathischen Ärzten wurde Belladonna als lokales Mittel bei Rigidität des Muttermundes während der Entbindung empfohlen. In nicht wenigen Fällen sind während den Wehen oder im Kindbett die allgemeinen charakteristischen Symptome von Belladonna zugegen und zeigen diese Arznei an.

Bei Erkrankungen der Atmungsorgane ist Belladonna ein höchst wichtiges Mittel, vor allem aber bei Reiz- und Entzündungszuständen von Larynx und Trachea, ob diese nun isoliert oder zusammen mit den bereits beschriebenen Erkrankungen des Rachens und Schlundes auftreten.

Der Husten ist trocken, Sputum bildet sich – wenn überhaupt – nur nach langem Husten und besteht aus bluttingiertem Schleim. Der Husten tritt am Abend und in der frühen Nacht ein oder verschlimmert sich dann bedeutend, besonders nach dem Hinlegen.

Er kommt in Anfällen.

Er wird begleitet von Hitze und starker Röte des Gesichts, einem Funkeln der Augen und vollem, hartem Puls. Er wird ausgelöst von einem Kitzeln im Kehlkopf, als wäre Staub in dessen hinterem Teil, was einen harten, trockenen Husten hervorbringt.

Er wird hervorgerufen durch Anstrengung, Sichhinlegen und sehr tiefes Einatmen.

---

310 Es handelt sich um Symptom Nr. 796 [RA I].

Er wird begleitet von einem Wundheitsgefühl im Kehlkopf, als sei der innerlich heiß und wund. Diese Wundheit wird beim Drücken von außen auf den Kehlkopf gespürt. Der Husten wird außerdem begleitet von Beklemmung auf der Brust, Hitze in der Brust, Atemnot, etc.

Diese Symptome haben zur Verwendung von Belladonna bei der Laryngitis Erwachsener und in den ersten Stadien von Krupphusten sowie bei bestimmten Epidemien, Tracheitis und Lungenentzündung geführt. Wie immer müssen die allgemeinen Symptome übereinstimmen.

Es ist von größter Wichtigkeit, die Symptome der Belladonna von denen der ihr ähnlichen Mittel *Lachesis*, *Phosphorus*, *Causticum*, *Rumex crispus* und *Allium cepa* zu unterscheiden. Ich werde jetzt ihre Charakteristika skizzieren und sie wiederholen, wenn wir zu jedem einzelnen dieser Mittel kommen – in der Hoffnung, sie so in Ihrem Gedächtnis zu verankern.

Der Husten von *Lachesis* ist trocken, wie der von Belladonna, jedoch besteht eine Empfindung, als sei etwas in der Luftröhre, was hochgebracht werden müsse, tatsächlich kommt es zum Teil nach oben und geht dann wieder nach unten.

Er wird hervorgerufen durch Kitzeln in der Trachea (unterhalb der für Belladonna typischen Stelle), ausgelöst durch Berührung oder Drücken der Luftröhre oder durch den Druck der Kleidung des Kranken, die er daher lockert, oder durch Zurückwerfen des Kopfes sowie durch Essen.

Er tritt immer beim Erwachen auf.

Er wird begleitet von etwas Heiserkeit und Halsschmerz, der in die Ohren schießt, sowie von chronischer Tonsillitis mit öligen, weißen Klümpchen.

Der Husten von *Phosphorus* ist trocken oder weist ein spärliches, rostiges Sputum auf. Er tritt nachts und tagsüber auf. Er wird hervorgerufen durch ein recht tief sitzendes Kitzeln in der Trachea sowie durch ein Gefühl von Rohheit und Wundheit in Trachea und Bronchien. Er wird ausgelöst durch sehr tiefes Einatmen. Dieses wird begleitet und charakterisiert durch einen heiseren, bellenden Klang, Rohheit der Trachea und der ganzen Brust sowie eigentümliches und quälendes Gewicht über der Brust. Heiserkeit.

Der Husten von *Causticum* ist trocken. Er tritt am Abend auf. Er wird ausgelöst durch ein hoch oben sitzendes Kitzeln in der Trachea. Er besteht aus langen Anfällen. Die Stimme ist fast verloren. Die Trachea fühlt sich wund und roh an, die Brust jedoch nicht.

Der Husten von *Rumex crispus* ist trocken, kurz und anfallartig, oder er zeigt sich als ständiges kurzes Husten. Er tritt abends und nachts beim Zubettgehen auf. Er wird ausgelöst durch Kitzeln in der Halsgrube und hervorgerufen durch Druck in diesem Bereich, Einatmen von kühler Luft, tiefes Einatmen, jede

Änderung der Atmung. Er wird begleitet von großer Mattigkeit aufgrund des Hustens und von Stichen durch die linke Lunge.

Der Husten von *Allium cepa* ist trocken, obwohl scharfer Fließschnupfen und Tränenfluss bestehen. Der Husten wird hervorgerufen von Kitzeln im Larynx und jeder Hustenstoß erzeugt eine Empfindung, als berste der Larynx. Der Kranke krümmt sich vor Schmerzen.

Ich bin von meinen Aufzeichnungen abgewichen, um die Hustencharakteristika eines jeden Mittels dieser Gruppe zu beschreiben und sie miteinander zu vergleichen, weil diese genaue Unterscheidung die Aufgabe eines jeden Arztes ist, wann immer er eine Verordnung für einen Kranken zu treffen hat. Meine Hauptaufgabe ist es, Ihnen zu zeigen, was getan werden muss und wie es getan werden muss, damit das hohe Ziel am besten erreicht werden kann: die Wahl des richtigen Mittels und die Heilung des Patienten.

Allgemeine Erkrankungen

Wir verlassen jetzt die Anwendung der Belladonna bei Erkrankungen einzelner Organe, kommen zu ihrem Gebrauch bei allgemeinen Erkrankungen des ganzen Organismus und beginnen mit

Fieber – Bei intermittierendem Fieber werden wir Belladonna kaum wählen. Die Prüfung zeigt kaum Hinweise auf Periodizität, auch ist der Fieberanfall nicht deutlich in zwei Stadien unterteilt. Aus eben diesem Grunde aber kann es bei einigen wechselfieberartigen Krankheiten benötigt werden, die gewöhnlich zu den intermittierenden gerechnet werden; bei diesen beginnt die Hitze früh und ist annähernd kontinuierlich, die ersten Symptome zeigen sich am Kopf. Im Gehirn stellen sich ausgeprägte zerebrale Kongestion oder Entzündung ein. In solchen Fällen kann Belladonna angezeigt sein. Die charakteristischen allgemeinen Symptome werden vorhanden sein. Das in der römischen Campagna auftretende Fieber ist von dieser Art.
Bei Typhoid oder Typhus sollten wir Belladonna lediglich als Zwischenmittel betrachten. Die Belladonna-Symptome vermitteln uns ein Bild von Blutzersetzung. Das Nervensystem ist nicht gehemmt, sondern an- und aufgeregt. Sollte es hinsichtlich seiner Verrichtungen krankhaft verändert sein, dann durch die krankhafte Intensität und Energie.

All dies ist der Wirkung des Typhus-Miasmas auf das Nervensystem sehr unähnlich.
Belladonna zeigt auch nicht den muskulären Torpor und die Lähmung, die für Typhus typisch ist und die *Rhus toxicodendron* und *Arsenicum* so deutlich präsentieren.

Belladonna passt also nicht in einem typischen Fall von Typhoid oder Typhus. Dennoch können Fälle auftreten, die den Einsatz unseres Mittels verlangen. Im Verlauf der Erkrankung können Manie oder Enzephalitis auftreten, die die charakteristischen Symptome von Belladonna aufweisen und so deren Gabe freilich nur als Zwischenmittel nötig machen.
Ich möchte Sie noch zur Umsicht beim Gebrauch von Zwischenmitteln ermahnen. Ihr Ziel sollte sein, jedes Mittel als passende Arznei nicht nur zu den momentanen Symptomen zu wählen, sondern auch zum allgemeinen Charakter und zur Struktur der Krankheit, die verantwortlich sind für Symptome, Folgeerscheinungen, Verlauf und weitere Zusammenhänge.

Ausschlagsfieber – Während Belladonna aufgrund der Symptomengesamtheit im Verlauf aller Ausschlagsfieber angezeigt sein kann, scheint es vor allem dem Scharlach zu entsprechen. Im Zusammenhang mit dessen Behandlung und Verhütung wurde es zum berühmten Mittel.
Prophylaxe – Hahnemanns Aufmerksamkeit wurde anlässlich einer schweren Scharlachepidemie in Sachsen, die auch seine eigene Familie betraf, auf das Thema gelenkt, kurz nachdem er mit seinen Forschungen zum Ähnlichkeitsgesetz und ersten Arzneimittelprüfungen an Gesunden begonnen hatte. Nachdem er sich von der großen Ähnlichkeit zwischen dem Charakter der aktuellen Epidemie und den Wirkungen der Belladonna überzeugt hatte, ging er einen Schritt weiter und mutmaßte, Belladonna könnte als Prophylaktikum gegen die Krankheit wirken. Die Geschichte dieser Entdeckung erzählt man am besten in seinen eigenen Worten:

> „Eine Mutter vieler Kinder hatte zu Anfange des Julius 1799, während das Scharlach-Fieber am herrschendsten und tödlichsten war, sich eine neue Bettdecke von einer Nähefrau verfertigen lassen, welche (ohne Vorwissen ersterer) einen eben vom Scharlach-Fieber genesenden Knaben in ihrer engen Stube hatte. Erstere empfängt und besieht sie und riecht sie an, ob etwa ein übler Geruch darin das Aufhängen in freier Luft nöthig mache, legt sie aber, da sie nichts bemerkt, neben sich auf das Kissen eines Sopha, worauf sie nach einigen Stunden Nachmittagsruhe hielt. – Ihr unbewußt hatte sie auf diesem einzigen Wege (denn die Familie hatte sonst keine, weder nahe noch entfernte Verbindung mit Scharlach-Fieberkranken) dieses Miasm eingesogen. – Eine Woche darauf erkrankt sie plötzlich an einer schlimmen Bräune, mit den charakteristischen stechenden Schmerzen im Halse, welche erst nach viertägigen drohenden Symptomen bezwungen werden konnte.
>
> Wahrscheinlich von ihrer kranken Ausdünstung, oder auch durch den Dunst aus der Bettdecke angesteckt, ward ihre zehnjährige Tochter nach einigen

Tagen Abends mit starkem Drücken im Unterleibe, mit beißendem Jucken am Leibe und am Kopfe, mit Frost am Kopfe und an den Armen und mit lähmiger Steifheit der Gelenke befallen. Sie schlief die Nacht sehr unruhig mit fürchterlichen Träumen und Schweiß über den Leib, den Kopf ausgenommen. Ich fand sie früh mit drückendem Kopfschmerze, Dunkelheit vor den Augen, schleimiger Zunge, einigem Speichelflusse, hart geschwollenen, bei der Berührung schmerzenden Unterkieferdrüsen, stechenden Schmerzen im Halse beim Niederschlingen und auch außerdem. Sie war ganz ohne Durst, hatte einen geschwinden kleinen Puls, kurzen ängstlichen Athem, war zwar sehr blaß, aber schon etwas heiß anzufühlen und klagte gleichwohl über Frost im Gesichte und am Haarkopfe; sie saß etwas vorwärts gekrümmt, die Stiche im Unterleibe zu vermeiden, die sie beim Ausstrecken und Zurückbeugen des Rumpfes am empfindlichsten fühlte, – klagte über eine lähmige Steifigkeit der Glieder mit der Miene der niedergeschlagensten Zaghaftigkeit und vermied alles Reden, ‚es wäre,' sagte sie, ‚als wenn sie nur heimlich reden könne.' Ihr Blick war matt und doch stier, mit übermäßig geöffneten Augenlidern, ihr Gesicht blaß, eingefallen.

Ich wußte nur gar zu gut, daß die lieben allgemeinen Mittel, wie in vielen andern Fällen, im günstigsten Falle alles ungeändert lassen, und beschloß daher, bei diesem eben zum Ausbruche eilenden Scharlach-Fieber nicht, wie gewöhnlich, nach einzelnen Symptomen zu verfahren, sondern wo möglich (nach einem neuen, synthetischen Principe) ein Heilmittel aufzusuchen, dessen besondere Wirkungsart schon für sich die meisten krankhaften Symptome im gesunden Körper zu erregen geeignet wäre, die ich bei dieser Krankheit *vereinigt* antraf. Ich fand in meinem Gedächtnisse und meiner schriftlichen Sammlung der eigenthümlichen Wirkungen einiger Arzneidroguen kein Mittel, welches so viele der hier anwesenden Symptome nachzuahmen und schon für sich zu erregen im Stande sey, als die *Belladonna*. [...]

Ich gab also diesem zehnjährigen, schon mit den ersten Symptomen des Scharlach-Fiebers behafteten Mädchen eine (nach meinen nachgängigen Erfahrungen etwas zu groß scheinende) Gabe von dieser Pflanze (1/432000 eines Grans Dicksaft). Sie blieb den ganzen Tag still sitzen, ohne sich zu legen; ihre Hitze war wenig merklicher; sie trank nur wenig, keiner ihrer übrigen Zufälle mehrte sich diesen Tag, es kamen keine neuen hinzu. Sie schlief ziemlich ruhig die Nacht, und den Morgen darauf, 20 Stunden nach dem Einnehmen, waren ohne Krisis die meisten Zufälle verschwunden, nur das Halsweh hielt, jedoch mit minderer Stärke, bis zum Abend an, wo auch dieses verging. Den folgenden Tag war sie munter, aß und spielte wieder und konnte nichts klagen. Ich gab ihr nun wieder eine Gabe und sie blieb gesund, völlig gesund, – während schon zwei andre Kinder der Familie indeß am bösartigen Scharlach-Fieber, ohne mein Vorwissen, erkrankt waren, denen ich nun nur meine allgemeine, oben beschriebene Hülfe leisten konnte; meiner Genesenen gab ich eine kleinere Gabe Belladonna fort alle drei, vier Tage; sie blieb gesund.

Die übrigen fünf Geschwister wünschte ich nun sehnlichst, wo möglich gänzlich frei vor Ansteckung bewahren zu können. Entfernung war unmöglich und zu spät.

Ich schloß: ein Mittel, was den Anfang einer Krankheit schleunig heben kann, muß ihr bestes Vorbauungsmittel seyn, und in der Richtigkeit dieses Schlusses bestärkte mich folgender Vorfall. Einige Wochen vorher hatten drei Kinder einer andern Familie an einem sehr schlimmen Scharlach-Fieber danieder gelegen; nur die älteste Tochter, welche bis dahin für ein andres äußeres Uebel an den Gelenken ihrer Finger Belladonna innerlich gebraucht hatte, nur diese wollte zu meiner Verwunderung an dem Fieber nicht erkranken, ungeachtet sie bei andern im Volke umhergehenden Uebeln immer die erste war, die etwas davon auffing.

Dieser Vorfall bestätigte meine Idee bis zur Evidenz. Ich säumte nun nicht, den übrigen fünf Kindern jener zahlreichen Familie dieses göttliche Mittel zur Verwahrung in sehr kleiner Gabe zu reichen und dieß, da die auffallende Wirkung dieser Pflanze nicht über drei volle Tage anhält, alle 72 Stunden zu wiederholen, und sie blieben sämmtlich in der ganzen Epidemie und unter den giftigsten Scharlach-Gerüchen ihrer noch kranken Geschwister, gesund und ohne die mindesten Zufälle.

Indeß ward ich zu einer andern Familie gerufen, wo der älteste Sohn am Scharlach-Fieber erkrankt war. Ich fand ihn aber schon in voller Hitze und mit dem Ausschlage an der Brust und den Armen. Er lag schwer danieder und es war also nicht mehr Zeit, ihm das specifische Verwahrungsmittel zu geben. Aber die übrigen drei Kinder wollte ich von dieser bösartigen Krankheit frei erhalten; ein dreivierteljähriges, ein zweijähriges und ein vierjähriges. Die Eltern folgten, gaben jedem die nöthige Menge Belladonna alle drei Tage und hatten das Vergnügen, diese drei Kinder frei von der pestilentialischen Krankheit, frei von allen ihren Zufällen zu erhalten, ob sie gleich mit ihrem kranken Bruder frei umgiengen."[311]

---

311 Hahnemann, S.: Heilung und Verhütung des Scharlach-Fiebers. Gotha: Becker 1801. In: Hahnemann, S.: Gesammelte kleine Schriften. Heidelberg: Haug 2001, S. 299–311. Dunham hat den Text zum Teil gekürzt, hier und da wohl auch etwas verfremdet, den Sinn aber nicht entstellt. Vielleicht lag ihm der Originaltext auch nicht vor. Absätze oder

Mit dieser Erzählung führte Hahnemann ein Kriterium in die medizinische Welt ein, das er für eine bedeutende Entdeckung hielt. Seinerzeit und im ersten Viertel des 19. Jahrhunderts grassierte Scharlach in Europa. In vielen tausend Fällen und von vielen hundert Ärzten wurde Belladonna als Prophylaktikum versucht. Positive Zeugnisse gab es zwar nicht ausschließlich, aber in deutlich überwiegender Zahl.

Hufeland, der große „protomedicus" von Preußen, berichtete wohlwollend von seiner vorbeugenden Wirkung. Sein Bericht fußte auf eigenen Beobachtungen und der Zusammenfassung fremder Zeugnisse.[312] Als Folge dieses Berichts forderte die preußische Regierung im Jahre 1838 die Ärzte auf, bei Scharlach-Epidemien Belladonna zu verabreichen.

Pereira ist bestrebt, Zweifel an den Argumenten und günstigen Belegen zu schüren, aber Dr. Stillé aus Philadelphia, der jüngste Autor, sagt Folgendes:

„Bei der Betrachtung des ganzen Gegenstandes müssen wir unserer Überzeugung Ausdruck verleihen, dass die Fähigkeiten der Belladonna als Prophylaktikum gegen Scharlach so weit nachgewiesen sind, dass es zur Pflicht der Ärzte wird, sich der Hilfe der Belladonna zu bedienen, wann immer diese Krankheit an einem Ort ausbricht, an dem sich Personen befinden, die eine Anfälligkeit für den Erreger haben."[313]

Die Augenfälligkeit der prophylaktischen Kraft von Belladonna wird noch deutlicher, wenn wir zwei Umstände berücksichtigen:

1. Wie Stillé anmerkt, nehmen die geringe Menge von Fällen einiger Gegner sowie der Mangel an Details in den Darstellungen anderer deren negativem Urteil jegliches Gewicht.
2. Es ist bekannt, dass Epidemien hinsichtlich ihrer Symptome häufig stark voneinander abweichen, wenngleich ihnen derselbe Name verliehen wurde. Sollte Hahnemanns Beweggrund, Belladonna als Prophylaktikum zu geben, richtig gewesen sein, dann wäre Belladonna nur ein Prophylaktikum gegen ein epidemisches Miasma, dessen daraus entstehende Krankheit den von Belladonna bei Gesunden hervorgerufenen Symptomen stark ähnelt. Bei einer Epidemie, die nicht den Wirkungen von Belladonna ähnelt, wäre dieses Mittel kein sicheres Prophylaktikum.

Hahnemann selbst betont diesen Umstand in der Vorrede zu Belladonna. Er sagt:

---

längere Passagen, die Dunham nicht wiedergibt, sind ebenfalls ausgelassen, bei einigen unbedeutenden Kürzungen Dunhams wird der Text ganz wiedergegeben. Im Original gesperrt Gedrucktes hier kursiv.

312 Hufeland: Die Schutzkraft der Belladonna. Berlin 1826.

313 Die exakte Quelle nennt Dunham hier nicht, er gibt nur den Hinweis „ii. 51".

„Die von mir gefundene Schutzkraft der Belladonne (in der kleinsten Gabe alle 6, 7 Tage gereicht) gegen das wahre, rothlaufartige, glatte *Scharlachfieber*, wie es *Sydenham*, *Plencitz* und Andre zeichnen, ward 19 Jahre hindurch verlästert und verhöhnt durch eine Menge Aerzte, die diese Kinder-Krankheit nicht kannten und unbesonnen genug das seit 1801 aus Belgien eingewanderte *rothe Friesel (Purpurfriesel, Roodvonk)* dafür nahmen, es fälschlich mit dem Namen „Scharlachfieber“ belegten und mein für das wahre Scharlachfieber empfohlne Schutz- und Heilmittel an diesem rothen Friesel, wie natürlich, vergeblich versuchten. Nun freue ich mich, daß andre Aerzte in den letztern Jahren das alte, eigentliche Scharlachfieber wieder beobachteten, die Schutzkraft der Belladonne dagegen vielfach bestätigten und mir nach so langem, ungerechtem Hohne endlich wieder Gerechtigkeit angedeihen ließen.“[314]

Was bisher zur Verwendung von Belladonna als Arznei beim Scharlach gesagt wurde, bedarf kaum weiterer Ergänzung. Die Entsprechung von Belladonna zu der Mehrzahl von epidemischen Fällen, die keine spezielle Form repräsentieren, ist sehr sicher. Aber es treten Epidemien auf, und davon hatten wir in den vergangenen Jahren einige, bei denen die Symptome nicht so eindeutig Belladonna, dafür aber einem anderen Mittel, zum Beispiel *Stramonium*, entsprachen.

Wie immer ist es auch hier angebracht, den großen Irrtum zu vermeiden, eine Verordnung auf einen Namen zu gründen, den wir der Krankheit zuweisen können. Man muss die Symptome eines jeden Falles eingehend studieren und sie mit denen verschiedener Arzneien der Materia medica vergleichen, um das Mittel zu wählen, das am besten passt.

Haben wir nun auf diese Weise Belladonna gewählt, kann dieses Mittel ausreichen, um den Fall zu heilen. Jedoch wird das oft nicht der Fall sein. Es können bislang latente Neigungen zu chronischen Krankheiten beim Patienten durch das Scharlachgift geweckt und aktiv werden. In diesen Fällen sollten wir zur Behandlung einer chronischen Krankheit übergehen, es ist dann unwahrscheinlich, dass Belladonna von weiterem Nutzen sein wird.

Dieses Erwachen chronischer Anlagen findet oft am dritten Tag des Exanthems statt. Es ist sehr wichtig, ihm von Anfang an zu begegnen. Daher mache der aufmerksame Arzt es sich zur Regel, den Kranken an dem oben genannten Tag genau zu untersuchen, dabei besonders auf aufkommende Zeichen einer chronischen Krankheit zu achten, um unmittelbar eine entsprechende Verordnung zu treffen. *Rhus*, *Calcarea carbonica*, *Hepar sulphuris* sind Arzneien, die dann oft angezeigt sind.

---

314 RA I, S.15f.

Epilepsie – Bei dieser Erkrankung wurde Belladonna vermutlich mit mehr Erfolg eingesetzt als irgendein anderes Mittel. Einige hervorragende Heilungen dieser schrecklichen Erkrankung sind dokumentiert. In allen Fällen, in denen es vorteilhaft wirkte, wurden die Spasmen von den allgemeinen, oben als charakteristisch für Belladonna beschriebenen Symptomen begleitet. Dasselbe kann über Kindbettkonvulsionen gesagt werden.

Erysipel – Über die Anwendung von Belladonna beim Erysipel wurde bislang nichts gesagt. Und dennoch hat es sich bei der glatten, glänzenden Form, vor allem an Gesicht und Kopf, als sehr wertvoll erwiesen. Mr. Liston aus London – obwohl kein Homöopath – legte Zeugnis ab von der Wirksamkeit der Belladonna in den Händen der Homöopathen. Ihre Homöopathizität steht außer Frage.

Hyoscyamus niger

Bilsenkraut

Wie Belladonna zählt man dieses Mittel zu den Narkotika oder den Gehirnstimulanzien. Es ähnelt Belladonna in mancher Hinsicht, allerdings fehlt ihm dessen Wirkungskraft bezüglich bestimmter Organe und Systeme im Körper, auf andere wiederum wirkt es gänzlich anders.

Von frühesten Zeiten an wurde es als Arznei genutzt, rückte jedoch erst durch Stoerck[315] ins Blickfeld.

Schweine fressen es ohne schädliche Folgen. Auf Geflügel wirkt es besonders verhängnisvoll – daher die Bezeichnung „Hühnergift".[316] Auf Hunde wirkt es wie auf Menschen.

In großen Dosen verursacht es beim Menschen ein Delirium, das dem eines Betrunkenen ähnelt – mit Geschwätzigkeit und Neigung zu Zank und Streit. Daher rührt auch einer der alten Namen, „Altercum".[317] Seine Kraft zur Erzeugung einer erregten, streitsüchtigen oder phantastischen Manie ist allgemein bekannt. Weitere Wirkungen sind „Völle und Hitze des Kopfes, Erröten des Gesichts, Injektion der Augen und zerebrale Erregung, was sich an undeutlichem oder verschwommenem Sehen, manchmal auch gänzlicher Blindheit, an Schwindel, Delirium und Halluzinationen zeigt. Manchmal nehmen nor–

315 Anton Storck (1731–1803). Stoerck wird als ein „Vorläufer" Hahnemanns bezeichnet, weil er bereits vor jenem die Erforschung der Arzneikräfte am Menschen betrieb und wohl auch das Ähnlichkeitsgesetz zumindest ahnte.

316 Engl. henbane.

317 Lat. altercari = einen Wortwechsel führen, mit Worten streiten, zanken.

male Gegenstände ein groteskes Aussehen an, oder das Gesichtsfeld ist voller leuchtender Figuren.

Es besteht wenig oder gar keine Neigung zu tiefem Schlaf, sondern eine Art Somnolenz, verbunden mit unzusammenhängendem Gemurmel, ähnlich dem bei Typhus üblichen.

Zuweilen ist das Hörvermögen verloren. Die Pupillen sind häufig, aber nicht immer erweitert. Die Muskeln des Halses, der Brust und der unteren Extremitäten zeigen eine tetanische Starre oder klonische Spasmen; in diesen Teilen besteht auch mehr oder weniger vollständiger Kraftverlust, der nach dem Anfall fortzubestehen neigt. Aphonie ist keinesfalls unüblich. Die allgemeine Sensibilität ist in den meisten Fällen sehr stark herabgesetzt, während gleichzeitig heftige neuralgische Schmerzen entlang des Verlaufs der Haupt-Nerven-Äste bestehen können. Die Haut neigt zu überaus starker Schweißabsonderung; der Schweiß ist – nach starken Dosen – manchmal kalt. Zuweilen ist der Hals gelähmt und der Kehlkopf krampfhaft kontrahiert."[318]

Der aus den Werken Orfilas[319] und Stillés zusammengestellte Überblick zeigt die homöopathische Entsprechung von Hyoscyamus zu zahlreichen Fällen, in denen Homöopathen das Mittel – wie wir sehen werden – erfolgreich eingesetzt haben.

Unsere Kenntnis seiner physiologischen Wirkung stammt aus Hahnemanns Arzneimittelprüfung.[320]

In der Medizin wird die ganze Pflanze verwendet.

Allgemeine Analyse

1. Wirkung auf die Lebenskraft

Hyoscyamus hat eine ausgeprägte Wirkung auf die Lebenskraft.

Im Sensorium erzeugt es eine veränderte Wahrnehmung, Illusionen verblüffen den Kranken; er sieht Dinge, die nicht existieren. Auch die intellektuelle Tätigkeit ist krankhaft verändert; er irrt im Denken. Deutliche Manie von streitsüchtigem oder unzüchtigem Charakter. Der Kranke will flüchten, sich entkleiden und nackt umherlaufen, eine widerwärtige und unanständige Sprache und Gestik benutzen oder mit den Umstehenden streiten.

318 Dunham nennt als Quelle lediglich „Stillé, vol. ii, 24."
319 Die Quelle wird nicht präzisiert.
320 Hahnemann, S.: Reine Arzneimittellehre, Bd. 4 [RA IV]. 2. Aufl. Dresden: Arnold 1825, S. 29–66.

Wirkung auf das Muskelsystem: An der willkürlichen Muskulatur, zum Beispiel der Extremitäten, ruft es Lähmung und Konvulsion hervor. An der unwillkürlichen Muskulatur verursacht es ebenfalls Konvulsionen und Lähmung (mit blassem Gesicht, ruhigem Puls, Nervosität). So kommt es zum Beispiel zu Lähmung der Schließmuskeln des Schlundes, auch des Afterschließmuskels.

2. Wirkung auf die organische Substanz

Die Wirkung auf die organische Substanz des Körpers ist so gering, dass wir sie kaum bestimmen können.

3. Wirkungskreis

Der Wirkungskreis dieser Arznei scheint sich zu beschränken auf:

- das Sensorium, indem es die erwähnten eigentümlichen Arten von Manie und Delirium hervorruft,
- das Muskelsystem, wo es teilweise oder allgemeine Konvulsionen sowie Lähmung der Sphinkter hervorruft,
- die nervale Versorgung von Kehlkopf und Luftröhre, indem es einen Kitzelhusten auslöst,
- den Schlaf: Nach kleinen Gaben ruft es zuerst eine ungewohnte Munterkeit und Schwierigkeit einzuschlafen hervor; Schlaflosigkeit und häufiges Erwachen mit geistiger Erregung und lebhaften Einbildungen. Stellt sich dann Schlaf ein, ist dieser sehr unruhig, die Glieder zucken oder sind in verschiedenen grotesken Formen verzerrt, die Hände greifen nach den Bettdecken oder tasten überall herum; es bestehen konvulsivische Zuckungen, schreckhaftes Auffahren, Zähneknirschen, Stöhnen und Auffahren im Schlaf.

4. Auffälligkeiten (Modalitäten)

Als Eigentümlichkeiten von Hyoscyamus können folgende Wirkungen beobachtet werden:

Erstens die Konvulsionen, die Manie, das Delirium, der Husten, die Schlaflosigkeit – all diese Zustände erscheinen fast ausschließlich ohne jedes Zeichen von Fieber. In dieser Hinsicht besteht ein deutlicher Unterschied zu *Belladonna*.

Zweitens der einzigartige und eindeutige Charakter der Manie, die geschwätziger und streitsüchtiger Art ist und deren Opfer besonders zu unziemlichen und unanständigen Taten, Gesten und Ausdrücken neigt.

Diese Manie unterscheidet sich von derjenigen des *Stramonium* dadurch, dass letzteres eine Manie mit einem gewissen Maß an Fieber (wenngleich geringer als das von Belladonna) hervorruft und die Kranken dabei zwar geschwätzig, aber doch gutmütig und mit der Beobachtung der eingebildeten, sie umgebenden Dinge vollauf beschäftigt sind.

Die spasmodischen Beschwerden bestehen aus Sehnenhüpfen an einem einzelnen Glied oder aus allgemeinen epileptischen Konvulsionen; die Glieder werden gewaltsam verbogen, der Körper wird vom Bett hochgeschleudert; dann stürzt der Patient im Allgemeinen mit einem Schrei nieder und ist insgesamt völlig verkrampft. Dies ähnelt den Konvulsionen bei Darmwürmern, besonders aber den Kindbettkonvulsionen, und hilft dabei; auch bei Spasmen von Schlund und Speiseröhre.

Der Husten von Hyoscyamus ist trocken, nervös, krampfhaft, tritt nachts auf und verschwindet, wenn der Kranke sich aufsetzt – dies ist ein sicheres Charakteristikum von Hyoscyamus. Auch der *Belladonna*-Husten nötigt den Patienten oft, sich aufzusetzen, hört dann aber nicht auf.

Im Allgemeinen sind die Symptome schlimmer in der Nacht.

Die Kräfte schwinden rasch; der Kranke ermüdet schnell; es tritt leicht Ohnmacht ein; die Glieder werden kalt und zittern. Zusammen mit denen des Schlafs und der Sphinkterlähmung deuten diese Symptome auf die Anwendung von Hyoscyamus bei einigen Zuständen, die im Verlauf von Kontinua-Fiebern auftreten.

Spezielle Analyse

Der **Schwindel** von Hyoscyamus wird begleitet von Trübung des Sehvermögens sowie Sensibilitätsverlust der gesamten Körperoberfläche.

Der **Kopf** wird schwer und verwirrt. Die Schmerzen, die nur ungenau beschrieben sind, sitzen vornehmlich in der Stirn. Beim Gehen eine Empfindung wie von einer Welle im Schädel, mit Drücken in der Stirn.
Hitze im Kopf und in der Stirn.

Das **Auge** zeigt keine Indizien für eine organische Beeinträchtigung, weder subjektiv, noch objektiv. Andererseits ist das Sehvermögen erheblich betroffen.
Das Sehen ist getrübt; äußerst verschiedene Illusionen; es erscheinen feurig rote Gegenstände. Beim Lesen bewegen sich die Buchstaben; kleine Gegenstände erscheinen groß; beim Nähen sticht man an der falschen Stelle ein.
Die Augen werden kurzsichtig; sie sind verdreht, starren und treten hervor.
Hyoscyamus hat sich als hervorragendes Mittel bei Schielen und Doppeltsehen erwiesen.

Das Gesicht ist verzerrt; es wird Risus sardonicus ausgelöst.

Es bestehen Ohrgeräusche.

Im Halse Trockenheit und Unfähigkeit zu schlucken, aber nicht wegen Schwellung oder Wundheit. Der Zustand ist rein nervös oder krampfhaft.

Die Verdauungsorgane zeigen nichts Charakteristisches.

Der Stuhl ist eher weich und durchfällig. Bezeichnenderweise geht er unwillkürlich ab.

Die Harnsekretion ist möglicherweise vermindert. Die Blase selbst ist oft gelähmt, so dass sich der Urin ansammelt und der Patient ihn nicht entleeren kann oder sich der Blasenfüllung nicht bewusst ist.

Einige dieser Symptome lassen Hyoscyamus als hilfreiches Mittel im Kindbett erscheinen.

Die Menses sind zu reichlich, vor ihrem Eintritt bestehen wehenartige Schmerzen.

Die Symptome der Extremitäten wurden bereits genannt.

Die Gemütsverfassung ist zutiefst verzweifelt und melancholisch (außer in der Manie). Ein auffallender Zug ist das Erscheinen eines Gemütszustandes wie bei Eifersucht. Daher hat sich Hyoscyamus bei Erkrankungen, die aus enttäuschter Liebe usw. entstanden, einen Namen gemacht. Die physiologische Umsetzung ist allerdings Gegenstand der Spekulation.

Praktische Anwendungen

Im Einzelnen sollen hier nur einige der Anwendungen von Hyoscyamus beschrieben werden, für die es sich gemäß der genannten Symptome und entsprechend dem Gesetz des „similia similibus curentur“[321] empfehlen mag.

Hyoscyamus hat sich bei Spasmen verschiedener Art, bei denen die willkürliche Muskulatur betroffen ist, als überaus hilfreiches Mittel erwiesen.

Wenn sie allgemein auftreten, unterscheiden sich die Konvulsionen bei Hyoscyamus von denen bei *Belladonna* dadurch, dass bei ersterem Symptome von Gehirnkongestion oder starker arterieller Tätigkeit weder vor noch während oder nach den Konvulsionen auftreten, was bei Belladonna sehr wohl der Fall ist. In der Tat ist das Fehlen derartiger Zeichen unter Hyoscyamus sehr bemerkenswert. Unter allen Krampfleiden, die ohne diese Symptome denkbar sind, sind die Konvulsionen am häufigsten, die als Folge einer Reizung durch Darm-

321 Dunham schreibt irrtümlich „curantur“.

würmer auftreten, sowie gerade die Konvulsionen, die unglücklicherweise manchmal die Niederkunft und das Kindbett begleiten und verkomplizieren. Selbstverständlich werden einige Puerperalkonvulsionen von Gehirnkongestion und arteriellem Sturm begleitet und benötigen dann Belladonna. Bei einer große Gruppe von Fällen ist dies aber nicht gegeben, und dafür ist Hyoscyamus eine hervorragende Arznei.

Ähnliches kann zu der durch Hyoscyamus heilbaren Manie angemerkt werden. Seine besondere Affinität zu gewissen nicht kongestiven und nicht entzündlichen Formen von Wochenbettpsychose wurde durch die klinische Erfahrung vollkommen klar und nachgewiesen.

Der Charakter des Gemütsleidens herrscht auch bei der Wochenbettpsychose vor sowie bei Manien, die in irgendeiner Weise mit funktionellen oder organischen Erkrankungen der weiblichen Genitalien zusammenhängen oder daher rühren.

Die Neigung zur Geschwätzigkeit, zum Streiten, zur Anwendung einer unfeinen Sprache, zu unanständigen Gesten und Taten – all' dies erinnert stark an das plastische Beispiel dieses von Gooch[322] beschriebenen schrecklichen Leidens, das wir zuweilen zu Gesicht bekommen.

Ein Beispiel für eine derartige Manie, die infolge einer Menses-Unregelmäßigkeit allerdings bei einer unverheirateten Frau eintrat und von Dr. Guernsey (Philadelphia) geheilt wurde, gibt einen bemerkenswerten Beweis für

- die Wirksamkeit von Hyoscyamus bei Manie,
- die Wirksamkeit eine einzelnen Gabe eines Arzneimittels bei der Heilung einer entsetzlichen Krankheit, sofern das Mittel gut gewählt war,
- den Wert des Ähnlichkeitsgesetzes als Leitlinie bei der Wahl des korrekten Arzneimittels.

Eine junge Frau, bis auf eine in jüngster Zeit unregelmäßige Menstruation scheinbar gesund, weigerte sich eines Morgens, aufzustehen und sich anzukleiden. Einen Grund konnte sie nicht angeben. Nach ein paar Stunden bestand sie darauf aufzustehen, wollte aber keinerlei Kleidung tragen.

Ihre Eltern waren beunruhigt und suchten Rat. Dr. Guernsey wurde gerufen. Die Kranke empfing ihn, offenbar ohne sich ihres merkwürdigen Zustands bewusst zu sein, unterhielt sich vernünftig, lehnte jedoch jede Belehrung

322 Eine exakte Quelle wird nicht angegeben. Möglicherweise handelt es sich um eine Arbeit von Robert Gooch: „Beobachtungen über den Wahnsinn von Wöchnerinnen". In: Zeitschrift für die Anthropologie 1 (1823) 2, 461, herausgegeben von Friedrich Nasse.

darüber ab, dass sie sich anziehen solle. Medizin wies sie zurück und widersetzte sich geschickt allen Versuchen, sie heimlich zu verabreichen.

So vergingen einige Tage. Sie stahl sich aus ihrem Zimmer, ging durch das Haus und versuchte auf die Straße zu entkommen. Als der Zustand schließlich schlimmer wurde, konnte Dr. Guernsey ihr eine Gabe Hyoscyamus 200 verabreichen. Nach ein paar Stunden ging es ihr gut, sie war angekleidet und benahm sich wie früher, als sie bei bester Gesundheit war.

Folgende Symptome veranlassten Dr. Guernsey, Hyoscyamus einzusetzen: „Er macht sich nackt." [Symptom (445)][323]; „Er liegt nackt im Bette und schwatzt." [Symptom (446)]; „Unsinnig streift er weit umher, nackt, in einen Pelz gehüllt, in der Sommerhitze." [Symptom (447)]; und andere mit gleichem Inhalt.

Bei konvulsivischen Leiden des Schlundes, die das Schlucken stören oder verhindern, lassen die Symptome auf den Nutzen von Hyoscyamus schließen, und Hahnemann spricht voller Zuversicht von seiner Kraft, Tollwut zu heilen, wenn die übrigen Symptome passen.[324]

Soweit das Sehen allein betroffen ist, mag Hyoscyamus eine wertvolle Arznei bei Augenleiden sein, wie die Symptome zeigen.

Hinsichtlich des Verdauungsapparates wurde beobachtet, dass Hyoscyamus eine Art Durchfall auslöst. Dieser ist charakterisiert durch unwillkürliche Entleerungen nachts im Schlaf, offenbar durch Erschlaffung des Afterschließmuskels. Dieser Zustand darf nicht verwechselt werden mit dem unwillkürlichen Stuhlabgang, der die Blutzersetzung unter anderem bei Typhus begleitet. Es handelt sich im Falle von Hyoscyamus vielmehr um eine Lähmung des Schließmuskels.

Dr. Wurmb meinte, „den Hyoscyamus bei jenen Fällen [von Typhusfieber] in Gebrauch ziehen zu müssen, wo Torpor im Gesammtorganismus sich aussprach; die Kranken einen dummen, stieren Gesichtsausdruck zeigten; wo die Delirien entweder ganz fehlten, oder, wenn sie vorhanden waren, aus einem wirren Gemische verschiedenartiger Bilder bestanden, und die Perzeptionsfähigkeit selbst in den lichteren Zwischenräumen [fast] darniederlag [...]."[325]

Den Husten von Hyoscyamus haben wir bereits beschrieben. Es ist hier ein sehr hilfreiches Arzneimittel.

---

323 Die eingefügten Ziffern bezeichnen die Symptom-Nummer in der Arzneimittelprüfung Hahnemanns [RA IV].

324 Diese Empfehlung Hahnemanns findet sich in einer Anm. zu Symptom Nr. (125) [RA IV].

325 Wurmb, F./Caspar, H.: Homöopathisch-klinische Studien. Wien: Greß 1852, S. 132.

Bei Schlaflosigkeit oder Dösen, wenn das Gehirn voller Vorstellungen und verwirrenden Bildern ist, stellt Hyoscyamus ein sehr wertvolles Mittel dar, wenn die anderen Symptome übereinstimmen.

Stramonium

Datura stramonium; Stechapfel

Diese Pflanze ist in den Vereinigten Staaten sowie in Europa beheimatet. An unwirtlichen Gegenden im Umfeld unserer Städte ist sie so verbreitet, dass es angeblich keineswegs selten zu Vergiftungen durch sie kommt.

Ziegen fressen die Blätter, ohne Schaden zu nehmen. Kühe werden nur selten beeinträchtigt. Haben sie jedoch vom Stechapfel gefressen, ist ihre Milch für Kinder giftig.

Diese Droge, deren Wirkung in vieler Hinsicht große Ähnlichkeit mit der von Belladonna hat, wurde von Stoerck (Wien) als Arzneimittel bekannt gemacht. Er empfahl es als internes Mittel bei Psychose und Epilepsie.

„Wenn Stramonium durch Verwirrung des Geistes Gesunde geisteskrank macht, warum darf man nicht den Versuch machen, ob es nicht, indem es den Geisteskranken und Verrückten die Gedanken und die Sinne stört und ändert, Geistesgesundheit geben, und den mit Krämpfen Behafteten anderseits die Krämpfe nehmen könne?“[326]
Dies wurde im Jahre 1762 geschrieben.

Von allopathischen Ärzten in Stockholm wurde es erfolgreich gegen Epilepsie eingesetzt, von Allopathen sowie Homöopathen bei Manien.
Die folgende allgemeine Zusammenfassung seiner Wirkungen wurde vor allem aus dem Werk von Trousseau und Pidoux[327] entnommen:

„In mäßigen Dosen verabreicht, erzeugt Stramonium leichten Schwindel und Schlafneigung; die Muskelkraft nimmt ab; die Sensibilität stumpft ab. Es kommt zu Erweiterung der Pupille; leichter Trübung des Sehvermögens; Beschleunigung des Pulses; Erhöhung der Hauttemperatur; leichtem Brennen im Rachen. Im Allgemeinen sind die Därme erschlafft; der Urin ist reichlicher

326 Eine Quelle wird von Dunham nicht angegeben. Allerdings zitiert Tischner (Geschichte der Homöopathie, Nachdruck der Ausgabe Leipzig 1932–1939, Wien u. New York: Springer 1998, S. 81) diesen Passus und fügt als Quellenangabe an: „Libellus, quo demonstratur Stramonium, Hyoscyamum, Aconitum [...], S. 8.“ Auch Hahnemann führt das Zitat auszugsweise in der Vorrede zur sechsten Auflage seines „Organon der Heilkunst“ an.

327 Die exakte Quelle wird nicht angegeben.

als üblich; es besteht reichliches Schwitzen, sofern weder Diurese noch Diarrhö vorliegen.
In stärkeren Dosen eingenommen, kommt es jedoch zu Schwindel und allgemeiner Schwäche; ein gewisses Maß an Betäubung setzt ein; bald trübt sich das Sehvermögen; es bestehen enorme Erweiterung der Pupillen, Agitiertheit, Spasmen, rasendes Delirium, ständige Halluzinationen, hartnäckige Schlaflosigkeit, hohes Fieber. Die Haut ist heiß, trocken und oft von einem Ausschlag bedeckt, der stark an den bei Scharlach erinnert. Weiterhin findet sich brennender Durst und äußerst schmerzhafte Trockenheit sowie das Gefühl, der Schlund sei zusammengeschnürt; oft ist das Schlucken unmöglich. Sodbrennen; Erbrechen; manchmal Diarrhö; häufiger Harndrang, doch geht nur wenig oder gar kein Urin ab.
Sollte die Vergiftung verhängnisvoll verlaufen, folgt auf die starke Agitiertheit Kollaps, Kälte und Tod. In den glücklicheren und überwiegenden Fällen ebben die Halluzinationen langsam ab, das Delirium hört auf, und von all den hervorstechenden Symptomen bleiben nur die Pupillenerweiterung, das getrübte Sehvermögen und manchmal eine vorübergehende Blindheit zurück. Bekannt ist, dass Delirium und Blindheit einige Tage, manchmal wochenlang bestehen bleiben können.
Das Delirium zeitweise von Heiterkeit, zeitweise von Traurigkeit geprägt, wird aber stets von auffallenden Halluzinationen und phantastischen Visionen begleitet.“

Unsere genaueren Kenntnisse der Wirkungen von Stramonium stammen aus Hahnemanns Prüfung.[328]

Allgemeine Analyse

1. Wirkung auf die Lebenskraft

Stramonium übt eine sehr starke und charakteristische Wirkung auf die Lebenskraft aus.
Das Sensorium ist hinsichtlich seiner Aktivität erregt, erkennbar an der Wachheit, sowie krankhaft verändert, wie wir an der daraus resultierenden Manie, an den Halluzinationen und phantastischen Visionen ersehen können.
Der Gesichtssinn ist krankhaft verändert, wovon das Doppeltsehen und das besondere irrige Sehen ebenso zeugen wie die vom Kranken wahrgenommenen Farben; das Sehvermögen ist geschwächt, was bis zur Blindheit gehen kann.

---

328 Hahnemann, S.: Reine Arzneimittellehre, Bd. 3 [RA III]. 2. Aufl. Dresden: Arnold 1825, S. 287–324.

Die Sensibilität ist abgestumpft; die Funktion der willkürlichen Bewegung ist beeinträchtigt; es kommt zu konvulsiven Bewegungen der Glieder, vor allem der Arme, sowie des Gesichts. Isolierte Muskelgruppen sind konvulsiv.
Die Sekretion der Schleimhäute verschiedener Organe wird unterdrückt. Nach starken Gaben werden Harnbildung sowie die Sekretion der Intestinalschleimhaut unterdrückt.

2. Wirkung auf die organische Substanz

Die organische Substanz ist dagegen kaum betroffen, abgesehen von einem Hautausschlag und der grünlichen Diarrhö, die gelegentlich auf eine kleine Gabe folgt.

3. Periodizität

Die Arzneiwirkung zeigt keine deutliche Periodizität.

4. Auffälligkeiten (Modalitäten)

Folgende Eigentümlichkeiten der Stramonium-Wirkung sind gegeben: Die Manie und das Delirium werden nicht begleitet oder gefolgt von hohem Fieber; die Halluzinationen sind realistisch, vergleichbar dem zweiten Stadium des Delirium tremens; die Konvulsionen betreffen mehr die Arme als die unteren Extremitäten und manifestieren sich in einem zittrigen und konvulsiven Nach-vorne-Greifen mit den Händen. Schließlich ist noch das auffallende irrige Doppeltsehen zu nennen, wobei der Kranke beim Anblick eines Gegenstandes diesen ein zweites Mal sieht, und zwar ein wenig oberhalb und links vom Original, oder wobei nur ein kleiner Teil eines Gegenstandes auf einmal zu sehen ist, so zum Beispiel von einem Gesicht die Nase.
Die Unterdrückung des Urins ist ein beachtenswertes Symptom.
Die Konvulsionen werden oft ausgelöst, wenn der Patient ins Licht oder auf eine spiegelnde Fläche – wie einen Spiegel oder Wasser – blickt, ebenso durch Berührung.
In den Gliedern ein Gefühl, als seien sie an den Gelenken nicht mehr miteinander verbunden.

Spezielle Analyse

Kopf – Der Schwindel von Stramonium ähnelt dem von Belladonna und macht den Gang unsicher.
Ein besonderer Kopfschmerz wird nicht beschrieben. Es wird beachtlicher Blutandrang zum Kopf hervorgerufen, mit Hitze und krampfhaftem Hin- und Herbewegen des Kopfes.

Das **Gesicht** ist in der Regel geschwollen und zeigt zunächst einen heiteren Ausdruck, abgesehen vom starren Blick; in der Folge verzerrt es sich jedoch.

Das **Sehen** ist stark beeinträchtigt, Farben werden nicht exakt unterschieden. Schwarze Gegenstände werden im Allgemeinen als graue wahrgenommen, alles erscheint schief; die Buchstaben auf einer bedruckten Seite haben den Anschein, sich zu bewegen oder erscheinen (wie andere Gegenstände) doppelt. Vor den Augen scheint ein Nebel zu liegen, oder man meint, durch ein mit trübem Wasser gefülltes Glas zu sehen. Manchmal folgt vollständige Blindheit. Die Pupillen sind enorm erweitert. Gelegentlich sind die Augen rot, und es kommt zu unwillkürlichem Tränenfluss. Keinerlei organische Schäden.

Mund und Hals sind sehr trocken, obgleich die Zunge feucht ist. Heftiger Durst mit Unfähigkeit zu schlucken, weil der Hals zusammengeschnürt scheint. Die Stimmwerkzeuge scheinen gelähmt, die Zunge zittert, der Kranke stammelt und murmelt unverständlich; oder er ist vollkommen stumm und deutet mit Handzeichen auf ihm wichtige Objekte. Wenn er doch spricht, ist seine Stimme schrill, scharf und hoch, und er muss sich sehr anstrengen, um ein Wort herauszubekommen.
Man beachte, dass hierbei weder Fieber noch Schwellung oder irgendein Schmerz im inneren oder am äußeren Hals auftreten. Es besteht also keine Laryngitis, sondern einfach ein Krampf der Kehlkopfmuskeln und der Stimmbänder.

Der Geschmack ist bitter; bei Bewegung und schon beim Aufsetzen im Bett kommt es zum Erbrechen von grüner Galle.
Starkes Angstgefühl in der Gegend des Epigastriums. Der Bauch ist aufgetrieben, es rumpelt und gurgelt; bei Druck schmerzt er.
In der Regel werden die Entleerungen unterdrückt, wir finden nur Stuhldrang ohne Entleerung. Die Urinentleerung ist unterdrückt; dennoch besteht Harndrang.

Die Menses sind verstärkt. Die Blutung besteht aus großen Gerinnseln und ist mit ziehendem Schmerz im Bauch, im Oberschenkel[329] und an anderen Stellen verbunden.

Hinsichtlich der **Atemwege** finden wir nicht – wie bei Hyoscyamus und Belladonna – Husten, sondern erschwerte und beengte Atmung, im Allgemeinen ängstliches Atmen bei lividem Gesicht. Drückender Schmerz in der Brust mit Atemnot beim Reden; es ist kaum möglich, einzuatmen. Diese Symptome sind

329 Bei Hahnemann heißt es in RA III, Symptom Nr. 47 „Dickbeinen", was Dunham irrtümlich mit „ilium", also „Darmbein", übersetzt.

in Zusammenhang mit der auf Erfahrung gegründeten Anwendung von Stramonium beim Asthma von großem Interesse.

An **Stamm und Extremitäten** werden kaum Symptome beobachtet, abgesehen von konvulsivischen Bewegungen, einem Gefühl von Mattigkeit im Rücken und ziehenden Schmerzen in der Wirbelsäule, im Kreuz und in den Oberschenkeln.

Der **Schlaf** ist entweder fest und tief, mit lautem Schnarchen, wobei der Kranke mit starren, geöffneten Augen auf dem Rücken liegt, oder aber er ist leicht, mit unangenehmen Träumen und gestört durch Auffahren, Schreien und Erwachen.

Das **Fieber** ist mäßig. Frost ist – sofern er eintritt – allgemeiner Natur, mit Zucken einzelner Muskelgruppen. Hitze sitzt vornehmlich im Gesicht; bei allgemeiner Hitze deckt sich der Kranke bezeichnenderweise sorgfältig zu (*Ignatia*). Der Schweiß ist reichlich.

Die **Stimmung** ähnelt einer echten Manie, die sich durch Geschwätzigkeit, Halluzinationen, lächerliche Haltungen und Gesten auszeichnet; die Halluzinationen ergreifen vollständig Besitz vom Kranken.
Manchmal aber mündet diese Manie in vollständige Raserei mit Neigung zum Schlagen und Beißen, die mit Konvulsionen wechselt.

Praktische Anwendungen

Es ist sicherlich sinnvoll, den Anmerkungen zu den praktischen Anwendungen von Stramonium die Hahnemann'schen Äußerungen in der Einleitung zu der von ihm durchgeführten Prüfung voranzustellen:

„Diese betäubende Pflanze zeigt in ihrer Erstwirkung, außer sehr unangenehmen Gefühlen, die die Versuchs-Person doch nicht mit dem Namen ‚Schmerz' belegen kann, durchaus keine eigentlichen Schmerzen. [...] Eben so erzeugt dieses Kraut in seiner Erstwirkung Leichtbeweglichkeit der dem Willen unterworfenen Muskeln und Unterdrückung aller Absonderungen und Ausleerungen, wovon in der Nachwirkung das Gegentheil entsteht, nämlich Lähmung der Muskeln und übermäßige Ab- und Aussonderungen. Heilwirkend hingegen beruhigt er in angemessener Gabe einige krampfhafte Muskelbewegungen und stellt gehemmte Ausleerungen wieder her in mehren Fällen, wo Schmerzlosigkeit vorwaltet. Bloß die in seiner ersten, eigenthümlichen Wirkung liegenden Krankheitszustände kann daher Stechapfel homöopathisch heilen. [...]
Aber welche unersetzliche Heilwirkung (ich spreche aus Erfahrung) liegt nicht in der homöopathischen Anwendung der von Stechapfel eigenthümlich

erzeugten Geistesstörungen gegen ähnliche natürliche Geisteskrankheiten, und wie wohlthätig wird er nicht in den (ähnlich von ihm zu erwartenden) convulsivischen Beschwerden!
In einigen epidemischen Fiebern mit ähnlichen Symptomen, als Stechapfel an Geist und Körper erzeugen kann, habe ich ihn hülfreich befunden.
So gewiß es verschiedene Abweichungen der Wasserscheu[330] vom Bisse wüthiger Thiere giebt, so gewiß ist es, daß wir sie nicht alle mit einer einzigen Arznei heilen können, und daß wir Belladonna in einigen, Bilsenkraut in andern, und wieder in andern Fällen Stechapfel zu ihrer Heilung bedürfen, je nachdem der Inbegriff der Krankheitszeichen mit des einen, des andern oder des dritten Gewächses Symptomen die meiste Ähnlichkeit hat.
Mäßige Gaben wirken nur 36 bis 48 Stunden, kleine, kürzere Zeit."[331]

Stramonium ist ein höchst wertvolles Mittel bei der Manie. Die für Stramonium sprechende Form hat weniger Fieber als die, die *Belladonna* erfordert, aber mehr Konvulsionen, vor allem von isolierten Muskelgruppen, sowie mehr Halluzinationen. Andererseits zeigt sie mehr Fieber als das *Hyoscyamus*-Bild, weniger Geschwätzigkeit, keine Streitsucht, sondern – im Gegenteil – Gutmütigkeit; die Halluzinationen sind real und nicht halbreal, den Kranken verwirrend, wie bei Hyoscyamus.

Konvulsionen – Stramonium hat sich bei Epilepsie wie auch bei anderen Krampfleiden als nützlich erwiesen. Zu bemerken ist hier, dass die von Stramonium hervorgerufenen Konvulsionen eher partieller als allgemeiner Natur sind, mehr die Arme als die Beine befallen und isolierte Muskelgruppen betreffen. So haben wir Zuckungen der Extremitäten und der Gesichtsmuskeln, Zucken des Kopfes etc.

Aus diesen Symptomen wäre eine Indikation für Stramonium bei Chorea abzuleiten; und tatsächlich hat es sich bei dieser Erkrankung als nützlichste Arznei der Materia medica erwiesen.

Es ist aber darauf hinzuweisen, dass die Chorea – wenigstens nach meiner Erfahrung – nahezu immer mit einem schlechten und beeinträchtigten Ernährungszustand einschließlich organischer Veränderungen verbunden ist (wenn sie nicht gar darauf beruht). Deshalb kann man sich nicht darauf verlassen, ein Mittel wie Stramonium, das weder den Ernährungszustand ändert noch organische Veränderungen hervorbringt, hier als alleiniges oder Hauptmittel einsetzen zu können. Obwohl sich mir Stramonium zur Minderung des Schwe-

330 Dunham übersetzt an dieser Stelle Hahnemanns „Wasserscheu" (also die Tollwut) etwas unsauber mit „mania". Fraglich, ist, ob er somit im weiteren Verlauf immer dann, wenn er von „Manie" schreibt, zumindest auch die Tollwut darunter versteht.

331 RA III, S. 287f.

regrades der rein nervös bedingten Erscheinungen als sehr nützlich erwies, musste ich deshalb für eine dauerhafte Heilung auf Arzneien wie *Calcarea carbonica, Natrum muriaticum* und *Sepia* oder *Sulphur* zurückgreifen.

Beim Delirium tremens ist es leicht, Stramonium als deutlich angezeigte Arznei auch für das zweite Stadium zu erkennen. Man hat es hier mit bewundernswertem Erfolg eingesetzt.

Die krampfhafte Affektion des Rachens sowie der Umstand, dass die verschiedenen konvulsivischen Beschwerden durch den Anblick von Wasser ausgelöst werden, legen den Einsatz von Stramonium bei der Tollwut nahe. Hahnemann versichert, dass es bei einigen Formen dieser Erkrankung erfolgreich angewendet wurde.

Stramonium hat sich als überaus hilfreiche Arznei bei der Harnverhaltung gezeigt, die nicht mit Schmerz oder Unbehagen einhergeht; eine derartige Unterdrückung tritt gewöhnlich im Verlauf lang dauernder Fiebererkrankungen, beispielsweise bei Typhus, auf. Sie stellt keine einfache Harnretention in der Blase dar; hierfür wäre eher *Opium* angezeigt.

Auch bei Harnverhaltung nach Fehlgeburt oder nach der Entbindung, wenn der Harndrang heftig ist, aber kein Urin gelassen werden kann, wird Stramonium rasch Erleichterung bringen; vorausgesetzt, die Retention hat keine mechanische Ursache, etwa eine Retroversion des Uterus.

Bei Atemwegserkrankungen hat sich Stramonium einen sehr guten Ruf für die Besserung von Asthma erworben. Es wurde wie folgt angewendet: Die getrockneten Blätter wurden – teilweise zusammen mit Salpeter – in einer Pfeife geraucht, was häufig Besserung bewirkte, manchmal aber auch schadete.

Bei Scharlach steht Stramonium dicht bei *Belladonna*. Der Ausschlag wird in der Regel als dem des Scharlach sehr ähnlich beschrieben. Das Fieber ist geringer als das von Belladonna. Der Hals ist weniger stark betroffen als bei Belladonna. Gleichzeitig kann man aus der Harnverhaltung schließen, dass Stramonium die Nieren stärker beeinträchtigt als Belladonna. Man nimmt an, dass Stramonium zu einer größeren Klasse von Scharlach passt als ehedem angenommen. (Siehe den Artikel über Scharlach von Dr. Wells im „American Homoeopathic Review", Vol. iv, v und vi.)[332]

Den folgenden Fall einer Vergiftung durch die Anwendung von Stechapfelblättern bei einem Geschwür habe ich selbst beobachtet.

332 Die exakte Quelle wird nicht angegeben.

Ein vierundvierzigjähriger Handwerker, dessen Gesundheit infolge eines schweren biliös-remittierenden Fiebers[333] und der heroischen Gaben von Calomel, das man für die Heilung verschrieben hatte, stark gelitten hatte, befand sich einige Wochen in meiner Behandlung wegen großer, reizbarer Geschwüre an beiden Unterschenkeln. Eines frühen Morgens wurde ich eilig zu ihm gerufen. Man sagte mir, mein Patient sei „nicht ganz richtig im Kopf".

Ich fand ihn angekleidet, auf einem Sofa liegend. Er bemerkte mich und bat gleich um Verzeihung dafür, dass er nicht aufstehe, da seine Glieder ihm den Dienst versagen würden. Tatsächlich stellte ich später fest, dass sie gelähmt waren. Sein Gesicht war von unregelmäßigen, nicht erhabenen Flecken bedeckt, die von leuchtender, feuerroter Farbe waren. Die Bindehaut war blutunterlaufen, die Pupillen immens erweitert; die Augen glänzten und waren unruhig, der Blick schien misstrauisch und schweifte umher. Die Brauen waren zusammengezogen. Das Aussehen des Kranken ließ an eine Manie denken, und ich hätte möglicherweise spontan ein Delirium tremens diagnostiziert, wenn ich nicht die gemäßigte Lebensweise meines Patienten gekannt hätte. Die Zunge war feucht, die Papillen waren vergrößert und ragten aus einem weichen weißen Belag heraus. Die Beine waren bewegungslos. Die Arme dagegen reichten ständig nach vorne und nach oben, mit einer unsteten, zitternden Bewegung, als versuche der Kranke einen Gegenstand zu greifen, den er undeutlich in der Luft wahrnehme. Als ich, ihn beobachtend, da saß, drehte er sich unvermittelt zur Wand und rief: „Da sind diese Wanzen, helft mir, sie zu fangen!" „Welche Wanzen?", fragte ich. „Da", entgegnete er, „eine lange Schlange von Bettwanzen, und hinter ihnen eine Prozession von Käfern, und hier – ein Haufen Küchenschaben krabbelt über mich." Er zuckte entsetzt zurück. Dann drehte er sich mir plötzlich zu und sagte: „Ich glaube zu wissen, dass da nicht wirklich Wanzen sind. Dennoch scheinen sie mir – bis auf gelegentliche Momente – real zu sein." Diese Szene wiederholte sich mehrere Male. Eine Weile wusste ich den Zustand meines Patienten nicht richtig einzuschätzen. Schließlich aber ließen mich die merkwürdigen, fast konvulsivischen Bewegungen der Arme in Verbindung mit den nahezu gelähmten Beinen, den Erscheinungen im Gesicht und dem Geisteszustand an Stramonium denken. Seine Familie wusste nicht, dass er es gebraucht hatte, aber als er mich den Namen nennen hörte, deutete er auf seine Unterschenkel, wo ich beim Nachschauen dann eine Menge zerquetschter grüner Blätter vorfand, die er auf die Geschwüre gelegt hatte – wohl in der Nacht zuvor, um die Schmerzen zu mildern.

[333] Siehe Glossar.

Da die Vergiftung nicht sehr ernst war, begnügte ich mich mit der Entfernung der Blätter; die Vergiftungsbeschwerden klangen ohne Verabreichung eines Antidotes ab.

Die in diesem Fall von Stramonium verursachten Gemütssymptome ähnelten denjenigen im zweiten Stadium des Delirium tremens so sehr, dass hier deutlich auf Stramonium als wertvolles Mittel bei dieser Krankheit hingewiesen wird.[334]

Opium

Eingedickter Saft von Papaver somniferum

Wir erhalten die Droge aus der Türkei oder aus Indien, auch in Frankreich wird sie hergestellt. Sie wird schon seit frühen Zeiten angewendet. Heute hat Opium in den meisten Ländern einen schlechten Ruf als sehr verbreitetes Rauschmittel.

Kein Arzneimittel wird von der Alten Schule so universell eingesetzt wie Opium. Der große Hufeland versicherte, dass er Opium wählen würde, wenn er ein einziges Arzneimittel der Materia medica zur Behandlung auswählen müsste. Dessen ausufernder Gebrauch durch die Allopathen beruht auf folgenden Gegebenheiten: Die Alte Schule hat nur wenige Spezifika, und die werden nur selten eingesetzt. Da die meisten Krankheiten mit Schmerz verbunden sind, muss dieser entweder durch spezifisches Einwirken auf seine Ursachen beseitigt oder durch ein palliatives Analgetikum gelindert werden, während man versucht, die Krankheit selbst durch die Anwendung ableitender Mittel von den betroffenen Organen weg und auf andere zu verlagern. Letztere ist die fast universell angewandte Methode. So kommt es zum dauernden Gebrauch von Analgetika. Beispielsweise wendet die Alte Schule bei Skleritis Mittel an, die die Krankheit auf den Darm (Diarrhö) und auf die Haut (Blasenbildung) ableiten sollen, gibt aber gleichzeitig – zur Beseitigung des Schmerzes im Auge – eine Dosis Opium.

---

334 Dunham fügt an dieser Stelle folgende Anmerkung ein: „Siehe auch einen Fall von Vergiftung mit Stramonium", mitgeteilt von Dr. Meigs im „North American Medical and Surgical Journal", Januar 1827. Außerdem „Franks Magazin", Bd. ii, S. 230; ein Vergiftungsfall nach dem Verzehr von Stramoniumsamen. Eine weitere Vergiftung durch die Samen, erzählt von Dr. Johnson, „American Medical Times", i, 22, 1860."
Die Mitteilung von Dr. Meigs findet sich nach T. F. Allen (Encyclopedia, Vol. 9, S. 177) auf S. 33 des von Dunham genannten Journals; der Bericht hat mit der Quellenziffer 91 Eingang in die „Encyclopedia" gefunden. Der Bericht von Dr. Johnson ist nachzulesen in: Hughes, R./Dake, J.: A Cyclopaedia of drug pathogenesy, Bd. IV. S. 159f (Nr. 23).

Die Homöopathie geht anders vor. Sie gibt eine Arznei, die spezifisch auf die Ursache der Erkrankung sowie auf das erkrankte Organ wirkt und verordnet kein anderes Mittel; es besteht kein Bedarf an einem Analgetikum. Dies sind die Gründe dafür, dass Opium von den Allopathen so häufig und von den Homöopathen so selten genutzt wird.

Wenngleich Hahnemanns Beobachtungen aufgrund der ausgedehnten Erfahrungen der jüngsten Jahre vielleicht ein wenig abgewandelt werden müssen, sind sie doch höchst aufschlussreich.

„In der Erstwirkung kleiner und mäßiger Gaben, in welcher der Organism, gleichsam leidend, sich von der Arznei afficiren läßt, scheint er [der Mohnsaft] die Reitzbarkeit und Thätigkeit der dem Willen unterworfenen Muskeln auf kurze Zeit zu erhöhen, die der unwillkürlichen aber auf längere Zeit zu mindern und während er die Phantasie und den Muth in seiner Erstwirkung erhöhet, zugleich (die äußern Sinne) das Gemeingefühl und das Bewußtseyn abzustumpfen und zu betäuben. – Das Gegentheil bringt hierauf der lebende Organism in seiner thätigen Gegenwirkung, in der Nachwirkung hervor: Unreitzbarkeit und Unthätigkeit der willkürlichen und krankhaft erhöhete Erregbarkeit der unwillkürlichen Muskeln, und Ideenlosigkeit und Stumpfheit der Phantasie mit Zaghaftigkeit, bei Überempfindlichkeit des Gemeingefühls.

[...] Bei einigen Personen sind einzelne Symptome auffallender, bei Andern andre. Keine Arznei in der Welt unterdrückt die Klagen des Kranken schneller als der Mohnsaft und hierdurch verleitet, haben die Ärzte einen ungeheuer häufigen Gebrauch (Mißbrauch) von ihm gemacht und weit und breit eben so ungeheuer großen Schaden mit ihm angerichtet. Wenn die Anwendung des Mohnsaftes bei den Krankheiten eben so wohlthätig in ihren Folgen wäre, als sie häufig ist, so gäbe es keine Arznei, wovon die Kranken öfter gesundwürden, als der Mohnsaft. Aber gerade das Gegentheil hievon geschieht durchgängig. Schon seine ungeheure Kräftigkeit und schnelle Wirkung setzt voraus, daß ungemein viel Einsicht in seine Wirkungen und ungemein genaue Beurtheilung und Würdigung derselben zu seiner arzneilichen Anwendung erforderlich seyn müsse, wenn man wahrhaft wohltätig damit handeln will, welches ohne homöopathische Anwendung desselben unmöglich ist.

Weil man aber bisher fast bloß einen antipathischen, palliativen Gebrauch vom Mohnsaft machte und fast bloß seine Erstwirkungen den gegentheiligen Krankheitszuständen entgegensetzte [...]; so hat auch keine Arznei in der Welt mehr täuschende Schein-Erleichterung, mehr betrügliche Vermäntelung und Übertünchung der Krankheits-Symptome, mit bösartigern Folgen, als die ursprüngliche Krankheit selbst war, erzeugt, keine in der Welt mehr positiven Schaden (unter anfänglich scheinbarer Erleichterung) angerichtet, als eben dieser Mohnsaft.

Allen Arten von Husten, Durchfällen, Erbrechen, Schlaflosigkeit, Melancholie, Krämpfen und Nervenbeschwerden – vorzüglich aber allen Arten von Schmerzen ohne Unterschied setzte man Mohnsaft als das vermeintliche Hauptmittel entgegen. Alle diese zahllosen Beschwerden liegen aber nicht in der Erstwirkung des Opiums sondern das Gegentheil hievon; man kann also leicht denken, welch wenig dauerhaften, welch wenig wohlthätigen Erfolg eine solche Anwendung desselben in der Mehrzahl aller Leiden des Körpers und der Seele gehabt haben müsse! Und dieß lehrt auch die tägliche Erfahrung.

Wenn Mohnsaft in einigen wenigen Fällen Husten, Durchfall, Erbrechen, Schlaflosigkeit, Zittern u. s. w. hebt, so ist dieß nur dann, wenn diese Übel in einem bisher gesunden Körper erst jetzt und plötzlich entstanden und klein sind. Da kann wohl z. B. ein eben erst von einer Verkältung entstandenes Hüsteln, ein durch Schreck eben erst entstandenes Zittern, ein von Furcht, Verkältung oder sonst von kleinen Ursachen plötzlich entstandener Durchlauf, ein durch Gemüthserregung, Ekel u.s.w. entstandenes Brechwürgen u. dgl. durch Mohnsaft zuweilen schnell verschwinden, weil er die gedachten Beschwerden hier nur einmal obenhin und nur auf kurze Zeit zu unterdrücken nöthig hat, um dem vorher gesunden Körper wieder Freiheit zu verstatten, alle fernere Neigung zu diesen Übeln nun von selbst entfernt zu halten und den vorigen Stand der Gesundheit aus eignen Kräften fortzusetzen. Aus dieser, in gedachten wenigen Fällen zureichenden, palliativen Unterdrückung dieser schnellen leichten Übel folgt aber nicht, daß Mohnsaft eine wahre Heilkraft besitze, diese Beschwerden in jedem Falle, auch die anhaltender Art, unter jeder Bedingung dauerhaft zu heben; er kann sie durchaus nicht heben und in Gesundheit verwandeln, wenn sie nur Zufälle einer andern Krankheit sind, auf die Mohnsaft mit seinen Erstwirkungen nicht als homöopathisches Heilmittel paßt, oder wenn sie schon einige Zeit gedauert haben, weil diese Beschwerden nicht in den Erstwirkungen des Mohnsaftes enthalten sind.

Daher ward es bisher durchgängig in der ärztlichen Praxis des ganzen Erdkreises fast immer nur zum Schaden und mit verderblichem Erfolge in alten Husten, anhaltenden Durchfällen, langwieriger Schlaflosigkeit, chronischem Erbrechen und zur Gewohnheit gewordenen Krämpfen, Ängstlichkeiten und Zittern angewendet. Nie aber und in keinem einzigen Falle konnten diese, einige Zeit lang im Körper bestandenen, und, ganz andre Krankheiten, für welche Mohnsaft keine homöopathisches Mittel ist, zum Grunde habenden Beschwerden durch Mohnsaft geheilt werden, so daß dauerhafte Gesundheit auf seinen Gebrauch zurück gekehrt wäre.

Man erfährt auch beim Gebrauche des Mohnsaftes in gedachten chronischen Leiden, daß er bloß anfänglich eine täuschende Linderung, eine kurz dauernde Unterdrückung der Übel auf einige Stunden bewirkt, daß er dann ohne Erhöhung seiner Gaben nicht weiter lindert, bei Erhöhung der Gaben aber die Beschwerden kaum auf kurze Zeit zum Schweigen bringt, und wenn er dieß ja thut, auf der andern Seite neue Übel und eine weit beschwerlichere, schlimmere, künstliche Krankheit erschafft [...].

Am auffallendsten aber war der Mißbrauch, den schier alle Ärzte bis den heutigen Tag auf dem ganzen Erdboden vom Mohnsafte machten, indem sie ihn gegen Schmerzen alle Art, sie mochten auch noch so alt und eingerostet seyn, als Haupt-Hülfsmittel anwendeten. Es widerspricht schon an sich der gesunden Vernunft und gränzt an die Thorheit einer Universal-Arznei, wenn man von einer einzigen Substanz die Heilung aller, so unendlich unter sich verschiedener Schmerzen erwarten will. [...]

Alle durch Mohnsaft mittels seiner Betäubungskraft und Empfindungs-Unterdrückung palliativ auf kurze Dauer beschwichtigten Schmerzen von irgend einiger Dauer kommen daher sogleich wieder. Wenn die betäubende Erstwirkung desselben verflossen ist, und zwar wenigstens eben so stark, als vorher, wie die Erfahrung aller aufmerksamen Ärzte zeigt. Ja diese Schmerzen kommen allgewöhnlich schlimmer wieder und müssen, so lange man keinen bessern Weg, als diesen alten, verderblichen Schlendrian, befolgen will, nicht nur durch wiederholte, sondern auch verstärkte Gaben Mohnsaft jedesmal wieder unterdrückt werden, während er dagegen andre schlimmere Übel erzeugt, an denen der Kranke vorher noch nicht litt. Die Unterdrückungen eines Schmerzes von nur einiger Dauer und Größe durch Mohnsaft sind daher nichts als Quacksalberei – nichts als blaue Dunst-Täuschung des Kranken und der Angehörigen mit nachtheiligen Folgen, die oft verderblich, und nicht selten tödtlich sind, von solchen Unheilkünstlern aber für neue und ohne ihr Zuthun entstandene Krankheiten ausgegeben werden.

Indem man [...] alle Arten von Schmerzen bloß mit Mohnsaft antipathisch behandelte, fand man freilich mancherlei große Nachtheile bei seinem Gebrauche: Betäubung, Leibesverstopfung und andre beschwerliche und gefährliche Symptome, die bei dieser zweckwidrigen antipathischen Anwendung desselben natürlich zum Vorscheine kommen mußten, und des Opiums eigenthümliche Wirkungen sind, ohne welches es nicht Opium wäre. Diese bei einer solchen Anwendung unvermeidlichen, lästigen Wirkungen hielt man aber nicht für das, was sie sind, für Eigenthümlichkeit des Wesens des Mohnsaftes, sondern für ihm bloß anklebende Unart, die man ihm durch allerlei Künste benehmen müsse, um ihn ganz unschädlich und gutartig zu machen. In diesem ihrem Wahne versuchten sie von Zeit zu Zeit, seit nun fast 2.000 Jahren, durch sogenannte Corrigentia ihm diese angeblichen Unarten zu benehmen, damit es fortan Schmerzen und Krämpfe stillen lerne, ohne Delirien oder Hartleibigkeit zu erzeugen, – Erbrechen und Durchfall hemme, ohne zu betäuben, und alte Schlaflosigkeit zu gutem Schlafe umwandle, ohne Hitze zu erregen und ohne Kopfschmerz, Zittern, Mattigkeit, Frostigkeit und Niedergeschlagenheit zu hinterlassen. [...]

Man täuschte sich aber gänzlich; man machte durch letztere Veranstaltungen den Mohnsaft bloß unkräftiger, ohne seine Natur zu ändern."[335]

Anhand einer Reihe von Argumenten und entsprechender Beschreibungen zeigt Hahnemann, dass der nahezu universelle Gebrauch von Opium eine Zuflucht zu einem kurz wirkenden Palliativmittel darstellt und nicht etwa die Anwendung eines Spezifikums für die wie auch immer geartete Ursache dieser Leidens. Eine korrekte Anwendung von Opium kann dagegen nur bei solchen Krankheiten erfolgen, bei denen die Übereinstimmung der Symptome zeigt, dass es als spezifisches Heilmittel wirken kann. Da die Zahl dieser Krankheiten sehr gering ist, machen Homöopathen so selten Gebrauch von Opium.

Anstatt die Opium-Symptome ausführlich zu analysieren, werde ich Ihre Aufmerksamkeit lediglich auf ein paar dieser seltenen Anwendungsmöglichkeiten lenken, so auf Apoplex, Verstopfung, Bleikolik, Schlaflosigkeit.[336]

Apoplexie – Die folgende Beschreibung der Wirkung einer großen Gabe von Opium ist aus Stillé und Beck[337] entnommen:

„Der Kopf fühlt sich voll, heiß, manchmal auch leicht an, es kommt zu Rauschen in den Ohren, Gesicht und Augen sind gerötet, während die Pupillen mehr oder weniger kontrahiert sind. Oft erscheinen Lichtblitze vor den Augen; die Gedanken sind verwirrt und exaltiert, und manchmal besteht Delirium; der Puls ist voller und schneller; die Haut ist heiß, Mund und Rachen sind trocken; in der Regel besteht Übelkeit, in einigen Fällen auch Erbrechen. In der Abfolge dieser Symptome kommt es zur Depression. Der Puls schlägt langsamer und häufig unregelmäßig; der Kopf fühlt sich schwer und voll an, alle Sinne verlieren ihre Empfindsamkeit; der Gesichtsausdruck wirkt töricht, dumm, wie berauscht, bedingt durch die Aufgedunsenheit, die Stumpfheit des Augenausdrucks und das Herabhängen der Lider. Es besteht eine ausgeprägte Abneigung gegen Denken und Bewegung, oder, genauer gesagt, eine Unfähigkeit zu jeglicher körperlicher oder geistiger Anstrengung. Die Sprache ist schwerfällig und stockend; die Muskeln der Extremitäten bewegen sich krampfhaft, und wenn der Kranke zu gehen versucht, fühlt er sich schwindelig und benommen und schwankt wie ein Betrunkener.

---

335 Hahnemann, S.: Reine Arzneimittellehre, Bd. 1 [RA I]. 3. Aufl. Dresden u. Leipzig: Arnold 1830, S. 265–275.

336 Zur Bleikolik sagt Dunham jedoch kaum etwas, zur Schlaflosigkeit gar nichts.

337 Die exakte Quelle wird nicht angegeben.

Diesen Symptomen folgt ein unwiderstehlicher Hang zum Schlafen. Erliegt man ihm, wird die Atmung mühsam und oft stertorös, die Haut des ganzen Körpers wird blass und feucht, Hände und Füße werden kalt.

Die Wirkungen noch größerer Gaben sind ähnlich, allerdings noch deutlicher, auch gibt es keine anfängliche Erregungsperiode. Sie bestehen in Schwindel, Unempfindlichkeit und Unbeweglichkeit; die Atmung ist kaum wahrnehmbar, der Puls klein und schwach, zuweilen wird er voll und langsam. Die Augen sind geschlossen, die Pupillen kontrahiert, und der ganze Gesichtsausdruck zeigt gewöhnlich eine tiefe, vollständige Ruhe. Verstärken sich die Wirkungen, wird der lethargische Zustand intensiver, das Schlucken unterbunden, die Atmung gelegentlich stertorös; die Pupillen sind dann lichtunempfindlich, das Gesicht ist blass und wie bei einem Toten, die Muskeln der Glieder und des Stammes sind erschlafft."

Mit denselben Worten kann man eine Form des Schlaganfalls beschreiben.

„Nach dem Tod durch Opiumvergiftung findet man die Hirnmasse abgeflacht, die Gefäße der Zerebrospinalachse und die sie auskleidenden Membranen sind mit schwarzem Blut angefüllt, und wenn man die Kapillaren des Gehirns anschneidet, treten kleine Tropfen derselben Flüssigkeit heraus. Gewöhnlich findet man in den Ventrikeln des Gehirns und unter der dem Gehirn zugewandten Fläche der Arachnoidea eine seröse Flüssigkeit."[338]

Sowohl die Symptome als auch die postmortalen Erscheinungen ähneln also einer Form des Schlaganfalls, und es verwundert daher nicht, dass Opium sich als sehr wertvolles Arzneimittel sogar bei offenbar aussichtslosen Fällen dieser Art erwiesen hat.

Es scheint, als könnten wir mehr von seiner Anwendung erwarten, wenn dem Apoplex keine chronischen Symptome vorausgegangen sind, die eine Läsion der Gehirnsubstanz offenbaren und auf einen destruktiven, bereits einige Zeit vor dem Schlaganfall eingetretenen Prozess (etwa Gehirnerweichung) deuten. Bei solchen Fällen findet sich ein großes Gerinnsel in der Gehirnsubstanz, und sie sind natürlich fast hoffnungslos.

In einigen schweren Fällen von Apoplex mit sehr tiefem Koma, bei denen Opium völlig versagt hatte, hat Dr. J. Barker (Brooklyn) eine Heilung mit *Apis* vollbracht. Nach seiner Ansicht, die sich auf umfangreiche Erfahrungen mit dieser Arznei stützt, ist Apis ein sehr wichtiges Mittel bei zerebralen und spinalen Erkrankungen, ob sie sich nun vor allem durch Koma oder durch Spasmen manifestieren.

---

338 Die Quelle wird nicht angegeben.

Verstopfung – Opium verursacht ein Versiegen der Sekretion der Schleimhäute des Verdauungstraktes, was sich zum Beispiel am trockenen Mund und Rachen zeigt. Vermutlich deshalb vermindert es die Stuhlmenge. Es lähmt auch die Eingeweide. Zusammen rufen diese beiden Wirkungen eine hartnäckige Verstopfung hervor, ein Effekt des Opiums, der allgemein akzeptiert, erkannt und (von den Allopathen) bedauert wird. Wir dagegen werden dadurch in den Stand gesetzt, ähnliche Arten schwerer Verstopfung zu heilen.
Unter diesen sticht die auf Lähmung der Eingeweide beruhende Verstopfung durch Blei hervor, auch bekannt als Begleiterscheinung der so genannten Maler- oder Bleikolik.

Harnretention – Es ist nicht sicher, ob Opium die Harnsekretion vermindert, sicher aber verursacht es die Retention des Urins in der Blase. Möglicherweise geschieht das vornehmlich durch Verlust der Empfindlichkeit der Blasenhalsmembran, was dazu führt, dass die Füllung der Blase vom Patienten nicht gespürt wird. Vielleicht lähmt es auch die längs- und quergestreiften Muskelfasern der Blase. Wenngleich der Urin zurückgehalten wird und die Blase voll ist, kann – vom Patienten unbemerkt – etwas Urin herauströpfeln.

Der gesamte Zustand ist ganz anders als bei *Stramonium*, das die Urinentleerung dadurch unterdrückt, dass es zu Nierenversagen führt.

Bei der Harnretention ist Opium unser bestes Mittel. Sie kann bei Fiebern und Akuterkrankungen auftreten und findet sich häufig nach Entbindungen.

Benutzen wir Opium niemals als Palliativum bei akuten und sehr schmerzhaften Erkrankungen, für die wir kein passendes Mittel gefunden haben? Zweimal dachte ich, dies tun zu müssen. Jedes Mal bedauerte ich es hinterher. Ich habe Unheil angerichtet. Nach kurzzeitiger Besserung ging es den Patienten schlechter, und letzten Endes fand ich nach intensivem Studium (wie ich es gleich hätte durchführen können und sollen) das passende Mittel und heilte die Fälle – was mir bei ausreichender Kenntnis von Anfang an ohne Opium hätte gelingen können.

Bei eindeutig unheilbaren Krankheiten, wenn der Kranke moribund ist, beispielsweise bei Krebs, mag Opium vielleicht verabreicht werden, doch selbst in solchen Fällen – ohne jede Hoffnung auf Heilung – sollte man es sparsam verwenden.

Helleborus niger

Schwarze Christwurzel, Weihnachtsrose

Bevor wir die bislang beschriebene Mittelgruppe[339] verlassen, seien ein paar Worte über diese Arznei gesagt, von der wir nur wenig wissen, dies allerdings ist umso wertvoller. Von den Alten wurde sie zur Behandlung des Wahnsinns, der Epilepsie und der Wassersucht benutzt. Jetzt wird sie von den Allopathen nur noch wenig verwendet.

Allgemeine Analyse

1. Wirkung auf die Lebenskraft

Die Wirkung auf die Lebenskraft wurde von Hahnemann in einer Fußnote zur Arzneimittelprüfung gut beschrieben:

„Aus verschiedenen Beobachtungen schließe ich, daß Stupor, Abstumpfung des innern Gefühls (sensorium commune) – wo man bei gutem Gesichte nur unvollkommen sieht und das Gesehene nicht achtet, bei guten Gehörwerkzeugen nichts deutlich hört oder vernimmt, bei richtigem Geschmackswerkzeuge an nichts Geschmack findet, immer oder oft gedankenlos ist, sich des Vergangenen oder kurz vorher Begegneten wenig oder nicht erinnert, an nichts Freude hat, nur leicht schlummert, ohne fest und erquickend zu schlafen, arbeiten will, ohne Aufmerksamkeit oder Kräfte dazu zu haben – eine erste Hauptwirkung der Schwarz-Christwurzel sey.“[340]

2. Wirkung auf die organische Substanz

Auf die organische Substanz wirkt das Mittel, indem es wässrige Ansammlungen an verschiedenen Körperteilen und allgemeine Wassersucht verursacht. Die Besonderheiten seiner Wirkung wurden bereits beschrieben. Darüber hinaus ruft es schwere Kopfschmerzen hervor, ähnlich denen von *Belladonna* und *Silicea*.

339 Dunham meint sicher Belladonna, Hyoscyamus, Stramonium und Opium.

340 Hahnemann, S.: Reine Arzneimittellehre. Bd. 3 [RA III]. 2. Aufl. Dresden: Arnold 1825, S. 203–224.

Spezielle Analyse

Kopf – Kopfschmerz im Hinterkopf; dumpfer Schmerz; Kopfschmerz beim Bücken, der sich vom Nacken bis zum Scheitel verschlimmert, wird beim Aufrichten in eine gerade Position noch schlimmer und verändert sich zu einem Brennen.
Der Schmerz ist so heftig, dass man nicht weiß, wohin und wie man den Kopf legen soll; man bringt ihn andauernd in eine andere Stellung, und am Ende findet man es am erträglichsten, wenn man sich zum ruhigen Liegen zwingt, um so mit geschlossenen Augen und halb schlummernd den Schmerz zu vergessen. Hitze im Kopf, Benommenheit und Schweregefühl; Hitze innen im Kopf, mit Kälte der Hände etc.

Die Augenlider zittern und beben. Empfindung, als würde das Auge zu- oder herausgedrückt, und dennoch ist das Sehvermögen unbeeinträchtigt.

Bitterer Geschmack im Hals, vermehrt nach dem Essen; Übelkeit vom Epigastrium aus, ohne erbrechen zu können, manchmal Übelkeitsgefühl im Magen, wie von Hunger, aber vor Speisen besteht Ekel. Schmerz in der Magengrube und in der Pförtnergegend, jeder Schritt ist schmerzhaft, der Schmerz wird schlimmer beim Reden und durch Druck; ein Gefühl, als würde die Magengrube eingezogen.

Schweregefühl im Abdomen; Flatulenz.

Stuhl – Der Stuhl ist meist durchfällig, dabei schleimig und gallertartig, dennoch muss man bei Entleerung pressen. Ein harter und spärlicher Stuhl wird begleitet von heftig schneidendem Schmerz im Rektum von unten nach oben, als zöge es sich eng zusammen und als stecke ein Fremdkörper mit schneidenden Rändern darin.[341]

Häufiger Harndrang und sehr spärliche Entleerung, oder aber – als Zweitwirkung[342] – reichliche und unproblematische Entleerung.

Atmungsorgane – Krampfhaftes Niesen durch Kitzeln in der Nase; Husten ähnlich, mit Atemnot.

Rücken – Zusammenziehender Schmerz im Kreuz[343], Schmerz in der Dorsal- und Zervikalregion wie zerschlagen sowie Steifigkeit.

---

341 Korrigiert und zum Zwecke des besseren Verständnisses erweitert gemäß RA III, Symptom Nr. (99).

342 Siehe Glossar.

343 Dunham schreibt „in the loins"; korrigiert gemäß RA III, Symptom Nr. 56.

Extremitäten – Reißen in den „Knochenröhren“[344] und in den Fingerrücken, wo es mit einer Empfindung wie gelähmt einhergeht; verschiedene ziehende und drückende Schmerzen.

An der **Haut** findet sich allgemeine Wassersucht.

Stechend bohrende Schmerzen im Periost und anderen Körperteilen, schlimmer durch kühle Luft und körperliche Anstrengung.

Der **Schlaf** ist unruhig, voller verworrener Träume und Einbildungen.

Das **Fieber** besteht überwiegend aus Frostigkeit, ohne Durst, mit schmerzhafter Empfindlichkeit des Kopfes gegen Berührung und Bewegung; mit ziehendem Reißen in den Gliedern und Stechen in den Gelenken.
Die Hitze sitzt vornehmlich im Kopf.

Praktische Anwendungen

Bei allgemeiner Wassersucht, die mit dem Stupor und der allgemeinen Lähmung der Empfindlichkeit[345] vergesellschaftet ist, von denen in Hahnemanns Beschreibung die Rede war, hat sich Helleborus als nützlich erwiesen.

Am häufigsten wurde es jedoch bei typhoiden und nervösen Fiebern eingesetzt, die durch einen ähnlichen Stupor charakterisiert wurden, sowie im zweiten Stadium akuter Meningitis oder bei akutem Hydrozephalus, wenn es bereits zu Ausschwitzungen gekommen war. Dr. Wahle aus Rom wies als erster den Nutzen bei derartigen Fällen nach.[346]

Dr. Bähr aus Hannover sagt dazu: „Helleborus ist eins der wichtigsten Mittel in Meningitis, wenn das Exsudat als abgeschlossen zu betrachten ist. [...] Der Zeitpunkt ihrer Anwendung ist da, wenn die Reaction fast Null geworden ist und die Lähmungserscheinungen mehr oder weniger vollständig geworden sind.“[347]

Diese Indikation stößt uns wieder unmittelbar auf Hahnemanns kurze und bündige Charakterisierung der Hauptwirkung von Helleborus, die alles umfasst, was dazu gesagt werden kann.

---

344 Dunham schreibt „medulla of the bones“; siehe aber RA III, Symptom Nr. (126).
345 Gemeint ist die oben erwähnte „Abstumpfung des innern Gefühls“.
346 Die Quelle wird nicht angegeben.
347 Zit. aus: Rückert, Th.J. (Hrsg.): Klinische Erfahrungen in der Homöopathie, 2. Supplementband. Prag: J.G. Calve 1877, S. 66. Angesichts des Erscheinungsjahrs dürfte dieses Werk jedoch (im Gegensatz zu den ersten 5 Bänden dieser Reihe) kaum als Quelle für Dunham gedient haben. Vermutlich verfügte er (im Gegensatz zum Übersetzer) über das 1862 erschienene Werk „Die Therapie nach den Grundsätzen der Homöopathie“ von B. Bähr.

Die Tatsache, dass Helleborus eine Anasarka verursachen kann, mag bei Wassersucht als Folge von Scharlach an dieses Mittel denken lassen, und Altschul[348] lobt es diesbezüglich in hohen Tönen, vor allem, wenn die allgemeinen Symptome Stupor usw. zeigen, was oft der Fall ist. Ist der Kranke dagegen[349] unruhig, erregt und erethisch, aber dennoch schwach, wird eher *Arsen* angezeigt sein. Auch *Apis* hat sich als sehr wertvoll erwiesen.

Bei der melancholisch gefärbten Manie, mit fixen Ideen, oder bei der „Mania daemonica", bei der nachts böse Geister gesehen werden, ist Helleborus ein seit Urzeiten bewährtes Heilmittel.

Silicea

Kieselerde, Terra silicea, Acidum silicium

Die Arzneimittelprüfung am gesunden Menschen wurde von Hahnemann in Band 3 seiner „Chronischen Krankheiten" im Jahr 1828[350] veröffentlicht. Zusätzliche Symptome finden sich in Band 3 der „Reinen Arzneimittellehre" von Hartlaub und Trinks, ein Fragment von Wahle ist im *Archiv für die homöopathische Heilkunst* (Band 15, Heft 2) enthalten. Diese Quellen wurden in den Text der zweiten Auflage der „Chronischen Krankheiten" eingearbeitet. Eine Prüfung von Ruoff wurde in der *Hygea* (Band 8, 1838) veröffentlicht, eine von Hencke in der *Allgemeinen Homöopathischen Zeitung* (Band 55, 1857). Eine Prüfung mit *Aqua silicata* durch Becker wurde in der *Hygea* (Band 26, 1847) publiziert, eine Arbeit von Dr. Colby in der *New England Medical Gazette* (1871).[351]

Bei unserem Studium werden wir uns auf Hahnemanns Arbeit aus der zweiten Auflage der „Chronischen Krankheiten" stützen.

---

348 Die Quelle wird nicht angegeben.

349 Der Druckfehler „on the country" statt „on the contrary" lässt den Verdacht aufkommen, dass den Herausgebern des amerikanischen Originals nicht nur Dunhams Manuskripte zur Verfügung standen, sondern auch Mitschriften, die von Hörern seiner Vorlesungen angefertigt wurden – ähnlich wie bei den Vorlesungen von James Tyler Kent.

350 Dieses Erscheinungsjahr gilt für die erste, bei Arnold in Dresden und Leipzig verlegte Auflage. Wir arbeiten heute mit Nachdrucken der zweiten, bei Schaub in Düsseldorf erschienenen. Darin findet man die Arzneimittelprüfung von Silicea in Bd. 5 [CK V] (1839), auf den Seiten 240–291.

351 Die von Dunham genannte Arbeit des Dr. Colby wird in anderen Quellen nicht aufgeführt. Auch ist nicht klar, ob Colby Silicea oder, wie Becker, Aqua silicata geprüft hat.

Spezielle Analyse[352]

Kopf.

Sensorium – Verwirrung im Kopf; geistige Anstrengung ist sehr schwierig; Verwirrung beim Reden; es ist schwierig, den richtigen Ausdruck zu wählen; eine kurze Unterhaltung verursacht Verwirrung im Kopf und allgemeine Mattigkeit; das Gedächtnis ist geschwächt; Benommenheit des Kopfes ohne Schmerz, als sei er mit zu viel Blut gefüllt.

Schwindel ist ein sehr hervorstechendes Symptom. Er tritt auf, wenn der Prüfer sich vom Liegen oder Bücken aufrichtet, sitzt oder geht. Schwindel auch beim Aufwärtsschauen. Er scheint von der Dorsalgegend aufwärts durch den Nacken in den Kopf zu steigen (wie das auch beim Kopfschmerz von *Silicea* der Fall ist). Durch den Schwindel droht der Prüfer nach vorne oder nach links zu fallen. Er ist so heftig, dass der Prüfer ein Fallen befürchten *muss*. Er wird schlimmer durch Bewegung und Nach-oben-Sehen und wird von Übelkeit begleitet.

Kopfschmerz – Der Kopfschmerz von Silicea ist charakteristisch. Er sitzt meist in der Stirn, erstreckt sich oft bis zu den Schläfen und bezieht die Augen mit ein, vor allem das Auge und die Schläfe der rechten Seite. Ein weiterer charakteristischer Schmerz besteht in einem Druck, der sich vom Rücken aufwärts zum Nacken und durch den Hinterkopf zum Scheitel erstreckt. Viele der Schmerzen, vor allem der drückende, betreffen den ganzen Kopf.

Die Schmerzen sind überwiegend drückend, pressend; auch reißend und bohrend; außerdem besteht Schwere- und Völlegefühl, als sei zu viel Blut im Kopf.

Der Kopfschmerz tritt nach geistiger Anstrengung oder Belastung auf. Er wird deutlich verschlechtert bei geistiger oder körperlicher Anstrengung und bei schnellen Bewegungen des Kopfes oder Körpers, durch die der dumpf drückende Schmerz scharf und stoßartig wird. Schlimmer wird er auch durch Lärm und durch Licht, besser durch Ruhe, Dunkelheit, Sichhinlegen, sowie – und das ist charakteristisch für Silicea – durch warmes Einhüllen des Kopfes. Diesen Umstand, die Besserung durch Wärme, werden wir noch bei anderen Silicea-Symptomen antreffen. Anzumerken wäre noch, dass die Erleichterung nicht, wie bei *Menyanthes*, durch einfaches Drücken erfolgt, sondern durch Wärme, beispielsweise durch Kompressen mit warmem Wasser. Der Druck des Hutes verstärkt sogar den Hinterkopfschmerz.

Die Begleitsymptome zum Kopfschmerz sind Schmerz in den Augen beim Seitwärtsdrehen der Augäpfel, Frostigkeit, Übelkeit, Erbrechen.

352 Die „Allgemeine Analyse" folgt bei Silicea auf die „Spezielle Analyse."

An dieser Stelle sollte die Ähnlichkeit dieses Kopfschmerzes mit dem von *Spigelia, Paris quadrifolia, Cocculus* und *Gelsemium* erwähnt werden.
Der Silicea-Kopfschmerz sitzt meist in der rechten Seite. Die Kopfhaut ist empfindlich gegen Berührung; das Haar fällt beim Kämmen aus; auf der Kopfhaut bilden sich juckende Pusteln.

Augen – Druck und Wundheitsgefühl in den Augenhöhlen; die Augen schmerzen morgens, als seien sie voller Sand und zu trocken; die Lider beben; sie verkleben; sie werden krampfhaft zusammengezogen und können kaum geöffnet werden; es bestehen Symptome von Konjunktivitis, mit mäßigem Tränenfluss und eitrig-schleimiger Absonderung.
Jucken in den Augen; Drücken des Augapfels, mit Rötung der Sklera.
Ausgeprägte anfallartige Lichtscheu; mouches volantes; alles fließt vor den Augen zusammen; ein Klopfen in den Ohren erschüttert die Augen, so dass sich die Gegenstände auf und ab bewegen.
Aus dem anfallartigen Charakter mancher dieser Symptome könnte man möglicherweise ableiten, dass die meisten Augenleiden von Silicea sympathetischer Art sind.

Ohren – Jucken, drückende, ziehende, kneifende Schmerzen im äußeren Gehörgang. Diese Schmerzen treten ab und zu auf und verschlimmern sich beim Schnäuzen oder Schlucken. Das äußere Ohr ist geschwollen, dabei Absonderung von Flüssigkeit aus dem Gehörgang, mit zischendem Geräusch und Schwerhörigkeit; Schwerhörigkeit; verschiedenartige Geräusche in den Ohren; harte und schmerzhafte Schwellung der Parotis.
Aus diesen Symptomen (ebenso wie aus den klinischen Resultaten) kann geschlossen werden, dass Silicea zu einer katarrhalischen Affektion des Ohres – und zwar sowohl des äußeren als auch des Mittelohrs und der Eustachischen Röhre – passt, die Schwerhörigkeit hervorruft. Es besteht auch (wahrscheinlich als Wechselwirkung) eine gesteigerte Empfindlichkeit des Gehörs bei Kopfschmerzen.

Nase – Empfindlichkeit der Nasenscheidewand und der Nasenspitze. Druck an der Nasenwurzel. Ziehender Schmerz in der Nasenwurzel und im Jochbein. Klopfen in den Nasenhöhlen[353], das sich bis in das Gehirn erstreckt, mit klopfendem Stirnkopfschmerz. Fließschnupfen, scharfe, wässrige Absonderung. Absonderung von blutigem Schleim. Nasenbluten. Trockenheit in den Choanen. Beim Schlucken geraten Speisestückchen in die Choanen. Der Geruchssinn ist unnatürlich scharf.

353 Dunham schreibt „nostrils", was gleichbedeutend ist mit „Nasenlöcher"; korrigiert gemäß CK V, Symptom Nr. 232.

Gesicht – Wangen, Lippen und Kinn sind betroffen. Die Gesichtsfarbe ist blass, wie nach langer Krankheit. Von Zeit zu Zeit erscheinen weiße Flecke auf der Wange. In den Wangenknochen, hinter den Ohren sowie im Kiefergelenk Schmerzen von ziehendem, reißendem Charakter, verschlimmert durch Bewegung und Berührung. Schmerzhaft zusammenziehender Krampf im Kiefergelenk und dann in der Schläfe. Juckender, papulöser Ausschlag auf Stirn und Nase, Wangen und Lippen, schmerzhaft bei Berührung. Die submaxillaren Drüsen sind geschwollen, schmerzen bei Berührung und beim Schlucken.[354]

Lippen – Blasenausschlag am Lippenrand, wie roh schmerzend bei Berührung, sehr schmerzhaft. Die Mundwinkel sind geschwürig.

Zahnfleisch und Zähne – Zahnfleisch geschwollen, empfindlich und geschwürig. Blasen auf dem Zahnfleisch. Geschwüre, schmerzhaft bei Kontakt mit kaltem Wasser. Zahnweh – schießender und wunder Schmerz, vor allem in kariösen Zähnen, schlimmer nachts, stets verschlimmert durch kalte Luft und [kaltes] Wasser, manchmal auch durch sehr heiße sowie durch kalte Speisen, verbunden mit wundem Zahnfleisch, Hitze im Kopf und brennenden Wangen.

Mund – Mund und Lippen sind trocken (Erstwirkung, nach dreißig Stunden[355]); reichlich Speichel (Zweitwirkung, nach acht Tagen[356]).

Geschmack – Bitter, faulig, blutig, sauer.

Zunge – Empfindungen, als liege ein Haar auf der Zunge. Die Zunge ist an der Spitze wund, belegt und taub. Die rechte Hälfte ist geschwollen.

Hals – Am harten Gaumen und am Gaumensegel Jucken und Stechen. Das Zäpfchen ist geschwollen und verlängert.
Jucken in den Ohrgängen[357], mit Heiserkeit und trockenem Hals. Stechender Schmerz im Hals nur beim Schlucken, Schmerz des Halses auch bei Berührung. Halsschmerz, als sitze ein Klumpen in der linken Halsseite.

Speiseröhre – Schwieriges Schlucken; die Speisen wandern nur langsam in den Magen.

Magen – Empfindungen wie von einem Gewicht und Druck im Magen. Kneifende und greifende Schmerzen. Nagende Empfindung, besser beim Liegen mit angezogenen Beinen. Die meisten dieser Empfindungen und viele andere Symptome erscheinen oder verschlimmern sich nach dem Essen, verstärken sich beim Gehen und sind von Flatulenz begleitet.

---

354 Dunham nennt dieses Symptom im folgenden Abschnitt „Lippen".
355 Vgl. CK V, Symptome Nr. 319, 320.
356 Vgl. CK V, Symptom Nr. 321.
357 Dunham schreibt „at orifice of Eustachian tube"; siehe aber CK V, Symptom Nr. 334.

Appetit – Unnatürlicher Hunger, vor allem zum Abend hin, aber kein rechter Appetit; die Speisen wollen nicht hinunter. Übelkeit nach dem Verzehr einer geringen Menge; auch eine Empfindung von Schwäche im Magen. Nach dem Essen: Aufstoßen, geschmackloses, aber auch scharfes; Gefühl wie von einem Stein im Magen; auch Schwindel mit Übelkeit; auch stärkere Schwerhörigkeit, Frösteln, Herzklopfen, Gesichtsschweiß, Schläfrigkeit, Sodbrennen, Schluckauf. Abneigung gegen Fleisch.
Durst – Vermehrt.

Hypochondrien – Über dem Magen und den Hypochondrien anfallartig auftretende, greifende und kneifende Schmerzen, eine Woche lang.[358] Ziehender und kneifender Schmerz, erstreckt sich zu den Hüftgelenken. Ziehender[359] Schmerz erstreckt sich von den Hypochondrien zur Wirbelsäule.
Rechtes Hypochondrium – Anhaltender Druck; Stiche; Schmerz hinten, in der Nierengegend.
Linkes Hypochondrium – Schmerz, als wolle da etwas zerreißen.

Abdomen – Aufgetrieben und hart; keine ausgeprägte Flatulenz. Reißende, greifende und schneidende Schmerzen, die vorwiegend die Nabelgegend betreffen, treten auf oder verschlimmern sich beim Gehen, werden besser durch warme Kleidung. Schmerz in der Leistengegend, als träte ein Bruch heraus. Die Leistendrüsen sind geschwollen und schmerzhaft. Viele übelriechende Blähungen.

Stuhl – Verstopfung mit Stuhldrang. Empfindung, als bliebe Stuhl im Rektum zurück, als habe es nicht die Kraft, ihn herauszupressen. Konnte der Stuhl nach langem starkem Pressen mit den Bauchmuskeln fast herausgedrückt werden, schlüpft er plötzlich in den Mastdarm zurück. Dieses Symptom konnte in der Praxis schon häufig bestätigt werden. Silicea ruft auch Diarrhö hervor. Die Stühle sind breiig, mit schleimigen, wie Hautfetzen scheinenden Teilen; oder sie sind flüssig, spärlich und faulig riechend und werden von einer beißenden, brennenden Empfindung im After begleitet; oder aber sie bestehen nur aus blutigem Schleim, mit Brennen und Beißen im After. Häufiger Stuhldrang mit Frösteln und Übelkeit.
Nach dem Stuhlgang Brennen im After; Druck im Kopf; Brustbeklemmung; Besserung der Bauschmerzen, aber starke Erschöpfung, man fällt in einen Schlummer, erwacht aber wieder an den Bauchschmerzen.

---

358 Gemeint ist ein Zeitraum während der Arzneimittelprüfung; Dunham schreibt irrtümlich „for weeks"; korrigiert gemäß CK V, Symptom Nr. 440.

359 Dunham schreibt irrtümlich „drawing and pinching pain"; allerdings ist in CK V, Symptom Nr. 447, von „kneifend" keine Rede.

After und Rektum – Stechen, Schneiden und Brennen in Rektum und After. Stiche im Mastdarm, in Richtung der Genitalien. Feuchtigkeit am After. Beim Stuhlgang treten Hämorrhoiden hervor, sie gehen nur schwer zurück, und es geht blutiger Schleim aus dem Mastdarm ab.[360] Sie sind sehr schmerzhaft (stechend) und empfindlich. Krampfartiger, bohrender Schmerz vom After aufwärts in den Mastdarm und zu den Hoden.

Harnorgane.

Blase – Druck auf die Blase beim Urinieren, danach Brennen.
Harnröhre – Beißen und Brennen beim Urinieren. Anhaltende feine Stiche im vorderen Teil.
Urin – Spärlich, mit gelbem oder rotem, sandigem Satz.
Urinieren – Häufiger Drang; ständiger Drang, mit tropfenweisem Harnabgang und Brennen in der Harnröhre; Wasserlassen häufig, jede Viertelstunde; muss fast jede Nacht zum Urinieren aufstehen.
Urinieren wird begleitet von Brennen und Beißen in der Harnröhre; von Jucken der Schamgegend.

Genitalorgane. Männliche. Schmerzen – Druck von der Prostata nach vorne. Vorhaut geschwollen, mit juckendem und nässendem Ausschlag an der Außenfläche. Rötung an der Corona, als fehle da die Haut, mit Jucken.
Hoden – Schmerz im rechten, als sei er verhärtet. Schmerz nachts, aber nur im Liegen.
Hydrozele (mitgeteilt durch Wahle)[361], Schweiß und Jucken am Skrotum. Juckender und nässender Ausschlag am Skrotum. Druck in den Samensträngen, die Hoden hängen schlaff herab.
Funktion – Häufige Erektionen. Gemindertes sexuelles Verlangen. Häufige nächtliche Samenabgänge. Starke Erschöpfung nach dem Koitus.
Absonderung von Prostatasekret, bei schwierigem oder auch bei jedem Stuhlgang.

Genitalorgane. Weibliche

Vulva – Jucken mit wässrigem Fluor.
Vagina – Empfindung wie von Wehen. Fluor reichlich, wässrig, mit heftigem Jucken der Scham, einem kneifenden Schmerz um den Nabel oder dem Urinieren folgend.[362] Abgang von blutigem Schleim gleich nach der Regelblutung.

---

360 Dunham beschreibt dieses Symptom so, als komme das Blut aus den Hämorrhoiden. Nach CK V, Symptom Nr. 545, ist die exakte Quelle der Blutung aber nicht auszumachen.
361 Siehe CK V, Symptom Nr. 590.
362 Dunham schreibt irrtümlich „on micturition"; korrigiert gemäß CK V, Symptom Nr. 637.

Menses zunächst verfrüht, dann stärker. Das Blut riecht stark. Vor der Regel ein starker Druck und ein beengendes Gefühl über den Augen, wie von einem Gewicht, und Verstopfung.
Zu Beginn der Regelblutung Anfälle von eisiger Kälte am ganzen Körper. Während den Menses kalte Füße; melancholische Angst[363] in der Magengrube; Ziehen zwischen den Schulterblättern, nur in der Nacht, besser durch Rückwärtsbeugen; heftiges Brennen und Wundheitsgefühl an den Schamteilen, mit Ausschlägen an den Innenseiten der Oberschenkel.
Gleich nach den Menses wird blutiger Schleim aus der Vagina abgesondert.

Atmungsorgane

Nasenschleimhaut – Häufiges Niesen, das Schmerzen in der Brust verursacht, als ob sie berste. Nase verstopft, kann kaum sprechen, kann nicht durch die Nase atmen. Fließschnupfen. Schnupfen bald stockend, bald flüssig, aber immer beständig. Schnupfen und Husten sind begleitet von Schwellung der Unterkieferdrüsen, Halsschmerzen beim Schlucken, starker Frostigkeit, Neigung zum Hinlegen, nach einer Stunde im Bett kam es zu brennender Hitze.
Kehlkopf und Luftröhre – Heiserkeit. Rauheit und Trockenheit im Hals, mit Hustenreiz, weshalb es nach dem Mittagessen zu Husten kommt.
Wundheitsgefühl oben in der Luftröhre.
Kitzelndes Jucken in der Gegend der Halsgrube, das fast zu Erstickung führt, bis ein tief erschütternder Husten ausbricht, der mehrere Stunden anhält und Schmerzen in Abdomen und Hals verursacht.
Husten – Tief, erschöpfend. Erst trocken, dann locker, mit reichlichem, eitrigem Auswurf, ausgelöst durch Kitzeln im Hals und in der Halsgrube. Empfindung, als liege ein bis in die Luftröhre reichendes Haar auf der Zungenspitze, wodurch ein Kribbeln entsteht, was Husten, Hüsteln und Räuspern auslöst. Husten ausgelöst durch Kitzeln im Kehlkopf nachts, durch kalte Getränke (*Rhus toxicodendron*), durch Sprechen, durch Sichhinlegen in der Nacht; er erscheint vornehmlich abends sowie nachts im Liegen.
Husten begleitet von Schmerz in Thorax und Brustbein, Rohheit von Brust und Hals, Erbrechen von Schleim, Schmerz im Epigastrium.

Auswurf – Reichlicher durchsichtiger Schleim. Sinkt in Wasser zu Boden. Gelblichgrüne, stinkende Massen. Dicke, eitrige Schleimmassen. Blutiger Schleim oder reines Blut.
Thorax – Drückender Schmerz, Stiche. Empfindung von Schwäche in der Brust; Schwäche beim Reden; muss beim Reden die ganze Brust einsetzen, um die Worte herauszubekommen.

---

363 Dunham schreibt, missverständlich, „melancholy, anguish"; siehe aber CK V, Symptom Nr. 631.

Verhärtung im linken Brustmuskel.[364]
Atmung – Tief, seufzend. Atemnot, schlimmer nach dem Essen.[365]

Herz – Herzklopfen beim ruhigen Sitzen.

Rücken – Das Steißbein schmerzt wie nach langem Fahren in einer Kutsche.[366]
Kreuzschmerzen beim Aufstehen; Drücken, Spannung und heftiger Stich.
Steifheit und Schmerz in der Dorsalgegend; Reißen oder Drücken, mit Frost, später in einen dumpfen Kopfschmerz übergehend. Zerreißender Schmerz zwischen den Schulterblättern. Ziehender Schmerz in den Schulterblättern, in Anfällen; „drauf kommt's ins Genick und in den Kopf, wo es ihr düselig wird, als sollte sie hinfallen."[367]
Schmerz und Brennen in den Schulterblättern.
Steifheit im Nacken, die Kopfschmerz verursacht. Steifheit einer Halsseite, die das Drehen des Kopfes verhindert. Schwellung der Nackendrüsen. Nesselartiger Ausschlag am Nacken.
Schwellung des Schildknorpels.

Extremitäten. Obere – Drückender Schmerz in der Achsel,[368] erstreckt sich bis in die Hand, mit einem Gefühl, als könne man nichts Schweres heben. Nachts drückender Schmerz in der Schulter, erstreckt sich bis an den Ellbogen, schlimmer durch Entblößen, besser durch warmes Einhüllen. Ziehende Wundheit in den Achseldrüsen, Händen und Fingern. Ruckende Schmerzen in Schultern und Armen. Stechen in den Fingern, wie von Holzsplittern. Arme und Hände sind schwer und wie gelähmt. Tonische Krämpfe der Hand beim Schreiben.
Untere – Ähnliche Empfindungen wie bei den oberen Extremitäten. Äußerst heftige Schmerzen und Stiche unter den Nägeln der Großzehen. Schwitzen der

---

364 Laut Dunham sitzt die Verhärtung in der Mamma, gemäß CK V, Symptom Nr. 732, dagegen „in der linken Fleischbrust" und damit eher in der Muskulatur. Im Kent'schen Repertorium jedoch ist Silicea als Mittel bei Verhärtung in der linken Mamma angegeben, und zwar dreiwertig, was mehrfache klinische Bestätigung bedeuten sollte. Auch wenn das Repertorium nicht die Quelle für Dunhams Behauptung darstellen kann und durchaus denkbar ist, dass ein Übersetzungsfehler tradiert wurde, schließt das andererseits eine heilsame Wirkung von Silicea auf Verhärtungen in der Mamma nicht aus.

365 Dunham schreibt von einer Besserung nach dem Essen; aber diese lässt sich in Hahnemanns AMP nicht verifizieren. Die Verschlimmerung findet sich in Symptom 701.

366 Dunham schreibt „in a wagon", in einem Wagen, wie es auch Symptom 733 beschreibt. Allerdings ist zu bedenken, dass der Wagen zu Hahnemanns Zeit in der Regel eine Kutsche war und dass die Verschlimmerungen durch Kutschfahrten in erster Linie von den Erschütterungen auf unebenen Böden rührten, kaum von der passiven Bewegung.

367 Hier wurde das Symptom Nr. 755 [CK V] teilweise wörtlich übernommen, da nicht zu klären ist, ob es sich um eine Erstreckung oder Verlagerung des Schmerzes handelt oder was sonst „ins Genick" usw. „kommt".

368 Dunham schreibt „shoulder"; siehe aber CK V, Symptom Nr. 780.

Füße, besonders an den Sohlen und zwischen den Zehen, die vom Gehen roh und wund werden. Sehr übler Geruch der Füße, ohne Schweiß. Die Beine und Füße sind sehr müde, wie gelähmt. Schmerzhafter Krampf in den Füßen und Zehen bei einem langen Spaziergang.

Schlaf – Wegen drängender Gedanken ist der Prüfer abends schlaflos. Der Schlaf ist entweder häufig durch schreckhaftes Erwachen unterbrochen oder durch Träume und Phantasien gestört. Nachts ist der Kreislauf erregt, mit Pulsieren in allen Blutgefäßen und Zuckungen des ganzen Körpers. Erwachen mit Brennen im Magen, mit Übelkeit und Erbrechen von Speise sowie mit Flatulenz; Angst und Unruhe; Schlafwandeln; Alpdrücken.

Frost, Fieber, Schweiß – Ein deutliches Fieber wird von Silicea nicht hervorgerufen. Etwas Frostigkeit, vor allem nach dem Hinlegen nachts, sowie Hitze während der Nacht, mit Durst. Reichlicher Schweiß in der Nacht, insbesondere gegen Morgen.

Haut – Jucken oder brennendes Jucken an vielen Stellen. Juckender Ausschlag, Blüten oder Blasen, auf der Brust, den Oberschenkeln und dem Rücken. Die Haut ist empfindlich und reizbar und der ganze Körper schmerzt wie zerschlagen. Abschürfungen gehen leicht in Eiterung über.
In den vor der Arzneimittelprüfung schon bestehenden Geschwüren bohrende oder drückende, stechende Schmerzen und übermäßige Eiterbildung.

Geist – Die geistigen Fähigkeiten sind herabgesetzt, das Gedächtnis ist geschwächt.

Gemütsverfassung – Ängstlichkeit und Ruhelosigkeit, wie nach Schreck. Verdrießlichkeit und ärgerliche Reizbarkeit. Übel gelaunt und widerspenstig, mit Abscheu vor dem Leben.

Allgemeine Analyse

1. Wirkung auf die Lebenskraft

Silicea zeigt keine eindeutige Wirkung auf die Lebenskräfte. Das Sensorium ist etwas beeinträchtigt. Die Sinnesfunktionen Sehen, Hören und Riechen sind in Verbindung mit den später zu beschreibenden Kopfschmerzen erregt, aber es wurden keine krankhaften Veränderungen der Sinne beobachtet. Die Kopf-, Nacken- und Augenschmerzen verweisen auf einen deutlichen Wirkungsbereich. Das Muskelsystem ist nur wenig geschwächt. Die Schließmuskeln sind nicht betroffen.

2. Wirkung auf die organische Substanz

Auf der anderen Seite wird die organische Substanz des Körpers tiefgreifend und auf verschiedene Art affiziert. Die Schleimhaut des Dickdarms, der Nasengänge, des Rachens, der Atemwege insgesamt ist betroffen, die Absonderungen werden stärker und eiterartig, zumindest was die Atemwege betrifft. Pustulöse Ausschläge treten auf der Haut auf, Abschürfungen neigen zu rascher Eiterung, und vor der Arzneimittelprüfung bereits bestehende Geschwüre werden größer und aktiver, dort stellen sich stechende, bohrende Schmerzen ein. Die klinische Erfahrung bestätigt diese Schlussfolgerungen in hohem Maße.

3. Wirkungskreis

Kopf, Augenhöhle, Augen, zumindest der obere Teil des Rückenmarks; Nasen- und Rachenschleimhaut, einschließlich der Eustachischen Röhre und des Mittelohrs; Dickdarm, Bronchialschleimhaut und Genitalien, Haut und Lymphdrüsen scheinen den Wirkungskreis dieser Arznei darzustellen.

4. Empfindungen

Die Empfindungen sind in Kopf und Augen: Drücken, Schießen und Reißen; in den Gliedern: lähmungsartige Schwäche; an der Haut: Jucken und brennendes Jucken; in den Geschwüren: ein stechender und brennender Schmerz.

5. Periodizität

Nicht ausgeprägt.

6. Auffälligkeiten (Modalitäten)

Wenn man die Pathogenese von Silicea durchliest, fällt sogleich auf, dass die Symptome fast ausnahmslos schlimmer werden durch Kälte und besser durch Wärme. Dies wurde beispielsweise beim Kopfschmerz beobachtet, der durch warmes Einhüllen des Kopfes gelindert wird, nicht etwa durch den Druck der Umhüllung, wie das bei *Menyanthes, Veratrum* und einigen anderen Mitteln der Fall ist, sondern durch die Wärme. Dasselbe trifft auf die Bauchschmerzen zu, die durch Wärme gebessert werden; ebenso auf den Husten, der (wie der von *Rhus*) durch kalte Getränke ausgelöst und durch warme gelindert wird, sowie auf die Schulterschmerzen, die sich nachts einstellen, wenn die Schultern entblößt werden, und sich durch Zudecken bessern (im Unterschied zu *Ledum*, bei dem die nächtlichen Schmerzen dazu zwingen, die Bettdecken fortzustoßen). Die offenbar einzige Ausnahme hiervon findet sich in der Abneigung gegen heiße Speisen, der Prüfer kann nur kalte Speisen vertragen.

7. Charakteristika

Die Charakteristika von Silicea können in Anlehnung an C. von Bönninghausen[369] wie folgt zusammengefasst werden: „Reichlicher Schweiß am Kopf, während der Körper trocken oder fast trocken bleibt. (Rhus toxicodendron hat Schweiß des Körpers mit Ausnahme des Kopfes.) Verzagtheit, Empfindlichkeit der Kopfhaut; Kopfschmerz, besser durch Wärme; blasses, erdfahles Gesicht; Ekel vor Fleisch und warmen Speisen; Bauchschmerzen, besser durch Wärme; viel Niesen, mit scharfem Schnupfenausfluss; Einschlafen des Körperteils, auf dem man liegt; unheilsamer Zustand der Haut; viele Geschwüre; Schlaflosigkeit wegen Blutwallung; beschleunigter Puls; Frostigkeit, selbst bei jeglicher Bewegung."

Praktische Anwendungen

Seit dem Erscheinungsjahr der Prüfung nimmt Silicea bei Eiterungen einen hohen Rang ein, da es Abszesse rasch reifen lässt und die Eiterbildung reduziert. In dieser Hinsicht und als Arzneimittel für unkomplizierte Geschwüre hat es einen hervorragenden klinischen Ruf. Es scheint ohne Unterschied einsetzbar, ob die Eiterung nun im zellulären oder muskulären Gewebe, in einer Drüse oder einem Gelenk einsetzt. Bei der Tränengangsfistel war Silicea nicht selten dienlich und führte manches Mal völlige Heilung herbei. Es ist hier mit *Natrum muriaticum* und *Petroleum* zu vergleichen. Es hat sich einen guten Ruf für das Stoppen und die Heilung von Umläufen sowie für das Leiden erworben, das gewöhnlich als „eingewachsener Zehnagel" bezeichnet wird, und bei dem der Zehnagel so oft und unnötigerweise herausgerissen wird. Wenn Silicea in diesen Fällen versagt, heilt oft *Graphites.*

Silicea ist ein überaus wertvolles und wirksames Mittel bei Knochenfraß und Periostitis. Es ähnelt hierbei *Asa foetida, Graphites* und *Conium maculatum* sowie dem *Platinchlorid*[370], das ich erfolgreich bei zwei Fällen von Karies der Fußwurzel angewandt habe. Für diesen Hinweis bin ich Dr. Wm. S. Searle aus Brooklyn (New York) zu Dank verpflichtet. Der Wert der Silicea bei Knochenleiden lässt selbstverständlich an eine Wirksamkeit bei der Rachitis der Kinder denken, bei der das „nur den Kopf betreffende" Schwitzen sowie die Empfind-

369 Dunham gibt an, es handle sich bei der folgenden Darstellung um ein Zitat Bönninghausens. Allerdings konnte in keiner Veröffentlichung Bönninghausens dieser Text wörtlich gefunden werden. Der größte Teil entspricht der Darstellung in: Bönninghausen, C.v.: Homöopathischer Hausarzt. Münster, 1853, S. 47. Da Dunham mit Bönninghausen persönlich bekannt war, kann es sich natürlich auch um eine Mitteilung des Letzteren handeln.

370 Gemeint ist Platinum muriaticum.

lichkeit der Hautoberfläche die Homöopathizität offenbaren (Hughes). Die Erfahrung zeigt, dass es ein wertvolles Mittel bei Tabes dorsalis ist, wenngleich es meines Erachtens nach nicht so deutlich angezeigt ist wie *Alumina* oder *Ruta*. Wenn ein Arzneimittel bei bestimmten, definierten chronischen Leiden – wie sie hier die Eiterung und die rachitische Dyskrasie darstellen – so eindeutig angezeigt ist und mit Erfolg angewendet wird, besteht die Gefahr, dass wir seine Anwendbarkeit bei akuten und kurzfristigen funktionellen Störungen übersehen; wir neigen zu einer allzu eingeschränkten Sicht seiner Heilkräfte.

Der von Silicea hervorgerufene Kopfschmerz ist so charakteristisch und gut beschrieben und korrespondiert darüber hinaus mit einer sehr häufig anzutreffenden Art von Kopfschmerz, dass Silicea eines der von mir bei Kopfschmerzen am häufigsten verordneten Arzneimitteln darstellt. Der Schmerz betrifft den Hinterkopf, den Nacken, den Scheitel und die Augen, im Allgemeinen das rechte Auge. Es handelt sich um einen stechenden oder reißend-drückenden Schmerz, der gewöhnlich im Nacken und in den Schultern beginnt und sich durch den Kopf zum rechten Auge erstreckt.

Die Kopfschmerz-Modalitäten sind charakteristisch: Er wird stark verschlimmert durch Bewegung, Lärm oder Licht, Seh- und Hörsinn sind unnatürlich empfindlich. Der Kranke möchte in einem dunklen, ruhigen Zimmer liegen. Besser wird er durch warme Anwendungen am Kopf. Wenn der Schmerz seinen Höhepunkt erreicht, treten Übelkeit und Erbrechen hinzu und er vergeht dann während des Schlafes. Das Gesicht ist blass. Hinsichtlich der verschlimmernden Umstände ähnelt dieser Kopfschmerz demjenigen von *Spigelia*, hier sind allerdings eher Auge und Schläfe der linken als der rechten Seite betroffen, und der Schmerz wird nicht von Wärme gebessert, wohl aber durch Druck; schließlich geht der Schmerz auch nicht von Nacken und Schultern aus.

Der Kopfschmerz von *Paris quadrifolia* (einem wertvollen Mittel bei Kopfschmerzen) hat Ähnlichkeit zu dem von Silicea. Empfunden wird jedoch eine Art Enge, als würden die Gehirnhäute unter Spannung stehen, mit Druck auf den Schläfen und einem äußerst schmerzhaften Gefühl, als wäre ein Faden von der Hinterwand des Augapfels straff bis zur Mitte des Gehirns gespannt. Dieser Kopfschmerz wird schlimmer durch Denken und besser durch Druck. Die Augäpfel fühlen sich an, als wären sie wie zu groß für die Augenhöhlen.

Der Kopfschmerz von *Menyanthes* äußert sich als Druck, entweder von oben nach unten, oder – in der Stirn – von innen nach außen; oder auch – in den Schläfen – von der Seite nach innen mit Druck in den Augäpfeln. Er wird besser durch Zusammendrücken des Kopfes, aber weder dieses noch die anderen Mittel haben die für Silicea typische Besserung durch Wärme. Ich erwähne diese Mittel (Paris und Menyanthes) deshalb, weil sie – ähnlich Silicea – bei der Behandlung von Kopfschmerzen nicht so häufig eingesetzt werden, wie es von Nutzen wäre.

Auch bei chronischen Bronchialleiden ist Silicea dienlich. Husten und Auswurf bieten charakteristische Anzeigen, allen voran die Tatsache, dass der Husten durch kalte Getränke ausgelöst wird. Ich möchte aus eigener Erfahrung hinzufügen, dass Schmerzen, Wundheitsgefühl und Schwäche der Brust durch Einatmen feucht-warmer Luft gelindert werden.

Bei katarrhalischen Zuständen von Uterus oder Vagina hat sich Silicea als wertvoll erwiesen, wobei Auftreten und Art des Fluors die Indikation bestimmen.

Allgemeines zur Wirkung

Erstens – In der Pathogenese der Silicea zeigt sich zunächst eine ausgeprägte Wirkung auf die Nutrition, auf das Vegetativum. Abmagerung, Appetitverlust, verzögerte Verdauung, Verstopfung, auf den Kopf beschränkter, dort jedoch reichlicher Schweiß, übel riechender Schweiß an den Füßen, Schwellung und Eiterung der Lymphknoten: All dies mag als Beweis dafür angeführt werden. Der auf den Kopf beschränkte Schweiß ist ein pathognomonisches Symptom der Rachitis, und die Schlussfolgerung, Silicea könnte bei dieser Krankheit helfen, wird durch die Erfahrung in der Praxis bestätigt. Desgleichen hat die Erfahrung Hahnemanns Erklärung bestätigt, Silicea beherrsche den im weichen Gewebe, im Periost oder im Knochen selbst ablaufenden Eiterungsprozess ganz erstaunlich.[371]

Zweitens – Silicea übt eine besondere Wirkung auf das Nervensystem aus. Bei augenfälliger Erschöpfung, die mit einer Empfindung von Schwäche, Lähmung etc. einhergeht, besteht eine übersteigerte Erregbarkeit nervösen Reizen gegenüber. Die Sinne sind krankhaft überempfindlich, das Gehirn kann nicht einmal gelinde Erschütterung vertragen, auch die Wirbelsäule verträgt weder Erschütterung noch Druck, und die ganze Körperoberfläche ist unnatürlich empfindlich und zart, Kaltes verschlimmert und Wärme bessert. Es besteht also ein mit Erschöpfung verknüpfter Erethismus.

Das ist noch nicht alles. Dieser nicht flüchtige, sondern eine Weile andauernde Erethismus ist so geartet, dass – so lange er andauert – leicht Krämpfe eintreten, und zwar ohne ersichtlichen Auslöser oder allein aufgrund muskulärer Anstrengung und Ermüdung. So haben wir beispielsweise Schwächegefühl und Krämpfe in den Füßen nachts und beim Gehen, Schwächegefühl und

371 Bei Hahnemann konnte keine derartige Aussage gefunden werden.

Krämpfe in Daumen und Hand beim Schreiben, Lähmungsgefühl im Rektum und Krampf des Schließmuskels beim Pressen zum Stuhl – ein Krampf, der die besondere Form von Verstopfung unter Silicea charakterisiert, die so häufig damit geheilt wird.

Die praktische Erfahrung lehrt uns, dass im Falle dieses Silicea-Erethismus allgemeine Krämpfe schon bei leichtem Reiz auftreten.

Als Beispiel für diesen Zustand des Nervensystems können wir den Silicea-Kopfschmerz anführen. Er erscheint nach starker Anstrengung, die den Patienten erschöpft oder beunruhigt hat. Sitz des Schmerzes ist die Supraorbitalgegend, gewöhnlich rechts, oder das Auge selbst, und der Schmerz erstreckt sich entlang der Gehirnbasis zum Hinterkopf und den Nacken herab. Lärm, Bewegung, Licht und Erschütterung sind unerträglich. Ruhe, Stille, Dunkelheit und äußere Wärme verschaffen Erleichterung.

Häufig treten bei Personen mit mangelhafter Nutrition bei jeder geistigen Anstrengung oder Erschöpfung drückende und scharfe Schmerzen im Nacken auf, die sich durch Anstrengung oder Erregung verschlimmern. Silicea zeigt ein analoges Symptom mit ähnlichen Modalitäten.

Bei Personen dagegen, bei denen Erschöpfung und geschwächte Nutrition Verlangsamung und Untätigkeit des Nervensystems hervorrufen, ist Silicea ganz und gar nicht angezeigt. In dieser Hinsicht unterscheidet es sich beispielsweise sehr deutlich von *Lycopodium*.

Der folgende Fall aus der Praxis illustriert die beschriebene Wirkung von Silicea:

> Am 19. August 1869 wurde ich wegen A. G. W. aus Boston konsultiert, einem körperlich gut entwickelten, gut aussehenden zwölfjährigen Knaben mit dunklem Teint und dunklem Haar. Er hatte sich guter Gesundheit erfreut, bis zu der gleich zu beschreibenden Verletzung. Es gab kein Krampfleiden in der Familie. Als er zu mir gebracht wurde, litt er unter epileptiformen Krämpfen, von denen er seit drei Monaten täglich einen oder mehrere hatte. Die Geschichte seiner Verletzung und deren Folgen entnimmt man am besten aus der Aufzeichnung der Mutter vom 4. März 1870:
>
> „Am 5. Februar 1869 stürzte Albert auf das Eis und zog sich eine üble Prellung direkt über dem rechten Auge zu. Er sagte, beim Aufstehen nach dem Sturz sei ihm etwas schwindelig gewesen, er habe aber keinerlei Schmerz empfunden. In der folgenden Nacht klagte er darüber, sehr zu frieren. Am nächsten Morgen beim Aufstehen schien er so munter und gesund zu sein wie immer, klagte aber am späten Nachmittag über ein Müdigkeitsgefühl und wollte an diesem Abend eher zu Bett gehen als üblich. Am folgenden

Morgen stand er mit demselben müden Gefühl auf, verbunden mit Frostigkeit, er war sehr still und sagte, er fühle sich nicht wohl genug, um in die Schule zu gehen. In der Woche, die mit dem 7. Februar begann, war er sehr ruhig und fühlte sich nicht wohl, die Frostigkeit bestand fort, und er klagte oft über seine Augen, die schwach seien. Er konnte nichts Gedrucktes oder etwas anderes anschauen, das eine nahe Betrachtung erforderte. Zuweilen sagte er, alles sehe schwarz aus, als sei es Nacht. Er klagte auch über Schwindel und über ein Gefühl, als knickten seine Glieder ein und er müsse beim Gehen hinfallen.

Nach dieser Woche klagte er, so viel ich weiß, nicht mehr über dunkel erscheinende Gegenstände, aber alle übrigen Symptome hielten an, so auch der Schmerz und die Anschwellung seiner Därme. Über die letztgenannten Symptome klagte er in den ersten zwei, drei Wochen nicht so sehr, dann aber nahmen sie stark zu, die Därme waren meist geschwollen, voll und hart, vor allem am späten Nachmittag und nachts.

Ich bin ziemlich sicher, dass es Anfang März war, als er anfing, sehr unruhig und unwohl zu sein und selten vor 22 oder 23 Uhr oder noch später einschlief. Die einzige Methode, ihn zum Stillsein oder ruhigen Liegen zu bewegen, bestand darin, ihm vorzulesen. Im Laufe der Zeit beruhigte ihn das aber nur noch für eine kurze Weile; er fuhr dann plötzlich hoch, rannte durch die Zimmer, die Treppen auf und ab, so schnell er nur konnte, warf sich schließlich auf das Sofa und versank in Bewusstlosigkeit. Dieser Zustand wurde immer schlimmer. Von einem Tag zum anderen konnte ich kaum eine Änderung ausmachen, in der Rückschau auf eine oder zwei Wochen konnte ich jedoch erkennen, dass es ihm schlechter ging. Die Anfälle wurden häufiger und so heftig, dass letztlich jedes Glied und jeder Körperteil steif war, seine Augen wurden starr und manchmal krampfte, ruckte und zuckte eine Seite seines Körpers. Diese Krämpfe waren unterschiedlich, sie dauerten in der Regeln zwischen 5 und 20, die schlimmsten auch 30 Minuten. Danach entspannte er sich langsam wieder, seine Augen schlossen sich sanft und er schien in einen bewusstlosen Schlaf zu sinken. Anfänglich schlief er eine kurze Weile, stand dann plötzlich auf und fragte immer, wo er gewesen und wie spät es sei.

Nach einer Weile jedoch erwachte er aus diesem bewusstlosen Zustand nicht mehr, sondern schien in einen natürlichen Nachtschlaf zu gleiten. Die Krämpfe hatte er mit nur wenigen Ausnahmen jede Nacht seit dem 1. Mai. Sie begannen gegen 18 Uhr oder kurz danach, und bis gegen 22 Uhr hatte er vier bis sechs, manchmal sogar mehr Anfälle. Zwischen den einzelnen Attacken hörte er zu, wenn ihm vorgelesen wurde, oder kroch über das Bett, legte sich Kissen um den Hals, warf sie hoch und verhielt sich auf andere Weise merkwürdig, offenbar unbewusst. Gegen Ende Juli und danach hatte er diese Anfälle zeitweise auch tagsüber; sie schienen dann durch Übererregung, extreme Erschöpfung oder Enttäuschung ausgelöst zu sein. Beim Spazierengehen über die Felder in Begleitung seines Vaters passierte es ein oder zwei Mal, dass er niederfiel und ein paar Augenblicke da lag, sich dann aber erholte.

Sein Appetit war während der ganzen Leidenszeit sehr unterschiedlich. Manchmal wollte er zu viel essen, dann wieder hatte er lange Zeit nur wenig Appetit.

Er war sehr nervös und konnte kaum dazu gebracht werden, sich zum Essen hinzusetzen. Er war ständig in Bewegung und suchte die ganze Zeit Unterhaltung. Wenn er im Juli und in den Monaten danach in sein Zimmer ging, um sich für die Nacht fertig zu machen, befielen ihn vor dem Entkleiden die beschriebenen Krämpfe. Sein Geist schien stets aktiv, wach und schnell zu sein, sofern ihn nicht diese Krämpfe befallen hatten, und ich hatte nicht für einen Augenblick Anlass zu denken, er sei in irgend einer Weise gestört. Er erschien sogar aufmerksamer und schneller als vor dem Unfall. Seine Gemütsverfassung war jedoch stark verändert. Von Natur aus liebenswürdig, fröhlich und glücklich sowie recht beharrlich und entschlossen, wurde er verdrießlich und reizbar, sehr hartnäckig bezüglich seiner Absichten und Wünsche, immer unglücklich, wenn man ihm Widerspruch entgegen brachte. In dieser Hinsicht schien er sich selbst ganz und gar unähnlich.

Es ging weiter mit ihm wie beschrieben. Bis er Sie im August konsultierte, ging es ihm offensichtlich schlechter. Nach einem Monat begannen wir – aller Furcht zum Trotz – zu glauben, dass es ihm ein klein wenig besser ging. Die Anfälle schienen leichter, heftigere gab es ein Mal täglich, dann wieder weniger schwere, die schweren Anfälle wurden seltener, es gab längere Latenzphasen. In dieser Weise zeigte er eine Zeit lang Besserung, dann blieben die Krampfanfälle ein oder zwei, schließlich drei oder vier Nächte ganz aus. So ließen die Krämpfe immer mehr nach, bis der letzte Krampf dann am 23. Oktober 1869 eintrat. Danach war er zeitweise extrem nervös und zeigte deutliche Krampfsymptome, die aber ohne weitere Probleme vergingen. Seit Sie ihn aus der Behandlung entlassen haben, war er zwei Mal sehr nervös und reizbar, und bei diesen Gelegenheiten gab ich ihm, entsprechend Ihrer Verordnung, von dem Pulver gegen Nervosität (Silicea 200), das auch den erhofften Erfolg hatte. Von Zeit zu Zeit scheint er, wenn er müde ist, nervöser und reizbarer zu sein als gewöhnlich, aber das verliert sich schrittweise. Ich sollte vielleicht noch erwähnen, dass ihm ein Bad nicht immer gut tut; erst neulich klagte er darüber, sich nach dem Einsteigen in die Wanne schlecht zu fühlen, machte einen törichten und inaltiven Eindruck, nicht, weil er zu lange in der Wanne geblieben war, sondern eher als Folge des Schrecks, den er beim Einsteigen bekommen hatte.[372] In den letzten beiden Monaten ist dies zweimal passiert. Davon und von der Nervosität abgesehen, kann ich glücklicherweise sagen, dass es ihm wohl sehr gut geht. Hinsichtlich arzneilicher Behandlung wurde vor Ihrem Eingreifen von keinem der konsultierten Ärzte etwas verordnet, außer dem Kaliumbromid, das sehr überlegt im Blick auf seine Diät, Menge, Qualität und Regelmäßigkeit seiner Mahlzeiten zu nehmen ist. Unser Hausarzt glaubte, sein Leiden würde in geistigem Verfall enden und eine Operation sei die einzige Behandlung, die ihn vor diesem Elend bewahren könne. Wir konsultierten einen der besten Chirurgen Bostons. Seiner Ansicht nach würde es sich um keinen sicheren Eingriff handeln, und er glaubte nicht, dass er von Vorteil sei. Mit Hilfe der Bromide und reichlich Bewegung im Freien sollte es ihm letztendlich besser gehen.“

Dieser Bericht wurde von der Mutter des Patienten am 4. Mai 1870 geschrieben, und ich habe deshalb so umfangreich daraus zitiert, weil er die Geschichte der Erkrankung, ihren Ursprung, Fortschritt und ihr Vergehen so deutlich beschreibt. Ich möchte ihn jetzt mit Hilfe meiner Praxisaufzeichnungen ergänzen, die ich während der Behandlung angefertigt habe und die nicht in jedem Detail mit dem Bericht der Mutter übereinstimmen, der vier Monate nach dem letzten Anfall aus dem Gedächtnis erstellt wurde.

Zum ersten und einzigen Mal sah ich den Patienten am 19. August 1869 in meiner Praxis; die weitere Behandlung wurde brieflich durchgeführt. Er erschien sehr aufgeweckt und intelligent, beantwortete Fragen prompt und korrekt. Seine Mutter schilderte mir den Fall im Wesentlichen so, wie in den Aufzeichnungen bereits zu lesen war. Am Abend vor der Konsultation habe ihr Sohn auf dem Dampfschiff den bislang schlimmsten Anfall gehabt, vielleicht als Folge der Aufregungen wegen der Reise. Die Mutter beschrieb den Anfall wie folgt, wobei sie vorausschickte, dass er wie diejenigen gewesen sei, die er vor zwei Wochen gehabt hatte, aber schwerer und länger.

---

372 Hier stellt sich die Frage, ob es sich um kalte oder warme Bäder gehandelt hat. Üblich waren heiße Bäder seinerzeit jedenfalls nicht, und eine Verschlimmerung durch kaltes Baden würde auch allgemein gut zu Silicea passen.

„Als er im Schlafzimmer war, um sich für das Zubettgehen fertig zu machen, warf er sich auf das Bett, stürzte sich kopfüber auf Hände und Knie und schlug seinen Kopf gegen das Polster oder die Wand und war sich anscheinend nicht bewusst, was er da tat. Seine Begleiter mussten darauf achten, Kissen zwischen seinen Kopf und die Wand oder andere Gegenstände zu bringen, gegen die er zu stoßen drohte, um ihn vor Verletzungen zu bewahren. Immer wenn er in diesem Zustand berührt, festgehalten oder zurechtgewiesen wurde, biss er oder wehrte sich heftig. Nach fünf bis zwanzig Minuten sank er auf dem Bett nieder, wurde konvulsiv und fiel in einen tiefen Schlaf."

Der Darm war in Ordnung. Urin schien normal zu sein. Appetit unbeständig. Die Stelle der Verletzung zeigte sich geschwollen und unregelmäßig bei Berührung, als sei dort eine Fraktur der äußeren Schädelplatte gewesen und das Knochenstück verschoben. Er sagte, das Bücken, wie lange es auch immer dauere, riefe einen scharfen Schmerz in der rechten Stirnseite sowie ein Schweregefühl über den Augen hervor, so dass er sie kaum offen halten könne. Ich bemerkte ein weiteres Symptom, das vorher noch niemand wahrgenommen hatte: Druck auf die Wirbelsäule im unteren Teil der Dorsalregion, etwa vom fünften bis zum neunten Brustwirbel, löste rechts in der Stirn, an der Stelle der Verletzung, einen scharfen Schmerz aus

Nachdem ich die Aufmerksamkeit der Mutter auf diesen Umstand gelenkt hatte, berichtete sie in der Folgezeit, dass dieses Symptom so lange bestand, wie die Anfälle noch vorhanden waren, dann aber schrittweise abnahm, zusammen mit der Nervosität, die noch ein paar Monate nach dem letzten Anfall anhielt. Pathologisch betrachtet, ist dieses Symptom von großem Interesse. Der Knabe war während meiner Anamnese sehr aufgeregt und geschwätzig. Deshalb und wegen des auffallend streitsüchtigen Zustands, den er bei seinem Anfall in der Nacht zuvor gezeigt hatte, gab ich ihm Hyoscyamus 200 und ordnete an, jegliche andere Medikation abzusetzen.

26. August. Seine Mutter berichtet, dass sein Zustand unverändert sei. Sie habe aber festgestellt, dass seine Wirbelsäule im Bereich des Nackens sowie der Zervikal- und oberen Dorsalregion empfindlich sei, und zwar stärker als im unteren Bereich. Druck auf die Wirbelsäule erzeugt Kopfschmerz. Sie hatte die Symptome früher nicht bemerkt, weiß aber nicht genau, ob sie schon bestanden. Sie hatte noch nie darauf geachtet. Der Appetit ist manchmal übermäßig, manchmal sehr gering. Empfindlichkeit im Epigastrium ist ein beständiges Symptom. Der Bauch ist ständig prall und vorstehend. Calcarea carbonica 200.

10. September. Die Mutter berichtet, dass er am 8. gestürzt sei und sich den Kopf an der ehedem verletzten Stelle angeschlagen habe, was zu einer Beule und Schmerz geführt habe. Nach dem Sturz war er eine Weile bewusstlos. Vor diesem Ereignis schienen seine Anfälle leichter zu sein, sein Appetit gleichmäßiger, seine Erregung und Reizbarkeit jedoch größer. Belladonna 200.

22. September. Gelegentlich hatte er einen Tag lang keinen Anfall; alle paar Tage stellte sich aber ein heftiger Anfall ein. Er ist weniger reizbar und scheint wieder mehr er selbst zu sein. Bei Erregung bewegt er seine Augen ständig und kneift für eine kurze Weile seine Augenlider krampfhaft zusammen. Wieder Belladonna 200.

28. September. Er hat drei Gaben Belladonna eingenommen. Abends hatte er starke Kopfschmerzen mit Krämpfen und mit Bewusstlosigkeit. Seine Mutter war der Meinung, das Mittel tue ihm nicht gut, es verschlimmere seine Nervosität und er neige stärker zu Krämpfen. Sie setzte es ab. Calcarea carbonica 200.

9. Oktober. Einige Tage ging es ihm besser. Dann wieder mehr Kopfschmerz und nachts Nervosität und Krämpfe. Er sagt, der Schmerz im Kopf mache ihn nervös und er könne nicht still halten. Der Schmerz ist abwechselnd in Stirn und einer Seite des Kopfes. Wenn der Schmerz sehr heftig wird, fällt er in Ohnmacht. Dieser Schmerz sitzt am Ort der Verletzung und darum herum und erstreckt sich von dort aus zum Hinterkopf. Er wird verschlimmert durch Bewegung und Lärm und gelindert durch Wärme. Silicea 200, in Wasser auflösen, alle sechs Stunden einen Teelöffel, bis sich ein Effekt zeigt.

19. Oktober. Seit dem letzten Bericht hatte er weniger Kopfschmerzen, er klagte überhaupt nicht über Schmerzen.

28. Oktober. Es ging ihm ganz gut und er hatte keine Anfälle, bis er sich am 23. beim Spielen den Fuß stieß und deswegen viele Schmerzen und einige Aufregung hatte. Daraufhin stellte sich ein übler Anfall ein, der in Bewusstlosigkeit endete. Seine Augen sind viel besser. Silicea 200, wie zuvor.

9. November. Weder Krämpfe noch Bewusstlosigkeit seit dem 23. Oktober. Keine Klagen über Schmerzen oder Kopfweh. Es besteht keine Empfindlichkeit der Wirbelsäule mehr, auch kommt es nicht mehr zu Kopfschmerz durch Druck auf die Wirbelsäule. Die nervöse Bewegung der Augen ist wenig ausgeprägt. Es ging ihm weiterhin zunehmend besser, bis auf einige Tage gegen Ende November, als eine gestörte Verdauung eine Zunahme der Reizbarkeit hervorzurufen schien, was aber – zusammen mit der Verdauungsstörung – durch eine Gabe Nux vomica 200 gebessert wurde. Am 5. Dezember klagte er darüber, dass er beim Baden Schmerzen in der Stirn, an der Stelle der Verlet-

zung bekomme, sobald das Wasser seine Schultern berührte.[373] Diese Verschlimmerung wurde darauf zurückgeführt, dass er sich am Vortag an einer zufallenden Tür den Kopf gestoßen hatte. Weitere üble Folgen traten nicht ein. Nach dem 4. Dezember bekam er nur noch Saccharum lactis.[374]

7. Januar 1870. Er ist weiterhin ziemlich frei von Krämpfen und wird immer weniger reizbar. Kein Kopfweh, kein Schmerz, keine Empfindlichkeit der Wirbelsäule. Appetit gut und normal. Verdauung und Schlaf gut. Er liest gerne und kann eine Stunde lang ohne Ermüdung unterrichtet werden.

Wird aus der Behandlung entlassen mit der Anweisung, jeweils eine Gabe Silicea 200 einzunehmen, falls es zu ungewöhnlich starker Erregung oder wieder zu Schmerzen kommen sollte.

Dem Knaben ging es ohne Unterbrechung weiter besser, im Oktober 1870 schien er vollkommen gesund zu sein und begann wieder, in die Schule zu gehen. Bis zum 15. Januar 1871, ja bis Dezember 1871 haben sich keinerlei Krankheitssymptome eingestellt.

Die Nachbetrachtung dieses Falles ergibt, dass in der Woche nach der Prellung des Kopfes eine leichte Kreislaufstörung bemerkbar wurde. Diese Störung nahm schrittweise zu und an ihre Stelle trat dann die nervöse Reizbarkeit, verbunden mit einem Gefühl körperlicher Erschöpfung und Nutritionsstörungen, bis es nahezu zwei Monate nach der Verletzung zum ersten Anfall kam. Die Krämpfe nahmen sowohl hinsichtlich der Häufigkeit als auch des Schweregrades bis einen Monat nach Beginn der homöopathischen Behandlung zu. Wann sich die Empfindlichkeit der Wirbelsäule einstellte, wissen wir nicht genau. Sie hielt noch eine Weile an, nachdem die Krämpfe bereits verschwunden waren, hatte aber schon nachgelassen, als diese weniger heftig wurden. Zu bemerken ist noch, dass bei der ganzen Störung Intellekt und Sinnesfähigkeiten nicht beeinträchtigt waren, sondern sogar in einen Zustand von Erethismus oder erhöhter Aktivität gerieten. Darüber hinaus ist erwähnenswert, dass Erregung durch ungewohnte Reize, Widerspruch oder physische Verletzung eine Zunahme der nervösen Aufregung, der Empfindlichkeit der Wirbelsäule, des Kopfschmerzes und der Krampfneigung verursachte. Diese Details stimmen mit der pathogenetischen Wirkung von Silicea deutlich überein.

Betrachtet man das Behandlungsergebnis, scheinen die Bromide die Reizbarkeit nicht vermindert und die Anfälle nicht unter Kontrolle bekommen zu haben, wenngleich sie unter erfahrener Anleitung gegeben worden waren. Einer Empfehlung folgend, probierte man es vom 1. Mai bis zum 19. August

373 Vgl. Anm. 372.
374 Bei Saccharum lactis handelt es sich um reinen Milchzucker, also Placebo.

voller Zuversicht mit körperlicher Betätigung im Freien auf einem Gutshof, doch ging es dem Knaben immer schlechter; je mehr er sich – auch auf moderate Weise – betätigte, desto schlechter ging es ihm. Von den homöopathischen Arzneien wirkte *Hyoscyamus* offenbar nicht günstig und stellte keine gute Verordnung dar, zumal sie auf einer nur teilweisen Betrachtung der Symptomatik basierte. *Belladonna* schien die Heftigkeit der Anfälle in gewisser Weise abzuschwächen und die nervöse Reizbarkeit zu beruhigen. Verdauung und Assimilation, die stark geschwächt und krankhaft verändert waren, wurden unter *Calcarea carbonica* fast wieder normal. Aber wenn diesbezüglich auch eine Besserung auf diese Arzneimittel folgte, wurden doch während ihrer Einnahme die Kopfschmerzen und die Empfindlichkeit der Wirbelsäule immer schlimmer, die krampfhaften Bewegungen der Augen und Lider setzten ein und nahmen zu, und die – wenn auch seltener eintretenden – Anfälle wurden heftiger. Ganz offensichtlich wurde die Reizung der Nervenzentren nicht unter Kontrolle gebracht, und der Fall ergab mehr und mehr das Bild einer eingewurzelten zentralen Epilepise. Deswegen konnten die Arzneien zwar günstige Ergebnisse liefern und zweifellos zur Heilung beitragen, aber nicht den ganzen Fall abdecken. Die Frage stellt sich, ob der letztendlich glückliche Ausgang nicht rascher hätte bewerkstelligt werden können, wenn Silicea zu einem früheren Zeitpunkt gegeben worden wäre. Ich glaube, dass dieses Mittel die Hauptrolle für die Heilung gespielt hat. Denn gleich nach der Einnahme wurde eine Verringerung aller Symptome deutlich, dann verschwanden sie nacheinander; hiermit erbringt der Homöopath den Beweis, dass er mit seiner Arznei das Simillimum für den Fall gefunden hat. Die Besserung begann sogleich bei den Symptomen, die den Läsionen der Nervenzentren unmittelbar entsprachen. Der Kopfschmerz hörte auf; die Wirbelsäule wurde weniger empfindlich; Druck darauf rief keinen Schmerz mehr an der verletzten Stelle hervor. Die Empfindlichkeit, die unter den anderen Mitteln in dem Maße geblieben war, in dem es in anderer Hinsicht zu Besserungen gekommen war, nahm rasch ab. Mit einem Wort: In dem Augenblick, an dem Silicea gegeben wurde, setzte eine umfassende Besserung ein, die kaum unterbrochen wurde, bis das Kind wieder völlig hergestellt war.

Zum Glück für den Patienten und seine Eltern bot sich keine Gelegenheit, sich anhand einer Untersuchung genauere Kenntnis über die vorliegenden organischen Läsionen zu verschaffen. Ob nun, wie von dem hinzugezogenen Arzt vermutet, das innere Schädeldach eingedrückt worden war oder ein von dort ausgehender Knochensplitter Druck auf das Gehirn mit nachfolgender Reizung ausübte oder ob eine unterschwellige Entzündung an bestimmten Stellen des Gehirns zu Gewebsschäden geführt hatte, bleibt Gegenstand der Spekulation; man kann sicher auch noch andere Hypothesen aufstellen. Wäre Ersteres der

Fall gewesen, hätte man kaum mit einer Genesung rechnen dürfen, und man könnte sie schwerlich erklären. Im Falle des letztgenannten Umstands hätte unter der Arzneigabe eine retrograde Metamorphose der Gewebe stattfinden und die gesunden Gewebe die degenerativen Anteile nach und nach ersetzen müssen. Wie auch immer: Dies war kein Fall, bei dem wir berechtigterweise eine vollständige Spontanheilung hätten erwarten dürfen. So ist die Genesung unter der Anwendung homöopathischer Arzneimittel ein interessantes Phänomen. Nicht weniger interessant ist die Tatsache, dass sämtliche Arzneien einzeln und in der 200. Potenz gegeben wurden.

Nux vomica

Brechnuss; Krähenaugen

Es handelt sich um die Samen der Frucht eines großen Baumes, der in Ostindien wächst. Ob diese sehr kräftige und hilfreiche Arznei schon den Alten bekannt war, ist strittig. Erst in den letzten 150 Jahren wurde ihr arzneilicher Wert allgemein bemerkt.

Nux vomica verdankt ihre Wirksamkeit wohl den Alkaloiden, Strychnin und Brucin. In der Praxis zeigt sich jedoch, dass die Wirkung von Nux vomica auf den Organismus keiner der beiden Substanzen entspricht.

Nux vomica ist sehr bitter. Strychnin ist derart bitter, dass gut 43 Liter kalten Wassers, mit 65 Milligramm Strychnin versetzt, noch immer einen deutlichen und ausgeprägten bitteren Geschmack aufweisen.

Nux vomica wird zu den Spinalmitteln oder Tetanica gerechnet, wodurch die derzeitige physiologische Theorie seine Wirkung auf das Rückenmark reduziert.

Stillé (System of Materia Medica and Therapeutics, Philadelphia 1864) führt aus, dass Nux vomica, wenn es in sehr kleinen Gaben eingenommen wird, „die Verdauung stört, die Sekretion in Magen und Mund sowie von Leber und Pankreas verstärkt. Es führt zu häufigem Wasserlassen und verursacht bei größeren Gaben Harnretention. Erst bewirkt es einen Krampf des Blasenhalses, dann Kraftverlust der Blasenmuskulatur. Es erregt Uteruskontraktion und fördert die Regelblutung.

Rascher als auf andere wirkt es auf gelähmte Muskeln, vielleicht weil diese dem Einfluss des Willens entzogen sind und allein den Reflexen unterliegen. Es ruft Ameisenlaufen an den Gliedern hervor sowie eine leichte, sofortige Starre des Unterkiefers und der Glieder. Empfindung von Schwere und Schwäche, mit allgemeiner Steifheit der Muskeln und klonischen Krämpfen.

Nach der Gabe größerer, giftiger Dosen setzen nach allgemeinem Unwohlsein, Wundgefühl, Steifheit und Schwere der Glieder und Gelenke spasmodische Symptome ein – klonische Krämpfe oder heftige Muskelzuckungen, die elektrischen Schlägen ähneln.

Dann kommt es zu tetanischen Krämpfen aller Muskeln, während deren die Glieder in starrer Beugung oder Streckung sind, der Unterkiefer ist fest gegen den Oberkiefer gepresst und der Körper gebogen wie beim Opisthotonus. Die rigide Kontraktion der Atemmuskulatur macht das Atmen anstrengend oder unterdrückt es gar für eine Weile, und die Haut wird durch den Blutstau livide. Die Mundwinkel sind kontrahiert, man sieht die Zähne, zwischen denen Schaum herausdringt. Die Augen blicken starr und die Brauen sind kontrahiert.

Innerhalb dieser fürchterlichen Symptomenreihe ist der Geist in keiner Weise betroffen, und vermutlich wird nur wenig Schmerz verspürt.

Die Konvulsionen werden gewöhnlich von ruhigen Phasen unterbrochen, in denen jedoch das geringste Geräusch, ein Lufthauch oder die leiseste Berührung blitzschnell eine Erneuerung des Zustands bewirken können (*Stramonium*).

Der Tod tritt schließlich entweder durch Asthenie oder Asphyxie ein.

Die geringste tödliche Dosis besteht aus drei Gran, bei Strychnin reicht ein Gran.[375]

Die anatomischen Läsionen sind uneinheitlich. Die Muskeln sind starr, alle inneren Organe strotzen vor Blut."[376]

Dies sind die Wirkungen, die die neuesten Quellen der Nux vomica zuschreiben. Analytisch betrachtet, können sie auf Folgendes konzentriert werden:

Nux vomica wirkt hauptsächlich auf das Rückenmark, und zwar auf den Teil, der die Reflexfunktion der Muskulatur reguliert. Es erregt die Muskeltätigkeit, indem es unzusammenhängende Kontraktionen auslöst; stört die normale Ordnung, mit der Muskelbewegungen aufeinander folgen; schließlich beendet es diese Bewegungen, indem es eine Art Lähmung hervorruft.

Unsere weitaus genauere Kenntnis über Nux vomica stammt aus der Prüfung durch Hahnemann und seine Schüler[377] – einer ganz vorzüglichen Prüfung, aufgrund derer wir die folgende Analyse über die Wirkung von Nux vomica auf den gesunden Organismus erstellt haben.

---

375 Ein Gran entspricht 65 Milligramm.

376 Leider präzisiert Dunham die oben angegebene Quelle nicht.

377 Hahnemann, S.: Reine Arzneimittellehre, Bd. 1 [RA I]. 3. Aufl. Dresden u. Leipzig: Arnold 1830. S. 192–263.

Spezielle Analyse[378]

Die Wirkungen auf das **Sensorium** sind wie folgt: Es besteht Abneigung gegen geistige Anstrengung, besonders gegen die, welche die Ausarbeitung und Verknüpfung subjektiver Ideen, unabhängig von äußeren Gegenständen betrifft (subjektive Vernunftschlüsse).[379] Der Prüfer irrt sich leicht beim Sprechen oder Schreiben. Dies korrespondiert mit einer gewissen manuellen Ungeschicklichkeit.
Es wird Schwindel hervorgerufen, mit kurz dauerndem Bewusstseinsverlust, „Verdunklung"[380] des Sehens und Taumeln. Es tritt bevorzugt beim und unmittelbar nach dem Essen, beim Gehen und sogar beim Liegen im Bett auf. Es ähnelt dem Schwindel, der durch Alkohol ausgelöst wird und für den Nux vomica tatsächlich ein spezifisches[381] Arzneimittel ist.

Kopf – Darüber hinaus ruft Nux vor allem morgens und nach Mahlzeiten Verwirrung und Benommenheit im Kopf hervor. Auch starke und Verwirrung erzeugende Schwere, besonders beim Bücken.
Der Kopfschmerz ist drückend, spannend und ziehend. Er betrifft vor allem Stirn und Supraorbitalregion; manchmal erstreckt er sich durch die Hirnbasis bis zum Hinterkopf.
Er wird zuweilen als Gefühl von innerlicher Wundheit beschrieben, als habe man einen Schlag mit einer Axt erhalten. Bei dem akuten Kopfschmerz sind fast immer Übelkeit und sogar Erbrechen zugegen.
Beim Gehen hat der Prüfer das Gefühl, das Gehirn werde erschüttert. Die Kopfhaut ist äußerlich empfindlich und fühlt sich wund an.
Bei *Rhus toxicodendron* hat der Kranke beim Gehen und vor allem beim Treppensteigen eine Empfindung, als sei das Gehirn bei jedem Schritt oder beim Aufstehen lose und schlage gegen den Schädelknochen, es besteht also eine Verschlimmerung durch Bewegung. *China* hat – zusammen mit einer Empfindung von starker Völle im Kopf und Auswärtsdrücken in den Schläfen – ein Gefühl, als würde das Gehirn im Schädel vor- und zurückwogen und gegen den Schädelknochen stoßen, was heftigen Schmerz verursacht und den Kranken zum Bewegen des Kopfes nötigt (also besser durch Bewegung).

---

378 Bei Nux vomica folgt – im Gegensatz zum üblichen Vorgehen – die „Allgemeine Analyse" auf die „Spezielle Analyse".

379 Dunham bezieht sich hier offenbar auf RA I, Symptom Nr. 1295: „Des Morgens, Scheue vor solcher literarischen Beschäftigung, bei welcher man selbst denken und selbst die Ideen aus sich entwickeln muß."

380 Siehe RA I, Symptom Nr. 7.

381 Siehe Glossar.

Gesicht – Die hauptsächlichen Symptome sind kleine Papeln, von denen einige sogar Eiter enthalten; sie stehen isoliert und erscheinen auf Stirn, Wangen und Kopfhaut, eine Art Akne. Nux ist eine Arznei für Akne, die durch den Genuss von Käse verschlimmert wird, während die starke Verstopfung, wie sie manchmal durch Käse ausgelöst wird, von *Colocynthis* gebessert wird.

Augen – Ziehende und drückende Schmerzen in den Augenlidern, deren Ränder verdickt sind und wund werden. Die Lider sind morgens verklebt.
In den Augen selbst Beißen, Brennen und Jucken, besser durch Reiben.
Die Bindehaut rötet sich manchmal sehr und es besteht starke Lichtscheu.
Die praktische Erfahrung hat mich gelehrt, eine morgendliche und vormittägliche Photophobie als besonders hinweisend für Nux vomica zu erachten (siehe *Euphrasia*). Vormittags bedeckt der Kranke seine Augen oder vergräbt den Kopf in einem Kissen und kann erst am Nachmittag beschwerdefrei sehen.
Hinsichtlich des Sehens wurde eine glänzende Erscheinung unmittelbar außerhalb des Bereichs des scharfen Sehens[382] beobachtet; ebenso schwarze und graue Punkte, die vor den Augen schweben.

Ohren – Jucken und Kitzeln im Verlauf der Eustachi-Röhre, die Tendenz zum Schlucken hervorruft. (*Gelsemium* hat ein ähnliches Kitzeln, das den Prüfer zum Husten reizt, hervorgerufen und geheilt.)
Stiche, Drücken und Stöße im Ohr, oft heftig. Zischen und Pfeifen in den Ohren, manchmal ein Schwirren und ein Geräusch, wie in einer Walkmühle.[383]

An den **Lippen** schält sich die Haut. An den Innenflächen der Lippen und am Rand des Lippenrots bilden sich Geschwüre, die brennen und stechen.

Das **Zahnfleisch** schwillt an und schmerzt geschwürig; tatsächlich bilden sich dort Geschwüre, die einen ziehenden und brennenden Schmerz verursachen.
Die auf Nux vomica weisende Stomatitis muss von den Stomatitisarten unterschieden werden, die *Alumina*, *Borax*, *Carbo vegetabilis* etc. benötigen, und zwar hauptsächlich anhand der Magen-, Darm-, Schlafsymptome.

An den **Zähnen** treten verschiedene Schmerzen auf. Wundheitsschmerz, verschlimmert – wie alle Schmerzen bei Nux vomica – durch geistige Anstrengung und durch Gehen ins Freie. Der Schmerz kann klopfend, bohrend, ziehend sein; erstreckt sich in das Zahnfleisch, das geschwollen ist, sowie in die Gesichtsknochen. Er ist schlimmer nach dem Essen und durch kaltes Wasser oder kalte Luft sowie durch Anstrengung des Geistes oder Körpers.

---

382 Siehe RA I, Symptom Nr. 145: „[...] ein glänzendes Fippern außerhalb des Gesichtskreises [...].“

383 Symptom Nr. 164 [RA I] beschreibt ein Geräusch „wie in einer Walkmühle“. Im Unterschied zur Windmühle handelt es sich hierbei um eine Wassermühle, die mit einem Wasserrad angetrieben wird.

Die **Zunge** wird schwer, wie halb gelähmt. Papeln und Bläschen erscheinen darauf.

Der **Mund** ist trocken, sogar ohne Durst, wie nach alkoholischen Getränken. Am Morgen sind Mund und Rachen voll dicken, unangenehmen Schleims.

Der **Rachen** ist wund, als sei er roh; dies wird beim Schlucken und bei Kontakt mit kalter Luft verspürt. Die den harten Gaumen bedeckende Schleimhaut, das Gaumensegel und das Zäpfchen schwellen an, mit drückendem Schmerz, der vor allem beim Schlucken von Speichel verspürt wird. Es besteht eine Empfindung, als säße ein Pflock im Hals, der beim Schlucken nicht stärker verspürt wird als zu anderen Zeiten. Vielleicht ist dies ein Magensymptom. *Pulsatilla* und *Lachesis* haben eine ähnliche Empfindung; als sei eine Menge Speise im Hals geblieben.
Eine Art Brennen im Hals und eine kratzige Empfindung, wie roh, im Pharynx, wie nach Sodbrennen.
Nux scheint nicht der Angina tonsillaris oder einer submukösen Angina, sondern eher einer subakuten Erkrankung der Schleimhaut von Gaumen, Zäpfchen und Rachen zu entsprechen.

Der Geschmack ist stark verändert, vor allem frühmorgens. Er ist sauer, kräuterartig oder metallisch, oder weist alle drei Komponenten zusammen auf; manchmal ist er faulig, vor allem nach dem Aufstoßen.
Manchmal ist er bitter, vor allem unmittelbar nach dem Ausspucken von Schleim aus Mund und Rachen. Im Allgemeinen haben Speisen und Getränke ihren natürlichen Geschmack.
Bei *Pulsatilla* haben Speisen und Getränke ihren natürlichen Geschmack sehr oft nicht mehr. Bei *Natrum muriaticum* haben sie überhaupt keinen Geschmack.

Der Appetit ist im Allgemeinen vermindert, und es besteht allgemeiner Widerwillen gegen Speisen und die gewohnten Stimulanzien wie Wein und Tabak.
Auf der anderen Seite besteht manchmal ein unnatürlich starker Hunger.
Ich habe oft beobachtet, dass Personen, die häufig unter Magenstörung leiden und Nux vomica benötigen, 24–36 Stunden vor dem Anfall einen ungemein großen Appetit haben, vor allem auf Fleisch und Fett. Beschränken sie für einen Tag ihre Speisekarte auf Brot und Wasser, sobald dieser unnatürliche Hunger wahrgenommen wird, vermeiden sie damit den Anfall.
Nach dem Mittagessen tritt eine Unmenge verschiedenartiger Symptome auf, die sich auf den Magen sowie auf den Kopf und den ganzen Organismus beziehen – eine allgemeine Verschlimmerung nach dem Mittagessen (anders als *Pulsatilla*).
Das Aufstoßen ist im Allgemeinen schmerzhaft, wie bei Speiseröhrenkrampf. Es hat einen bitteren oder sauren Geschmack.

Schluckauf ist ein häufiges und quälendes Symptom. Es besteht sehr starker Durst, aber Wasser belastet und quält den Magen.
Übelkeit ist ein beständiges Symptom. Sie tritt vorwiegend am frühen Morgen und gleich nach einer Mahlzeit auf und ist mit einer Art Flauheit und einem Krankheitsgefühl verbunden, wie es durch starke Abführmittel hervorgerufen wird.
Gewöhnlich werden saurer Schleim und Speisen, manchmal auch Blut erbrochen.
Die Magengegend ist, wie der Bauch im Allgemeinen, sehr empfindlich gegen äußeren Druck. Starker Druck durch Kleidung ist unangenehm. Es besteht ein drückender Schmerz, wie von einem Gewicht, im Magen, und das selbst dann, wenn die Menge der Speise oder des Getränks sehr gering war.
Einige Arzneien ähneln Nux vomica hinsichtlich dieser Symptome. *Mercurius* zeigt eine auffallende extreme Flauheit durch Drücken auf die Magengrube. *Calcarea carbonica* hat Empfindlichkeit der Magengrube.

Lycopodium hat Schmerz in der Magengrube, wenn auf die Hypochondrien gedrückt wird, und Schmerz in den Hypochondrien, wenn auf die Magengrube gedrückt wird. Lycopodium hat auch ein Völlegefühl in der Magengegend, sobald man auch nur ein wenig gegessen hat, obwohl man sich mit gutem Appetit zu Tisch gesetzt hatte. Weiterhin hat es viele, da und dort festsitzende Blähungen, es fehlt ihm aber die Reizbarkeit der großen Därme, die für Nux vomica so charakteristisch ist.
Sepia und *Murex* haben ein Gefühl von Flauheit in der Magengrube, schlimmer gegen 11 Uhr und besser durch Essen und Hinlegen.

Der Bauch fühlt sich stark aufgetrieben an, und ist es auch einigermaßen; die Atmung wird behindert. Diese Symptome sind alle schlimmer beim Gehen in kalter Luft.
In den Därmen befinden sich viele Blähungen. Plötzliche Anfälle von krampfartigen Schmerzen in der Magengegend.
Brennen im Bereich von Kardia und Pylorus.
Nux produziert stechende Schmerzen, Wundheitsgefühl und Schwellung der Leber, die durch Bewegung und tiefes Einatmen sowie durch Druck schlimmer werden.
Alle Formen von Blähungskolik werden dargestellt. Greifende Schmerzen, Schmerzen, als würden die Eingeweide gequetscht, wie beispielsweise zwischen Steinen etc.
Starke Auftreibung gleich nach dem Essen oder Trinken. Häufig scharfer Schmerz mit erfolglosem Stuhldrang.
Für die Säuglingskolik ist Nux vomica oft ein besseres Mittel als *Chamomilla*, und zwar dann, wenn es beispielsweise durch die große Menge an Blähungen

und die Verstopfung mit offenbar häufigem Drängen und Pressen zur Stuhlentleerung angezeigt ist. Chamomilla hat überwiegend Diarrhö.
Alle Symptome gebessert durch Ruhe, im Sitzen oder Liegen.
Im Bauch eine Empfindung wie von einem Gewicht oder einer Last – ein Pressen oder Zerren zu den Genitalien hin, wie von einem zusammenschnürenden Krampf. Der Bauch schmerzt wie wund und ist empfindlich.
Das folgende Symptom ist überaus wichtig: ein Schwächegefühl in der Gegend des Bauchrings, als würde eine Hernie auftreten oder eingeklemmt. Es tritt auch tatsächlich ein Leistenbruch auf. Dieses Symptom hat dazu geführt, dass Nux vomica erfolgreich bei eingeklemmten und anderen Hernien eingesetzt wurde.

In Bezug auf den **Stuhl** macht Hahnemann die Anmerkung, dass reichliche durchfällige Stühle nie von Nux vomica hervorgerufen werden.[384] Was als so genannter Durchfall bei Nux vomica vorkomme, seien meist kleine Entleerungen, aus Schleim bestehend und begleitet von Tenesmus und Drängen. Der Tenesmus ist von einem beißenden Brennen im Rektum begleitet.

Die häufigste Erst- (?) Wirkung[385] von Nux vomica ist Verstopfung, wie durch Konstriktion oder Inaktivität der Eingeweide, mehr noch, es bewirkt ein erfolgloses Drängen zum Stuhl; wird er dann endlich entleert, scheint das unvollständig und unbefriedigend zu sein, als sei ein Teil nicht ausgeschieden worden. Oder der Stuhl ist sehr hart und seine Entleerung bedarf großer Anstrengung und hinterlässt einen stechenden und drückenden Schmerz im Rektum. Aber nach erfolgter Entleerung besteht keine Neigung, sitzen zu bleiben und weiter zu pressen, wie das bei *Mercurius* der Fall ist.
Oft ist der Stuhl weich, mit Schleim gemischt und blutgestreift. Oder es kommt reines Blut zusammen mit den Fäzes. (Dysenterie und Hämorrhoiden.)

In **Rektum** und After scharfer, drückender Schmerz, besonders nach geistiger Anstrengung. Schmerzhaftes Zusammenschnüren des Rektums nach geistiger Anstrengung und nach dem Essen.

Hinsichtlich der **Harnorgane** besteht schmerzhaftes, erfolgloses Pressen zum Urinieren mit spärlicher Harnentleerung. Oft ist dem Urin zäher Schleim beigemischt. Brennen während des Wasserlassens.

Genitalorgane. Weibliche – Die Menses erscheinen zu früh und halten länger an als sie sollten. Die Zwischenzeit zwischen den Perioden ist zu kurz.
Die Menses werden begleitet von Übelkeit, Frösten und ohnmachtsähnlicher Schwäche, nach vorhergehenden krampfartigen Bewegungen im Bauch. Zu-

---

384 Siehe RA I, S. 220.
385 Siehe Glossar.

weilen starke Erschöpfung, heftige Kopfschmerzen und Schmerzen in den Gliedern. (Nützlich, um Menorrhagie zu verhindern und bei Menstruationskolik.)

Im **Atemtrakt** bewirkt Nux eine Reihe katarrhalischer Symptome, aber keines, das auf submuköse oder parenchymatöse Entzündung verweist.
Die Nasenlöcher werden wund und geschwürig, der Geruchssinn entstellt. Vor der Nase scheint ein Schwefelgeruch zu sein oder ein Geruch nach verdorbenem Käse oder nach glühendem Kerzendocht. Häufige Absonderung einer dünnen, scharfen Flüssigkeit aus der Nase, dennoch sind die Nasenlöcher verstopft.
Häufiges Niesen. Der Schnupfen fließt am frühen Morgen und tagsüber, abends ist er trocken, trocken ist auch der Mund.
Fließschnupfen am Tag, trockener Schnupfen abends und nachts.

Die Stimme ist heiser und rau. Der Kehlkopf ist blass[386], rau und kratzig. Der Prüfer räuspert sich und macht so ständig seinen Hals frei. In Hals und Brust eine mäßige Menge an Schleim. (Schnupfen und Influenza.)
Der Husten von Nux wird durch körperliche Bewegung oder geistige Anstrengung, durch forciertes Ausatmen, Lesen[387] usw. ausgelöst. Er ist jeden zweiten Tag schlimmer. Er tritt abends oder nachts nach dem Hinlegen auf und verhindert das Einschlafen. Er ist kurz und trocken, aber ermüdend; dauert oft von Mitternacht bis zum Tagesanbruch und wird begleitet von starkem Kopfschmerz sowie Schmerz und Wundheit im epigastrischen Bereich.
Der Husten sitzt nicht tief in der Brust, sondern scheint aus dem Kehlkopf zu kommen. Es ist ein Arzneimittel, das bei Husten wichtiger ist, als gemeinhin angenommen wird.
Die Atmung ist beeinträchtigt. Eine Art Asthma, schlimmer nachts und nach einer Mahlzeit; schlimmer, wenn Kleidung eng an der Brust anliegt, besser durch Ablegen der Kleidung. (Hilfreich bei Asthma.)
Die Schmerzen in der Brust sind hauptsächlich solch allgemeine Empfindungen, wie sie das gerade beschriebene Asthma und den erschöpfenden Husten begleiten.

Keine Herzsymptome.

---

386 Möglicherweise liegt hier ein Fehler im Original vor. Blass könnte vielleicht die Kehlkopfschleimhaut sein, aber in der Prüfung ist dazu nichts verzeichnet, und da Dunham im Abschnitt „Spezielle Analyse“ gewöhnlich nur Prüfungssymptome darstellt, darf man an der Korrektheit zumindest zweifeln.

387 Dies bezieht sich auf RA I, Symptom Nr. 672: „Unter Lesen und Nachdenken entsteht Husten.“ Der entscheidende Einfluss ist wahrscheinlich die mit dem Lesen verbundene geistige Anstrengung und nicht etwa lautes Vorlesen.

Rücken – Im Kreuzbereich nächtlicher Schmerz, der das Umdrehen im Bett behindert.
Zusammenziehender und -schnürender Schmerz im Kreuz, der von dort in die Seiten, in den Rücken und zwischen die Schulterblätter zieht.
Mattigkeit und Schmerz, wie zerschlagen; Abwärtszerren und -drängen im Becken.

In den **Extremitäten** Kraftlosigkeit, Schwere sowie drückende und ziehende Schmerzen.

Allgemeine Analyse

1. Wirkung auf die Lebenskraft

In Bezug auf die funktionellen Aktivitäten ist die Wirkung von Nux vomica sehr ausgeprägt. Im Vergleich zu anderen Teilen des Nervensystems beeinträchtigt es das Sensorium nur wenig, wodurch sich ein deutlicher Kontrast zu *Stramonium* zeigt, das tetanische Konvulsionen auslöst, die den von Nux vomica hervorgerufenen ähneln, Gleichzeitig bewirkt Stramonium eine heftige Manie. Während der Nux-vomica-Konvulsionen dagegen ist das Gemüt nicht beeinträchtigt.

Hinsichtlich der starken Einwirkung auf die Organe sowie die Funktionen der Ernährung und Bewegung bei geringem Einfluss auf Geist und Sinne zeigt Nux vomica Ähnlichkeiten zu *Veratrum*, *Camphora* sowie dem Gift der asiatischen Cholera.

Die Reflexfunktion des Rückenmarks bildet fraglos den Schwerpunkt der Nux-vomica-Wirkung. Dies zeigt sich deutlich anhand der Symptome der Konvulsion oder der Semiparalyse der Glieder und des Rumpfes, in Verbindung mit den krampfartigen Beschwerden von Gesicht, Kiefern, Rachen, Ösophagus, Verdauungs- und Harntrakt sowie Atmungsorganen.

2. Wirkung auf die organische Substanz

Es ist jedoch ein Fehler, die Wirkung von Nux vomica als auf diesen Bereich begrenzt zu betrachten. Es wirkt kaum weniger kräftig auf die organische Substanz des Körpers, und zwar vor allem auf den gesamten Verdauungsapparat und die Urogenitalorgane, indem es die Sekretionen sowohl hinsichtlich Quantität als auch Qualität verändert und nicht nur krankhafte Änderungen der Funktion, sondern auch strukturelle Veränderungen bewirkt, wie man an den Aphthen und den Hämorrhoiden sieht, die es hervorruft und heilt.

Die Wirkung von Nux vomica kann man mithin als sehr umfangreich ansehen, zumal fast alle Funktionen und Organe des tierischen wie pflanzlichen Lebens einbezogen sind. Das Sensorium wird nicht sehr betroffen, höchstens sekundär. Haut, Knochen und Drüsen werden durch Nux vomica nicht primär affiziert.

3. Periodizität

Es besteht eine ausgeprägte Periodizität in der Wirkung von Nux vomica. Als Faustregel kann festgehalten werden, dass die Symptome morgens schlimmer sind.

4. Auffälligkeiten (Modalitäten)

Folgende Eigentümlichkeiten begleiten nahezu alle Symptome und gelten als charakteristische Indikationen:

Die Symptome sind morgens schlimmer. Sie werden verschlimmert durch Bewegung und Anstrengung sowie wenn man sich kalter Luft aussetzt. Besser durch Ausruhen und durch Wärme. In all diesen Belangen ist Nux vomica das Gegenteil zu *Pulsatilla.*

Der Schlaf von Nux vomica ist merkwürdig. Statt abends hellwach zu sein, wie das bei Pulsatilla der Fall ist, fällt der Prüfer in seinem Sessel in Schlaf, oder er ist sehr matt und schläft beim Zubettgehen gleich ein. Auf der anderen Seite erwacht der Prüfer ein oder zwei Stunden vor Tagesanbruch und kann nicht wieder einschlafen oder, öfter noch, döst eine Weile im Halbschlaf und erwacht dann müder und träger als zuvor.
Bei Pulsatilla besteht die Schwierigkeit darin, abends einzuschlafen, aber der Schlaf ist tief bis zum Morgen, und nach dem Erwachen ist der Kranke matt.

Viele Symptome erscheinen oder verschlimmern sich sofort nach dem Essen, während sie bei *Pulsatilla* bis einige Stunden nach dem Essen nicht auftreten oder schlimmer werden.
Die Symptome verschlechtern sich durch geistige Anstrengung oder sitzende Lebensweise, zu der der Nux-vomica-Patient neigt.

Die Stimmung ist reizbar, cholerisch, ungeduldig. Wenn Verzweiflung besteht, ist sie ungeduldiger Art.

Praktische Anwendungen

In der Einleitung zur Prüfung schreibt Hahnemann: „Es giebt einige wenige Arzneien, deren meiste Symptome mit den Symptomen der gewöhnlichsten und häufigsten Krankheiten des Menschen, wenigstens in Europa, an Aehnlichkeit übereinstimmen und daher sehr oft hülfreiche homöopathische Anwendung finden. Man könnte sie Polychreste nennen.

Zu diesen gehören vorzüglich die Krähenaug-Samen[388], deren Gebrauch man ehedem fürchtete, weil man sie in ungeheuer großen Gaben (zu ganzen und mehren Granen) und in unpassenden Krankheitsfällen, natürlich mit Schaden, bisher angewendet hatte. Sie werden aber zu dem mildesten und segensreichsten Heilmittel in allen den Krankheitsfällen, deren Symptome den Beschwerden in Aehnlichkeit entsprechen, welche Krähenaugen für sich in gesunden Menschen zu erregen fähig sind, und in oben angezeigter, kleiner Gabe gereicht.
[...] Hieher gehört, daß diejenigen Personen sie öfter bedürfen, welche sehr sorgfältigen, eifrigen, feurigen, hitzigen Temperamentes sind, oder tückischen, boshaften, zornigen Gemüths.
Pflegt die Monatreinigung einige Tage zu früh sich einzustellen und auch wohl zu häufig zu fließen, so sind die nach ihrem Verfluß zurück bleibenden oder entstehenden Uebel ganz für Krähenaugen geeignet."[389]

In dieser Hinsicht ist *Calcarea carbonica* der Nux vomica ähnlich. Bei *Pulsatilla* und *Sulphur* findet man das Gegenteil.

„Man findet, daß diese Arznei, einige Stunden vor Schlafengehen eingegeben, gelinder wirkt, als zu andern Tageszeiten gereicht; doch macht das dringende Bedürfnis Ausnahme. Am beschwerlichsten ist bei sehr empfindlichen Personen ihre Anwendung früh nüchtern, weil sie ihre häufigsten und stärksten Symptome früh, gleich nach dem Erwachen entwickelt.
Nächstdem erfolgen ihre Zufälle noch am häufigsten bald oder gleich nach dem Essen und bei Kopfanstrengung, daher man sie mit Unrecht gleich nach der Mahlzeit eingeben würde, wenn man es vermeiden kann, und eben deshalb dürfen auch gleich nach ihrer Einnahme (wie auch nach Einnehmen aller andern Arzneien nöthig ist) keine Geistesarbeiten, keine Meditationen oder Deklamationen, kein Lesen oder Schreiben vorgenommen werden; man muß damit wenigstens ein Paar Stunden warten, wenn man nicht ihrer Wirkung eine schiefe, nachtheilige Richtung geben will.
Unter andern finden viele chronische Leiden, auch die von vielem Kaffee- und Weintrinken, besonders auch bei gewöhnlichem Aufenthalte in Stubenluft, auch die von anhaltenden Geistesarbeiten entstandnen Uebel durch diesen Samen Hülfe; so auch mehrere epidemische Seuchen und andre akute Fieber, besonders die, welche Hitze vor dem Froste oder mit demselben untermischt enthalten.
Wichtige Erkältungs-Beschwerden werden oft durch sie gehoben.

---

388 Gemeint ist Nux vomica.
389 RA I, S. 192f.

So passet diese Arznei auch dann am vorzüglichsten, wenn das Befinden des Kranken früh am schlimmsten ist und wenn er schon früh um 3 Uhr aufwacht, dann mehrere Stunden mit Zudrang unabweislicher Ideen wachen muß und erst am hellen Morgen unwillkürlich in einen Schlaf voll schwerer Träume geräth, von welchen er ermüdeter, als er sich Abends niederlegte, ungern aufsteht, so wie auch bei denen, welche Abends mehrere Stunden vor Schlafzeit sich des Einschlafens, selbst sitzend, nicht erwehren können."[390]

Schwindel ... Kopfschmerz ... Magenschmerzen ... Blähungskolik ... Verstopfung ... Durchfall ... Dysenterie ... Hämorrhoiden ... Hernien ... Schnupfen ... Bronchitis ... Stimmritzenkrampf ... Asthma ... Üble Folgen von Kaffee und Wein ... intermittierendes Fieber.[391]

Aloe

In der Medizin wird der Dicksaft aus den Blättern der Aloe spicata verwendet. Es gibt verschiedene Bezeichnungen, die die Herkunft der einzelnen Spezies belegen.

- Aloe socotrina, die beste Art, wird auch „türkische" oder „indische Aloe" genannt. Sie ist von granatroter Farbe und von goldenem oder gelbem Rot, wenn sie zu Pulver verrieben wird.
- Aloe hepatica, ähnlich, aber weniger glänzend.
- Aloe capensis, Kap-Aloe, die am meisten verbreitete Art, stammt vom Kap der Guten Hoffnung, grünlich und matt.
- Aloe barbadensis, Barbados-Aloe, kräftig, dunkelbraun, wird für Pferde verwendet.

Aloe wird schon seit der Frühzeit in der Medizin verwendet. Die starke Bitterkeit hat ihr einen Ruf als Tonikum verschafft, hauptsächlich wurde sie allerdings als Abführmittel eingesetzt.

Im Altertum hatte man ihr besondere Kraft zugeschrieben, die Galle auszutreiben und Erkrankungen des Bauchs und Kopfes zu heilen, die auf einem veränderten Zustand der Gallensekretion beruhen sollten.

Aloe ist ein in heutiger Zeit oft gebrauchtes Arzneimittel. Die Ärzte verschreiben kaum Abführtabletten, die nicht wenigstens einen Teil Aloe enthalten. Es

390 RA I, S. 193f.

391 Die Vorlesung endet etwas abrupt mit dieser Auflistung, die offenbar eine Zusammenfassung der hauptsächlichen Indikationen für die Anwendung von Nux vomica darstellt.

ist fester Bestandteil des so genannten „anti-bilious vegetable purgative“[392] und anderer, als „Patent-Arzneien“ bekannter Pillen. Ebenso ist es Bestandteil gewisser offizineller Mixturen, deren Namen seit unseren Kindertagen einen Anklang antiker Heiligkeit vermitteln – zum Beispiel die Tinktur aus Aloe und Canella, die man als „Hiera picra“ (oder „Heiligen Bitterstoff“) kennt, sowie die Tinktur aus Aloe und Myrrhe, bekannt als Elixir proprietatis (oder, öfter noch, als Elixir Pro).

Trousseau und Pidoux haben die Wirkung von Aloe hervorragend zusammengefasst:

„Wird es in kleinen Gaben (0,32 bis 0,65 Gramm) ein oder zwei Mal am Tag verabreicht, ruft es mäßige Koliken hervor, gefolgt vom Abgang eines oder mehrerer durchfälliger Stühle. Es fällt auf, dass die Wirkung dieses Abführmittels sehr langsam einsetzt; der Stuhlgang folgt selten innerhalb der ersten sechs oder sieben Stunden nach der Einnahme und häufig nicht einmal während der ersten 24 Stunden. Die dann einsetzende erste Wirkung besteht darin, die Anzahl der Stuhlentleerungen zu erhöhen oder einfach den Stuhlabgang zu erleichtern, weiterhin stimuliert es die Tätigkeit des Magens, aber nur in dem Fall, in dem die Verlangsamung der Verdauung nicht von Symptomen einer chronischen Gastritis begleitet wird. Wird die Einnahme von Aloe lange Zeit fortgesetzt, folgen bald Symptome von Blutandrang zu den Beckenorganen, zum Beispiel Hitze, Jucken, Empfindung wie von einem Gewicht zum Darmausgang hin, Reizung der Genitalorgane und häufiger Harndrang. Bei Frauen entsteht Schmerz und Schwere in Uterus, Leisten und Lenden, eine Verstärkung der Leukorrhö, Uteruskoliken, schlimmer während den Menses, Verstärkung der Menstrualblutung.“[393]

In zahllosen Fällen hat man gesehen, dass Aloe eine Kongestion des unteren Rektumteils hervorruft, womit eine Blutung aus den Hämorrhoiden verbunden ist. Die Neigung zu dieser Wirkung ist ein gewichtiges Argument gegen den gewöhnlich lang fortgesetzten Einsatz dieser Arznei als gebräuchliches Palliativum bei Verstopfung. Dennoch wurde Aloe von Eberle[394] erfolgreich bei der Behandlung von Hämorrhoiden eingesetzt.

Aufgrund der Kraft, Kongestion der Beckenorgane hervorzurufen, wurde Aloe von der Alten Schule[395] als Ausleitungsmittel in Fällen mit heftiger Gehirnkongestion verwendet, ebenso bei Amenorrhö (vor allem die Tinktur „Aloe et Myrrha“ oder „Elixir Pro“).

---

392 Etwa: „gegen Gallenstörungen gerichtetes pflanzliches Abführmittel“.

393 Die exakte Quelle wird leider nicht angegeben.

394 Die exakte Quelle wird nicht angegeben. Da Eberle auch von Stillé zitiert wird, war er wohl zumindest kein Homöopath.

395 Mit der „Alten Schule“ wurde die damalige Hochschulmedizin bezeichnet.

Unsere Kenntnis über Aloe stammt aus einer von Dr. Hering durchgeführten Prüfung (die er in „Amerikanische Arzneiprüfungen", Teil 1, veröffentlicht hat).[396]

Eine hervorragende, genaue und geistvolle Übersetzung dieser bewundernswerten Prüfung ins Englische findet man im Anhang zum fünften Band des „American Homoeopathic Review". Sie wurde erstellt von Professor T. F. Allen, A. M., M. D. aus New York und ist ein Beispiel für philologisches Feingefühl, da er sowohl die schwammige und seichte Anmut des modernen Englisch als auch die rohe Grobheit der deutschen Umgangssprache vermeidet. Er verbindet die herbe Sprödigkeit des schroffen Yorkshire-Englisch mit der Weichheit des hochzivilisierten südlichen Sachsens.

Wie bereits gesagt, erstreckt sich die Wirkung von Aloe vornehmlich auf die Beckenorgane, bei denen es insofern funktionelle Veränderungen hervorruft, als die Absonderungen hinsichtlich Häufigkeit und Art betroffen sind, sowie organische Veränderungen insofern, als die Organe vor Blut strotzen.

Ich glaube, dass die Wirkung auf den Kopf von der Wirkung auf das Becken abhängt. Ich habe nie eine Wirkung ausschließlich auf den Kopf beobachtet.

Die Auffälligkeiten von Aloe zeigen sich bei der speziellen Analyse.

Spezielle Analyse

Im **Sensorium** ruft Aloe eine einzigartige Kombination aus ängstlicher Unruhe, Verzweiflung, Abneigung gegen geistige oder körperliche Anstrengung sowie Verwirrung des Intellekts hervor. Diese Zustände wechseln einander ab, aber die Depression überwiegt.
Es wird beachtlicher Schwindel ausgelöst, der mit Verstopfung oder anderen krankhaften Zuständen der Eingeweide und ihrer Funktionen zusammenfällt.
Er ähnelt dem Schwindel von *Chelidonium*, der gemeinsam mit Schmerz im rechten Hypochondrium und am Schulterblattwinkel sowie mit ikterischem Aussehen und biliösem Urin auftritt.

Der **Kopfschmerz** von Aloe besteht im Wesentlichen aus einem verworrenen Schwere- oder Druckgefühl im vorderen Teil des Kopfes, als ob ein Gewicht die Mitte der Stirn zur Nasenwurzel hin herabpresse. Gelegentlich erstreckt sich der Druck zum Scheitel, manchmal zu den Schläfen. Manchmal ist der Schmerz klopfend. Die meisten Prüfer bemerken, dass dieser Kopfschmerz von

---

396 Hering, C.: Amerikanische Arzneiprüfungen [AAP], Erster Theil. Leipzig u. Heidelberg: Winter 1857, S. 764–862.

Kolik, Verstopfung oder der für Aloe typischen Diarrhö begleitet wird oder sich mit diesen Beschwerden abwechselt.
Die Kopfhaut wird empfindlich gegen Berührung. An den Augen verzeichnen wir nur ein Symptom, das oft einen drückenden Stirnkopfschmerz begleitet: Druck auf die Augen von oben herab, mit einem Gefühl, als sei es nötig, die Augen zusammenzuziehen und sie sehr klein zu machen, um sehen zu können. Aufgrund dieses Symptoms habe ich Aloe bei einem Kranken verordnet, dessen übrige Symptome nicht deutlich auf Aloe hinwiesen, und konnte so einen chronischen Kopfschmerz dauerhaft heilen.

Ich möchte die **Ohr**-Symptome in der Prüfung betonen, weil Dr. Hering Aloe als gutes Mittel für die Ohren bezeichnet. Ich selber habe keine Erfahrung damit.

Hypochondrien – In der Lebergegend finden wir Druck und Spannung, Unwohlsein, eine Empfindung von Hitze, Druck und einzelne, nicht heftige Stiche. Zusammen mit dem kränklich wirkenden Gesichtsausdruck und dem bitteren Geschmack deuten diese Symptome auf Leberstörung, wenngleich es sich nicht um eine akute Entzündung handeln kann, da bei der Aloe-Prüfung kein Fieber aufgetreten ist. Eberle betont die Effizienz von Aloe bei bestimmten Formen von Gelbsucht.
(*Lycopodium* hat ebenfalls Spannung und Druck; diese Empfindungen werden sowohl im linken als auch im rechten Hypochondrium verspürt und schlimmer durch Druck auf das Epigastrium. *China* hat im rechten Hypochondrium ähnliche Symptome wie Aloe, unterscheidet sich aber anhand der Fiebersymptome und anderer Symptome. Die Lebersymptome von *Chelidonium* werden begleitet von Schmerz unter dem rechten Schulterblatt und gewöhnlich auch von Husten.)

Der **Bauch** ist von Blähungen einigermaßen aufgetrieben. Es besteht hautsächlich Völle, ein Gefühl wie von einem Gewicht und Zerren, vor allem im Hypogastrium, weiterhin ist der Bauch empfindlich auf Druck.
Das Schweregefühl erstreckt sich ins Rektum und in die Blasengegend. Blähungskolik begleitet die Beckenkongestion.

Stuhl – Die Entleerung des Stuhls ist zunächst, nach sehr kleinen Gaben, verzögert und geringer. Dann wird der Stuhlgang weicher; schließlich stellt sich ein halb flüssiger, hellgelber, etwas stinkender Stuhl ein und zuletzt eine gelbe, wässrige Diarrhö.
Die Eigentümlichkeiten der Entleerung charakterisieren dieses Arzneimittel. Die Diarrhö beginnt frühmorgens, vielleicht um 5 Uhr. Der Stuhldrang weckt den Kranken, der kaum schnell genug aufstehen kann. In dieser Hinsicht ähnelt Aloe *Sulphur*, *Thuja* (und *Bryonia*).
Croton tiglium hat eine Morgendiarrhö, hellgelb, wässrig, nahezu schmerzlos, sehr reichlich, herausschießend und imperativ, in Erschöpfung mündend.

Die *Sulphur*-Diarrhö besteht aus weißem Schleim; sie ist wässrig, schmerzlos, der Stuhl beinhaltet unverdaute Nahrung; der Kranke muss zum Stuhlgang aus dem Bett aufstehen.
Thuja: blass-gelb, gewaltsam entleert, mit viel Luft. Die Diarrhö kehrt zur selben Stunde wieder, ist aber nicht imperativ.
Bryonia: dunkel und faulig, riecht nach altem Käse. Nur vormittags.
Bei Aloe besteht die ganze Zeit hindurch eine merkwürdige Empfindung von Schwäche im Rektum und vornehmlich im Schließmuskel, als würde er plötzlich unwillkürlich erschlaffen und Stuhlabgang zulassen.
Die Diarrhö hält selten länger als bis 10 Uhr an. Sie wird stets durch Essen ausgelöst, zum Beispiel beim Frühstück.
Der Schließmuskel scheint so unzuverlässig zu sein, dass die Befürchtung besteht, beim Blähungsabgang gehe Stuhl mit ab. (Ähnlich: *Phosphoricum acidum.*) Ebenso fürchtet sich der Kranke davor, Wasser zu lassen, da die leichte Anstrengung und das Abwärtsdrücken, das diesen Vorgang begleitet, möglicherweise ebenfalls zu einer Darmentleerung führt.
Ein sehr ähnlicher Zustand kann hinsichtlich des Blasenschließmuskels beobachtet werden.
Gleichzeitig besteht – wie bei *Nux vomica* – ein häufiger Drang, Blase und Rektum zu entleeren.
Am Ende des Rektums Brennen, Jucken. Bluten aus dem Rektum.

Im Perineum Empfindung wie von einem Gewicht und ein Gefühl, als sei ein Pflock zwischen Symphyse und Os coccygis getrieben.
Hepar sulphuris, *Thuja* und *Causticum* haben ähnliche Symptome, die auf Erkrankungen der Prostata deuten.

Im Becken Hitze, Empfindung wie von einem Gewicht, Druck und Drängen nach unten.

Die Menstrualblutung ist verstärkt und verfrüht.

Praktische Anwendungen

Die praktischen Anwendungen von Aloe entsprechen eindeutig der Aussage der Symptome. Die Erfahrung hat somit den Wert von Aloe bei der Behandlung von Diarrhö, auf Beckenkongestion beruhendem Kopfschmerz und Schwindel, Hämorrhoiden, Uterusprolaps und Menorrhagie bestätigt.

Die mir am charakteristischsten scheinenden Symptome sind die des Kopfs und Bauchs, des Stuhls und des Urins. Auf diesen basiert meine Anwendung in der Praxis. Führend sind die Symptome des Stuhls.

Aus den Prüfungssymptomen 512–860[397] ersehen wir, dass Aloe eine Diarrhö hervorruft, die aus hellfarbenem, halb flüssigem Stuhl besteht. Vor und während der Entleerung finden sich viel Gurgeln und Blähungen im Bauch. Die Diarrhö tritt vorwiegend am Morgen auf, etwa von 2–10 Uhr. Der Stuhldrang setzt plötzlich ein und ist äußerst dringend. Er wird im Hypogastrium und Rektum verspürt und ist so dringend, dass der Kranke den Stuhl kaum lange genug zurückhalten kann, um den strategisch notwendigen Ortswechsel vorzunehmen. In diesem kurzen Zeitraum fürchtet er sich davor, Blähungen abgehen zu lassen oder irgendeine körperliche Anstrengung zu unternehmen, ja sogar zum Urinieren zu pressen, da dann eine unwillkürliche Darmentleerung einsetzen könnte. Diese Unsicherheit bezüglich des Zurückhalten des Stuhls im Rektum ist ein sehr ausgeprägtes Charakteristikum von Aloe, wie die folgenden Symptome zeigen:

„Stuhl geht ab ohne dass er Kraft anzuwenden braucht, er fällt gleichsam aus dem Darme." (Symptom Nr. 765); „Beim Stuhle ist es immer als wäre noch mehr vorhanden." (Symptom Nr. 769); „Unwillkürliches Stuhlentgehen, bei Windeabgang." (Symptom Nr. 824); „Stuhldrang beim Harnlassen." (Symptom Nr. 826); „Koth und Urin wollen zugleich fort [...]; gehen zugleich ab." (Symptom Nr. 827): „Beim Harnlassen Gefühl als wollte etwas dünner Stuhl mit abgehen." (Symptom Nr. 828); „Empfindung als wollte Stuhl abgehen, beim Stehen." (Symptom Nr. 833)

Es besteht eine ähnliche Häufigkeit oder Dringlichkeit des Harndrangs mit einer ähnlichen Unsicherheit, den Urin einzubehalten, wie wir an den folgenden Symptomen sehen:

„Oefterer Drang zum Harnen." (Symptom Nr. 990); „Vermehrter Drang über Tag, bei nicht vermehrter Menge [...]." (Symptom Nr. 992); „Treibt so schnell zum Harnen, dass er es kaum halten kann [...]." (Symptom Nr. 993); „Musste schnell zum Harnlassen laufen, beim Aufstehen [...]." (Symptom Nr. 996)

Die Ähnlichkeit zwischen den Beschwerden der Harnwege und der Eingeweide zeigt sich in Symptom Nr. 1001: „Beim Stuhle, Harnlassen [...]; beim Harnen, Stuhldrang."

In Verbindung mit diesen beiden Symptomenreihen erfordern die des Beckens Beachtung. Unter ihnen finden wir „Schwere im Becken, Drängen nach unten (Symptom Nr. 861, 865[398])." „[...] Gefühl wie von einem zwischen der Symphysis oss. pubis und dem os coccygis eingekeilten Pflocke [...]." (Symptom Nr. 860) Dies entspricht dem von einem Gewicht ausgelösten Gefühl auf dem Pe-

397 Diese Ziffern sowie die weiter unten zitierten Symptome beziehen sich auf die bereits genannten AAP.

398 Vgl. AAP, Symptome Nr. 861, 865. Dunham vertauscht die beiden Symptome irrtümlich.

rineum. Betrachten wir diese Symptomatik zusammen mit den oben erwähnten Stuhl- und Harnsymptomen, dürfen wir hinsichtlich dieses Teils der Wirkungssphäre von Aloe sagen, dass dieses Mittel den Kranken zwischen „Wind und Wasser" gleichermaßen packt.

Selbstverständlich stellt dies nicht die einzige Wirkung von Aloe auf die Bauchorgane dar. Man nimmt aber an, dass diese Wirkungen die charakteristischsten des Mittels darstellen und am wenigsten mit der Wirkung irgend einer anderen Arznei verwechselt werden können. Hinsichtlich des häufigen Stuhldrangs, des häufigen, breiigen, aber nicht sehr reichlichen Stuhls, des Abwärtsdrängens in Rücken und Becken, der massenhaften Bildung von Blähungen im Bauch, die Rumpeln, Gurgeln und kurz vor der Stuhlentleerung kneifenden Schmerz im unteren Teil des Abdomens hervorrufen, ähnelt die Wirkung von Aloe sehr der *Nux vomica*, einem überaus nützlichen Arzneimittel bei Diarrhö und Dysenterie. Der Unterschied liegt in den Eigentümlichkeiten hinsichtlich der Stuhlentleerung. Nux vomica ruft sehr häufigen Stuhldrang hervor mit Unfähigkeit, den Stuhl abzusetzen. Bei Aloe ist das Gegenteil der Fall; die Schwierigkeit liegt darin, die Fäzes über die vom kranken gewünschte Zeitspanne einzubehalten. Aloe scheint den Afterschließmuskel in einem bestimmten Grad zu lähmen, Nux vomica scheint in ihm eine verstärkt krampfartige Wirkung auszulösen. In der Wirkung auf den Sphinkter ähnelt Aloe *Hyoscyamus*.

Von den Kopfsymptomen erachte ich die folgenden als für Aloe charakteristisch: Eine schwere, verwirrte Dumpfheit im vorderen Bereich des Kopfes, die sich zur Nasenwurzel erstreckt, mit Unfähigkeit zu denken. Ein Schmerz in der Stirn, der den Kranken nötigt, die Augen zu schließen oder, wenn er etwas betrachten möchte, die Augen zusammenzukneifen und den Sehspalt sehr zu verengen. Es muss jedoch eingeräumt werden, dass sehr ähnliche Symptome auch bei anderen Arzneimitteln gefunden werden, so dass diese Symptome allein nicht als sichere Indikation für Aloe gelten können.

Die nachfolgenden Fälle zeigen, wie ich Aloe verordnet habe, und werden auf einige Überlegungen hinsichtlich der Art der Mittelwahl in der Praxis hinweisen.

In den vergangenen drei Jahren habe ich etwa 35 Fälle behandelt, die einander in ihren charakteristischen Anteilen so sehr ähnelten, dass die Beschreibung des letzten Falles, der vor einem Monat in meine Behandlung kam, stellvertretend für die aller anderen gelten mag.

Ein junger Mann bat um Hilfe wegen einer Diarrhö, die trotz verschiedener Arzneien – beispielsweise *Calcarea*, *Nux vomica*, *Bryonia* und das unvermeidliche *Arsenicum* – seit zwei Wochen bestand. Seine Stühle beschrieb er als hellgelb, breiig, ein wenig schaumig und etwas reichlicher als sonst. Vor den Stuhlentleerungen rumpelten Blähungen im Bauch und es stellte sich Kneifen im Hypogastrium ein. Der Stuhldrang weckte ihn aus tiefem Schlaf gegen 3 Uhr morgens. Von dieser Stunde bis um 9 Uhr morgens hatte er vier bis sechs Stühle in der beschriebenen Art. Kein Stuhl zu einer anderen Tages- oder Nachtzeit. Wenn der Stuhldrang einsetzte, wurde die Dringlichkeit sofort so heftig, dass er gezwungen war, aus dem Bett zu springen und zur Toilette zu eilen. Dieser Drang war aber kein Tenesmus, eher eine Empfindung von Schwäche des Schließmuskels, als könne er es nicht verhindern, dass die Fäzes herausfallen. Während des Stuhls, der in einer weichen Masse ungehemmt abging, sobald die Willenskraft des Kranken vom Sphinkter abgelenkt wurde, setzte ein leichtes Brennen im Rektum ein. Nach dem Stuhl hörte der Schmerz auf, aber es bestand eine ganz leichte allgemeine Schwäche und Mattigkeit.

Während der Zeit von 3 bis 9 Uhr morgens war der Patient genötigt, jegliche rasche oder stärkere Anstrengung des Körpers zu vermeiden, vor allem das Pressen zum Wasserlassen. Einer solchen Anstrengung oder dem Pressen folgte eine unwillkürliche Stuhlentleerung auf dem Fuße.

Ich verordnete ein Pulver mit Milchzucker, das zwei Globuli Aloe 200 enthielt, das um 10 Uhr morgens (die Uhrzeit, zu der er mich gerufen hatte) trocken auf die Zunge gegeben wurde. Von diesem Zeitpunkt an hatte er keine Diarrhö mehr. Am nächsten Morgen schlief er bis um 7 Uhr und hatte um 9 Uhr einen normalen Stuhl, wie er ihn aus seinen gesunden Tagen gewohnt war.

Während des Winters suchte ein etwa siebzigjähriger Herr Linderung von einem dumpfen, schweren Stirnkopfschmerz, der ihm geistiges Arbeiten unmöglich machte. Er konnte mir weder eine genauere noch charakteristische Beschreibung seines Leidens geben. Der Schmerz wurde gleich beim Erwachen verspürt und hielt den ganzen Tag über an. Aufgrund einer solchen Beschreibung wäre es ganz unmöglich, ein Arzneimittel annähernd sicher zu wählen. Ich begab mich daher an eine Untersuchung der Vorgeschichte des Patienten in der Hoffnung, über die Anamnese, auf die Hahnemann und Bönninghausen so großen Wert gelegt hatten, etwas Hilfe zu bekommen. Ich erfuhr, dass dieser Kopfschmerz kein neues Leiden war. Er quälte den Mann schon seit Jahren, mehr in der Winterzeit, während er im Sommer vergleichsweise frei davon war. Keine Besonderheit hinsichtlich Diät oder Lebensweise konnte diesen Umstand erklären.

Andererseits erfuhr ich, dass mein Patient im Sommer sehr oft an einer Diarrhö litt, die plötzlich einsetzte, ihn um 2 Uhr morgens weckte, mit kneifender Blähungskolik und einem so eiligen Stuhldrang, dass er gezwungen war, unverzüglich die Toilette aufzusuchen, in der Zwischenzeit fiel es ihm äußerst schwer, den Stuhl zurückzuhalten. Von dieser Uhrzeit bis 10 Uhr hatte er vier oder fünf breiige, reichliche, hellgelbe Entleerungen, dabei hatte er große Mühe, den Stuhl nach dem Einsetzen des ersten Stuhldrangs auch nur für einen Augenblick zurückzuhalten. Der Stuhldrang wurde durch Essen ausgelöst, so dass er genötigt war, den Frühstückstisch zu verlassen. Unwillkürlicher Stuhl beim Pressen zum Urinieren. War er vergleichsweise frei von Kopfschmerz, neigte er zur Diarrhö und umgekehrt.

Nach meiner schon lange feststehenden Überzeugung setzt eine erfolgreiche Behandlung chronischer Krankheiten vor allem voraus, dass der Arzt bei der Betrachtung des Falles die verschiedenen Beschwerden, über die der Patient zu unterschiedlichen Zeiten und an verschiedenen Organen klagt, zusammenfasst, auch wenn diese Zeiten oder Organe weit voneinander entfernt und scheinbar unzusammenhängend sein sollten. Manchmal schien es mir, dass das Mittel für einen solchen Fall auf keine andere Weise gefunden werden konnte.

Auf dem Hintergrund dieser Überzeugung betrachtete ich den Kopfschmerz, der im Winter überwog, und die Diarrhö, die im Sommer vorherrschte, als gewissermaßen komplementäre Symptomreihen, die gemeinsam die Symptomengesamtheit darstellten, für die ich in der Materia medica das Similimum suchen musste.

Die Symptome des Kopfes – also der gesamten im Winter vorherrschenden – zeigten kein Charakteristikum irgend eines Mittels, das erlaubt hätte, andere Mittel auszuschließen. *Carbo vegetabilis, Sabadilla, Sulphur, Aloe, Nux vomica* und etliche andere könnten als gleich gut angezeigt betrachtet werden.

Als ich zu den Kopfsymptomen des Winters die Durchfallsymptome aus dem Sommer hinzufügte und die Gesamtheit als Krankheit betrachtete, war es unumgänglich, die Diarrhö-Symptome als auffallend charakteristisch für Aloe zu erkennen; kein anderes Mittel zeigte sie an. Dies war der Schlüssel zur Verordnung. Beim Studium der Kopfsymptome von Aloe konnte man sehen, dass sie zu den Kopfsymptomen meines Patienten ebenso gut passten wie die Symptome jeder anderen Arznei. Aloe 200 wurde gegeben und bewirkte eine Besserung, die sich mein Patient von anderen Mitteln, die aufgrund der Kopfsymptome allein verabreicht worden waren, umsonst erhofft hatte. Der Kopfschmerz kehrte später ein paar Mal in verminderter Stärke wieder, verschwand aber jeweils sogleich nach Aloe. Binnen kurzer Zeit war mein Patient vollkommen frei davon, auch trat die Diarrhö nicht wieder ein, wie es früher üblich war, wenn der Kopfschmerz nachgelassen hatte.

In einem dritten Fall habe ich Aloe einem alten Herrn mit Prostatavergrößerung gegen Harninkontinenz gegeben. Die Verschreibung basierte auf dem Umstand, dass er sehr zu einer Diarrhö neigte, die die Charakteristika der Aloe-Diarrhö aufwies. Darüber hinaus entsprachen die Eigentümlichkeiten der Inkontinenz denen der Aloe-Harnsymptome. Der Behandlungserfolg lässt so weit nichts zu wünschen übrig. Da der Patient jedoch erst seit einigen Wochen in Behandlung ist, ist es zu früh, ein endgültiges Urteil zu fällen oder eine vollmundige Heilungsprognose zu stellen.

Sulphur[399]

Schwefel

Wir verwenden sublimierten Schwefel (Schwefelblüten), entweder erst mit Milchzucker verrieben und dann in Dilution weiterpotenziert (in modo Hahnemanni) oder eine alkoholische Tinktur. Es ist ein uraltes Arzneimittel, das zuerst als Mittel zur Säuberung der Städte Sodom und Gomorrha erwähnt wurde. Odysseus benutzte es, um seinen Palast mittels Schwefelräucherung zu reinigen, nachdem er die Freier, die ihn besetzt hatten, so grausam niedergemetzelt hatte. (Vielleicht kann ja ein moderner Odysseus auf ähnliche Weise das Weiße Haus von den Postenjägern und Parasiten säubern, die es heimgesucht haben.[400])

Auch Hippokrates und Plinius erwähnen den Schwefel. Plinius rühmt ihn bei Lumbago, Lichen und Juckreiz des Gesichts. Er sagt auch, er heile Husten mit eitrigem Auswurf und Atemnot. Dioscorides spricht von seiner Kraft, Hautausschläge und insbesondere Krätze zu heilen.

Moderne allopathische Autoren schätzen den Schwefel nur in sehr eingeschränktem Maße. Sie schreiben ihm eine anfänglich erregende, schließlich aber hemmende Wirkung zu sowie die Besonderheit, Diaphorese zu erregen und halbflüssige Stühle zu erzeugen; nach Giaccomini finden sich auch bräunliche Flecke auf der Haut und verschiedene flüchtige Hautausschläge. Sie nehmen an, seine Rolle als Spezifikum bei Krätze beruhe auf seiner Kraft zur Abtötung der Krätzemilbe.

---

399 Im Original bricht die „Spezielle Analyse“ beim Stichwort „Extremitäten“ ab; es folgen die „Praktischen Anwendungen“ und zuletzt noch ein mit „Allgemeinen Betrachtungen“ überschriebener Abschnitt, der sich aber bei genauer Betrachtung als Fortsetzung der „Speziellen Analyse“ erweist. Aus diesem Grund wurde die Anordnung des Originals ohne weitere Kennzeichnung entsprechend umgestellt.

400 Dunham kommentiert mit dieser historisch-politischen Einlassung die Politik seiner Zeit.

Hahnemanns umfangreiche Prüfung, die im fünften Band der „Chronischen Krankheiten“[401] publiziert wurde, wurde mittels einer eingehenden Nachprüfung durch die „Österreichische Homöopathische Gesellschaft“, veranstaltet unter der Leitung von Dr. Wurmb und veröffentlicht im Jahre 1857, auf einzigartige Weise bestätigt.[402]

Spezielle Analyse

Sensorium – Schwindel. Dieser tritt am ehesten morgens auf und wird häufig von Nasenbluten begleitet, stellt sich aber manchmal – wie viele andere Sulphur-Symptome – abends oder nachts ein, wenn der Kranke im Bett ist. Ausgelöst oder verschlimmert wird er durch Bücken und beim Gehen im Freien sowie beim Blick auf sich schnell bewegende Gegenstände.
Viel Verwirrung und Durcheinander im Sensorium. Das Gedächtnis ist geschwächt.

Kopf – Die Kopfschmerzen sind nicht von akutem Charakter. Sulphur bewirkt fraglos Blutandrang zum Kopf und die Kopfschmerzen entsprechen dieser Gegebenheit. Im Einzelnen finden sich:
Schweregefühl, das jede Bewegung beschwerlich werden lässt, nicht nur das Gehen und Bücken, sondern sogar die Bewegung des Kopfes im Sitzen oder Liegen. Drücken, gewöhnlich in der Stirn und über den Augen; manchmal im ganzen Kopf, als sei der Kopf von einem eisernen Reif umgeben; gewöhnlich schlimmer in der Nacht. *Mercurius* hat ein ähnliches Symptom.[403]
Oft wird der Kopfschmerz von Übelkeit begleitet. Das Haar fällt aus. Die Stirn ist mit Akne bedeckt.

Augen – Die Lider schwellen an, die Lidränder sind entzündet, verdickt und wund. Sie brennen, und die Beschwerden verschlimmern sich nach dem Waschen. Diese Verschlimmerung nach Waschen ist für Sulphur charakteristisch.
Hitze und ein beißendes Brennen im Auge, wie von Salmiak. Gemäßigte Lichtscheu. Die Bindehaut ist gerötet. Das Sehvermögen ist verändert: vor den

---

401 Hahnemann, S.: Die chronischen Krankheiten. Bd. 5 [CK V]. 2. Aufl. Düsseldorf: Schaub 1839, S. 323–404.

402 Zeitschrift des Vereins der homöopathischen Ärzte Österreichs, Jg. 1, Wien 1857.

403 Siehe die Symptome Nr. 40–42 in Hahnemanns Mercurius-Prüfung [RA I, S. 359]: „Schmerz im Kopfe, wie eine ringförmige heftige Ausdehnung in einem Streifen, nie bis drei Finger breit, welcher dicht über den Augen und Ohren herum zu gehen scheint.“ – „Drückendes Kopfweh, als wenn der Kopf recht fest zusammen gebunden wäre.“ – „Abends, Kopfweh, als wenn das Gehirn ringsum mit einem Bande zusammen geschnürt wäre.“

Augen sind Funken, und die Kerzenflamme scheint von einem roten Rad umgeben. Weiße oder dunkle Flecken schweben vor den Augen, und Gegenstände werden nur undeutlich gesehen.

Ohren – Reißende Schmerzen in den Ohren. Stiche, die auch die Parotis mit betreffen. Klingende, zischende und schwappende Geräusche in den Ohren. Vorübergehender Hörverlust. Verbunden mit der schmerzhaften Schwere im Kopf besteht manchmal Überempfindlichkeit des Hörnervs.

Mund – Das Zahnfleisch schwillt an; blutet gelegentlich. Die Zähne scheinen verlängert und locker zu sein und schmerzen beim Beißen. Ähnlich sind *Carbo vegetabilis* und *Lycopodium*. Brennender Schmerz in der Zunge und brennende Bläschen darauf. Manchmal ist sie mit einem aphthösen Belag überzogen. Zunge und Mund sind mit einem salzigen Schleim bedeckt. Es besteht Trockenheit mit Durst (im Unterschied zu *Pulsatilla*).

Hals – Brennen, Empfindung wie von Schwellung und Zusammenschnüren im Rachen.

Geschmack – Süßlich oder fade, manchmal bitter, was sich durch Essen bessert.

Appetit – Vermindert. Abneigung gegen Fleisch und Brot. Starker und anhaltender Durst.

Gastrische Symptome – Beklemmung nach dem Essen. Flatulenz, Schlaffheit, faulig, sauer oder nach Speisen schmeckendes Aufstoßen. Zusammenlaufen von Wasser im Mund ist häufig. Übelkeit und manchmal auch Erbrechen.

Magen – Sulphur verursacht (und heilt) eine Art Magenkrampf: heftiger, greifender Schmerz im Epigastrium mit Empfindlichkeit des Magens und der Leber.

Bauch – Druck, Stiche, im Oberbauch und in den Seiten; die Stiche werden verschlimmert durch tiefes Einatmen, durch Gehen, und sind verbunden mit einer brennenden Empfindung.
In der Lebergegend Stiche von innen nach außen. Gefühl von Spannung und Druck in der Lebergegend und im ganzen Bauch, mit großer Niedergeschlagenheit. Brennen im Bauch, schlimmer durch Bewegung. Eine Empfindung, als sei der Bauch innen wund oder roh; schlimmer bei Bewegung und tiefem Einatmen sowie nachts.
Eine nach unten und außen drückende Empfindung im Bereich des Bauchringes, mit Wundheitsgefühl und einer Empfindung wie zerschlagen, schon Druck mit der Hand wird nicht ertragen.
Druck in der hypogastrischen und der Unterleibsgegend.

Stuhl – Vor dem Stuhlgang Drücken im Bauch und in den Eingeweiden.
Während des Stuhlgangs Übelkeit, schmerzhafte Kopfschwere, schmerzhaftes Drücken im Rektum.

Nach dem Stuhl Empfindung von Wundheit und Schwäche in den Eingeweiden; allgemeine Mattigkeit; drückender Schmerz im Rektum und auf den After.
Sulphur bewirkt Verstopfung mit häufigem, erfolglosem Tenesmus sowohl vor als auch nach dem Stuhlgang und mit ständigem Drängen, selbst nachts; gefolgt von einem drückenden und stechenden Schmerz in Rektum und After, der oft sehr heftig und quälend ist. Anstelle einer Untätigkeit der unteren Darmabschnitte haben wir offenbar Kongestion und Reizung der Muskelfasern und eine unregelmäßige, unharmonische Tätigkeit, aus der Tenesmus und Hyperästhesie resultieren.
Sulphur hat eine gelbe oder weißliche, schleimige oder wässrige Diarrhö, schmerzlos, fast unwillkürlich: sie zwingt frühmorgens zum Aufstehen aus dem Bett und beinhaltet unverdaute Nahrung. Dies ähnelt *Aloe, Bryonia* und *Podophyllum.* Darüber hinaus erzeugt es eine Diarrhö, die aus blutgestreiftem Schleim besteht; dieser geht eine Kolik voraus, und sie wird von Tenesmus und Schmerz (wie bei Dysenterie) begleitet. Charakteristisch ist, dass das Blut in fädigen Streifen erscheint. Ob die Schleimhaut des Mast- und Dickdarms nun blutigen Schleim absondert oder ob sie unnatürlich trocken ist (ob also die so genannte Diarrhö oder aber die Verstopfung besteht) – es scheint, als sei der Zustand, die unharmonische Muskeltätigkeit, die Reizung und die Hyperästhesie, im Grunde stets derselbe. Die Art der Entleerung gilt nicht als Basis für eine Unterteilung der Symptome in Erst- und Nachwirkung[404] oder für eine darauf fußende Dosierungsregel.
Es besteht auch Verstopfung, die immer begleitet wird von Völle, Hitze oder Juckreiz am After und im unteren Teil des Rektums, während die Verstopfung von *Veratrum* oder *Opium* nur auf Untätigkeit des Rektums beruht, ohne begleitende Beschwerden.
Im Rektum Brennen und Klopfen, mit nässenden Hämorrhoiden; Juckreiz und Wundheit.

Harnorgane – Die Harnmenge ist vermehrt; häufige nächtliche Entleerung. Der Harndrang kommt plötzlich und ist imperativ; wenn ihm nicht nachgegeben wird, geht der Urin unwillkürlich ab; der Harnstrahl ist kräftig. Dies ähnelt *Aloe.*
Hepar sulphuris hat das Gegenteil, was für jenes Mittel hochgradig charakteristisch ist und es häufig bei Erkrankungen anderer Organe indiziert; der Strahl beginnt also beispielsweise nur langsam zu fließen und ist dann sehr schwach und kraftlos, fällt eher in einer geraden Linie herunter, als dass er einen Bogen beschreibt.

---

404 Siehe Glossar.

Vor dem Wasserlassen kommt es oft zu schneidenden Schmerzen im Hypogastrium.
Gegen Ende des Urinierens und danach Schneiden in der Harnröhre. Ebenso Brennen, Reißen und Beißen in der Harnröhre während des Urinierens.

Sexualorgane. Männliche – Entzündung der Harnröhrenmündung und der Vorhaut, die verdickt und rot ist und brennt. Stiche und Spannung in den Hoden; gesteigertes sexuelles Verlangen.

Weibliche – Die Menstruation erscheint verfrüht, und die Blutung ist reichlicher. Vor den Menses treten verschiedene Schmerzen und Beschwerden auf, beispielsweise trockener Abendhusten, Kolik, Zahnweh; begleitet werden sie von Bauchkrämpfen.
Dies ist freilich nicht die einzige Wirkungsweise. Die Menstruation kann auch verspätet eintreten oder ausbleiben, und dieses Symptom[405] stellt in der Praxis eine überaus wertvolle Indikation dar, wenn es mit der nächtlichen Unruhe, der Verstopfung und anderen, für Sulphur charakteristischen Symptomen verbunden ist.
Ich habe Sulphur oft als Heilmittel bei – durch Kälteeinwirkung während des vorherigen Zyklus oder aus unbekannten Gründen – unterdrückter Menstruation erlebt, bei der bereits *Pulsatilla* ergebnislos verordnet worden war. Bei Amenorrhö halte ich es tatsächlich für häufiger angezeigt als Pulsatilla.
Begleiterscheinungen der Regelblutung sind Nasenbluten, Blutandrang zum Kopf und Druck im Epigastrium.
Die auf die Menstruation folgende Leukorrhö ist gelb, scharf und dick.

Atmungsorgane. Nasenschleimhaut – Niesen und heftiger Schnupfen, abwechselnd flüssig und trocken. Die Trockenheit überwiegt, mit beschwerlicher Verstopfung der Nase, kurzfristig gebessert durch die gelegentliche Absonderung von Unmengen dicken Schleims.

Hals – Rohheit des Rachens, Heiserkeit, die sich zeitweise bis zur Atonie steigert; gleichzeitig befindet sich reichlicher Schleim in den Bronchien, und die Atembewegung erzeugt Hustenreiz.
Husten – Im Allgemeinen ist er trocken; er erscheint ebenso nachts wie am Tage. Ausgelöst wird er durch einen Reiz in der Gegend des Schildknorpels.
Der Husten verursacht Wundheitsgefühl und Erschütterungen im Epigastrium und in den Hypochondrien. Neben diesem trockenen Husten gibt es auch einen lockeren Husten, der durch die Bewegung des Schleims in den Luftwegen ausgelöst wird, wobei der Auswurf dick, gelb und manchmal süßlich ist. Der Husten ist oft heftig und verursacht Kopfschmerz und Würgereiz.

---

[405] Es wird nicht deutlich, ob Dunham sich hier sowohl auf die verspätete wie auch auf die ausbleibende Regelblutung bezieht oder ob er nur letztere meint.

Atemnot – Beträchtlich, besonders nachts; tritt plötzlich beim Umdrehen auf die linke Seite ein, besser durch Aufsetzen. Mattigkeit und ausgeprägte Schwere in der Brust.

Bestimmte Erscheinungen in der **Brust** sind den Kongestionen und dem Blutandrang im Kopf ähnlich. Sie treten nachts auf, werden verschlimmert durch Bewegung und begleitet von Hitze und Brennen in der Brust. Äußerlich fühlt sich die Brust wund an.

Rücken – Mattigkeit, Schwere, Wundheitsgefühl; die Schmerzen in der Lumbalgegend sind schlimmer beim Gehen, vor allem aber beim Aufstehen von einem Stuhl, schwächer im Sitzen oder Liegen. Eine auffallende Steifheit in der Lumbalgegend und ein jäher Kraftverlust beim Versuch, sich zu bewegen, gaben den Anstoß zum erfolgreich durchgeführten Einsatz von Sulphur bei bestimmten Formen der Lumbago.

Rhus toxicodendron und *Petroleum* haben ähnliche Symptome. *Ruta* und *Staphisagria* sind angezeigt bei einer Lumbago, die morgens vor dem Aufstehen schlimmer und nach dem Aufstehen besser ist. Diejenige von Staphisagria zwingt den Kranken, zu einer unangemessen frühen Zeit aufzustehen.

Extremitäten – Mattigkeit, Schwere, Brennen. Verhärtung der axillären und inguinalen Drüsen; Anschwellen der Hände und Füße, mit Hitze und Kribbeln; Wundheit und Spannung in den Muskeln, vor allem in den Sehnenscheiden, dabei Unfähigkeit, sie zu bewegen. In der Nacht sind die Schmerzen stärker. Die Haut der Extremitäten und vorzugsweise der Hände weist einen Bläschenausschlag auf, der gelbliches Wasser absondert und juckt, die Haut wird durch Kratzen sehr wund. Sie reißt ein, und es bilden sich Rhagaden an den Gelenken. Ulzeration an den Seiten und Wurzeln der Nägel. Juckender, pustulöser Ausschlag auf den Ellbogengelenken und Handrücken.
Die Glieder schlafen leicht ein; Empfindung von Mattigkeit, Müdigkeit und Wundheit in den Gliedern sowie Knochenschmerzen, als sei das Fleisch von den Knochen abgelöst.

Kribbeln und Jucken der **Haut**, nachts im Bett. Alte Narben und Flecken fangen wieder an zu jucken; Wundheit, aber kein Brennen.
Ein krätzeartiger, ekzematöser Ausschlag, wie Kuhpocken.

Zuckende Krämpfe einzelner Glieder und Anfälle wie Epilepsie, davor in Armen und Rücken ein Gefühl wie von einer hinauflaufenden Maus.

Blutwallungen, die Venen der Hände sind angeschwollen und brennen, daraus wiederum resultiert Unruhe im ganzen Körper. Kann nicht in einer Stellung sitzen; muss die Hände, Glieder und Zehen strecken.

Schlaf – Müdigkeit tagsüber; nachmittags; nach Mahlzeiten.
Schläft bis spät in den Morgen, ist beim Aufwachen nicht erfrischt. Abends müde, kann aber lange Zeit nicht einschlafen; in der Nacht wach, mit Aufregung und rastlosem Umherwerfen und Drängen des Blutes zu Kopf und Brust. Erwacht mit einem Schreck. Lebhafte und ängstliche Träume. Viele Symptome stellen sich in der Nacht ein: Brennen im Mund, mit Durst; Alpträume; Hüftgelenksschmerzen; Wadenkrämpfe.

Fieber - Gemischt.[406] Kälte herrscht vor.
Hitze - Partiell[407] sowie in Kopf und Brust.

Gemüt - Aufgeregt, hastig, wechselt von einer Sache zur anderen; niedergeschlagen und verzweifelt.

Praktische Anwendungen

Für Schwefel wurden zum ersten und einzigen Mal mit Erfolg allgemeine, auf der pathologischen Anatomie basierende Behandlungshinweise erstellt. Sie wurden von Dr. Wurmb, Wien, in seinen Studien über die Pneumonie gegeben.

Über den Einsatz von Sulphur bei Lungenentzündungen schreibt er:

„Ist die Pneumonie nicht mit anderen Krankheiten complizirt, so legt sich gewöhnlich der Fiebersturm; die Schmerzen, die Athemnot usw. hören auf; kurz, der Kranke fühlt sich wesentlich erleichtert, sobald die Infiltration ganz, oder doch größtentheils, geschehen ist. In diesem Zeitraume kann sich die Kunst keine andere Aufgabe stellen, als die Natur zu unterstützen, wenn sie, behufs der Entfernung des Exsudats, die Thätigkeit im Aufsaugungsprozesse vermehrt; oder ihr entgegen zu treten, wenn sie ein eitriges Zerfließen des pneumonischen Ergusses anstrebt.
Diesen Anzeigen entspricht, nach unserem Dafürhalten, keines der bis jetzt geprüften Mittel so genau, wie der Schwefel; keines kommt ihm in Bezug auf Sicherheit und Schnelligkeit der Wirkung gleich [...].
Der Schwefel durchdringt den Gesammtorganismus bis in die feinsten Theilchen; er steigert die Thätigkeit des vegetativen Lebens überhaupt, und des Absonderungs- und Aufsaugungsprozesses insbesondere; er beschleunigt den Umtausch und macht ihn kräftiger; mit einem Worte, er leistet allen Anforderungen Genüge, auf die es bei Beseitigung eines abnormen Produktes eben ankommt. Aus diesem Grunde setzen wir den Schwefel der pneumonischen Infiltration, dem serösen Exsudate, und sowol den eingealterten als frischen

406 Siehe Glossar.
407 Meint: an einzelnen Körperstellen.

Ablagerungen in der Haut, den Parenchymen, den Gelenken und Knochen entgegen."[408]

Diese meisterliche Verallgemeinerung wird durch die Praxis gerechtfertigt. Es handelt sich um ein Erforschen von Indikationen, wozu uns die Tatsache berechtigt, dass Prüfungen an Gesunden – die einzige wahrhaft sichere Quelle für Indikationen im Blick auf eine Behandlung der Kranken – uns leider keine Ähnlichkeiten zu den von Wurmb genannten Exsudaten und Infiltrationen liefern können. In derartigen Fällen müssen wir uns mit Verallgemeinerungen zufrieden geben, die sowohl auf der Pathologie als auch auf der Pathogenese basieren.

Diese Verallgemeinerung vermittelt uns eine Erklärung über die Heilwirkung von Sulphur im zweiten Stadium exsudativer Entzündungen, ganz gleich, wo im Körper sie stattfinden; es gilt dies also für Meningitis ebenso wie für Augenentzündung, Otitis, Peritonitis, entzündete Hämorrhoiden, Pleuritis, Pneumonie, Periostitis, Ostitis, Adenitis, Perikarditis.

Allerdings reicht diese Verallgemeinerung nicht aus, die praktischen Anwendungsmöglichkeiten von Sulphur erschöpfend darzustellen. Bei einer Kindbett-Peritonitis, und zwar ganz zu Beginn des Übels, ist Sulphur meines Erachtens unser wirksamstes Arzneimittel.

Selbst in diesem Fall besteht eine Analogie zum zweiten Stadium einer idiopathischen Entzündung. Man könnte es so interpretieren, dass der Ansturm der Krankheit zunächst durch die Wehen niedergerungen wurde und die Peritonitis eine Folge davon darstellt. Vielleicht kann man auf diese Weise den von Beginn an asthenischen Charakter dieser Krankheit erklären.

Die sich für Sulphur eignenden Hauterkrankungen bestehen in papulösen, vesikulären oder pustulösen Ausschlagen, mit den bereits beschriebenen auffallenden Empfindungen.

Bezüglich der Krätze, wobei wir uns hier auf die durch die Milbe hervorgerufene Skabies beschränken, habe ich allerdings Zweifel an der spezifischen Heilkraft von Sulphur. Wenn wir den Begriff „Krätze" dagegen wie Hahnemann und seine Zeitgenossen verstehen, also auch Impetigo, Tinea* etc. darunter subsumieren, so ist Sulphur dafür sicher eines unserer wirksamsten Mittel.

Sulphur heilt einen ungesunden Zustand der Haut, die einreißt und bei der schon leichte Kratzer geschwürig werden und nur langsam heilen.

Die Art der von Sulphur hervorgerufenen Lumbago wurde bereits beschrieben.

*- Pilze, Fußpilz

408 Wurmb, F./Caspar, H.: Homöopathisch-klinische Studien. Wien: Greß 1852, S. 66f.

Im zweiten Stadium von akutem Gelenkrheumatismus, wenn Ablagerungen beseitigt werden müssen und die Füße im Besonderen betroffen sind, ist Sulphur von großem Nutzen.

Häufig vollbringt es bei bestimmten Formen von Paraplegie bei Kindern eine Heilung.

Verordnen Sie weder dieses noch irgendein anderes Arzneimittel, ohne die Symptome des Falles mit denen des Mittels zu vergleichen.

Graphites

Graphit, Reißblei

Als Arzneimittel existiert der Graphit allein in der homöopathischen Pharmakopö. Von Hahnemann wurde es zu den antipsorischen Mitteln gezählt, da es mehr der Behandlung chronischer Krankheiten entspreche. Wir werden sehen, dass man es zuweilen auch bei der Behandlung akuter Erkrankungen benötigt.

In seiner Einleitung zur Arzneimittelprüfung sagt Hahnemann:

„Der reinste Graphit ist eine Art mineralischer Kohle, deren geringer Gehalt an Eisen wohl nur als Beimischung und nicht zum Wesen des Graphits gehörig anzusehen ist, was vollends dadurch bestätigt wird, dass Davy den wirklichen Übergang des Diamants in Graphit bei der Behandlung mit Kali-Metall völlig nachgewiesen hat."

Und er fährt fort:

„Den ersten Gedanken zu dessen medicinischer Anwendung gaben dem D. Weinhold, auf seiner Reise in Italien, Arbeiter in einer Spiegel-Manufaktur in Venedig, die er den Graphit äusserlich zur Vertreibung der Flechten anwenden sah. Er ahmte es nach und beschrieb das Ergebniss in einem Büchelchen: *Der Graphit als Heilmittel gegen Flechten* (zw. Ausgabe, Meißen. 1812)."[409]

Hahnemanns Arzneimittelprüfung wurde in den „Chronischen Krankheiten"[410] veröffentlicht.

---

409 Hahnemann, S.: Die chronischen Krankheiten, Bd. 3 [CK III]. 2. Aufl. Düsseldorf: Schaub 1837, S. 291f.

410 CK III, S. 291–338.

Spezielle Analyse [411]

Die Wirkung auf das **Sensorium** ist nicht ausgeprägt. Im **Kopf** bewirkt es Verwirrung und Druck, hauptsächlich in der Stirn, und mit einem ziehenden Schmerz von der Stirn herab zu Gesicht und Hals. In ähnlicher Weise erstreckt sich der zusammenschnürende Schmerz den Hinterkopf herab zum Nacken. Oft ist der Kopfschmerz morgens überaus heftig und führt zu kaltem Schweiß und Ohnmachtsgefühl.

Die Wirkung von Graphites auf den **äußeren Kopf** ist bemerkenswert. Auf der Kopfhaut bilden sich schorfige Ausschläge, die eine Feuchtigkeit absondern. Die Ausschläge fühlen sich bei Berührung wund an und führen zu Haarausfall. Daraus ergibt sich eine Indikation für Graphites bei Tinea capitis. Wir treffen hier zum ersten Mal auf die typische Hauterkrankung von Graphites: einen nässenden, schorfigen Ausschlag. *Lycopodium* hat einen trockenen, schuppenden Ausschlag, *Mezereum* einen dicken, harten Schorf, unter dem bei Druck dicker Eiter hervorquillt. *Hepar sulphuris* hat einen Schorf, der leicht abgelöst werden kann und eine rohe und blutende Oberfläche hinterlässt. *Viola tricolor* ist bei Tinea capitis wegen auffallenden Uringeruchs – wie Katzenharn – angezeigt.

Gesicht – Das Gesicht ist blass und bleich, die Augen sind eingesunken. Die Muskeln einer Gesichtshälfte sind kontrahiert, die Sprache ist erschwert. Äußerlich eine Art Erysipel, mit brennend-stechenden Schmerzen.
Beim akuten Gesichtserysipel sind *Belladonna* und *Rhus toxicodendron* sehr häufig angezeigt und hilfreich, aber auch *Graphites*, *Euphorbium* oder *Apis* können benötigt werden. In diesem Fall beruht die Indikation vor allem auf Symptomen an anderen Organen. So ist das übrigens auch mit *Carbo vegetabilis*.

Augen – Lähmungsartige Schwere der Lider. Das Sehvermögen ist dahingehend betroffen, dass Kurzsichtigkeit eintritt. Lichtscheu, Hitze, beißende Tränen sowie drückender Schmerz im Augapfel, der sich zum Kopf erstreckt. Stechende Schmerzen in den Augen beim Anblick weißer Gegenstände. Ulzeration der Lidränder. Wenn bei rezidivierenden Gerstenkörnern *Pulsatilla* jedes einzelne bessert, können *Graphites* oder *Staphisagria* für den chronischen Zustand durch die allgemeinen Symptome angezeigt sein; beide haben in zahlreichen Fällen heilend gewirkt.

411 Anders als bei den meisten anderen beschriebenen Arzneien folgt hier die „Allgemeine Analyse" auf die „Spezielle Analyse".

Ohren – Ohrgeräusche verschiedener Art: Brausen, Klingen, Zischen. Diese sowie ein glucksendes oder knackendes Geräusch werden hervorgerufen durch Bücken und das anschließende Aufrichten, durch Aufstoßen, Essen und allgemein das Bewegen der Kiefer. Ähnlich wie bei *Silicea*, *Lachesis* und *Gelsemium* deuten diese Symptome auf eine Affektion der Eustachi-Röhre (und vielleicht des äußeren Gehörgangs). Graphites hat in zahlreichen Fällen von Schwerhörigkeit geholfen. Jucken des äußeren Ohres und der Wangen vor den Ohren. An den gekratzten Stellen tritt Lymphe aus, und es bildet sich eine wunde Stelle.
In einem Winkel hinter dem Ohr entsteht ein Riss – roh, nässend und sehr schmerzhaft, ähnlich den Rissen bei aufgesprungenen Händen.
Ähnliche dort lokalisierte Risse werden bei Kindern im Zahnungsalter oder danach beobachtet. Graphites ist dabei ein wertvolles Mittel, ebenso *Calcarea carbonica*, das aufgrund anderer Symptome noch eher angezeigt sein mag.

Nase – Erhöhte Empfindlichkeit des Geruchsinns. Krusten in den vorderen Nasengängen. Gelegentliches Nasenbluten, mit Völlegefühl im Kopf und Hitze des Gesichts.

Mund – Um den Mund herum, auf den Lippen und dem Kinn Ausschlag und schorfige Geschwüre. Schwellung der Unterkieferdrüsen. Der Atem stinkt oder riecht nach Urin.
Zahnfleisch geschwollen und wund. Der Zahnschmerz ist schlimmer im Bett und durch Wärme.
Eine Art Krampf im Hals, als sei das Schlucken unmöglich.

Verdauungstrakt und -tätigkeit – Die Zunge ist stark belegt; der Geschmack ist bitter, es besteht viel Schluckauf und Aufstoßen von bitterem oder saurem, grünem Wasser.
Abneigung gegen Fleisch und Süßigkeiten; viel Durst; Übelkeit, auch bei starkem Hunger. Graphites verursacht zahlreiche Symptome nach dem Essen, zum Beispiel Kopfschmerz, Schläfrigkeit, Zusammenlaufen von Wasser im Mund, Augenbrennen, Kolik, Völlegefühl im Bauch. Schneidende, brennende und ziehende Schmerzen im Bauch. Vor allem aber ist der Bauch gespannt, als sei er von Luft aufgebläht, die an verschiedenen Stellen des Leibes eingeklemmt scheint. Drängen gegen den Bauchring, bevor Blähungen abgehen.[412]
Diese Symptome – die abnormen Empfindungen und Begleitsymptome nach dem Essen, die Blähungsbildung – deuten auf eine langsame und unvollständige Verdauung, was wiederum durch den Stuhl der charakteristischen Graphites-Diarrhö illustriert wird: breiiger, halb verdauter, brauner Stuhl, der abscheulich stinkt.

412 Vgl. CK III, Symptom Nr. 485.

Rektum – Heftige Stiche im Rektum, ein beißender oder schneidender und wunder Schmerz; auch viel Juckreiz. Der Anus ist geschwollen, die Venen sind vergrößert, treten hervor und sind wie wund. Diese Symptome haben zur erfolgreichen Anwendung von Graphites bei der so schmerzhaften Fissura ani geführt, die mit homöopathischen Arzneien rasch und dauerhaft geheilt werden kann; eine chirurgische Intervention ist überflüssig. *Ignatia, Nitricum acidum, Platina, Plumbum, Paeonia* und *Ratanhia* sind weitere Arzneien, die angezeigt sein können und sich bei der Afterfissur bewährt haben.

Stuhl – Es gibt zwei verschiedene Zustände. Auf der einen Seite die Verstopfung; die Stühle sind hart, klumpig, werden mit Mühe abgesetzt und sind oft mit Schleim oder Blut verbunden. Gelegentlich besteht erfolgloser Stuhldrang. Auf der anderen Seite haben wir die Diarrhö; die Entleerungen sind nicht häufig und finden im Allgemeinen vormittags statt; breiig, braun, halbverdaute Speisen beinhaltend; von unerträglichem, fast fauligem Gestank; die Entleerungen sind nicht schmerzhaft, werden aber oft von Blähungsabgang begleitet. Ich kann nicht sagen, welcher dieser beiden Zustände die Erst- und welcher die Nachwirkung[413] darstellt. Bezugnehmend auf eine in jüngerer Zeit stark verbreitete Theorie, fühle ich mich gezwungen zu sagen, dass es hinsichtlich der Dosis unerheblich ist, welcher nun primär und welcher sekundär ist. Ich habe mit der 200. Potenz sowohl Verstopfung als auch Diarrhö geheilt.

Urin ist vermindert. Ein schneidender Schmerz begleitet die Entleerung. Der Urin ist dunkel und hat ein weißes oder rötliches Sediment.

Genitalorgane. Männliche – Das sexuelle Verlangen ist bedeutend gesteigert, doch die Kraft ist vermindert. Es kommt zur Ejakulation, ehe die Erektion vollständig ist. Kraft dieser Wirkung hat sich Graphites bei sexueller Schwäche als hilfreich erwiesen, die sich durch lebhaftes Verlangen mit unvollständiger Erektion und zu rascher oder früher Ejakulation auszeichnet; ein Zustand, der manchmal auf gewohnheitsmäßige Masturbation folgt, die man sich in der Kindheit angeeignet und früh wieder aufgegeben hat.

Geschwollene Hoden – Es ist zu betonen, dass Graphites erfolgreich bei der Behandlung der Hydrozele eingesetzt wurde. Andere Mittel hierfür sind *Clematis, Rhododendron, Aurum* und *Spongia*.

Die **weiblichen Genitalien** zeigen viele Symptome, die auf Graphites als Heilmittel bei entsprechenden Krankheiten hinweisen.
Die Menses sind verspätet und spärlich; sie kündigen sich einige Tage vor dem Durchbruch der Blutung an. Mit Beginn der Regel setzt eine Vielzahl von Begleitsymptomen ein (wie bei *Sepia*), beispielsweise Heiserkeit mit trocke-

413 Siehe Glossar.

nem Husten, abendliche Kopfschmerzen, Schwellung der Füße und schmerzloses Anschwellen der Wangen, Frostigkeit, krampfartige Wehenschmerzen, Rückenschmerz.

Hahnemann bezeichnet Graphites als „oft unersetzlich", „wo langwierige Leib-Verstopfung und mehrere Tage zögernder Monatsfluß beschwerlich zu sein pflegt."[414]
Reichlicher und dünner Fluor, der eine beißende Empfindung, wie wund gefressen, in der Vagina verursacht.

Auf die **Atmungsorgane** übt Graphites keine bedeutende Wirkung aus. Es ruft Schnupfen hervor, gegen Abend auftretende Heiserkeit, die von Kopfweh begleitet wird; Rohheit in der Brust und ein Kitzeln im Hals, was zu trockenem Husten reizt, der aber keine Auffälligkeiten aufweist. Es besteht etwas Atemnot.

Die Brustwarzen sind schmerzhaft und empfindlich und neigen zur Rhagadenbildung.
Die praktische Erfahrung hat gezeigt, dass Graphites ein wertvolles Arzneimittel für wunde Brustwarzen bei Stillenden ist. Die Spitze der Brustwarze weist Risse und Fissuren auf, aus denen ein klares Sekret sickert. Diese Neigung zur Bildung von Fissuren oder Rissen in der Haut scheint für Graphites charakteristisch zu sein.

Extremitäten – Neben drückenden und ziehenden Empfindungen sowie einem undeutlichen Gefühl von Mattigkeit, wie es so vielen Mitteln eigen ist, die tief auf den Organismus einwirken, sehen wir dort keine deutliche Wirkung mit Ausnahme der Effekte auf die Haut: Erysipel der Hände, Ekzeme an den Fingern, Ekzeme und Impetigo an Beinen und Zehen. Im Bereich dieser Ausschläge kommt es zu stechenden Schmerzen und ausgeprägter Wundheit. Ekzembildung zwischen den Beinen und am männlichen Genitale ist eine Wirkung von Graphites.
Die Füße schwitzen massiv; der Schweiß ist nicht übel riechend wie unter *Silicea*, aber schon mäßiges Gehen verursacht Wundheit zwischen den Zehen, so dass die Stellen roh werden. Schließlich werden noch die Seiten und Wurzeln der Finger- und Zehennägel wund, geschwürig und geschwollen und überaus schmerzhaft.
Graphites ist eine unserer besten Arzneien für den so genannten „eingewachsenen Zehnagel". *Silicea* und *Hepar sulphuris* sind dabei ebenfalls wertvoll und zu bevorzugen, wenn die allgemeinen Symptome es erfordern.

414 Siehe CK III, S. 294.

Hinsichtlich des **Schlafs** ruft Graphites eine starke Schläfrigkeit am Tage hervor; der Kranke geht früh am Abend schlafen, doch kommt es in der Nacht zu Schlaflosigkeit, Sichumherwerfen, Hitze und Bangigkeit. Diese Symptome ähneln stark denen von *Sulphur*. Träume sind ängstlich und beunruhigend. Zuletzt fällt der Patient in einen tiefen und dumpfen Morgenschlaf. (Dies ist anders als bei Sulphur.)

Fieber wurde beobachtet. Abends herrscht Kälte vor, und es kommt zu einem Anfall pro Tag: Er beginnt mit Schüttelfrost, gefolgt von Hitze im Gesicht und kalten Füßen, gegen Morgen dann Schweiß.[415]
Im Allgemeinen führt schon eine gelinde Anstrengung zum Schwitzen.

Die **Stimmung** ist erregt und reizbar.

Die Wirkung auf die **Haut** ist sehr ausgeprägt: feuchter Ausschlag, Ekzeme, Impetigo sowie Fissuren oder Risse an Fingern, Mundwinkeln, Brustwarzen, After und zwischen den Zehen.
Bereits vor der Prüfung bestehende Geschwüre werden empfindlich gegen Berührung und Bewegung, mit reißenden und stechenden Schmerzen.

Die Wirkung von Graphites auf die Haut, den Verdauungsapparat sowie die männlichen und weiblichen Genitalien ist von großer Bedeutung. Es ist ein besonders ausgeprägtes Polychrest.

Lachesis[416] (1. Mittelbeschreibung)

Gift der Lachesis trigonocephalus; Buschmeisterschlange

Dieses Mittel wurde von Dr. C. Hering zubereitet und unter seiner Leitung geprüft. Die Ergebnisse wurden im „Archiv für die homöopathische Heilkunst“[417] und in seiner Monographie „Wirkungen des Schlangengiftes“ veröffentlicht.[418]

Die von Dr. Hering übermittelten Symptome stammen sowohl vom Biss als auch aus der inneren Anwendung. Es besteht ein eindeutiger Bezug zwischen diesen beiden Symptomarten, wobei sich bei innerer Anwendung feinere Nuancen subjektiver Symptome zeigen als unter den schweren Bissfolgen.

---

415 Ob Dunham hier Recht hat, ist zumindest fraglich. Symptom Nr. 1132 [CK III] beschreibt den „Wechselfieberanfall“, aber ohne den Schweiß, im Gegenteil: „[...] ohne Schweiß darauf.“

416 Im Original finden sich zwei Vorlesungen zu Lachesis – zum einen die hier vorliegende, zum anderen eine ergänzende Arbeit in Bd. 2. Es erschien sinnvoll, für die deutsche Übertragung die zweite Arbeit direkt an die erste anschließen zu lassen.

417 Archiv für die homöopathische Heilkunst 10 (1831) 2, 1–22; 13 (1833) 1, 165–168; 14 (1834) 1, 170–172.

418 Hering, C.: Wirkungen des Schlangengiftes. Allentaun u. Leipzig: Kummer 1837.

Spezielle Analyse

Sensorium – Geistesabwesenheit, Unfähigkeit zu denken. Muss nachdenken, wie Worte richtig geschrieben werden. Fehler beim Schreiben und Lesen. Schwindel, vor allem beim Schließen der Augen, beim Hinsetzen oder Hinlegen (*Theridion*). Schwindel mit Taumeln. Tödliche Blässe (manchmal Übelkeit und Erbrechen).

Kopf – Tief in verschiedenen Bereichen des Kopfes sitzende Schmerzen, schlimmer auf der linken Seite. Im linken Stirnhöcker ein wunder Schmerz, schlimmer am frühen Morgen – schlimmer bei Druck auf die schmerzhaften Bereiche. Wunder Druckschmerz über den Augen, erstreckt sich zur Nasenwurzel und die Nase herab. Schweregefühl beim Erwachen, mit Übelkeit und Schwindel, wie es durch Einwirkung von Sonnenhitze hervorgerufen wird. Lachesis wirkt heilend bei Sonnenstich. Drückender Schmerz in der Stirn von innen nach außen. Berstendes Klopfen und wogender Schmerz in der Stirn, allgemein schlimmer nach Schlaf und beim Bücken, verbunden mit Schwindel, gelegentlich mit Übelkeit und mit Schwäche der Glieder und des Geistes.

Kopfhaut – Empfindlich, vor allem auf der linken Seite, als sei sie von der Sonne verbrannt.

Augen – Die meisten Symptome sind subjektiver Natur und bestehen aus Schmerzen oberhalb der Augen. Schmerz und Druck in den Augen, schlimmer bei Berührung und Bewegung. Jucken und Stechen in den Augen.
Das aufgrund dieser sowie anderer, andere Organe betreffende Symptome gegebene Lachesis hat sich bei Entzündung der Lidränder sowie bei Ulzeration der Hornhaut als heilsam erwiesen. Das Sehvermögen ist betroffen, wird schwach, Gegenstände werden nicht gut erkannt. Vor den Augen liegt Nebel; es erscheinen auch schwarze, flackernde Gegenstände vor den Augen und ein hellroter Ring um die Kerzenflamme.

Ohren – Wundgefühl der Mastoidregion. Schwellung zwischen dem Ohr und dem Processus mastoideus, mit Steifheit, Schmerz und Pulsieren. Stechender und bohrender Schmerz tief im linken Ohr, mit einer unangenehmen Empfindung zwischen Ohr und Rachen. Die Ohren sind wie verstopft, und es besteht Taubheit. Gleichzeitig werden abnorme Geräusche, d. h. Zirpen, Brausen und das für Lachesis typische Hämmern als Empfindung oder Geräusch in den Ohren vernommen. Diese Geräusche ersterben für eine Weile, nachdem der Finger in den Gehörgang gesteckt und dort hin- und herbewegt wurde. Sie gründen vermutlich auf Verstopfung der Eustachischen Röhre.

Nase – Nasenbluten ist ein häufiges Symptom, sowohl nach Bissen als auch bei innerer Anwendung. Es erscheint vor den Menses, begleitet den Kopfschmerz,

tritt vor allem am frühen Morgen auf und wird häufig durch Schnäuzen ausgelöst.
Wundheit mit Absonderung von Wasser, die Wundheit bleibt lange bestehen, nachdem der Schnupfen aufgehört hat. Hartnäckiger Schnupfen, abwechselnd fließend und trocken, plötzlich erscheinend.
Lachesis hat sich bei hartnäckigem Schnupfen, bei auf unterdrücktem Schnupfen zu basieren scheinenden Beschwerden sowie bei Folgekrankheiten von Influenza als wertvolles Mittel erwiesen. Ebenso bei Ozaena mit Verdacht auf syphilitischen Einschlag.

Gesicht – Gesichtsfarbe blass, gelb, erdig. Augen eingesunken.
Prosopalgie. Reißen über der Augenhöhle. Ziehen und Reißen im Jochbeinknochen, erstreckt sich zum Ohr. Graben und Herumschrauben im Jochbeinknochen. Schwellung des Gesichts, die ein Schließen der Augen bewirkt, schlimmer auf der linken Seite.
Erysipel, schlimmer unter dem linken Auge. Lippenschwellung, Verzerrung des Gesichts.

Zähne und Kiefer – Reißen und Klopfen, besonders an den Zahnwurzeln, schlimmer nach Schlaf und durch kalte oder warme Getränke, mit Schwellung des Zahnfleischs, am Ende erfolgt Eiterabsonderung. Hervorragendes Mittel bei durch einen abgestorbenen Zahnnerv eines zerstörten oder plombierten Backenzahns verursachter Periodontitis, die in einen Abszess mündet. Das Zahnfleisch blutet leicht.

Mund – Brennen im Mund und Wundheit am harten Gaumen.
Speichelfluss. Brennen wie von Pfeffer. Zunge weiß, gelb, schwärzlich. Zunge steif, schwer herauszustrecken. Sie zittert beim Herausstrecken. Lähmung der Zunge.
Zunge geschwollen; ulzeriert.
Gangrän der Zunge. Mühsames Sprechen, als sei die Zunge zu schwer. Unverständliches Sprechen nach einem Schlaganfall.
Entzündliche Schwellung des Gaumensegels.

Rachen und Speiseröhre – Empfindung von Hohlheit im Hals, als sei die Speiseröhre verschwunden (*Phytolacca decandra*). Rohheit im Rachen. Empfindung eines Klumpens im Hals, gewöhnlich in der linken Seite, behindert das Schlucken, schlimmer beim Schlucken, es zieht dann ein scharfer Schmerz in das Ohr. Ständiges Bedürfnis zu schlucken, als hafte ein Schwamm oder ein Knopf in der linken Seite des Rachen, schlimmer durch Schlucken von Speise. Dunkelrote Schwellungen, mit Geschwüren oder gangränösen Flecken. Mundgeruch.

Das Schlucken ist schwierig. Abnorme Kontraktionen der Rachenmuskeln. Speise kommt wieder zur Nase heraus. Als sitze ein Stück trockener Haut im Rachen.
(Tonsillitis beginnt auf der linken Seite. Lippe.[419])

Geschmack schlecht, bitter, faulig, schal. Appetitverlust, aber Schwäche wie zur Ohnmacht durch Fasten. Leeres, ohnmächtiges Gefühl im Magen. Verdauungsschwäche, Unwohlsein durch Speise, vor allem bei Säufern.

Magen – Speise kommt wieder hoch. Übelkeit und Erbrechen mit Schwindel und ohnmachtartiger Schwäche.
Empfindlichkeit im Epigastrium. Nagen vor einer Mahlzeit.
Druck gegen das Herz hin. Alle Symptome sind schlimmer nach Schlaf.
Empfindung in Magen und Bauch, als ziehe sich dort etwas zu einem Klumpen zusammen.

Hypochondrien – Kann enge Kleidung um die Hypochondrien nicht ertragen (charakteristisch). Schmerz beim Husten wie bei einem Geschwür. Schmerz in der Leber, als ziehe sich etwas zu einem Klumpen zusammen, als habe sich dort etwas festgesetzt.

Bauch – Spannung. Schmerz, als würde Durchfall einsetzen. Stiche in verschiedene Richtungen, zum Beispiel vom rechten Darmbein durch Bauch und Brust bis zur Schulter. Stöße während den Menses, Wundheit und scharfer Schmerz in der linken Eierstockgegend, kann nicht auf der linken Seite liegen, weil diese herabhängt, und rollt sich auf die andere.[420]
Empfindlich; kann das Gewicht und den Druck der Kleidung im Stehen nicht ertragen, muss den Bauch stützen, er drückt auf den Uterus.

Schmerzhafte Schwellung und Verhärtung in der rechten Bauchseite, zwischen Darmbeinkamm und Nabel; Brennen, Pulsieren etc. sowie Schmerzen, die sich zu den Hüftgelenken erstrecken etc.

Stuhl – Verstopfung. Harte Stücke wie Schafskot. Schwierige Entleerungen, wie bei Schließmuskelkrampf. Empfindung, als pressten die Faezes dagegen, ohne

419 Gemeint ist Adolph zur Lippe.
420 Dunham schreibt: „Stabbings during the menses, soreness and sharp pain in left ovarian region, cannot lie on left side because it hangs and rolls over." Zum einen ist dieser Satz kaum eindeutig zu übersetzen. Zum anderen ist die Herkunft des Symptoms nicht zu bestimmen. Es ist als Prüfungssymptom bei Hering nicht verzeichnet. Ein klinisches Symptom, von dem bereits G. H. G. Jahr 1848 in seinem „Ausführlichen Symptomen-Kodex der homöopathischen Arzneimittellehre" auf S. 593 berichtet („Schmerz im linken Schooße, [...] mit schmerzhaften Pressen und plötzlichen öfteren Stichen, wobei sie nur auf der linken, nicht auf der rechten Seite liegen kann, weil es da wie herüberfällt.") lässt Zweifel an Dunhams Version aufkommen. Dunhams Angabe, dass die Kranke aus den genannten Gründen nicht auf der linken Seite liegen kann, kann daher nicht bestätigt, andererseits aber auch nicht sicher widerlegt werden.

abzugehen. Hell gefärbte, abwechselnd durchfällige, trockene und harte Stühle.
Aashafter Geruch des durchfälligen Stuhls. Blut und Eiter.

Ziehen und Hämmern im After. Drängen wie zur Stuhlentleerung, schlimmer im Sitzen. Macht schwach, kann nicht aufstehen. Analprolaps, mit Blutung.

Harnorgane – Häufiges Wasserlassen. Urin spärlich und dunkel, trübe mit dunklem Satz.

Genitalorgane. Männliche – Geschwächter Zustand.

Genitalorgane. Weibliche – Menses spärlich und eher verspätet, vor und während den Menses viele Begleitsymptome (nervöse Anfälle). Leukorrhö vor den Menses, reichlich, scharf und dick. Uterus sehr empfindlich auf Berührung. Kann im Uterusbereich weder äußeren Druck noch das Gewicht der Kleidung ertragen.
Im Klimakterium Hitzewallungen. Schmerz im Uterusbereich, täglich zunehmend, bis eine blutige Absonderung einsetzt, dann aufhörend, um nach wenigen Tagen wieder aufzutreten.

Kehlkopf und Husten – Schmerz bei Berührung des Kehlkopfes und beim Hinlegen. Klopfen und Engegefühl. Schwellungsgefühl, Rohheit, Kratzen und Neigung zu Schlucken. Empfindung eines Pflockes, der sich auf- und abwärts bewegt, mit kurzem Husten. Heiserkeit, schlimmer am Abend, verbunden mit einer Empfindung, etwas müsse nach oben geräuspert werden.
Husten im Allgemeinen trocken, krampfhaft, ausgelöst durch Kitzeln im Hals, Rauch, Druck auf den Kehlkopf sowie durch Berührung, Zurückwerfen des Kopfes etc. Schlimmer jedes Mal beim Erwachen; schlimmer durch Essen; muss immer die Tafel verlassen. Manchmal schleimiger und blutiger Auswurf (letzterer im Allgemeinen bei Herzleiden), andererseits dickes, gelbes Sputum bei Verdacht auf Phthisis pulmonalis.

Brust – Atemnot bei Anstrengung, oder begleitend zu anderen Symptomen. Bei Anfall erstickendes Völlegefühl. Kann nicht liegen; muss die Fenster offen haben. Stich in der linken Seite, mit Atemnot, schlimmer beim Husten oder beim Einatmen. Vernachlässigte Pneumonie.
Krampfartiger Schmerz um das Herz. Zusammenschnürende Empfindung, als ob sich in der Herzgegend etwas zusammenschnüre. Unregelmäßiger Herzschlag. Jedes Aussetzen des Herzschlags wird von einer merkwürdigen Empfindung am Herzen und einem Gefühl begleitet, als ob der Kreislauf durch leichtes Husten wieder hergestellt werde. Herzklopfen mit Ängstlichkeit und Schwäche. Krampfartiges, erstickendes Gefühl, mit Herzklopfen bei Anstrengung.

Rücken – Schmerz in den Lenden. Steifheit vom Sakrum zu den Lenden und sich die Oberschenkel herab erstreckend (mit Empfindlichkeit in der rechten Ileozökalgegend). Ziehende Schmerzen und Steifheit in Rücken und Nacken. Schlagen wie von kleinen Hämmern im Rücken und After.
Starke Schmerzhaftigkeit des Nackens bei Berührung und Druck. Äußere Schwellung mit innerer Entzündung und Wundheit. Schwellung und Schmerz in der Gegend der Unterkiefer und Parotiden.

Lahmheit, Spannung und **Taubheit** in den Händen und Füßen. Glieder schwach, matt und zittrig.

Geschwüre: bläulich, livide, schlimmer am Abend, umgeben von kleineren Geschwüren, brennen bei Berührung.

Schlaf – Ständige Müdigkeit und Betäubung. Der Schlaf wird nachts leicht gestört, der Patient ist morgens nicht erfrischt, fühlt sich stets nach Schlaf schlechter.

Fieber [421] – Schleichendes Fieber. Erschöpft und betäubt. Murmeln; eingesunkene Augen, Herabfallen der Unterkiefer, Zunge rot oder schwarz, rissig und blutend, zittert beim Herausstrecken.

Haut – Geschwüre etc. Traumatische Gangrän von aschgrauer Farbe und sehr üblem Geruch.

Allgemeinsymptome – Erschöpfung, Mattigkeit, Schmerzen. Schmerzen in den Knochen. Linkischer, stolpernder Gang, Taubheit der Hände und Füße, Lähmung, geistige und körperliche Erschöpfung. Beständiges Verlangen nach Ruhe. Ohnmacht. Zittern. Schwindel.

Stimmung – Niedergeschlagenheit, Melancholie. Ängstlichkeit in Bezug auf Krankheit, nervöse Reizbarkeit. Trägheit.

Praktische Anwendungen

Lachesis verursacht – wie auch andere Schlangengifte – erstens direkte Schwäche der Herzaktion, zweitens geschwächte Atmung und erschwertes Schlucken, drittens Ungerinnbarkeit des Blutes und viertens, wie Mitchell beim Versuch mit dem *Crotalus*-Gift nachwies, eine echte Zersetzung des Muskelgewebes. Lokal verursacht es Gangrän.

---

421 Dunhams erste Aussage lautet: „Not regular, periodic." Das ist nicht eindeutig übersetzbar, denn es bleibt unklar, ob sich die Verneinung auf beides und das „regular" sich auf „periodic" bezieht. Außerdem hat „regular" viele Bedeutungen. Die Quellen sagen nichts Näheres. Daher wurde diese Angabe nicht übersetzt.

Aufgrund dieser Gegebenheiten kann erstens Tod durch Synkope oder Erstickung, zweitens Ecchymose und Tod durch Blutzersetzung, drittens lokale Gangränbildung erfolgen.

Ferner finden sich spezielle Eigentümlichkeiten der Herz- und Halssymptome etc., die Lachesis charakterisieren.

Die Wirkung auf den Hals beginnt nach A. Lippe auf der linken Seite und erstreckt sich zum Ohr, begleitet von Enge des Kehlkopfes. Innerlich tief rot oder purpurn; äußerlich Schwellung, als sei das Zellgewebe infiltriert; äußere Empfindlichkeit, kein Zungenbelag wie bei *Mercurius*; keine deutlichen scharfen Stiche wie bei *Hepar sulphuris*, auch kein Fieber etc. wie bei *Belladonna*, das eine helle Rötung hat.

Zwei Anwendungsmöglichkeiten bei Scharlach: erstens bei foudroyantem Verlauf, zweitens bei Infiltration und drohender Nekrotisierung des Halses sowie bei Gangrän.

Typhilitis. Hämorrhoiden. Frauenkrankheiten.
Husten etc.

Bei vernachlässigter Pneumonie, oder wenn die Genesung sich verzögert, oder nach Keuchhusten.

Herzerkrankung, Schwäche der Herztätigkeit, Herzklopfen, unregelmäßiger Puls, Druckschmerz etc., kann vor allem nicht liegen, sympathetischer Husten. Geschwüre. Lähmung.

Lachesis (2. Mittelbeschreibung)

Die exzellente und überzeugende Arbeit zu Lachesis von Dr. Lippe in der letzten Ausgabe des „Review“[422] erinnert daran, dass diese Arznei – so sehr sie auch von allen, die sie einsetzen, gelobt wird – von vielen Homöopathen als vollkommen bedeutungslos betrachtet wird.

Diejenigen, die Lachesis in ihrer Praxis nicht benutzen, geben dafür verschiedene Gründe an. Einige bringen die Standpunkte zum Ausdruck, die Dr. Lippe dargelegt hat. Es sind dies theoretische und a priori erhobene Einwände, die niemals und keinen Moment dem Zeugnis der Erfahrung und der posterio stattfindenden Demonstration standhalten können.

422 Dunham nennt folgende Quelle: Lippe, A.: Lachesis. In: American Homoeopathic Review, June (1863) 552.

Andere scheuen sich vor der Anwendung, weil sie das Mittel nicht in der Urtinktur, in der ersten Dezimalpotenz oder in einer anderen unterhalb der sechsten Potenz erhalten können. Sofern sie – aus Glaubens- oder Erfahrungsgründen – gegen „infinitesimale" Arzneien eingenommen sind, können sie Lachesis gar nicht geben, da sie es nur in „infinitesimaler" Form bekommen könnten.

Zweifellos ist es vielen ernst mit diesem Einwand. Man muss aber befürchten, dass einige wenige gerne von einem derart schönen Vorwand Gebrauch machen, um sich ein Studium der langen Liste der von Lachesis hervorgebrachten Symptome zu ersparen. Es ist schade, dass diese ganze Gruppe von Gegnern sich nicht dazu durchringen konnte, die Kräfte von Lachesis mittels praktischer Erprobung ehrlich zu prüfen. Das Ergebnis wäre ein im doppelten Sinne glückliches: Es würde ihnen in Bezug auf ein höchst wertvolles Mittel Klarheit verschaffen und gleichzeitig würde es die Wirkung infinitesimaler Gaben zufriedenstellend dokumentieren.

Eine dritte Klasse von Gegnern macht die Prüfung von Lachesis schlecht, und das mit sehr ungewöhnlichen Argumenten. Hält man die Prüfung für schlecht, weil sie nur fragmentarisch ist? Spärlich ist? Nur wenige Symptome ergibt? Nicht sorgfältig zusammengestellt ist? Derartige Kritik wurde – mehr oder weniger berechtigt – an vielen Prüfungen unserer Materia medica geübt. Aber nein – der Einwand gegen die Lachesis-Prüfung ist, dass sie zu umfassend sei, es seien „zu viele Symptome", sie sei zu gründlich ausgearbeitet! „Kann denn", so fragt man, „ein einziges Mittel so viele Symptome produzieren?" Die Antwort ist leicht: „Nein!" Die Konsequenz liegt auf der Hand: „Einige Symptome müssen also falsch sein." Dann kommt es zu der Schlussfolgerung: „Einige sind unecht, aber wir können nicht sagen, welche das sind. Deshalb müssen wir alle anzweifeln, und mit ihnen das Arzneimittel!"

Einer der ältesten und bekanntesten homöopathischen Ärzte Amerikas sagte dem Verfasser: „In der amerikanischen Ausgabe von ‚Jahrs New Manual' umfasst Lachesis dreißig Seiten. Würde man diese auf eine gedrängte Übersicht über die verifizierten und unzweifelhaften Lachesissymptome reduzieren, benötigte man wohl kaum mehr als drei Seiten für Lachesis, das räumt wohl selbst Dr. Hering ein. Aus diesem Grunde lehne ich die ganze Prüfung ab und verordne das Mittel nie."

Darauf musste ich wie folgt antworten:

„Ich bezweifle nicht, dass in jedem Weizenfeld das Verhältnis von Streu, Stroh und Stoppeln zu brauchbarem Weizen ungefähr zehn zu eins ist. Trotzdem unterzieht sich der Bauer um der zehn Prozent Weizen willen freiwillig der Mühe des Mähens, Dreschens und Worfelns. Er würde nie daran denken, auf das in seinem Feld wachsende Getreide angesichts des zehnfachen Übergewichts von Spreu zu verzichten. Wenn nun aber, wie Sie sagen, jene dreißig Seiten nur drei Seiten – oder auch nur eine Seite – Symptome enthalten, die bestätigt und zuverlässig sind – wie kann dann ein verantwortungsvoll verordnender Mensch wie Sie es verweigern, sich diese Symptome anzueignen und das Arzneimittel, das sie hervorgerufen hat, in seiner Praxis einzusetzen?"

Diese Frage, auf die ich seinerzeit keine abschließende Antwort erhielt, richtet sich an alle, die den Standpunkt jenes Arztes teilen.

Wenn unter den über 3.000 Symptomen, die man Lachesis zuschreibt, auch nur dreißig oder gar nur drei Symptome sind, die zuverlässig und charakteristisch für Lachesis sind, dann ist es vorstellbar, dass ein Fall vorkommt, der gerade diese Symptome und keine anderen aufweist und der daher nur mit Lachesis und mit keinem anderen Mittel geheilt werden kann. Wie können jene Herren, die von vornherein festlegen, dass sie mit 2.070 oder 2.097 Symptomen nichts zu tun haben wollen – wie können diese, trotz ihres klaren Verstands, das Risiko eingehen, einen derartigen Fall in Behandlung zu bekommen und daran zu scheitern, weil sie die Charakteristika von Lachesis nicht kennen?

Die Kritik an Länge und Umfang der Lachesis-Abhandlung kommt von denjenigen, die die Seiten des Jahr'schen Handbuchs überflogen und nicht von denen, die ein ernsthaftes Studium der Symptome angestrengt haben. Die Letztgenannten erheben keine solchen Klagen. Im Gegenteil: Sie haben keine nennenswerten Schwierigkeiten damit, sich ein klares Bild über die Beziehungen von Lachesis zu krankhaften Zuständen zu schaffen. Die Leichtigkeit, mit der ihnen dies gelingt, verdanken sie in erster Linie der Umsicht, mit der Dr. Hering diese Prüfung erarbeitet hat, seiner unglaublichen Mühe, die er sich bei der Zusammenstellung der Symptome gemacht hat, der Vorsicht, mit der er es vermied, pathogenetisch Zusammenhängendes zu zergliedern, sowie der Wiederholung einer jeden Symptomengruppe in jeder Rubrik, zu der sie einen Bezug hat. Aufgrund dieser Qualitätsmerkmale wurde die Originalprüfung von Lachesis zu einem Vorbild bezüglich Vollständigkeit und Klarheit der Zusammenstellung, andererseits stellt gerade ihr Umfang ein Schreckensbild für den zaghaften Leser dar.

Es ist aber davon auszugehen, dass vorgefasste Zweifel an der Wirksamkeit eines Arzneimittels oder irgendwelche praktischen Schwierigkeiten beim Beherrschen der Symptome die Ärzte nicht vom Studium und Einsatz des Mittels abhalten, wenn man ihnen die Zeugnisse derjenigen vorlegt, die es bereits erfolgreich eingesetzt haben.

Im Jahre 1850, als ich bei der Autopsie einer an Wochenbettperitonitis Verstorbenen assistierte, zog ich mir eine Sektionsverletzung am linken Zeigefinger zu. Innerhalb einer Woche hatte sich der Umfang des Fingers vervierfacht, Hand und Unterarm waren stark angeschwollen und ödematös, eine verhärtete, rote Linie zog sich vom Handgelenk bis zur Achsel. Die Achseldrüsen waren geschwollen. Arm und Hand schmerzten stark; die ganze linke Seite war teilweise gelähmt. An konstitutionellen[423] Symptomen bestanden: außerordentliche Entkräftung (weswegen man die Krankheit zunächst irrtümlich für einen Typhus hielt), schleichendes, von Murmeln begleitetes Delirium in der Nacht, ausgeprägte Verschlimmerung der Qualen und der Erschöpfung beim Erwachen aus dem Schlaf. Der Allgemeinzustand wurde immer schlechter, es bildeten sich tiefe Abszesse im fibrösen Gewebe des Fingers und der Hand. Kein homöopathischer Arzt war in der Nähe. Die anwesenden allopathischen Chirurgen rieten zu Kalomel und Opium, stellten aber eine recht entmutigende Prognose. Ich weigerte mich, diese Arzneien einzunehmen, und entschied mich, den Ausgang des Falles Lachesis zu überlassen. Die erste Gabe (der zwölften Potenz) wurde am dritten Krankheitstage[424] eingenommen und von da an fünf Tage lang drei Mal täglich eine Gabe. Bis dahin waren die konstitutionellen[425] Symptome schrittweise abgeklungen. Die Wiederherstellung des Fingers erfolgte langsam, aber vollständig. Die Wirkung von Lachesis war für mich unübersehbar.

Aus meinen Praxisaufzeichnungen:

9. April 1860. Josephine Birmingham, neun Jahre alt, von ordentlicher Statur, hatte im vergangenen Winter einen heftigen Scharlach durchgemacht. Seitdem war sie schwächlich und schwerhörig. Vor neun Tagen hatte sie Kontakt zu Masern. Am sechsten Tage danach erschien das Exanthem, mit reichlicher Absonderung aus den Ohren. Gestern (am 8. April) hörte diese Absonderung plötzlich auf und das Exanthem war verschwunden. Unmittelbar darauf wurde sie sehr schwach und hinfällig; ein wildes, murmelndes Delirium stellte sich ein. Sie hatte starken Durst, trank aber immer nur wenig auf ein Mal. Die Haut war in auffallender Weise beißend heiß.

Ich sah sie zum ersten Mal am neunten Tag um 11 Uhr. 24 Stunden lang hatten sich Delirium und Stupor abgewechselt; sie war ohne Verstand; befand

423 Siehe Glossar.

424 Der exakte zeitliche Ablauf der Erkrankung ist unklar. Eingangs schreibt Dunham von einer nach einer Woche sich darstellenden Schwellung.

425 Siehe Glossar.

sich in einem von leisem Gemurmel begleiteten Delirium; der Puls war weich, wellenartig, kaum zählbar; es bestand eine brennende Fieberhitze auf der Haut; die Atmung wurde von Stöhnen begleitet, sie war sehr schnell, pfeifend; gelegentlich einzelne Hustenstöße, denen jeweils ein Stöhnen und ein Griff an den Hals folgten, als wolle sie sich die Kleidung vom Hals fortreißen. Die Pupillen waren stark erweitert; seit zwei Tagen kein Stuhlgang; Urin spärlich und selten, ich konnte keinen für eine Analyse bekommen. Der Gesichtsausdruck entsprach dem einer Toten, der Atem roch faulig. Ich verordnete Lachesis 30, sechs Globuli in Wasser aufzulösen und davon alle zwei Stunden je einen Teelöffel. Dazu noch kräftige Rinderbrühe, ebenfalls alle zwei Stunden.

Um 18 Uhr traf ich sie in einem Lehnstuhl sitzend an, sie beschäftigte sich mit Spielzeug; der Verstand war wieder da; die Haut hatte eine angenehme Temperatur; der Puls betrug achtzig, war regelmäßig und weich. Die Anwesenden berichteten, dass sie nach der zweiten Gabe ruhig eingeschlafen sei, kein Delirium und keinen Durst mehr gehabt habe. Ich konnte noch feststellen, dass die Augen normal waren, der Husten selten auftrat und schmerzlos war, und so verordnete ich Saccharum lactis.[426]

Das Exanthem erschien nicht wieder. Die Patientin erholte sich weiter, und ich gab weder ein anderes Mittel noch wiederholte ich Lachesis.

Der innerhalb von sieben Stunden stattfindende Umschwung von offenbar bevorstehendem Tod zur Genesung war sehr beeindruckend, ja sogar überraschend.

Im Jahre 1853 herrschte in Brooklyn eine verbreitete Epidemie der so genannten „malignen Pusteln". Dabei erschien ein furunkelartiges Gebilde, meist auf der Unterlippe. Es war sehr schmerzhaft und oft von einem erysipelatösen Hof umgeben. Das ausgeprägteste konstitutionelle Symptom war ein sehr schneller und dramatischer Kräfteverfall, wobei die Kranken innerhalb von 24–36 Stunden vom Zustand normaler Kraft in den vollständiger Entkräftung verfielen. Zunächst griffen die allopathischen Ärzte zu lokalen Anwendungen von Silbernitrat auf die Pusteln. Bei den mir zu Gesicht gekommenen Fällen dieser Art trat der Tod innerhalb von 24 Stunden nach der Kauterisierung ein.

In acht Fällen, die ich selbst behandelte, wurde lediglich Lachesis und kein anderes Heilmittel angewendet. Es linderte den Schmerz ein paar Stunden nach der ersten Gabe, und alle Kranken erholten sich sehr rasch.

426 Es handelt sich dabei um Milchzucker; Placebo.

Drei Mal wurde ich zu Fällen von chronischen Geschwüren an den Beinen (vermutlich syphilitischen Ursprungs) gerufen, bei denen die Sekretion aufgehört hatte. Das betroffene Glied war ödematös, und eine harte, etwas gerötete Schwellung erstreckte sich entlang der Hauptvenen aufwärts. Die starke und plötzlich eingetretene Entkräftung, ein von leisem Murmeln begleitetes Delirium und allgemeine Typhussymptome gaben Grund zu der Annahme, es habe sich eine sekundäre Phlebitis entwickelt. Ein eingehendes Studium der Symptome brachte mich in diesen Fällen dazu, Lachesis zu geben. Die Wirkung ließ nichts zu wünschen übrig – die Patienten erholten sich sofort und alle Symptome der Phlebitis verschwanden zügig.

Während der Diphtherieschwemme in den Hudson-Gebieten in den Jahren 1858 bis 1860 traten viele Fälle auf, bei denen die konstitutionellen[427] Symptome weit ernster waren, als die lokalen Krankheitszeichen im Rachen hätten erwarten lassen. In einigen Fällen, bei denen die Anschwellung im Hals nur gering und eine Rötung der Schleimhaut kaum wahrnehmbar war und die diphtherische Membran lediglich aus zwei, drei kleinen, kaum stecknadelkopfgroßen Flecken bestand, war der Kräfteverfall überaus erschreckend; in sehr kurzer Zeit wurde der Puls langsam, schwach und wie zusammengedrückt, oft zeigte sich kalter, klammer Schweiß auf Stirn und Extremitäten, der Atem roch faulig, der Appetit war vollständig vergangen – die Kranken gerieten erschreckend schnell in einen völlig asthenischen Zustand. Nicht selten hatte die Erschöpfung schon ein beträchtliches Ausmaß angenommen, bevor lokale Anzeichen der Krankheit festgestellt werden konnten.

In all solchen Fällen, in denen die konstitutionellen Symptome die lokalen derart überwogen, bewirkte Lachesis eine sofortige und dauerhafte Besserung; deshalb wurde nur sehr selten ein weiteres Arzneimittel im Anschluss gegeben.

Ich habe einige Fälle von Karbunkeln gesehen, bei denen der Entzündungsprozess sehr langsam fortschritt, die Haut über dem schließlich abgestorbenen Zellgewebe kaum Tendenz zur Geschwürbildung zeigte; als sie am Ende an drei oder vier Stellen perforierte, wurde nur wenig dünne, zuweilen blutige Jauche sezerniert. In der Zwischenzeit hatten sich die konstitutionellen Symptome zu sehr starker Erschöpfung gesteigert, ohne dass vorher oder begleitend jener nervöse oder vaskuläre Erethismus zu beobachten gewesen wäre, der gelegentlich in ähnlichen Fällen eintritt. Lachesis ist das Arzneimittel, auf das ich mich nach meiner Erfahrung bei der Behandlung solcher Fälle verlassen kann, vorausgesetzt, die Symptome erfordern schlussendlich nicht ein anderes Mittel. In den von mir angeführten Fällen entsprachen die Symptome sehr genau denen von Lachesis.

---

427 Siehe Glossar.

Vor etwa einem Jahr wurde ich gebeten, einen Patienten zu übernehmen, der seit mehreren Jahren wiederholt an Karbunkeln und unheilsamen Furunkeln litt. In den letzten vier Monaten vor meinem ersten Besuch hatte er vier aufeinander folgende Karbunkel, von denen keines eine vollständige Entwicklung durchlaufen hatte. Nachdem die das abgestorbene Zellgewebe bedeckende Haut perforiert war, wurde eine geringe Menge jaucheartiger Flüssigkeit sezerniert; danach schlossen sich die perforierten Stellen wieder, ohne dass das nekrotische Gewebe abgestoßen worden wäre. Zurück blieb eine verhärtete Masse, mit dumpfem, brennendem Schmerz, ziemlich empfindlich, aber kaum verfärbt. Nach jedem dieser Karbunkel verschlechterte sich der Gesundheitszustand des Patienten beträchtlich; nach dem letzten Karbunkel ging es ihm so schlecht, dass er ans Bett gefesselt war, mit deutlichem, hektischem Fieber.

Schon bald zeigte ein heftiger Schmerz in und unterhalb der rechten Leiste und entlang der Innenfläche des Femurs, dass in diesem Körperbereich etwas nicht in Ordnung war. Tief in den Oberschenkeladduktoren wurde ein Abszess entdeckt. Ein erfahrener Professor der Chirurgie aus New York eröffnete den Abszess von der Vorderseite des Oberschenkels her (die, da der Kranke auf dem Rücken im Bett liegen musste, die sich präsentierende Oberfläche war), und es entleerte sich ein knapper Liter Eiter. 15 Tage lang wurde der Eiter reichlich weiter gebildet und entleert, währenddessen der Kranke schnell immer schwächer wurde, mit schlimmem hektischem Fieber, vollständigem Appetitverlust und starken lokalen Beschwerden, bis der Fall schließlich mir übertragen wurde. Ich stellte fest, dass das Herausbringen des Eiters eine sehr schwierige Angelegenheit war, da die Öffnung an der oberen Spitze des Abszesses saß. Der Chirurg hatte sich genötigt gesehen, den Eiter mit Hilfe einer Saugpumpe herauszuziehen, die er an das Ende eines Gummischlauchs anschloss, den er zuvor in den Abszess eingeführt hatte. Diese Methode führte ich fort, bis sich der Abszess schloss. Der Patient, dessen Angehörigen und die anwesenden Ärzte hatten jede Hoffnung auf Heilung aufgegeben.

Angesichts der massiven Eiterbildung ist der erste Gedanke natürlich, dass *Silicea* hier das passende Mittel sein könnte. Es wurde auch in verschiedenen Potenzen verabreicht. Jedes Mal verschlimmerte sich der Gesamtzustand des Patienten, ohne sich daraufhin zu bessern.

Ich betrachtete nun die Krankheitsgeschichte des Patienten: die schon über lange Zeit zu beobachtende Abfolge von Furunkeln und Abszessen; die vier abortiv verlaufenen Karbunkel, denen jedes Mal ein deutlicher gesundheitlicher Einbruch folgte und die jeweils schmerzhafte Verhärtungen aus abgestorbenem Zellgewebe hinterließen, das wohl in Verbindung mit dem gesunden Gewebe blieb; der aktuelle Abszess, der sich gleich nach dem letzten aus dieser Serie von Karbunkeln gebildet hatte, als sei das ein sekundärer Abszess, der auf eine Absorption von Eiter bei Pyämie gefolgt ist – alle diese Hinweise führten dazu, diesen Fall Lachesis anzuvertrauen. Ich sagte meinem Patienten dabei noch, dass sich nach meinem Dafürhalten die verhärteten Rückstände der vier Karbunkel im Anschluss an die Ausheilung des Abszesses von Neuem entzünden und abgestoßen würden. Dieser Prozess sei Voraussetzung für eine vollkommene Genesung.

Ich gab Lachesis 200, eine Gabe jeden Morgen, Mittag und Abend. Der Heilungsprozess ging langsam, aber gleichmäßig und erfolgreich vonstatten. Nach zwölf Tagen hatte sich das hektische Fieber gelegt, der Appetit war zurückgekehrt und die Eiterbildung deutlich vermindert. Nach sechs Wochen war der Abszess verheilt. Nach sieben Wochen konnte der Patient an Krücken gehen. Als er sich fast gesund fühlte, kam es aber erneut zu Fieber, und er wurde schwach. Nach einem 24 Stunden dauernden Fieber entzündeten sich die indurierten Überbleibsel des zuletzt aufgetretenen Karbunkels, es bildete sich ein Abszess und das nekrotische Gewebe wurde abgestoßen. Derselbe Prozess zeigte sich an den drei anderen Verhärtungen, und zwar auffallenderweise in der umgekehrten Reihenfolge ihres ursprünglichen Erscheinens. Nachdem der letzte dieser Abszesse verheilt war, nahm der Patient rasch an Gesundheit und Kräften zu und ist seitdem in bester Verfassung. In diesem Fall wurde außer Lachesis kein Mittel verabreicht. Zu Beginn der Behandlung befand sich der Kranke in einem äußerst jämmerlichen Zustand, und kaum jemand hatte gewagt, auf Heilung zu hoffen. Die Besserung setzte ein, sobald er mit der Einnahme von Lachesis begonnen hatte, und schritt fast ununterbrochen fort, bis er völlig wiederhergestellt war.

Nehmen wir einmal an, dass ein absolut gesunder Mann täglich eine Gabe eines Arzneistoffes zu sich nehmen soll, der nach der Prognose eines seit Jahren mit den Wirkungen dieses Stoffes Vertrauten zunächst eine bestimmte Folge von Symptomen auslösen und den Mann am Ende töten wird. Sobald die Einnahme beginnt, stellen sich die zu erwartenden Symptome ein, und schließlich stirbt er – wie man es vorhergesagt hatte. Welches Geschworenengericht würde in solch einem Fall zögern, dies als vorsätzliche Vergiftung anzusehen und denjenigen, der den Stoff verabreicht hat, als Mörder zu verurteilen? Sollte nicht derselbe Beweis, der die Geschworenen erkennen lässt, dass ein Mensch vergiftet wurde, dazu führen, dass die Ärzteschaft es anerkennt, wenn ein Kranker mit Lachesis geheilt wurde? Sollte nicht ein Zeugnis, das bei einem Übeltäter zum Tod durch Erhängen führt, einen Skeptiker bekehren?

Die angeführten Krankheiten, bei denen mir Lachesis fraglos von Nutzen war, sind, zumindest was ihre Bezeichnungen angeht, äußerst unterschiedlich. Pyämie, unterdrückte Masern, maligne Pusteln, Diphtherie, Phlebitis, Karbunkel, – all diese Krankheiten haben nicht notwendigerweise viel gemeinsam. Betrachtet man die von mir beschriebenen Fälle genauer, zeigen sie freilich, ganz unabhängig von ihren verschiedenen Namen, eine große Ähnlichkeit hinsichtlich der Krankheitserscheinungen. In allen Fällen bestand große Erschöpfung, die sich am Verlust der Muskelkraft, an dem langsamen und weichen Puls, dem mit geistiger Abstumpfung einhergehenden Delirium usw. zeigte. So gesehen ähnelten die Fälle solchen, in denen *Arsenicum* angezeigt ist und schon oft seine Heilkraft bewiesen hat. Allerdings zeigten diese Fälle nicht den mit der Erschöpfung verbundenen Erethismus von Kreislauf und Nerven, wie dies für Arsenicum so charakteristisch ist. Andererseits war die Asthenie nicht vollständig genug, um *Carbo vegetabilis* zu rechtfertigen. Hinsichtlich der asthenischen Symptome befindet sich Lachesis möglicherweise zwischen *Arsenicum* und *Carbo vegetabilis*. Diese Aussage lässt unmittelbar an die Brauchbarkeit von Lachesis beim Typhus denken, und wer mit Lachesis vertraut ist, hat in der Praxis gelernt, diesem Mittel bei der Behandlung bestimmter Formen derartiger Erkrankungen große Bedeutung zuzumessen.

Pulsatilla

Anemone pratensis, Pulsatilla nigricans; Küchenschelle

Ich beginne eine weitere Reihe von Vorlesungen zur Materia medica mit dieser Arznei, weil sie einerseits sehr eingehend geprüft und durch praktische Anwendung bestätigt wurde und andererseits eines unserer wichtigsten Polychreste darstellt.

Mit „**Polychrest**" bezeichnet man diejenigen der Arzneimittel, die in der Praxis am häufigsten eingesetzt werden und ein breites Spektrum von Anwendungsmöglichkeiten aufweisen.[428]

Es wäre jedoch ein Irrtum anzunehmen, dass ein Polychrest, das wir tagtäglich in der Praxis benötigen, in einem bestimmten Fall nützlicher wäre als die in diesem Fall angezeigte Arznei, auch wenn wir sie nur ein Mal im Jahr ver-

428 Vgl. Hahnemanns Äußerungen in RA I, S. 193: „Es giebt einige wenige Arzneien, deren meiste Symptome mit den Symptomen der gewöhnlichsten und häufigsten Krankheiten des Menschen, wenigstens in Europa, an Ähnlichkeit übereinstimmen und daher sehr oft hülfreiche homöopathische Anwendung finden. Man könnte sie Polychreste nennen."

ordnen. Man darf niemals vergessen, dass jeder Fall gerade dasjenige Mittel erfordert, das ihm homöopathisch am angemessensten ist, auch wenn es sich um ein insgesamt selten benötigtes Mittel handelt. Kein anderes Arzneimittel, wie bekannt es auch sei und wie oft es auch eingesetzt werden mag, kann ebenso gut sein wie dieses homöopathisch angezeigte Mittel oder gar dessen Platz einnehmen.

Der Tatsache, dass einige Krankheiten sehr verbreitet sind und uns jeden Tag in der Praxis begegnen, beispielsweise Dyspepsien, Bronchialkatarrhe, Diarrhö, eintägige Fieber usw., entspricht, dass gewisse Arzneimittel bei ihrer Prüfung am Gesunden Symptomreihen hervorrufen, die denen jener häufig auftretenden Krankheiten ähneln. Es ist klar, dass diese Arzneien in der Praxis oft angezeigt sind und gegeben werden. Diese Arzneien sind unsere Polychreste. Wir müssen sie gut kennen; allerdings ist es auch sehr wichtig, bei der Beschäftigung mit ihnen nicht die übrigen Mittel unserer Materia medica zu vernachlässigen.

Beim Studium der Pulsatilla und aller anderen Arzneimittel sollten wir Hahnemanns anatomischer Anordnung folgen und die Symptome jeder Körperregion aufeinander folgend auflisten; dabei achte man auf die Umstände der Verschlechterung und Besserung und auf die gleichzeitige Manifestation von Symptomgruppen an verschiedenen Stellen. Anschließend verschaffen wir uns einen allgemeinen Überblick über das Mittel und werden uns bemühen, seine Charakteristika und seine speziellen Wirkungskreise zu erkennen. Schließlich werden wir noch die augenfälligeren Anwendungsmöglichkeiten bei häufig anzutreffenden Krankheitszuständen sowie die Ähnlichkeiten zu anderen Arzneimitteln und die entsprechenden Unterschiede berücksichtigen.

Spezielle Analyse

Sensorium – Pulsatilla erzeugt Schwindel, der im Sitzen auftritt, beim Gehen oder Sitzen im Freien aber besser wird. Schwindel, wenn man die Augen nach oben richtet, vor allem beim Bücken, wobei man das Gefühl hat, der Kopf sei zu schwer; ein Schwindel wie betrunken, bei dem der Kopf innerlich heiß und das Gesicht blass ist. Der Schwindel erscheint oder verschlimmert sich am Abend oder nach dem Essen. Hier treffen wir Symptome, die uns in der ganzen Pulsatilla-Prüfung begegnen und die charakteristisch für diese Arznei sind, nämlich: Auftreten oder Verschlimmerung der Symptome am Abend, nach dem Essen, in der Ruhe, Besserung durch Bewegung und beim Aufenthalt im Freien; ebenso Blässe des Gesichts, auch mit der Empfindung innerer Hitze.

Kopf – Der Kopfschmerz sitzt vorwiegend in der Stirn und Supraorbitalgegend sowie in den Schläfen. Es handelt sich um eine Schwere, eine berstende Empfindung in den Schläfen und um ein Klopfen. Diese Empfindungen verschlimmern sich durch Bücken, durch geistige Anstrengung, am Abend sowie beim Drehen der Augen nach oben. Gelegentliche stechende Schmerzen an verschiedenen Stellen des Kopfes, oft nur in einer Kopfhälfte. Dies ist in der Tat eine allgemeine Auffälligkeit der Pulsatilla-Schmerzen; sie beschränken sich oft auf eine Körperseite, wie das auch bei *Ignatia, Thuja, Spigelia, Valeriana* und *Silicea* der Fall ist.[429]
Hier sei hinzugefügt, dass der Pulsatilla-Kopfschmerz in der Regel mit Störungen in anderen Körperregionen gemeinsam auftritt, zum Beispiel mit Beschwerden des Verdauungstraktes oder der Urogenitalorgane (bei Frauen besonders mit Letzterem).

Augen, Augenlider – Die Ränder sind entzündet; hier bilden sich Gerstenkörner. Des Weiteren sind die Lider trocken und krustig, morgens sind sie verklebt. Die Empfindungen in den Augen sind: Stechen und besonders Jucken und heftiges Drücken, mit einer Empfindung, als befinde sich ein Fremdkörper im Auge oder als liege ein Schleier davor, der nicht weggewischt werden kann. Im Freien kommt es zu starkem Tränenfluss und ausgeprägter Lichtscheu.
Das Sehvermögen wird getrübt, aber es ist festzuhalten, dass dies in Verbindung mit Schwindel und Übelkeit zu beobachten ist, woraus zu schließen ist, dass dies funktioneller Natur ist und nicht auf organischen Läsionen des Auges beruht. Gleiches gilt für die übrigen, das Sehen betreffende Symptome; feurige Kreise, sternartige Erscheinungen und Doppeltsehen. Und dennoch sind diese Symptome nicht zu vernachlässigen, individualisieren und charakterisieren sie doch die Störungen anderer Organe und Systeme, bei denen sie begleitend auftreten.

Ohren – Innerlich juckende, stechende und reißende Empfindungen; auch ein heftiger Schmerz wie ein Sichausdehnen oder Pressen nach außen. Das äußere Ohr ist heiß, rot und geschwollen. Absonderung von Eiter aus dem Ohr.
Taubheit, als sei das Ohr verstopft. Gemurmel und Rauschen, synchron mit dem Puls.

---

[429] An dieser Stelle folgt im Original in eckigen Klammern folgender Einschub: „Helonias dioica hat einen drückenden Schmerz in einer Schläfe oder in beiden (an einer kleinen Stelle), eine ‚brennende Empfindung' oben auf dem und vorne im Kopf, die durch Bewegung und geistige Arbeit vollständig zum Verschwinden gebracht wird. Sobald die Bewegung oder die geistige Arbeit unterbrochen wird, erscheint diese Empfindung. – Dr. S. A. Jones". Dies ist wohl eine nachträgliche Anmerkung von Jones. Daher wurde sie gestrichen.

Vor dem Ohr ein ekzemähnlicher Ausschlag, mit brennend-beißendem Schmerz und Schwellung der Nackendrüsen. Stechender Schmerz in der Parotis.
Bei gewöhnlicher katarrhalischer Ohrenentzündung ist Pulsatilla unser bestes Mittel; die Symptome indizieren in solchen Fällen meist Pulsatilla. *Silicea* ist sehr ähnlich.
Bei tiefer sitzenden Entzündungen des Zellgewebes werden *Mercurius, Silicea* oder *Rhus toxicodendron* benötigt. *Tellurium* passt zu einer auffallenden Affektion des äußeren Gehörgangs und des äußeren Ohres.
Die Anzeigen für *Chamomilla* weichen von denen für Pulsatilla hinsichtlich der Gemütsverfassung und vor allem in Bezug auf die große Unerträglichkeit und Ungeduld den Schmerzen gegenüber ab.
Dasselbe gilt für die Indikationen für *Arsenicum* bei Ohrenerkrankungen.

Nase – In der Nasenwurzel bildet sich nahe des inneren Augenwinkels ein Abszess, wie eine Tränenfistel. Die Nasenflügel sind geschwürig, in den Nasengängen besteht ebenso eine Empfindung wie geschwürig. In der Nase ein Geruch wie von einem alten Schnupfen. (Möglicherweise war es dieses Symptom, das einen ersten Versuch mit Pulsatilla bei der Ozaena simplex veranlasste.)

Mund – Die Zunge ist von einem zähen Schleim bedeckt. Eine weiß belegte Zunge stellt eine Indikation für Pulsatilla dar.
Ein gelber Belag am Zungengrund spricht für *Mercurius protoiodatus*[430].

Zähne – Zwei verschiedene Schmerzempfindungen – ein stechender oder wühlender Schmerz, schlimmer am Abend oder in der frühen Nacht; andererseits eine ziehende, zuckende Empfindung, als würde der Nerv erst angespannt und dann plötzlich wieder losgelassen.
Das Zahnweh erneuert sich nach jedem Essen und jedes Mal, wenn irgend etwas recht Warmes in den Mund genommen wird. Verschlimmerung durch Essen und durch Wärme.
Der Zahnschmerz von *Chamomilla* verschlimmert sich durch kalte oder warme Speisen oder Getränke.
Der Zahnschmerz von *Coffea* lässt sich beherrschen, indem man ständig Eiswasser im Mund behält. (Mitgeteilt von Hale,[431] von mir bestätigt.)
Der Zahnschmerz von *Mercurius* wird verschlimmert durch kaltes Wasser im Mund, gebessert durch warmes.
Carbo vegetabilis: Die ganze Zahnreihe fühlt sich zu lang an und ist sehr empfindlich; kann nicht beißen.

---

430 Mercurius protoiodatus = Mercurius jodatus flavus.
431 Es dürfte sich um Edwin M. Hale handeln; die exakte Quelle war nicht zu finden.

Causticum: Zahnfleisch geschwollen; eine Empfindung, als würde der Zahn herausgedrängt; Zähne fühlen sich zu lang an, Verschlimmerung am Abend und durch Essen.
Lachesis: Schwellung [...][432] mit Schwellung der Wange; die Haut fühlt sich gespannt und heiß an sowie spröde, als wolle sie abbröckeln. Klopfen in der Wange. Periodontitis.

Innerer Hals – Beim Schlucken eine Empfindung, als sei das Zäpfchen geschwollen, als ragten die Unterkieferdrüsen in den Hals hinein und seien wund.[433] Außerhalb des Schluckaktes ein Gefühl wie roh und wund im Hals. Empfindung von starker Trockenheit des Mundes, Gaumens und der Lippen; diese Teile sind mit zähem Schleim bedeckt; schlechter Mundgeschmack.

Verdauung – Vielfältige Symptome. Der Geschmack ist auf verschiedene Weise beeinträchtigt und verändert – selten bitter, außer kurz nach Essen oder Trinken. Häufiger findet sich ein saurer Geschmack. Noch charakteristischer für Pulsatilla jedoch ist ein Geschmack nach den genossenen Speisen, der lange Zeit nach deren Genuss in den Mund zurückkehrt und lange dort verbleibt. Pulsatilla verlangsamt die Verdauung in erheblichem Maße.
Hahnemann nennt das folgende Symptom: „Die Speisen haben ihr alle einen allzu salzigen Geschmack [...].“[434] Aufgrund dieses Symptoms gab ich einem Patienten Pulsatilla 200, der sich gerade von einem „Chagres-Fieber“[435] erholte und dem es inzwischen so weit besser ging, dass er in seinem Zimmer sitzen und umhergehen konnte, an jedem Nachmittag aber unter leichten Schüttelfrösten litt, die von einer Hitzewallung und nächtlichem Schweiß gefolgt wurden; appetitlos, niedergeschlagen, kaum durstig, Reizbarkeit und Verdrießlichkeit anstelle der gewohnten Liebenswürdigkeit und ein insofern geänderter Geschmackssinn, als ihm alle für ihn bereiteten Speisen wie versalzen schmeckten. Eine Einzelgabe Pulsatilla beseitigte das letztgenannte Symptom, und nach sechs Tagen waren auch alle anderen verschwunden; schnell gewann er an Kraft und Stärke und erlebte bis jetzt (zehn Jahre später) keine Wiederkehr des Fiebers.

---

432 Im Original folgt: „corresponding to the external fangs of the upper molar.“ Dieser Satz konnte nicht übersetzt werden. In Lilienthals „Homöopathischen Therapeutika“ (Lilienthal, S.: Homöopathische Therapeutika, Bd. 2. Ruppichteroth: Simillimum 1993, S. 638) findet es sich als „die Schwellung korrespondiert mit der äußeren Wurzel der oberen Backenknochen“, was keinen Sinn ergibt.

433 Dunham gibt irrtümlich an, dass dieses Symptom der Unterkieferdrüsen außerhalb des Schluckaktes auftritt; korrigiert gemäß RA II, Symptom Nr. 236.

434 RA II, Symptom Nr. 203.

435 Dunham schreibt irrtümlich „Charges“. Beim Chagres-Fieber handelt es sich um eine maligne Form der Malaria, wie sie am Fluß Chagres in Südamerika vorkommt.

Appetit – Mäßig; oft eine nagende Empfindung im Magen wie von Hunger und dennoch keine Neigung zu irgendeiner Speise.
Durst – Charakteristisch für Pulsatilla ist ein fast vollständiges Fehlen von Durst; in dieser Durstlosigkeit ähnelt ihr *Sabadilla*.
Übelkeit beim Gedanken an oder beim Geruch von, vor allem fetten oder gehaltvollen, Speisen, oder beim Versuch zu essen. Die Empfindung ist etwa so, als kröche ein Wurm die Speiseröhre hinauf; die Übelkeit steigt aus dem Magen hoch.
Erbrechen von Speisen, besonders nachts oder abends; Aufsteigen oder Aufstoßen von Wasser oder Speise in den Mund (Regurgitieren).

Epigastrium – Gefühl, dort liege ein Stein. (*Bryonia* hat dasselbe Symptom.) Klopfen im Epigastrium, mit der dort aufgelegten Hand spürbar. Eine Empfindung, als zöge sich die Speiseröhre wie nach dem Verschlucken eines zu großen Bissens zusammen; dieselbe zusammenziehende Empfindung in den Hypochondrien; sie erstreckt sich nach oben in die Brust und behindert das Atmen.

Abdomen – Empfindung von Spannung und Völle im ganzen Abdomen, auch in den Brustkorb hinauf bis zur Gegend der Mammae. Kneifende und schneidende Schmerzen, vor allem um den Nabel herum, schlimmer gegen Abend.
Viele Blähungen, die man angesichts der Verlangsamung der Verdauung unter der Wirkung von Pulsatilla auch erwarten darf. Blähungen wandern mit lautem Knurren in den Därmen umher und verursachen kneifende Schmerzen; schlimmer beim Erwachen oder gleich nach dem Abendessen.

Äußerer Bauch – Die Bauchwände sind empfindlich gegen Berührung, beim Sitzen oder Husten und vor allem nach einer Stuhlentleerung.

Stuhl – Eine zweifache Wirkung, wobei wir bislang nicht in der Lage sind, Erst- von Nachwirkung[436] zu unterscheiden. Schwer zu entleerender Stuhl, mit viel Rückenschmerz und Stuhldrang, oder häufiger Drang mit ungenügender Entleerung oder ausbleibendem Stuhl; an dessen Stelle erscheint gelblicher Schleim, der zuweilen mit Blut vermischt ist. Andererseits verursacht Pulsatilla nächtlichen Durchfall; der Stuhl besteht aus grünem und scharfem, brennendem Schleim; zuvor sind die Därme in Aufruhr.
Was das häufige Drängen und Pressen zum Stuhl und die Schwierigkeit bei der Entleerung betrifft, ähneln sich Pulsatilla und *Nux vomica*. Unterschiede finden sich bei den allgemeinen Symptomen.
Die aus grünem Schleim bestehende, nachts auftretende Diarrhö ähnelt der von *Dulcamara*, die ebenfalls nächtlich und kaum schmerzhaft ist. Sie ist

436 Siehe Glossar.

jedoch gewöhnlich auf Feuchtigkeitseinwirkung zurückzuführen und wird von rheumatischen Symptomen begleitet; der Pulsatilla-Durchfall dagegen folgt auf Diätfehler, und zwar besonders auf Schweinefleisch und allgemein fette Speisen. Die Entleerung verläuft nicht ohne Probleme, sondern eher wie bei einem Darmkatarrh, mit Krämpfen in der Muskelschicht des Darms.
Pulsatilla hat schmerzhafte blinde Hämorrhoiden, mit Juckreiz, stechenden Schmerzen und Wundheit.

Harnorgane – Druck auf der Blase, wie von Blähungen. Häufiger Drang zum Wasserlassen und schneidender Schmerz während des Urinierens. (Dies weicht insofern von *Cantharis* ab, als hier der Schmerz nach dem Urinieren einsetzt.) Unwillkürlicher Urinabgang, tropfenweise, nachts oder bei körperlicher Anstrengung wie Gehen, Husten usw. Der Urin ist manchmal klar und reichlich, dann wieder spärlich und mit rotem oder bräunlichen Sediment.
Brennen in der Harnröhre beim Wasserlassen.

Genitalorgane. Männliche – Jucken der Vorhaut und des Hodensacks. Die Hoden sind geschwollen, hängen tief herab und schmerzen; spannende und reißende Schmerzen.
Schleimabsonderung aus der Harnröhre, mit Brennen beim Wasserlassen. Verstärkung des Sexualtriebs.
Pulsatilla hat bei Hydrozele, auch bei gonorrhoischer Orchitis geholfen, wird bei Orchitis aber nicht so häufig benötigt wie etwa *Rhododendron, Clematis, Spongia, Aurum* oder *Belladonna*.
Es ist manchmal bei Gonorrhö angezeigt, dies eher aufgrund der allgemeinen als der lokalen Symptome.

Genitalorgane. Weibliche – Umfangreiche klinische Erfahrungen haben die deutliche Wirkung von Pulsatilla auf das weibliche Genitalsystem bestätigt. Ziehende, drückende oder zusammenschnürende Schmerzen in der hypogastrischen Region, wie Wehenschmerzen, die zum Schambereich hin zusammenlaufen. Diese Schmerzen werden durch Zusammenkrümmen gebessert. Im Allgemeinen erscheinen sie kurz vor Eintritt der Menstruation, sind verbunden mit einem Gefühl wie von einem Gewicht oder Stein im Hypogastrium und werden begleitet von Frostigkeit, von einer Neigung sich auszustrecken, und von Gähnen. Die Menses sind verspätet, schwierig und spärlich oder bleiben ganz aus.
Vor den Menses wehenartige Schmerzen, wie oben beschrieben.
Zahlreiche Symptome während den Menses, beispielsweise ein Gewichtsgefühl sowie ein Abwärtsdrücken im Bauch und in der Kreuzgegend; Übelkeit; Schwarzwerden vor den Augen; Magenschmerz und Ohnmachtsgefühl; alles ist schlimmer in einem warmen Raum und durch viel Anstrengung, besser im Freien.

Ausfluss von dickem, rahmigem Schleim. Manchmal ist er scharf und verursacht einen brennenden Schmerz, manchmal ist er auch mild; am reichlichsten fließt er nach den Menses.
Pulsatilla scheint die Tätigkeit des Uterus während der Wehen zu fördern, wenn diese abnehmen und ineffektiv werden.
Vergleiche – *Cyclamen* und *Sepia* ähneln Pulsatilla in Bezug auf den weiblichen Zyklus. *Nux vomica*, in so vielen Aspekten analog zu Pulsatilla, ähnelt ihr hinsichtlich der Spärlichkeit der Blutung, lässt diese aber, entsprechend dem der Nux eigenen spasmodischen Charakter, zu früh eintreten und zu lange fortdauern, wenngleich die gesamte Blutmenge nicht übermäßig ist.
Die Verschlimmerung von *Sepia* erscheint vor, die von Pulsatilla während der Menstruation.
Unter der Wirkung von *Nitricum acidum* gehen die Menses nach und nach in eine Leukorrhö über, die zunächst braun und dick ist und nach ein paar Tagen schließlich zu einer dünnen, wässrigen, fleischfarbenen, übel riechenden und manchmal scharfen Absonderung wird.
Kreosotum hat einen Ausfluss, der den Menses für die Dauer von fünf Tagen folgt, dicker Schleim, außerordentlich scharf, der die Scham anschwellen lässt, dort Juckreiz verursacht und den Oberschenkel wund frisst. Das Wasserlassen ist außerordentlich schmerzhaft. Der Ausfluss riecht wie frische Kornähren.
Borax ist angezeigt bei scharfem Fluor, genau in der Mitte zwischen zwei Periodenblutungen, mit Schwellung der Schamlippen und Entzündung sowie einer Sekretion aus den Bartholinischen Drüsen.

Atmungsorgane – Schnupfen. Von Anfang an Absonderung eines dicken gelben Schleims aus der Nase. Manchmal ist er auch grün und übel riechend. Verlust des Geschmacks- und Geruchssinns.

Luftröhre und Kehlkopf – Rauheit und Trockenheit. Plötzlich beginnende und ebenso plötzlich verschwindende Heiserkeit, ohne nennenswerte Beklemmung oder viel Husten.
Die Heiserkeit, bei der Pulsatilla so wirkungsvoll ist, ist wechselhaft, sie kommt und geht, hat keine ersichtliche organische Ursache. Die Heiserkeit von *Causticum* erscheint oder verschlimmert sich deutlich von 17 Uhr bis Mitternacht und wird begleitet von einem lästigen, trockenen Husten. Diejenige von *Phosphorus* ist konstanter und verbunden mit Wundheit und Rohheit des Kehlkopfs und hinter dem Brustbein sowie einem Gefühl, als läge ein Gewicht auf der Brust. *Carbo vegetabilis* hat Heiserkeit mit geschwüriger Wundheit im Kehlkopf und einen brennenden Schmerz in den Lungen nach einem harten Hustenanfall.

Ich behaupte nicht, dass damit alle Modalitäten und Begleiterscheinungen angeführt sind, die genannten werden jedoch häufig angetroffen und sind charakteristisch.

Pulsatilla ruft zwei Arten von Husten hervor; einen mit reichlichem Auswurf, der aus dickem, gelbem, zuweilen blutigem Schleim besteht, oft von bitterem Geschmack; einen anderen, trockenen, der vor allem in der Nacht eintritt. Der den Husten auslösende Reiz besteht in einem Kitzeln in der Luftröhre. Seit Jahren scheue ich mich, Pulsatilla bei einem lockeren Husten zu geben, auch wenn es ansonsten gut zu passen scheint, da es offenbar einen lockeren in einen trockenen, harten Nachthusten verwandelt. Es ruft Atemnot und asthmatische Beklemmung hervor, vor allem nachts, mit Herzklopfen, dies besonders beim Liegen auf der linken Seite.

In der Brust werden hauptsächlich Spannung und Zusammenschnüren empfunden, in Verbindung mit der Atemnot und den asthmatischen Symptomen. In der Mitte des Brustkorbs ein – in der Pulsatilla-Prüfung häufig auftretender – Schmerz wie von einem innerlichen Geschwür.[437]
Die Brustdrüsen sind geschwollen und gespannt. Juckreiz der Brustwarzen.

Rücken – In der Kreuzregion Schmerzen beim Einnehmen einer aufrechten Haltung oder beim Rückwärtsbeugen, ebenso wie nach Sitzen, so dass man sich kaum bücken oder gerade aufrichten kann. Drücken wie von Ermüdung sowie ein Drücken von innen nach außen. In diesem Bereich schließlich noch beim Gehen ein Schmerz wie verrenkt; im Sitzen ein Schmerz wie zerschlagen, besser durch Bewegung.

Berücksichtigt man die Wirkung von Pulsatilla auf die weiblichen Genitalien, wo sie ein Gewichtsgefühl und Abwärtsdrängen mit Ausfluss usw. hervorruft, ist das Drücken und manch anderer Kreuzschmerz logischerweise dieser Wirkung zuzuschreiben, und die Erfahrung hat diese Ansicht bestätigt. Andere Schmerzen wiederum sind analog zu den rheumatischen Schmerzen der Extremitäten.

Ziehende, spannende und stechende Schmerzen im Rücken, die den Atem zu verschlagen scheinen und die Bewegung behindern.

Extremitäten – Zunächst notieren wir reißende Schmerzen, wie zum Beispiel im Schultergelenk, die dazu zwingen, den Arm zu bewegen und durch Liegen auf der schmerzhaften Seite gebessert werden. Schmerz auch in den Muskeln und Knochen des Arms und selbst in den Fingern, wo er sich in den Flexoren

---

437 Vgl. Hahnemanns Anmerkung zu Symptom Nr. 673 [RA II]: „Schmerzen hie und da, wie von (etwas Bösem) einem innern Geschwür sind vorzüglich der Pulsatille eigen.“ [RA II, S. 313].

festsetzt. In den unteren Extremitäten ist es ein zuckender, reißender Schmerz, vom Hüftgelenk zum Knie beim Liegen im Bett oder auch nur in den Knien beim Sitzen; oder von den Fußgelenken bis in die Ferse, die Sohle und die Großzehe, wo er als reißender Schmerz erscheint.
Man achte auf die Charakteristika: Der Schmerz zwingt den Prüfer dazu, den leidenden Körperteil zu bewegen, was gleichbedeutend ist mit der Besserung durch Bewegung; sowie durch Druck, der ebenfalls der Bewegung entspricht.[438]
Weiterhin ziehende Schmerzen der Extremitäten, in ihrer ganzen Länge, die in der Nacht und in Ruhe auftreten (oft verbunden mit Frostigkeit).
Stechende Schmerzen treten in der oberen Extremität auf, etwa im Schultergelenk und im Deltamuskel, vor allem beim Bewegen des Arms. Außerdem ein Gefühl von Schwere und Lähmung im Arm beim Versuch, ihn anzuheben. In der Tat ist die müde, schwere, drückende Empfindung, wie sie aus Ermüdung resultiert, durch Ausruhen aber nicht besser, sondern eher schlechter wird, in der Pulsatilla-Prüfung sehr ausgeprägt.
Brennendes Jucken in den Fußsohlen nach Warmwerden im Bett. Dieses Symptom führte zur erfolgreichen Anwendung von Pulsatilla bei Folgen von Erfrierungen. Vergleiche *Petroleum* und *Agaricus*.

Fieber – Pulsatilla verursacht viele Symptome, die dem einen oder anderen Fieberstadium entsprechen. Frostigkeit herrscht vor. Sie begleitet die wie auch immer gearteten abendlichen Schmerzen sowie die Bauchschmerzen, die gastrischen Störungen und insbesondere die des weiblichen Sexualsystems. Sie tritt oft nach einer Mahlzeit sowie am frühen Morgen auf. Als unabhängiges, nicht andere Beschwerden begleitendes Symptom zeigt sich das Frieren im Allgemeinen abends. Der Frost kann allgemein oder partiell, die Extremitäten betreffend sein. Folgt dem Frost Hitze, besteht dabei kein Durst, wenn es sich nur um ein Hitzegefühl ohne objektive Erwärmung handelt. Wenn die Hitze aber – was zuweilen auch vorkommt – sowohl objektiver als auch subjektiver Natur ist, wird sie von Durst begleitet. Vergessen Sie das nicht, denn es heißt, dass ein Fehlen von Durst charakteristisch für Pulsatilla sei und die Anwesenheit von Durst es daher kontraindiziere. Abgesehen von der erwähnten Ausnahme stimmt dies.
Die Fiebersymptome sind häufig komplexer Art und ausgesprochen vermischt; Frost und Hitze folgen einander rasch oder treten gleichzeitig an verschiedenen Stellen oder Seiten des Körpers auf; fast immer jedoch erscheinen diese komplexen Symptome am Abend oder in der Nacht.

---

438 Es ist fraglich, wie Dunham zu dieser Behauptung kommt.

Rückert legt Wert auf die Tatsache, dass, wenngleich die Pulsatilla-Symptome in der Regel nicht von Durst begleitet werden, dieser manchmal doch zugegen ist, wenn das Hitzestadium sehr ausgeprägt ist; er hatte ausgezeichneten Erfolg bei Kindbett- und anderen Fiebern, wenn Durst zugegen war und die Mehrheit der Symptome Pulsatilla angezeigt hatte.[439]
Darüber hinaus sind die Wangen oft rot und heiß, während der Rücken friert und die Füße kalt sind – ein Zustand, wie er oft bei jungen Frauen mit verzögerten Menses beobachtet wird. Außerdem Hitzewellen über den ganzen Körper, die großes Unbehagen und Ängstlichkeit auslösen. Kurz gesagt handelt es sich um einen Zustand von Erethismus, wie er bei mangelhafter Nutrition gegeben sein mag und der erethischen Form der Chlorose nahe kommt.
Schweiß findet sich reichlich, vor allem am frühen Morgen, manchmal die ganze Nacht hindurch; oft ist der Schweiß, wie andere Symptome auch, einseitig.

Schlaf – Gewisse Eigentümlichkeiten hinsichtlich Müdigkeit und Schlaf sind für Pulsatilla charakteristisch. Müdigkeit am Nachmittag, was der Prüfer nicht gewohnt war. Müdigkeit sogar nach einem nur bescheidenen Mahl. Abends fühlt sich der Prüfer nicht müde, sondern, im Gegenteil, hellwach. Gedanken drängen sich auf, die Phantasie ist lebhaft. Man will nicht zu Bett gehen; geht man doch, kann man lange Zeit nicht einschlafen. Der Schlaf ist etwas gestört und unruhig, mit Sprechen, öfterem Erwachen, beängstigenden Träumen, bis er gegen Morgen ruhiger und tief wird und am tiefsten ist, wenn die Zeit zum Aufstehen kommt. Der Prüfer erwacht stumpf und träge, allerdings ohne Verschlimmerung seiner übrigen Symptome.
Hierin besteht ein wichtiges Charakteristikum von Pulsatilla, und es ist nahezu immer zugegen, wenn Pulsatilla aufgrund anderer Symptome eindeutig angezeigt ist. Besteht also noch ein Zweifel an der Wahl von Pulsatilla, kann man sich ihrer sicher sein, wenn sich die Schlafsymptome wie oben beschrieben darstellen: hellwach am Abend; will nicht zu Bett gehen; erster Schlaf unruhig; tiefer Schlaf, wenn es Zeit zum Aufstehen ist; erwacht abgeschlagen und unerfrischt.

Pulsatilla unterscheidet sich bei den Schlafsymptomen deutlich von *Nux vomica*. Unter Nux ist der Prüfer am Abend sehr schläfrig und benommen, kann nicht lange sitzen bleiben; geht früh zu Bett und schläft sogleich ein; schläft gut bis gegen 3 Uhr, erwacht dann und liegt wach, nachdenkend usw., mit recht klarem und regem Geist bis 5 Uhr; döst und schläft dann noch für eine Stunde, erwacht müder, als er sich um 3 Uhr fühlte, oft auch mit Kopfschmerz.

---

439 Leider gibt Dunham die exakte Quelle nicht an. Möglicherweise bezieht er sich auf: Rückert, Th. J.: Klinische Erfahrungen in der Homöopathie, Bd. 4. Leipzig 1861, S. 969–979.

Sulphur wiederum hat die Abendschläfrigkeit von Nux vomica, aber die Nacht ist voller Unruhe, Sichumherwerfen, nervöser Erregung, Blutwallungen; verschiedenartige Schmerzen und insgesamt nur wenig Schlaf.
Die Schlaflosigkeit von *Cocculus* rührt von reiner geistiger Aktivität, vorwiegend des Gedächtnisses, und wird von Walter Scott sehr gut beschrieben (Lady of the lake, I, S. 33).[440]

Gemüt – Das Gemüt wird von Pulsatilla auf sehr charakteristische Weise beeinflusst. Der Prüfer klagt über Ängstlichkeit oder Unwohlsein, als würde ein großes Unglück drohen, und diese Stimmung scheint ihm aus dem Epigastrium zu kommen; bei diesen Symptomen kommt es zu Herzklopfen, Zähneklappern und Hitzewellen. Unbegründete Angst um die Gesundheit oder um häusliche Angelegenheiten. Zusätzlich besteht eine deutliche Unschlüssigkeit, der Prüfer kann sich nicht entscheiden, welcher von zwei Wegen der bessere sei. Dies entspricht einem wohl bekannten Charakteristikum von Pulsatilla, nämlich der nachgiebigen Art, die schon dem geringsten Widerspruch weicht und sich an der Bereitschaft zeigt, mit der schon beim geringsten Anlass Tränen in die Augen treten.
Die Weinerlichkeit ist sicher eine starke Indikation für Pulsatilla, aber man muss sich vor zwei Fehlern hüten. Erstens darf man nicht annehmen, dass ein fröhliches Gemüt und selbst ein gutes Maß an Geist und Willenskraft eine Kontraindikation für Pulsatilla darstellen; oft kommt es ebenso leicht zum Lachen wie zum Weinen.
Zweitens erinnern wir uns daran, dass die desolate und tiefe Erschöpfung, die so vielen ernsten dyskratischen Erkrankungen vorausgeht, auch die Neigung zu Tränen fördert, vor allem, wenn sie jemanden trifft, der mitten in Berufs- oder Familienpflichten steht, die er weder ruhen lassen noch delegieren kann. Wenn ein Kranker zu Beginn eines schweren Typhus oder einer Diphtherie aufgrund von Tränen und Erstickungsanfällen kaum die Fragen des Arztes beantworten kann, ist dies als Folge der äußersten Erschöpfung des Körpers und der Verzweiflung der Seele zu betrachten, die mit dem Bewusstsein der Verantwortungen und Sorgen zusammentreffen, die zu schwer zu tragen und zu wichtig sind, als dass man sie verdrängen könnte. Dies sind keine speziellen Symptome des krankhaften Zustands und müssen so auch nicht als Indikationen für Pulsatilla angesehen werden. Ich habe diese Punkte deshalb so ausführlich behandelt, weil der entsprechende Fehler oft gemacht wird und dadurch Zeit verloren geht, die man nicht wieder aufholen kann.

---

440 Scotts 1810 erschienener Roman heißt in der deutschen Übersetzung „Das Fräulein vom See".

Allgemeine Analyse

1. Wirkung auf die Lebenskraft

Die unter Pulsatilla am ausgeprägtesten auftretenden Störungen funktioneller Natur erscheinen im Verdauungsapparat; den Urogenitalien beider Geschlechter, besonders aber bei Frauen; den Atemwegen, zumindest in Bezug auf die Schleimhaut; und an der Synovia der Gelenke. Die Schleimhäute im ganzen Körper sind betroffen, beispielsweise in Mittelohr, Auge, Nase, Hals, Bronchien, Magen, Därmen, Harnblase, Harnröhre, Vagina und Uterus.

2. Wirkung auf die organische Substanz

Veränderungen der organischen Substanz zeigen sich hauptsächlich an den Sekretionen, vor allem derjenigen der Schleimhäute. Die Konjunktiven, vor allem die Lidflächen, bilden reichlich Sekret, und die Tränen sind vermehrt, wenn nicht gar verändert. Die Nasenschleimhaut ist anfangs, zu Beginn der Prüfung, während kurzer Zeit unnatürlich trocken, sezerniert dann aber Unmengen von Schleim, der dick, gelb oder grün und übel riechend wird. Es ist anzunehmen, dass sich die Sekretionen des Magens und des Dünndarms verändern, da sich die Verdauung unter der Wirkung von Pulsatilla deutlich verlangsamt und sehr viele abnorme Züge aufweist, wie etwa den veränderten Geschmackssinn, das Hochkommen von Nahrung oder deren Geschmack, die Blähungen, den Schmerz usw. Der Dickdarm ist wohl ebenso betroffen, wie der von Schleim bedeckte Stuhl und die schleimige Diarrhö zeigen.

In ähnlicher Weise zeugen die Schleimabsonderung aus der Blase – siehe das gallertige Sediment im Urin –, die Absonderung aus der Harnröhre sowie die Leukorrhö von einer Veränderung der Sekretion.

Der Menstruationszyklus verlängert sich, und die Blutung verringert sich. Das werden wir besser verstehen, wenn wir mehr über die Pathologie der Chlorose wissen.

Die Hoden sind entzündet, schmerzen und sind vergrößert, und obwohl die Eierstöcke bei keiner Prüferin in dieser Art betroffen waren, hat man Pulsatilla mit Hilfe eines Analogieschlusses erfolgreich bei ovariellen Leiden eingesetzt, die ähnliche Symptome wie die Hoden aufwiesen.

Schwellung und Hitze der Knie und Sprunggelenke wie auch der kleinen Gelenke der Finger und Zehen, der ziehende, spannende Schmerz darin und die Begleitsymptome aus dem Verdauungstrakt deuten darauf hin, dass Pulsatilla sehr ähnlich auf die Synovialmembranen und die Nutrition einwirkt, wie das bei einer Form des Rheumatismus geschieht. Dies hat zur erfolgreichen Anwendung vor allem bei der so genannten rheumatischen Gicht geführt.

Das juckende und beißende Kitzeln der Haut tritt in ähnlicher Form bei den Masern auf.

3. Auffälligkeiten (Modalitäten) und Charakteristika

Da unsere Kenntnisse von Pulsatilla ausschließlich aus den mit mäßigen Gaben durchgeführten Prüfungen am Gesunden stammen und Berichte über die Effekte giftiger Gaben fehlen, haben wir keine Anhaltspunkte, eine Theorie ihrer krankmachenden Wirkung auf anatomischer Basis zu erstellen. Andererseits haben wir im Zuge dieser moderaten Gaben und dank der scharfen Beobachtung Hahnemanns und seiner Schüler eine Menge charakteristischer Symptome, zumeist subjektiver Natur, erhalten, durch die wir Pulsatilla fast eindeutiger und klarer bestimmen können als irgendein anderes Arzneimittel.

Schmerzempfindungen – Die Schmerzen sind ziehend, reißend, es sind Schmerzen wie von einem innerlichen Geschwür, schlimmer durch Berührung; der auffallendste Schmerz aber ist eine Spannung, die bis zum höchsten Grad zunimmt und dann augenblicklich aufhört. Die Schmerzen erscheinen oder verschlimmern sich stark in der Nacht, vor Mitternacht.
Sie werden von Frost, nicht aber von Durst begleitet.
Wenn die Schmerzen zunehmen, wird der auffallende psychische Pulsatilla-Zustand deutlicher; der Kranke verliert den Mut, er verzweifelt und ist weinerlich; nehmen die Schmerzen ab, hebt sich die Stimmung wieder.

Bestimmte Körperteile werden auffallend rot oder purpurfarben, ohne Hitze, und die Blutgefäße sind übermäßig gefüllt. Dies hat zur erfolgreichen Anwendung von Pulsatilla bei varikösen Venen geführt.

In der Regel werden die Schmerzen durch Bewegung und kühle Luft gelindert, die Bauchschmerzen aber werden besser durch Wärme.

Die Symptome, die beim ruhigen Liegen auf dem Rücken auftreten, werden besser durch Aufsetzen und Bewegen. Diese Besserung tritt allerdings nicht sofort ein; im Moment des Aufstehens kommt es vielmehr oft zu einer Verstärkung des Schmerzes, die um so ausgeprägter ist, je länger man vorher stillgesessen hatte.

Wie langes Sitzen erzeugt lang fortgesetzte Bewegung Symptome, die allerdings zu Beginn des Ruhens kurzfristig noch deutlicher sind.

Die das Mittel am besten kennzeichnende Symptomengruppe neben den Gemütssymptomen ist die des Schlafs, über die wir im Einzelnen bereits gehört haben.

Die praktische Erfahrung hat gezeigt, dass Pulsatilla ein hervorragendes Arzneimittel bei Störungen durch den Genuss von Schweinefleisch und fetten Speisen im Allgemeinen ist.

Oft ist es angezeigt, wenn die Menses spärlich und verspätet sind. Wenn es die Menstruation nicht anregt, ist häufig *Sulphur* erfolgreich.

Zu betonen wäre noch, dass die Schmerzen von Pulsatilla oft auf nur einer Körperseite auftreten.

Antidote – Gegen die von Pulsatilla erzeugte Schläfrigkeit, Mattigkeit usw. *Chamomilla*. Gegen die unruhige Ängstlichkeit usw. *Coffea*.
Andere Symptome benötigen gegebenenfalls, je nach Ähnlichkeit, *Ignatia* oder *Nux vomica*.

Therapeutische Anwendungen

Bei Ohrenschmerzen, Zahnschmerzen, Kopfschmerzen, Augenentzündung, Lidrandentzündung, Gerstenkörnern, Rhinitis, Bronchitis, Dyspepsie, nächtlichem Schleimdurchfall, Gonorrhö, Orchitis, Vaginitis, Prolaps, rheumatischer Gicht, Varizen, Masern und Kontinua-Fieber – bei all diesen Krankheiten, wenn die Symptome passen.

Analog zu Pulsatilla wirkende Arzneien sind :

- hinsichtlich der Wirkung auf Auge, Nase, Bronchien und Haut: *Euphrasia, Dulcamara, Sulphur*;
- hinsichtlich der Wirkung auf die Verdauungsorgane: *Nux vomica, Ignatia, Silicea, Sulphur*;
- hinsichtlich der Wirkung auf die weiblichen Sexualorgane: *Sepia, Murex, Cyclamen* und vor allem *Sulphur*;
- hinsichtlich der Wirkung auf die Gelenke und Bänder: *Rhus, Sulphur, Ledum palustre*;
- hinsichtlich der Wirkung auf die Venen: *Hamamelis, Zincum*.

Pulsatilla nuttalliana

Es handelt sich um eine amerikanische Unterart der Pulsatilla; sie wurde von den Homöopathen aus dem Westen der Vereinigten Staaten und anderen geprüft. Eine hervorragende Zusammenfassung von Dr. Conrad Wesselhoeft ist im Jahre 1867 in den „Transactions of the American Institute of Homoeopathy“ erschienen.

Im Folgenden die Anmerkungen Dr. Wesselhoefts zur europäischen beziehungsweise amerikanischen Pulsatilla:

„Sie entsprechen sich in allen Einzelheiten fast vollständig. [...] Die europäische Pulsatilla zeigt eine ausgeprägte Verschlimmerung zu Beginn der

Bewegung und Besserung während fortgesetzter Bewegung. In der Prüfung der amerikanischen Art wird einfach nur ‚Verschlimmerung beim Gehen' genannt, ohne daß erwähnt wird, ob die Symptome bei fortdauerndem Gehen verschwanden."[441]

Cyclamen europaeum

Schweinsbrot

Gleich zu Beginn seiner Ausbildung sollte der Student der Materia medica auf eine Gefahr achten, der der Arzt häufig unterliegt und die ihn in der Praxis irren lässt: Sie besteht darin, bestimmte Arzneien zu favorisieren, sie voreingenommen zu betrachten und wegen der mittels gelegentlicher Erfahrung gewonnenen Wertschätzungen an ihnen festzuhalten, wodurch der Arzt dazu neigt, dort Indikationen für diese Lieblingsmittel zu sehen, wo gar keine sind.

Manchmal hören Sie einen erfahrenen Arzt von diesem oder jenem Arzneimittel als seinem „Hauptmittel" sprechen. Es ist zumindest gefährlich, ein Arzneimittel so zu betrachten. Wenn es dazu führt, dass er das Mittel verordnet, obwohl es bei unvoreingenommener Beurteilung unter homöopathischen Gesichtspunkten für den betreffenden Fall nicht genauer passt als irgendeine andere bekannte Arznei, hindert ihn das daran, seinen Patienten auf schnellstem und sicherstem Weg zu heilen. Die Wissenschaft ist nicht parteiisch und kennt keine Bevorzugung. Unter den Hilfsmitteln, die sie uns zur Verfügung stellt, ist keines mehr wert als ein anderes. Das Mittel, das auch nur einen einzigen Fall im Jahr heilt – weil nur ein Fall in diesem Jahr nach ihm verlangt hat – verdient dieselbe wissenschaftliche Beachtung wie jene Arzneien, die wir tagtäglich benötigen.

Sie sollten sich daran erinnern, dass es Ihre Pflicht als Wissenschaftler ist, unvoreingenommen zwischen den Arzneien zu wählen, die in einem gegebenen Fall in Frage kommen, und ohne Angst oder Vorliebe dasjenige zu geben, welches dem Fall am ähnlichsten ist. Ohne Angst davor, dass das von Ihnen bislang nur selten eingesetzte Mittel vielleicht nicht so gut wirkt, wie die Symptome es hoffen lassen. Ohne Vorliebe für ein Arzneimittel, das, auch wenn es schon in vielen Fällen gut geholfen hat, unter homöopathischem Aspekt möglicherweise diesem Fall nicht in ausreichendem Maße entspricht. Dieses unvoreingenommene Urteil ist sehr schwierig, aber überaus wichtig. Sie werden sich oft dabei ertappen, wie Sie die Symptome des Kranken verdre-

441 Quelle nicht angegeben.

hen, einige ignorieren, andere abändern, um dem ganzen Komplex zu größerer Ähnlichkeit mit den Symptomen einer Arznei zu verhelfen, von der Sie schon öfter eine rasche Wirkung gesehen haben. Es würde Sie sehr erleichtern, wenn sich doch nur herausstellte, dass das Simile für diesen oder jenen Fall in Belladonna, Bryonia oder Cimicifuga zu finden wäre! Und so versuchen Sie nun, die Symptome so zu konstruieren, dass sie zu einer dieser Arzneien passen. Meine Herren – das ist ein Irrtum, Sie befinden sich auf dem Holzweg. Wenn Sie sich derart selbst betrügen und ein Mittel geben, das nicht wirklich angezeigt ist, werden Sie zwar auf trügerische Weise für ein paar Stunden etwas beruhigt, tun Ihrem Patienten aber nichts Gutes damit. Schauen Sie in diesem wie in allen anderen Fällen im Leben der Wahrheit direkt ins Gesicht, folgen Sie ihr redlich und tun Sie Ihr Bestes. Vielleicht stellt sich heraus, dass weder Belladonna, noch Bryonia oder Cimicifuga angezeigt sind, sondern klar und deutlich Silicea und nichts anderes. Jetzt wird Ihnen unwohl. Wie denn! Silicea – ein Mittel für chronische Krankheiten, Geschwüre und Abszesse, ein Mittel mit langsamer Wirkung! Kann ich es wirklich wagen, es bei dieser rapiden und, wenn nichts hilft, bald tödlich verlaufenden Entzündung zu geben, auch wenn es gut passt? Ja, geben Sie es, ohne zu zweifeln; und es wird in Zukunft einen hohen Rang in Ihrer Wertschätzung einnehmen. Meiner Ansicht nach erscheinen Arzneien, die chronische Krankheiten heilen können, als langsam wirkend, weil die krankhaften Prozesse bei diesen Leiden langsam vonstatten gehen – und umgekehrt.

Mit anderen Worten: Ich glaube nicht, dass die Wirkungsdauer eines Arzneimittels von irgendwelchen dem Mittel innewohnenden Qualitäten abhängt, sondern von der Geschwindigkeit, mit der die physiologischen (und somit auch die pathologischen) Prozesse in den betroffenen Geweben ablaufen, und das geschieht bei chronischen Krankheiten langsam und bei akuten schnell.

Vielleicht haben wir später noch einmal Gelegenheit, auf dieses Thema zurückzukommen.

Nachdem wir den Wert von Pulsatilla bei Masern erwähnt haben, ist es angemessen, jetzt von einem Mittel zu reden, das hinsichtlich seiner Anwendbarkeit bei eben dieser Krankheit mit Pulsatilla sehr eng verwandt ist, ich meine Euphrasia officinalis.

Angesichts des besonderen Werts von Pulsatilla bei bestimmten Formen von Anämie und Amenorrhö können wir aber auch über Cyclamen europaeum sprechen, das der Pulsatilla in seinen physiologischen Wirkungen sehr ähnlich ist.

Ein direkter Vergleich zwischen diesen Arzneien und ihrer Verwandten, der Pulsatilla, zeigt Ihnen klar und deutlich die Ähnlichkeiten und die Unterschiede auf, die unsere Entscheidung für oder gegen das eine oder andere Mittel in einem bestimmten Fall beeinflussen.

Ich werde im Folgenden drei Arzneien besprechen, die alle – in dieser oder jener Hinsicht – mit Pulsatilla verwandt sind, von denen aber keine so gut geprüft ist und so oft in der Praxis benötigt wird wie dieses Polychrest. Bei den Mitteln handelt es sich um Cyclamen, Euphrasia und Allium cepa.

Cyclamen europaeum oder Schweinsbrot wurde von den Ärzten des Altertums sehr viel gebraucht, ist aber in der Pharmakopö der Allopathen nicht mehr aufgeführt. Die frühen Wirkungsbeschreibungen sind recht oberflächlich; bemerkenswert ist jedoch, dass man dem Mittel die Kraft zuschrieb, auf den Uterus und seine Adnexen zu wirken; diese Annahme wurde erst durch die jüngsten Prüfungen bestätigt, die von Mitgliedern der Österreichischen Gesellschaft homöopathischer Ärzte in Wien durchgeführt wurden.[442] In der Regel wurde die Meinung vertreten, dass die Wurzel von Cyclamen, äußerlich angewendet, schwierige Wehen beschleunige und die Schmerzen lindere. Weiterhin, dass durch Berühren oder Einnehmen von Cyclamen Aborte oder vorzeitige Wehen eintreten. In jüngerer Zeit wurde sie als Arznei bei Amenorrhö und zur Beschleunigung der Plazentaausstoßung benutzt.

Unsere Kenntnisse der physiologischen Wirkung von Cyclamen sind recht unvollständig, und man kann keine erschöpfende Analyse daraus ableiten.

Geprüft wurde es von Hahnemann und seinen Schülern[443] und später – wie erwähnt – von der Wiener Ärztegesellschaft.

Spezielle Analyse[444]

Sensorium – Das Sensorium ist betäubt, der Geist wird untätig; obwohl Mattigkeit und Schläfrigkeit den Prüfer plagen, schläft er nicht übermäßig viel. Das Gedächtnis ist leicht geschwächt; es besteht keinerlei Neigung zu geistiger Arbeit. Cyclamen verursacht Schwindel, der verspürt wird, wenn man still

442 Vgl. Zeitschrift des Vereins homöopathischer Ärzte Österreichs 2 (1857) 445ff. Dunham spielt mit seiner Äußerung auf den Umstand an, dass Hahnemann offenbar keine Prüferinnen und auch keine fremden Berichte über die Wirkung bei Frauen zur Verfügung standen, weshalb Symptome der weiblichen Genitalien in seiner Arbeit völlig fehlen.

443 Vgl. Hahnemann, S.: Reine Arzneimittellehre, Bd. 5 (RA V). 2. Aufl. Dresden u. Leipzig: Arnold 1826, S. 41–60.

444 Die „Allgemeine Analyse“ folgt in diesem Fall auf die „Spezielle Analyse“.

steht, und selbst, wenn man den Kopf an eine Stütze lehnt. Es scheint, als bewege sich das Gehirn im Schädel oder als fahre man mit geschlossenen Augen in einem Wagen. Gegenstände bewegen sich im Kreis oder flimmern vor den Augen. Der Schwindel ist schlimmer gegen Abend und stört sogar im Bett mit einem Gefühl, als drehe sich der Kopf im Kreise. Schlimmer ist er beim Gehen im Freien, besser im Zimmer und beim Sitzen.
Achten Sie auf die Ähnlichkeiten und Unterschiede zu *Pulsatilla*. Der Schwindel ist nachmittags und abends schlimmer, wie die Pulsatilla-Symptome im Allgemeinen. Er wird aber schlimmer im Freien und bei Bewegung und besser im Zimmer und beim ruhigen Sitzen; genau das Gegenteil zu Pulsatilla in den beiden Aspekten Luft und Bewegung. Verwirrung im Kopf und Niedergeschlagenheit. Verzweiflung mit Reizbarkeit.

Kopf – Die Schmerzen im Kopf sind überwiegend von ziehendem, stechendem oder drückendem Charakter. Manchmal ziehen sie von einer Seite zur anderen, manchmal – selten – von vorne nach hinten. Hauptsächlich sitzen sie im vorderen Kopfbereich; sehr ausgeprägt ist ein stechender Kopfschmerz in der linken Schläfe. Die Einseitigkeit des Kopfschmerzes ist deutlich, er betrifft die eine oder die andere Kopfseite, wobei die Schmerzen fast immer in der linken Schläfe sitzen. Insofern ähnelt Cyclamen *Spigelia*, aber die Spigelia-Schmerzen beziehen den Augapfel mit ein. *Ignatia*, *Thuja* und *Silicea* sowie weitere Arzneien haben halbseitige Kopfschmerzen.
Der Schmerz wird nachmittags und abends schlimmer. Ist er stark, wird er von Trübsichtigkeit oder fast völligem Sehverlust sowie von einem Hitzegefühl im Kopf begleitet, das wie der Schmerz durch die Anwendung von kaltem Wasser gelindert wird.
Der den Kopfschmerz begleitende Verlust des Sehvermögens scheint – in Verbindung mit dem blassem Aussehen, den Augenringen, dem mangelhaften Appetit, der geschwächten Verdauung und den Zyklusunregelmäßigkeiten von Cyclamen – eine lediglich funktionelle Störung darzustellen; diese deutet aber auch auf die Anwendbarkeit von Cyclamen bei bestimmten Anämieformen bei Frauen.

Augen – Die Augen sehen matt aus, sind tiefliegend und von blauen Ringen umgeben. Die Pupillen kontrahieren und erweitern sich abwechselnd alle paar Sekunden. Erweiterung ist der dauerhaftere Zustand. Vor den Augen ein Flackern wie von einer Unmenge Nadeln. Sehschwäche in allen Graden: von der Erscheinung einer Wolke vor den Augen bis hin zur vollständigen, wenngleich nur vorübergehenden Blindheit. „Schwarzwerden vor den Augen". Kommt es nicht zur Abnahme des Sehvermögens, scheint doch die Sehkraft gemindert.

Die klinische Erfahrung mag darüber entscheiden, inwiefern diese Symptome aussagekräftig sind und in welcher Beziehung sie zu Augenerkrankungen mit histologischen Veränderungen stehen.[445]

Ohren – Vor allem nachts Ohrensausen und Geräusche. Ohrenschmerz beim Kopfweh.

Nase – Der Geruchssinn ist abgestumpft. Niesen und reichlich fließender Schnupfen. Häufiges und kräftiges Niesen, mit Jucken im Ohr. Häufiges, aber nicht reichliches Nasenbluten.

Gesicht – Das Gesicht ist blass, aber die Wangen zeigen eine umschriebene Rötung und Hitze. Ausschlag auf dem Gesicht; viele Papeln, die sich oft mit gelblich-weißem Serum füllen und dann abtrocknen; auf der Stirn erscheinen sie zahlreicher.

Mund – Viel zäher Schleim im Mund. Roter Rachen. Vermehrter Speichelfluss. Die Abschwächung des Geschmackssinns bei Cyclamen hängt vermutlich direkt mit der Veränderung der Schleimsekretion der Mundschleimhaut zusammen. *Natrum muriaticum* hat vollständigen Geschmacksverlust ohne eine solche Veränderung, der als Begleiterscheinung bei Schnupfen auftritt. Dieser Zusammenhang ist für Natrum charakteristisch.
Die Zunge ist mit einem weißen Pelz bedeckt, sie ist an der Spitze rot, mit einigen kleinen Bläschen, die beim Sprechen oder Kauen brennen; der Speichelfluss ist reichlich.

Mundgeschmack – Fader Geschmack. Der Geschmackssinn ist abgestumpft; fast alle Speisen schmecken gleich (oder sind geschmacklos); Übelkeit und bitterer Geschmack. Die weiß belegte Zunge, der schale, fade Geschmack, Abneigung gegen Fett und gegen Butterbrot – all das erinnert stark an *Pulsatilla*. Aber die Abneigung gegen Speisen schon nach dem Essen einer geringen Menge (obwohl der erste Bissen gut schmeckte) und der heftige Durst unterscheidet Cyclamen von Pulsatilla.

Appetit – Vermindert; oder guter Appetit, man ist aber schon nach einer kleinen Menge satt. Plötzliche Sättigung. Abneigung gegen verschiedene Nahrungsmittel: gegen Butterbrot, Fett und Fleisch. Starker Durst; vermehrter, sogar exzessiver Durst. Wenig oder fehlender Durst.

---

445 Die im Folgenden angeführten Anmerkungen stammen von H.E.K.D. (Dunhams Witwe, Herausgeberin der „Lectures"), die sie als Zitat aus einer anderen Arbeit über Cyclamen deklariert, ohne die exakte Quelle zu nennen: „Der Sehsinn scheint stark beeinträchtigt, die Pupillen sind stark erweitert, und das Sehvermögen ist geschwächt, sogar bis zu vollständiger Blindheit; es ist aber zu betonen, dass diese Symptome immer die Symptome gastrischer Störung und die Kopfschmerzen begleiten, daher fraglos sympathetisch mit diesen Leiden sind und keine idiopathischen Augensymptome darstellen".

Magen – Die Verdauung ist geschwächt; dennoch besteht kaum oder keine Veränderung in der organischen Substanz; allerdings könnte man daraus schließen, dass eine gründlichere Arzneimittelprüfung möglicherweise eine Tendenz zur Veränderung der Blutzusammensetzung, ähnlich einer Chlorose, erbringt. Aufstoßen mit fettigem Geschmack und Geruch; Übelkeit und Wasserzusammenlaufen im Mund; Aufstoßen mit dem Geschmack nach den zuletzt gegessenen Speisen. Übelkeit mit Kopfschmerz, Schwindel, Farben- und Doppeltsehen. Die Übelkeit wird gebessert durch Limonade[446], wie bei der durch fette Speisen und vor allem Schweinefleisch hervorgerufenen *Pulsatilla*-Übelkeit. Beklemmung wie nach einer zu großen Mahlzeit. Alle diese Symptome sind abends schlimmer. Druck und Auftreibung in der Magengegend. Erbrechen von Schleim, anschließend Schlaf. Es besteht viel Übelkeit und ein der Übelkeit ähnliches Gefühl, wie nach dem Genuss fetter Nahrung, mit Frostigkeit und Niedergeschlagenheit.

Hypochondrien – Stiche in der Leber und stechende Schmerzen in den Eingeweiden, unterhalb der Leber.

Bauch – Völle im Unterleib, Auftreibung durch viele Blähungen. Kollern, mit Schmerz und Übelkeit. Das Hypogastrium ist sehr empfindlich auf Druck.

Stuhl – Häufiger Stuhldrang, der sich selbst nach der Entleerung wieder einstellt. Die Symptome des Rektums ähneln zwar denen von Pulsatilla, aber der Stuhl ist anders.
Der Stuhl ist zuerst normal, dann weich, hellgelb. Die Entleerung ist kräftig, als würde der Stuhl herausschießen. Diarrhö gelb, breiig oder wässrig, vorher kneifender Schmerz im Unterleib. Druck auf Rektum und After, mit Jucken, Brennen und Blutabgang. Die Diarrhö wird durch Kaffee erneut hervorgerufen.

Harnorgane – Häufige, reichliche Absonderung eines weißlichen Urins, Stechen in der Harnröhre und dunkelroter Urin. Spärlicher Urin.

Genitalorgane. Männliche – Eichel und Vorhaut sind wund.

Genitalorgane. Weibliche – Menses allzu reichlich und zu häufig, mit wehenartigen Schmerzen. Regelblut klumpig und schwarz, membranös. Cyclamen weicht von *Pulsatilla* vollständig ab. Die Menses sind nicht spärlich und verspätet, sondern zu reichlich und verfrüht, während gleichzeitig viele konstitutionelle[447] Symptome denen von Pulsatilla entsprechen.

---

446 Man darf die typischerweise saure Limonade des 19. Jahrhunderts nicht verwechseln mit neuzeitlichen süßen Limonaden.
447 Siehe Glossar.

Aus den Mammae tritt ein wässriges Sekret, ähnlich der Milch, das auf der Wäsche Flecken wie von einer schwachen Stärkelösung hinterlässt. Es fließt von allein oder kann aus der Brust herausgedrückt werden. Diese Absonderung folgte einem Völle- und Spannungsgefühl und einem Stechen in den Brüsten, die größer waren als gewöhnlich, und linderte diese Empfindungen; die Absonderung wurde verspürt, als sei ein Luftstrom vom Magen und Bauch aus durch die Brustwarzen ausgetreten.

Atmungsorgane – Atemnot, Beklemmung. Große Mattigkeit; ein Gefühl, als habe er nicht genug Kraft, tief einzuatmen. Druck auf dem Brustbein. Stiche hier und da in der Brust. Herzklopfen. Gereizte Herztätigkeit. Puls zunächst schneller und dikrot, dann ruhig und sehr schwach.

Rücken – Abwärtsziehen in der Wirbelsäule.
Rechts in der Nierengegend ein tief dringender, kneifender, stumpfer Stich, der alle paar Sekunden wiederkehrt; schlimmer beim Einatmen, das durch die Heftigkeit des Schmerzes fast verhindert wird.
Im (linken) Glutaeus maximus ein rheumatisches Ziehen, das sich zum Kreuz hin erstreckt. Ziehen im Kreuz. Nackensteifigkeit. Reißen über die Schulterblätter, mit Lähmungsgefühl im Arm.

Obere Extremitäten – Lähmiger, harter Druck im Arm, ein Gefühl, als säße der Druck in der Knochenhaut und tief in den Muskeln; er erstreckt sich bis in die Finger und hindert am Schreiben. Schmerzhaftes Ziehen in der inneren Fläche des Ellbogens. Krampfartige, langsame Krümmung des Daumens und des Zeigefingers, sie müssen mit Gewalt wieder gestreckt werden. Zwischen den Fingern ein stechendes Jucken, wie von Nadeln, es vergeht durch Kratzen. Gefühllosigkeit in der rechten Hand.

Untere Extremitäten – Krampfartiger Schmerz in den Oberschenkeln. Gefühllosigkeit. Wundheit der Fersen und Zehen.

Allgemeine Analyse

In Bezug auf die **funktionellen Vorgänge** schwächt Cyclamen – wie wir gesehen haben – das Sensorium, indem es Verwirrung, Schwindel und Abgeschlagenheit hervorruft. Das Sehvermögen ist geschwächt; zeitweise und unter bestimmten Umständen geht es sogar verloren. Die Verdauung ist verlangsamt und geschwächt, der Geschmackssinn abgestumpft, der Appetit wird schnell und plötzlich gestillt, das Verlangen nach Speisen ist unnatürlich stark oder eingeschränkt; der Durst gesteigert. Die Tätigkeit des Dickdarms und des weiblichen Sexualsystems scheint gesteigert, woraus Diarrhö und Menorrhagie resultieren. Die organische Substanz ist insofern verändert, als Diarrhö hervorgerufen wird, die Regelblutung vermehrt und ihr Eintritt beschleunigt wird und sie sich zu einer dunklen, klumpigen Masse verändert. Auch findet sich ein bläschenförmiger oder pustulöser Ausschlag an der Haut; er juckt, was aber vor allem im Gesicht durch Kratzen gelindert wird. Die Kopfhaut juckt, das Jucken hört auf durch Kratzen, erscheint aber unmittelbar darauf an einer anderen Stelle; das Jucken besteht aus einer fein stechenden oder beißenden Empfindung.

Das – wenn überhaupt vorhandene – Fieber ist in keinem Stadium vollständig. Frost herrscht vor. Die Hitze erscheint am Abend und ohne Durst.

Der Schlaf ist unruhig. Das Einschlafen abends ist schwierig. Man geht erst spät schlafen, hat lebhafte Träume, erwacht früh, noch vor Tagesanbruch, ist aber sehr müde; man liegt wach, kann nicht wieder einschlafen und zur gewohnten Zeit vor lauter Mattigkeit und Schwäche nicht aufstehen. Die während des Schlafs nicht verspürten Schmerzen zeigen sich bald nach dem Erwachen wieder. Dies unterscheidet sich vom *Pulsatilla*-Schlaf, der spät einsetzt, aber tief ist und bei dem der Patient bis weit in den Morgen hinein schläft. Es unterscheidet sich auch von *Nux vomica*, bei dem der Kranke abends früh einschläft. Sulphur hat keinen tiefen Schlaf.

Die Eigentümlichkeiten von Cyclamen liegen in dem Umstand, dass so viele Symptome der verschiedenen Körperteile, beispielsweise die der Verdauungs- und weiblichen Sexualorgane, begleitet werden von dem halbseitigen Kopfweh (in der linken Schläfe), mit Übelkeit, Schwindel und Trübsichtigkeit, bei blassem Gesicht und eingesunkenen Augen.

Die Verschlimmerungen treten nachts und in Ruhe ein; durch den Genuss fetter Speisen sowie beim Ausruhen. Besserung beim Bewegen.

Vergleichen wir nun diese Beschreibung, so spärlich sie auch sein mag, mit der Symptomatologie von *Pulsatilla*, sind wir von der Ähnlichkeit beeindruckt. Die gastrischen Symptome sind nahezu identisch.

Wir finden dieselbe weiß belegte Zunge, dieselbe Übelkeit und den Widerwillen gegen Speisen, besonders gegen fette, dasselbe Fehlen von Durst und fieberhafter Erregung, dieselbe Mitbeteiligung von Sensorium, Augen und Kopf bei jenen gastrischen Beschwerden. Die Besonderheiten der Kopf- und Augensymptomatik unterscheiden sich freilich von denen der Pulsatilla, indem Cyclamen halbseitigen Kopfschmerz und vollständigen Sehverlust hervorruft, während die Blindheit von Pulsatilla unvollständig und nur vorübergehender Natur und der Kopfschmerz beidseitig ist. Dieser entscheidende Unterschied ist ein glücklicher Umstand, besteht so doch die Aussicht, dass in den meisten der von uns zu behandelnden Migränefällen eines der beiden Mittel angezeigt ist.

Bei der überwiegenden Mehrzahl solcher Fälle handelt sich um Begleiterscheinungen oder auch Folgen von Menstruationsstörungen, vor allem Amenorrhö, wie sie gewöhnlich bei Frauen erscheinen.

Sie werden bemerkt haben, dass ich in dieser Zusammenfassung der Cyclamen-Wirkung bis jetzt nichts zur Wirkung auf die weiblichen Sexualorgane gesagt habe.

Welch ein Jammer, könnte man jetzt klagen, dass es auf diese Organe nicht wirkt und ihre Funktionen nicht betrifft; andernfalls gäbe es wohl kaum ein bewunderungswürdigeres homöopathisches Arzneimittel gegen eine Migräne, die Zyklusstörungen begleitet. Fehlt diese Wirkung, wären wir kaum berechtigt, es dabei zu geben. Aber wirkt es denn tatsächlich nicht auf diese Organe, verändert es deren Funktionen wirklich nicht? Hahnemann wusste das ebenso wenig wie seine Schüler. Wie konnte man es überhaupt herausfinden? Nur indem man die Arznei an Frauen prüfte!

Keine andere Form der Prüfung, keine anderen Untersuchungen können uns die gewünschten Informationen geben.

Bevor unter der Leitung der „Wiener Gesellschaft" recht unvollständige Prüfungen mit Frauen durchgeführt wurden, wussten wir nicht einmal, dass Cyclamen tatsächlich eine spärliche Menstruation verursacht, wirklich auch vollständige Amenorrhö bewirkt, mit Migräne und Sehverlust.

Die wenigen klinischen Indikationen, auf die ich Ihre Aufmerksamkeit jetzt noch lenken möchte, folgen direkt aus dem bereits Gesagten.

Mit Sicherheit wird es bei jenen Formen von Zyklusstörungen, die mit Migräne und Blindheit vergesellschaftet sind, ein sehr wertvolles Mittel sein.

Bei Magenstörungen, deren Symptome den bereits beschriebenen ähneln und für die Pulsatilla das passende Mittel zu sein scheint, bei denen der Kopfschmerz aber ein- statt beidseitig ist, scheint Cyclamen eher dienlich zu sein.

Die Ausführungen zur Wirkung von Cyclamen auf den weiblichen Organismus führen direkt zu einem Thema, das für alle Medizinstudentinnen überaus wichtig ist, die sich nicht nur als Lehrlinge einer Kunst betrachten, die eine Sicherung des Lebensunterhalts erlaubt, sondern vielmehr darauf abzielen, eine Wissenschaft zu studieren, die der menschlichen Rasse zum Segen gereichen soll und ein Teil ewiger Wahrheit ist, eine Wissenschaft, zu deren Vertiefung und Perfektion die menschliche Rasse verpflichtet ist, wobei jede Studentin und jeder Student entsprechende Arbeit zu leisten sowie den eigenen Platz auszufüllen und eine Funktion auszuüben hat; dies ist für die Erlangung des Ziels unabdingbar.

Es ist das Ziel von Ihnen allen, die Wissenschaft in diesem Geiste zu studieren? Wollen Sie für Ihren Lebensunterhalt arbeiten, dann sterben, ohne ein Zeichen gesetzt zu haben? Oder verfolgen Sie das Ziel, Ihre berufliche Karriere so einzurichten, dass Sie sich einerseits durch ehrliche Arbeit ein ehrenhaftes Auskommen verschaffen, aber auch über Ihren Tod hinaus die Wissenschaft mit einigen Fakten oder allgemeinen Erkenntnissen bereichern und durch einige Nachrufe auf Ihr Leben Respekt erfahren, die Ihrer ewigen Kunst ebenso Ehre erweisen wie Ihrer eigenen vergänglichen Person?

Werden Sie gleichzeitig mit diesem ehrenvolle Streben, das Sie mit allen Studenten teilen – werden Sie als Frauen Ihre Aufgabe zur Erkundigung der bislang von Ihrem Geschlecht nicht betretenen Pfade der Medizinwissenschaft wahrnehmen? Sind Sie gewillt, den Pfad der wissenschaftlichen Forschung zu beschreiten, den die Füße der Männer nie werden betreten können, mit dem Ergebnis, dass Sie dadurch nicht nur Ihr Medizinstudium rechtfertigen, sondern dass es ein unbeschreiblicher Segen wäre für die Hälfte der menschlichen Rasse (ich meine die Frauen) und somit auch für die Menschheit insgesamt?

Den so Denkenden, den Frauen, die für die Frauen das tun können, was die Männer für Männer getan haben (und was sie auch für die Frauen getan hätten, wenn es in ihrer Macht gewesen wäre), – diesen Frauen weise ich den aufopferungsvollen Weg, der in der Ehre mündet.

Alle in diesen Vorlesungen genannten Umstände bezüglich der Wirkung von Arzneien auf den menschlichen Organismus stammen aus Arzneimittelprüfungen an Gesunden. Sie sind zwar nur von Homöopathen in ausgedehntem Umfang und auf saubere Art durchgeführt worden, ihre Notwendigkeit jedoch wird von den führenden Vertretern jeder medizinischen Richtung betont und akzeptiert.

Hierbei gilt folgenden Prinzip: Wir erfahren, wie eine Arznei auf den gesunden Organismus wirkt, und aus dieser Wirkung schließen wir entsprechend dem Heilungsgesetz, welche Wirkung sie bei einer kranken Person hat.

Wir haben gesehen, dass die Arzneien auf verschiedene lebende Organismen sehr unterschiedlich wirken. Wir können von der Wirkung der Arzneien auf Tiere nicht auf die an Menschen schließen, weil die Organe von Mensch und Tier sich unterscheiden. Ebenso können wir von der Wirkung einer Arznei bei Männern nicht die auf Frauen ableiten, und das insbesondere in Bezug auf die Organe, die den Unterschied zwischen Frau und Mann ausmachen.

Hier sehe ich ein wertvolles und unersetzliches Arbeitsfeld für medizinisch ausgebildete Frauen; es ist für sie genauso wertvoll und unersetzlich wie für Männer.

Fordern Sie doch, wenn Sie mögen, für Frauen dasselbe Recht ein, das Männer haben, Medizin zu praktizieren und Geld zu verdienen. Ich akzeptiere dieses

Recht und würde sie diesbezüglich redlich behandeln, sehe aber keinerlei Notwendigkeit dafür, außer es wäre ihr eigener Wunsch und Drang. Hinsichtlich der Aufgaben zur Vervollständigung der Physiologie, Pathologie und Materia medica sehe ich jedoch einen großen Bedarf an Frauen, die sich den Mühen der Forschung und des Experiments unterziehen. Daher werde ich niemals aufhören, sie zum Einbringen ihrer Fähigkeiten und ihrer selbst zu drängen, um der Wissenschaft und aller anderen Frauen willen, die davon enorm profitieren würden.

Es geht mir nicht so sehr darum, die Frauen vor dem groben Auftreten rauer Männer im Krankenzimmer zu schützen. Ich wünsche mir aber, dass Frauen Arzneimittelprüfungen durchführen und klären würden, wie die Mittel am Gesunden wirken und welche Krankheiten sie heilen können, so dass der Behandler – sei das nun ein Arzt oder eine Ärztin – weiß, welche Arznei er seiner Patientin geben muss, wie er sie heilen soll!

Dies ist eine Aufgabe, die von niemand anderem als von medizinisch ausgebildeten Frauen erfüllt werden kann. Die Teilnahme an Arzneimittelprüfungen ist für alle Studenten an unseren Hochschulen und Krankenhäusern selbstverständlich. Wollen Sie sich für Ihr Geschlecht ebenso einsetzen wie die Männer für ihr eigenes? Werden Sie an Arzneimittelprüfungen teilnehmen? Denjenigen, die gegen Medizinhochschulen für Frauen wettern, würde man den Wind aus den Segeln nehmen, wenn man ihnen eine von und an Frauen erarbeitete, eingehende Prüfung von Murex, Cyclamen oder Caulophyllum präsentieren könnte.

Der Gegenstand einer Arzneimittelprüfung ist schlicht und einfach, die spezifischen, individuellen Wirkungen des Mittels auf den gesunden Organismus des Prüfers und der Prüferin zu ermitteln.

Um die reinen, spezifischen, nicht von generischen Effekten durchsetzten Wirkungen zu erzielen, muss der Prüfer oder die Prüferin mit sehr kleinen Gaben beginnen, bis das Maß seiner beziehungsweise ihrer Empfindlichkeit ermittelt ist.

Um sicherzustellen, dass die beobachteten Symptome tatsächlich Wirkungen der zu prüfenden Arznei sind, müssen die Prüfer ständig darauf achten, konstitutionell bedingte Symptome und Empfindungen von denen zu unterscheiden, die möglicherweise Effekte ungewöhnlicher Anstrengung, Änderungen der Ernährung, körperlicher, geistiger oder emotionaler Erregung und Depression[448] sind.

Die Symptome von Geist und Gemüt sollten sorgfältig notiert werden.

[448] Gemeint ist hier das Gegenteil von Erregung.

Die Bedingungen der Symptome, das heißt, die Zeiten und Umstände, zu und unter denen Symptome verschlimmert oder gebessert werden, sollten mit größter Sorgfalt notiert werden.

Dasselbe gilt für den Zusammenhang von Symptomen untereinander.

Da Veränderungen an verschiedenen Organen im Körper auch mit unterschiedlicher Geschwindigkeit stattfinden, sollten die Prüfer die Gaben nicht voreilig wiederholen, auch nicht das zu prüfende Mittel wechseln und ebenso wenig die Konzentration auf die Selbstbeobachtung vernachlässigen. Während Symptome des Geistes, des Magens oder der Lunge schon recht früh nach Einnehmen der Arznei auftreten können, kommt es mitunter erst nach Wochen oder Monaten zu Erscheinungen an der Haut, an Knochen und Drüsen.

Ich empfehle eine Prüfung von *Murex purpurea*, die eine sehr nützliche Arznei zu sein verspricht, und empfehle den Prüfern, mit der sechsten Verdünnung anzufangen, je eine Gabe zu je drei Tropfen an vier aufeinanderfolgenden Abenden, dann sollten sie eine Woche lang die Resultate abwarten. Die Prüfergruppe sollte jede Woche über den Fortgang der Prüfung berichten.

Euphrasia officinalis

Augentrost

Euphrasia officinalis oder Augentrost ist eine einjährige Pflanze, die zur Familie der Scrophulariaceae gehört.
Sie kommt im nördlichen Europa sowie in England häufig vor und wird auch im Norden der Vereinigten Staaten gefunden. Ihre lateinischen, englischen und deutschen Namen zeigen, dass dieser Pflanze in der Volksheilkunde Heilkräfte bei Augenerkrankungen zugeschrieben wurden. Sowohl Milton als auch Shenstone erwähnen sie als bekanntes Augenheilmittel. Als solches wurde sie bereits im Jahre 1100 in medizinischen Arbeiten genannt. Innerhalb von fünfzig Jahren jedoch, seit es üblich wurde, die spezifischen Kräfte der Arzneien zu ignorieren und Verschreibungen direkt auf physiologische und pathologische Hypothesen sowie auf die generische Arzneiwirkung zu gründen, wurde Euphrasia gänzlich vernachlässigt. Wir können sicher sein, dass keine Substanz jemals einen guten Ruf als Heilmittel für Krankheiten aller Organe erreicht und über Jahrhunderte beibehält, wenn sie einer soliden Basis für diesen Ruf entbehrt – ganz gleich, welche Irrtümer oder sinnentstellenden Hypothesen sich um diesen Ruf ranken und ihn verdunkeln und verzerren. Hahnemann sagt, dass „die Alten diesem Kraute weder den deutschen, noch den lateini-

schen Namen ohne Grund beigelegt haben, und dass dieses Kraut nicht die Vernachlässigung der neuern Ärzte verdient."[449]

Dasselbe mag man heute noch sagen. In der Augenklinik wird man ebenso wie in den übrigen Krankenhäusern kaum etwas von Euphrasia hören, man wird dort auch von keinem einzigen Arzneimittel hören, das so viele Fälle von katarrhalischer Ophthalmie oder Keratitis ähnlich rasch und vollständig heilt wie Euphrasia.

Unsere Kenntnisse der physiologischen Kräfte der Euphrasia stammen aus der Prüfung Hahnemanns[450] und seiner Schüler sowie aus der Prüfung durch die „Österreichische Prüfergesellschaft" (Zeitschrift des Vereins homöopathischer Ärzte Österreichs, Bd. 1, 1857). Diese Prüfungen sind offenbar nicht sehr vollständig; falls sie es doch sind, so zeigen sie, dass die Euphrasia-Wirkung nicht sämtliche Organe des Körpers betrifft. Ich werde hauptsächlich von den Symptomen reden, die es an den Augen und an den Atmungsorganen hervorgerufen hat.

Fast jeder Teil der **Augen** scheint betroffen zu sein, vor allem aber die Bindehaut, die Hornhaut, Tränendrüse und -sack sowie der Sehsinn. Ob die Retina organisch betroffen wird, können wir nicht sagen, da genauere Untersuchungen des Organs fehlen.
Die Bindehaut ist gerötet, die Gefäße sind vergrößert, die Schleimbildung ist anfangs vermindert, verstärkt sich aber bald darauf und wird halb eitrig.

Als zwangsläufige Begleiterscheinungen zu diesen physischen Zuständen treten folgende subjektive Symptome auf: eine Empfindung wie von Staub oder Sand in den Augen; Druck und Spannung im Augapfel; plötzliches und kurzfristiges Schwinden des Sehvermögens, besser durch Blinzeln und offenbar durch undurchsichtigen Schleim auf der Hornhaut verursacht; nächtliches oder – eher – morgendliches Verkleben der Augenlider. Die Tränensekretion vermehrt sich in erstaunlichem Maße, die Augen stehen ständig voll Tränen; der Tränengang ist nicht in der Lage, diese exzessive Sekretion abzutransportieren (vielleicht ist auch sein Lumen durch eine Schwellung der Innenmembran verringert), und die Tränen fließen über Gesicht und Wangen herunter.

Die Tränensekretion ist aber nicht nur vermehrt, sie ist auch verändert. Die Tränen sind sehr scharf, machen die Lider wund, die wiederum anschwellen und Geschwüre an den Rändern bilden; auch verursachen die Tränen eine bis zur Eiterung gehende Entzündung an den Stellen der Wange, die dauerhaft von Tränen benetzt werden.

---

449 Siehe RA V, S. 5.
450 Hahnemann, S.: Reine Arzneimittellehre, Bd. 5 [RA V]. 2. Aufl. Dresden u. Leipzig: Arnold 1826, S. 5–14.

Aus unseren Kenntnissen über die Natur und den Verlauf von Augenkrankheiten könnten wir schließen, dass es, wenn der Augapfel ständig in schleimig-eitrigem Sekret und in scharfen Tränen gebadet wird – wie das unter der Einwirkung von Euphrasia der Fall ist – rasch zur Erweichung und Ulzeration der Hornhaut kommt. Wir sehen dies in Fällen von eitriger Augenentzündung, vor allem bei einer spezifischen Form derselben, sowie in Fällen, bei denen dieser Zustand durch ständige, schädigende Anwendung heißer Auflagen und Umschläge hervorgerufen, unterstützt oder unterhalten wird.

Wir schließen aus diesen Tatsachen und pathologischen Kenntnissen, dass eine weiter getriebene Arzneimittelprüfung mit Euphrasia zur Bildung von Geschwüren auf der Hornhaut führen würde.

Indem sie sich auf diese Folgerung stützten oder anhand anderer Symptome des Falles, setzten homöopathische Ärzte schon früh Euphrasia in Fällen von Hornhautgeschwüren ein; die diesbezüglichen zahlreichen Fallschilderungen sind beeindruckend. Das Mittel wurde sehr erfolgreich bei oberflächlichen und tiefsitzenden Geschwüren sowie zur Beseitigung von Verdunklungen und Trübungen von jeglichem Schweregrad eingesetzt.

Hornhautgeschwüre werden auch in Fällen angetroffen, die sich nicht durch die beschriebenen Bindehautentzündungen und reichliche Absonderungen auszeichnen, gemeint sind Fälle von Keratitis oder, wie man früher sagte, skrophulöser Augenentzündung. Die Bindehaut ist dabei sogar unnatürlich blutleer und der Augapfel hat ein perlenartiges Aussehen. Allein die Lidinnenfläche kann kongestioniert, streifig oder mit Granulationen besetzt sein. In solchen Fällen ist, wenn noch ausgeprägte Lichtscheu zugegen ist, *Conium maculatum* ein unschätzbar wertvolles Mittel. Ist es angezeigt, wird es auch die Symptome der schlechten Nutrition und Innervierung des Kranken umfassen.

In anderen Fällen sind die Lider geschwollen und die Absonderungen stärker als bei Conium, die Lichtscheu ist am Morgen und Vormittag außerordentlich stark, so dass das Kind seinen Kopf im Kissen verbirgt, während es die Augen am Nachmittag normal gebrauchen kann. In diesen Fällen indizieren die Symptome des Verdauungsapparates und des Schlafs fast immer *Nux vomica*, das die Augen ebenso gut und sehr rasch heilt.

Das Sehen ist empfindlich und verändert, indem eine ausgeprägte Photophobie entsteht, die den Patienten Licht nicht ertragen lässt. Der Kranke wird stark kurzsichtig. Der Prüfer träumt von Feuer, Blitzen, Flammen usw. Treten derartige Träume oft und wiederholt auf, verweisen sie auf eine tief sitzende Augenerkrankung.

Die Nasenschleimhaut ist ebenso stark betroffen wie die Bindehaut. Sie ist geschwollen und sondert eine Unmenge Wasser ab, später dann ein schleimig-eitriges Sekret, mit Niesen und mäßiger Atemnot.
Zu betonen sind folgende Gegebenheiten: Während die Absonderung aus den Augen scharf ist und Lider und Wangen wund macht, ist die aus der Nase mild und macht Nasenlöcher und Lippe nicht wund.
Im Gegensatz dazu stehen die von *Allium cepa* hervorgerufenen Absonderungen aus Augen und Nase. Die Tränen sind mild, während das Nasensekret scharf ist. Dieser Unterschied ist oft entscheidend bei der Wahl zwischen den beiden Arzneien.

Die Schleimhaut von Hals und Bronchien ist in ähnlicher Weise affiziert. Es bestehen reichliche Schleimbildung, ein lockerer Husten und laute bronchiale Rasselgeräusche.

Ein Prüfer berichtet von einem roten Exanthem auf dem Gesicht, das durch Euphrasia hervorgerufen worden sei.
Das Fieber ist nicht sehr hoch. Frostigkeit überwiegt.

Von den **klinischen Indikationen** für Euphrasia nenne ich als erstes die katarrhalische Augenentzündung, im eigentlichen Sinne jeglichen entzündlichen Zustand des Auges, der durch Kongestion der Bindehaut oder ausgeprägte Lichtscheu charakterisiert wird, und mit exzessivem, scharfe Tränen produzierendem Tränenfluss verbunden ist. Abgesehen davon, dass es in diesen Fällen hilft, beseitigt es oft auch chronische Eintrübungen; es wird von einigen Fällen berichtet, in denen es Katarakt geheilt haben soll. Ich bin der Überzeugung, dass diese mit Euphrasia geheilten chronischen Fälle früher, das heißt in ihrem akuten Stadium, die oben beschriebenen Euphrasia-Symptome aufgewiesen haben. Deshalb möchte ich Ihre Aufmerksamkeit auf eine Verordnungsmethode bei bestimmten chronischen Zuständen lenken, die keine Symptome zeigen, durch die irgendein Arzneimittel bestimmt werden kann. Die Methode besteht daraus, ein Mittel für die akute Erkrankung zu verschreiben, aus der die chronischen Beschwerden erwuchsen. Das geht nur, wenn wir ein klares und zuverlässiges Bild der seinerzeit tatsächlich bestehenden Akuterkrankung erhalten. Ein eindringliches Beispiel für diese Methode der Arzneiwahl ist die Heilung einer Schwerhörigkeit, von der ich im „American Homoeopathic Review“ (Bd. 1) berichtet habe und die – das möchte ich hinzufügen – eine dauerhafte Heilung darstellte.[451]

Gewisse Masernfälle zeigen hauptsächlich Augensymptome, die an die Symptome von Euphrasia erinnern. Verbunden mit den Augensymptomen bestehen

451 Dieser interessante Fall – im Original: „Deafness cured by Mezereum“ – wurde in den Anhang (S. 518ff.) aufgenommen.

noch Symptome eines nasalen und bronchialen Katarrhs, die denen von Euphrasia entsprechen.

Als Faktum sowie als Schlussfolgerung gilt, dass Euphrasia bei Masern ein Mittel der ersten Wahl ist, wann immer die Augensymptome so ausgeprägt sind wie bei der Augenentzündung, wertvoll ist Euphrasia auch bei nasalen und bronchialen Katarrhen.

Allium cepa

Gemeine rote Zwiebel

Weshalb sollte dieses merkwürdige und beißend scharfe Gemüse, das bemerkenswerte Mengen an Phosphor und Schwefel enthält und dessen Saft, selbst in Form von Dampf, so schnell und überzeugend auf die Bindehaut und die Schneider'sche Membran wirkt – weshalb sollte es nicht physiologische Symptome hervorrufen und sich als nützliche Arznei erweisen?

Dr. C. Hering aus Philadelphia, dem die Erarbeitung unserer Materia medica so viel Substanz und Erkenntis verdankt, veröffentlichte 1857 in seinen „Amerikanischen Arzneiprüfungen" eine Prüfung von Cepa.[452] Der Symptomatologie geht eine überaus interessante Zusammenfassung der Geschichte der Zwiebel voraus. Ich beabsichtige, eine Zusammenfassung nur der Wirkung der Zwiebel auf die Konjunktiva und die Schleimhaut des Atemtraktes zu geben.

Augen – Beißen und Brennen in den Augen mit übermäßiger Tränenabsonderung; die Augen sind ständig in Tränen gebadet. Das Brennen wird vorwiegend an den Lidrändern verspürt. Die Tränen sind mild, nicht scharf, und verbrühen weder Lid noch Wange.
Im Gegensatz dazu sind die Tränen bei *Euphrasia* scharf, während das Nasensekret mild ist.

Schnupfen – Wässrige Absonderung aus der Nase; tropft von der Nasenspitze herab. Häufiges Niesen, vor allem wenn man ein warmes Zimmer betritt, abends schlimmer.
Arsen hat Niesen in kalter Luft, nach dem Verlassen eines warmen Zimmers; und sein Schnupfen ist nicht begleitet von den Larynxsymptomen von Cepa. Der Schnupfen von *Natrum muriaticum* ist charakterisiert durch vollständigen Geschmacksverlust.

---

[452] Hering, C.: Amerikanische Arzneiprüfungen. Vorarbeiten zur Arzneilehre als Naturwissenschaft. Erster Theil. Leipzig u. Heidelberg: C.F. Winter 1857, S. 423–490. Cepa war – wie heute Allium cepa – eine früher sehr gängige Bezeichnung des Mittels.

Die Nasenabsonderung von Cepa ist sehr scharf, macht die Oberlippe wund, die rot und sehr empfindlich wird.
Mercurius ruft eine scharfe Nasenabsonderung hervor, sie ist aber nicht so klar, tropft nicht und macht eher die inneren Nasenflügel und die Nasenscheidewand wund, weniger die Lippe.

Neben diesem Schnupfen kommt es zu Rauheit und Rohheit des Rachens und der Luftröhre. Es besteht Husten, trocken und heiser, hervorgerufen durch ein Kitzeln im Kehlkopf, hinter dem Adamsapfel. Charakteristisch ist für Cepa, dass, wenn der Patient aufgrund dieses Kitzelreizes hustet, eine extrem schmerzhafte, zerreißende Empfindung im Kehlkopf auftritt, als würde das Organ durch die Anstrengung beim Husten in Stücke gerissen. Dieser Schmerz lässt den Patienten zusammenschrecken, zucken und sich krümmen und treibt ihm die Tränen in die Augen. Keine andere Arznei erzeugt diese zerreißende Empfindung im Kehlkopf vom Husten in Verbindung mit scharfem Schnupfen.

In der Luftröhre eine Empfindung wie rau und roh, dabei etwas Atemnot, zusammen mit fiebriger Hitze und einiger Pulsbeschleunigung.

Bei einer Verordnung entsprechend der oben genannten Indikationen konnte ich einst innerhalb weniger Stunden einen Zustand beseitigen, den ich nach körperlicher Untersuchung als eine ausgeprägte, lange bestehende Lungenkongestion erkannt hatte, Folge von Exposition in kaltem Nordwestwind unmittelbar nach langer und heftiger Muskelanstrengung.

Chamomilla

Matricaria chamomilla, Kamille

Der Name dieser Arzneipflanze leitet sich ab vom lateinischen „matrix“[453]; dies beruht auf ihrer im Altertum angenommenen spezifischen Wirkung auf den Uterus.

Sie wurde von den alten Ärzten verwendet, die ihr aus demselben Grund die Bezeichnung „Parthenion“ zuordneten.

Culpeper sagt über die Kamille: „Venus herrscht über dieses Kraut und hat es angewiesen, ihren Schwestern beizustehen, den Unterleib zu stärken und dort Gebrechen zu heilen, die eine allzu sorglose Hebamme zu verantworten hat.“[454]

---

453 Zu deutsch Mutterstamm (von Bäumen).
454 Die Quelle wird leider nicht angegeben.

Man findet die Pflanze in weiten Teilen Europas in Kornfeldern, auf Müllhalden und am Straßenrand.

In der Medizin verwendet man die ganze Pflanze. Sie wird zur Blütezeit gesammelt, und die Tinktur wird durch Auspressen der ganzen, frisch gesammelten und mit zwanzig Teilen Alkohol versetzten Pflanze bereitet.

Von allopathischen Ärzten wurde die Matricaria chamomilla durch Anthemis nobilis, die Hundskamille, ersetzt, deren Wirkung sie als identisch betrachten. Sie wird zur Gruppe der Anregungsmittel gezählt. Chamomilla enthält ein essentielles Öl und einen Bitterstoff. Ihre Wirkung wird als stimulierend und tonisierend beschrieben.

„In roher Form oder als starke Auflösung verursacht sie ein Wärmegefühl im Magen und, so sagt man, eine gewisse Pulsbeschleunigung. Sie treibt Blähungen aus, verbessert die Verdauung und beeinträchtigt die Därme nicht; sogar die Menstruation befördernde Kräfte werden ihr nachgesagt. In großen Gaben verursacht sie gelegentlich Erbrechen, Durchfall, Schmerz mit Völle des Kopfes. Bei bestimmten Überempfindlichen soll sie sogar eine Art somnolenter Berauschung hervorrufen, mit allgemeiner Depression und Erschöpfung." (Stillé, I, 557)[455]

Unsere Kenntnisse der positiven Kräfte der Chamomilla stammt aus Hahnemanns Arzneimittelprüfung (Reine Arzneimittellehre, Bd. 3, S. 63–97).[456] Ein paar Jahre später wurde diese durch eine von Professor Hoppe aus Basel durchgeführte Prüfung auf einzigartige Weise bestätigt.[457]

Ehe wir zur Analyse der Wirkung von Chamomilla übergehen, ist es sicher sinnvoll, einiges aus Hahnemanns Einleitung zu dieser Prüfung zu zitieren. Seine Worte sind voller praktischer Weisheit.

„Die Hausmittelpraxis des gemeinen Mannes hat sich daher auch ihrer häufig in allerlei, vorzüglich schnell entstandenen Übeln bedient. Aus lächerlichem Stolze achteten sie deßhalb die Ärzte nicht als Arznei, belegten sie mit dem verächtlichen Namen ‚Hausmittel', und erlaubten sie Händevoll im Aufgusse als Thee oder Klystir ihren Kranken, nach Belieben, neben ihren Recept-Arzneien, zu gebrauchen, gleich als sey die Chamille als gemeines Hausmittel für nichts zu achten. Eben so ließen sie die Blüthen in gewärmten Säckchen in Menge auf schmerzhafte Stellen von den Kranken nach ihrem Belieben auflegen, während sie selbst dabei ganz andre Arzneien innerlich einnehmen ließen. Hebammenlehrer ließen den Hebammen und Müttern zu, fast in alles

455 Die Quelle wird leider nicht angegeben.

456 Hahnemann, S.: Reine Arzneimittellehre, Bd. 3 [RA III]. 2. Aufl. Dresden: Arnold 1825, S. 63–97.

457 Veröffentlicht in: Homöopathische Vierteljahresschrift 13 (1862).

Getränke und in die Speisen der Säuglinge und Säugenden Chamillenthee zu thun, als eine stets heilsame, blos gesunde, nie schädliche, wenigstens ganz unbedeutende und gleichgültige Sache.

So weit ging die Verblendung der Ärzte in Hinsicht eines Gewächses, welches unter die starken Arzneien gehört, dessen genaue Kraft und Bedeutung zu erforschen ihre Pflicht war, um nicht nur selbst einen blos vernünftigen und heilsamen Gebrauch von ihr machen zu lernen, sondern auch um dem Mißbrauche derselben bei dem Pöbel Einhalt zu thun, und ihn zu lehren, in welchen besondern Fällen die Chamille einzig heilsam anzuwenden, und in welchen sie zu meiden sey.

Aber nichts von aller dieser ihrer Schuldigkeit thaten bisher die Ärzte; vielmehr wetteiferten sie mit dem Pöbel in unbesonnener Anrathung oder Zulassung dieser starken Arzneipflanze in allen Krankheitsfällen, ganz ohne Unterschied, in jeder dem Kranken beliebigen Menge oder Gabe.

Es gehört aber wenig Menschenverstand dazu, um einzusehen, daß keine Arznei in der Welt in allen Krankheiten heilsam seyn könne, und daß jede nur einen genau bestimmten heilsamen Wirkungskreis habe, über welchen hinaus jede stark arzneiliche Substanz, wie die Chamille durchaus schädlich wirken müsse, und zwar um so schädlicher, je wirksamer ihre Kräfte sind –, daß folglich um nicht ganz als Quacksalber zu handeln, der Arzt nicht nur die Fälle, worin die Chamille heilsam seyn muß, sondern auch jene im voraus einsehen müsse, wo sie nachtheilig angewandt werden würde, und endlich, daß er auch die Gabe genau zu bestimmen wisse, welche weder zu groß, noch zu klein für das Übel sey, dessen Heilung durch diese Pflanze dann auch mit der größten Gewißheit zu erwarten wäre bei Anwendung der angemessenen Gabe.

[...] Denn da eine, auch noch so vielnützige, Arznei bei der so unaussprechlichen Zahl verschiedner Krankheitszustände, die es in der Natur giebt, unmöglich in einem Zehntheile derselben dienlich und heilsam seyn kann, so kann es auch die Chamille nicht.

Wir wollen aber den unmöglichen Fall annehmen, die Chamille könne in einem Zehntheile aller vorkommenden Krankheiten heilsam seyn, muß sie denn nicht, wenn sie, wie bisher, fast in allen Krankheitsfällen ohne Unterschied gebraucht wird, in den übrigen neun Zehntheilen schaden? Ist es weise, durch neunfachen Schaden einen einfachen Vortheil zu erkaufen? ‚Was, Schaden?' erwiedert der gemeine Praktiker, ich sehe keinen Schaden von der Chamille.' Ja, so lange Du die Krankheitssymptome und Übel, die die Chamille als kräftige Arznei im gesunden menschlichen Körper für sich und eigenthümlich erzeugt, nicht kennst, kannst du freilich auch bei ihrem Gebrauche in Krankheiten die von ihr herrührenden Übel nicht als Nachtheile von der Chamille erkennen, und giebst sie, unwissend genug, für eine Folge der Krankheit selbst, für Krankheits-Böslichkeit aus, und betrügst so dich selbst und die armen geplagten Kranken.

Siehe in diesen Spiegel, siehe in beifolgende Chamille-Symptome und erkenne, wenn du deine Alltags-Sudelei mit dem unbegränzten Beigebrauche der Chamille fortübst, an den nachtheiligen, sich hervorthuenden Symptomen und Beschwerden, wie viele von ihnen Chamille-Symptome sind, wie viel Beschwerden und Quaal du also dem Kranken verschaffest durch den Mißbrauch dieser kräftigen Pflanze in den unpassenden Fällen und in übermäßigen Gaben."[458]

Man sollte anmerken, dass die Verwendung von Chamomilla heute nicht mehr so verbreitet ist wie zu Hahnemanns Zeiten; seine Beobachtungen lassen sich aber auf jeden Arzneistoff übertragen, der, einer Mode entsprechend, in ähnlich undifferenzierter und leichtsinniger Weise verwendet wird.

Allgemeine Analyse

1. Wirkung auf die Lebenskraft

An der Lebenskraft zeigt sich die Wirkung von Chamomilla wie folgt:

Die allgemeine Empfindlichkeit ist gesteigert, weshalb Schmerzen besonders deutlich verspürt werden. So wird ein Schmerz, den man als mäßig einschätzen würde, vom Kranken als unerträglich empfunden. Die Gemütsverfassung ist von Ungeduld, Intoleranz, Unruhe und großer Ängstlichkeit geprägt.

Die allgemeine muskuläre Kraft nimmt ab und es finden sich die von Chamomilla ausgelösten Phänomene Mattigkeit, Erschöpfung und Neigung zu Ohnmacht; auch eine besondere Kreislaufsymptomatik, die das Fieber von Chamomilla ausmacht. Dieses Fieber zeigt eine Mischung der oben beschriebenen Eigenheiten. Obwohl es durch Erregung und gesteigerte Empfindlichkeit gekennzeichnet ist, handelt es sich nicht um ein voll entwickeltes entzündliches Fieber. Die Erschöpfung zeigt sich entsprechend, die Hitze ist nur partiell, beschränkt sich beispielsweise auf eine Wange und ist verbunden mit reichlichem Kopfschweiß. Das Fieber hält nicht lange an, kehrt aber oft wieder.

Es finden sich Zuckungen isolierter Muskeln und Spasmen.

In den sensiblen Nerven verschiedener Körperteile sowie in den Verdauungs- und Urogenitalorganen werden spezifische Funktionsveränderungen hervorgerufen.

---

458 RA III, S. 63–67.

2. Wirkung auf die organische Substanz

Auf die organische Substanz wirkt Chamomilla weder so kraftvoll noch so tief, wie man aus dem Grad der nervösen Erregung vielleicht schließen könnte. Folgende Wirkungen sind gegeben:

Im Verdauungskanal kommt es zu stärkerer Sekretion und immer mehr Blähungen.

Die weiblichen Genitalien sind von Leukorrhö, verstärkter Menstruation und Uterusblutungen betroffen.

Die Schleimhäute der Atmungsorgane zeigen verstärkte Sekretion.

An der Haut verursacht Chamomilla einen frieselartigen Ausschlag auf den Wangen, einzelne Papeln und Pusteln sowie einen ungesunden Zustand, der darin besteht, dass Wunden nicht ordentlich heilen, sondern äußerst schmerzhaft werden.

3. Periodizität

Periodizität ist insofern zu den Chamomillawirkungen zu zählen, als dass die Schmerzen abends wiederkehren und sich nachts vor Mitternacht sehr stark verschlimmern und dann unerträglich sind.

4. Auffälligkeiten (Modalitäten)

Auffällig ist, dass die Schmerzen durch Hitze verschlimmert werden. Dies betrifft die Minderheit unserer Arzneien.

Hahnemann merkt Folgendes an: „Chamille scheint, in der kleinsten Gabe, vorzüglich das allzuempfindliche Gefühl für Schmerz oder die allzu lebhafte Afficirung der Gemüthsorgane durch den Schmerz ungemein zu mindern, daher auch viele Beschwerden vom Kaffeetrinken und von Curen mit narkotischen Palliativen zu mäßigen, aus dieser Ursache aber bei im Schmerze gelassenen und gedultigen Personen nicht anwendbar zu seyn […].“[459]

Spezielle Analyse

Sensorium – Schwindel, der bis zum Hinfallen führen kann, insbesondere nach dem Essen oder beim Reden; oder früh am Morgen beim Aufstehen aus dem Bett. Manchmal ist der Schwindel verbunden mit einer Art Ohnmacht.

459 RA III, S. 69. Dunham verallgemeinert den „Schmerz“ zu „sufferings“, d.h. Leiden. Ob es sich dabei um eine Oberflächlichkeit bei der Übersetzung oder aber um eine bewusste Abänderung handelt, ist unklar.

Die Denkfähigkeit ist betäubt oder abgestumpft und gestört; der Prüfer ist unaufmerksam. Beim Schreiben oder Reden lässt er ganze Worte oder Sätze aus.

Kopf – Kopfschmerz wird selbst im Schlaf verspürt. Der Kopf ist schwer. Die häufigsten Schmerzen sind reißender und ziehender Art, sie sind gewöhnlich vorne und fast immer halbseitig. Eben das trifft auf alle Schmerzen zu: sie sind halbseitig.

Augen – Die Pupillen verengen sich.
Die Lidränder fühlen sich trocken an, sind jedoch morgens verklebt.
Druck, Schweregefühl und Brennen in den Augen. Die Bindehaut ist oft stark injiziert, ohne Schmerz.
Das Sehen ist nur wenig betroffen. Das Sehvermögen ist getrübt, es flimmert vor den Augen.

Ohren – Das Reißen, ein charakteristisches Symptom von Chamomilla, wird auch in den Ohren verspürt; vereinzelt finden sich auch Stiche, vor allem beim Bücken, oder aber ein dumpfer Druck. Das Ohr ist wie verstopft, man hört ein Sausen oder Klingen.

Zähne – Die Symptome der Zähne sind sehr auffällig und charakteristisch für die Wirkung von Chamomilla; auf ihnen beruht die große praktische Bedeutung des Mittels. Das Zahnweh wütet hauptsächlich in der Nacht, ist mit Wangenschwellung verbunden und erscheint oder verschlimmert sich gewöhnlich nach Essen und Trinken, insbesondere nach warmen Getränken. Der Schmerz kommt anfallsweise, ist ziehend oder reißend, mit Stichen in Richtung des Ohres oder in das Ohr. Das Zahnweh ist – wie auch der Kopfschmerz – einseitig.

Der Geschmack ist schleimig, sauer oder bitter.

Magen – Der Appetit ist verschwunden. Speisen ekeln den Kranken an.
Häufig besteht saures Aufstoßen; zu beachten ist, dass Schmerzen welcher Art auch immer verschlimmert werden.
Nach dem Essen Völlegefühl, Übelkeit und Auftreibung des Bauchs.
Übelkeit stellt sich häufig ein; oft frühmorgens.
Manchmal kommt es zu Erbrechen von Speisen oder Galle.
In Magen, Epigastrium und Hypochondrien wird ein schmerzhafter Druck verspürt, was manchmal die Atmung beeinträchtigt; der Druck erstreckt sich zur Herzgegend. (Nicht nur bei Magenschmerz anwendbar, sondern auch bei bestimmten Formen von Hepatitis.)

Abdomen – Massenhafte Blähungen bilden sich. Sie wandern umher, mit Rumpeln und Greifen, und drücken nach unten, vor allem zum Leistenkanal.
Es bestehen unerträgliche Schmerzen im Bauch, Schneiden, Kneifen oder Reißen; insbesondere aber mit einer Empfindung, als hätten sich die Eingeweide in einer Seite des Unterleibes zu einer Kugel zusammengeballt.

Der **Stuhl** ist durchfällig, halbflüssig, manchmal gelb, manchmal grün und wässrig, manchmal nur weiß und schleimig. Die Diarrhö kommt meist nachts und wird von schneidenden Schmerzen begleitet, die zum Zusammenkrümmen zwingen. Chamomilla ruft blinde, manchmal aber auch blutende Hämorrhoiden hervor.

Genitalorgane. Weibliche – Chamomilla verursacht eine gelbe, scharfe Leukorrhö. Es verursacht auch eine Uterusblutung, bei der das gewöhnlich geronnene Blut unter üblen, wehenartigen Schmerzen abgeht.
Vor dem Einsetzen der Menses kommt es zu einem schneidenden Bauchschmerz und einem Ziehen in der Darmbeingegend, mit häufigem Harndrang.

An den **Atmungsorganen** ist vornehmlich die Schleimhaut betroffen.
Der Schnupfen ist zunächst trocken und die Nase verstopft; dann kommt es zu einer spärlichen und leicht scharfen Absonderung. Es besteht Heiserkeit, die auf zähem Schleim in Kehlkopf und Luftröhre beruht, der wiederum einen fast ununterbrochenen Kitzelreiz verursacht, wodurch Husten ausgelöst wird.
Daneben besteht eine Art Luftnot durch Druck auf Thorax und Sternum.

Die Brustdrüse ist von Verhärtungen und Knoten betroffen, die bei Berührung schmerzhaft sind, überdies ist in ihnen grundsätzlich ein ziehender, brennender Schmerz zu spüren.

Auch unter den Symptomen des **Rumpfes** finden wir die reißenden und ziehenden, sich nachts verschlimmernden Schmerzen von Chamomilla.
Von der Lumbosakralregion aus erstrecken sich solche Schmerzen, ähnlich Wehenschmerzen, in die Oberschenkel (weswegen es auch bei Nachwehen benutzt wird).

Ähnliche Schmerzen in den **Extremitäten**, ziehend und reißend, am heftigsten in der Nacht. Sie scheinen in den Sehnen und in der Knochenhaut zu sitzen. Oft erstrecken sie sich von der Schulter zum Finger oder vom Ellbogen zur Hand; entsprechend verlaufen sie in der unteren Extremität. Sie sind verbunden mit einer gelähmten oder tauben Empfindung. Die Arme schlafen oft ein; es besteht eine ausgeprägte Neigung zu Krämpfen in Waden und Zehen.
Hände und Füße werden kalt und steif. In der Nacht verlieren die Füße an Kraft, so dass beim Versuch aufzustehen die Beine versagen.

Schlaf – Am Tage besteht starke Müdigkeit mit Gähnen, nachts dagegen Schlaflosigkeit mit Angst, Unfähigkeit im Bett bleiben zu können, mit geschwätzigem Delirium.
Im Schlaf Auffahren, Weinen und Klagen. Schmerz scheint auch im Schlaf verspürt zu werden.

Fieber – Das Fieber ist in allen Stadien nur unvollkommen. Die Hitze herrscht vor. Der Frost ist nicht immer von äußerlicher (objektiver) Kälte gekennzeich-

net; er ist verbunden mit Übelkeit, Unruhe und Sichumherwerfen; oft auch von brennender Hitze nur des Kopfes oder auch allgemein, mit innerlicher trockener Hitze. Die Hitze ist mit Durst und trockener Zunge verbunden.
Der Schweiß ist partiell, er findet sich vor allem nachts und gewöhnlich am oberen Teil des Körpers.

Die **Gemütsverfassung** ist von Ängstlichkeit, Unruhe, Ungeduld geprägt; er kann Schmerzen nicht ertragen. Leichtes Auffahren, wie bei Schreck; leicht zu Ärger geneigt; Reizbarkeit; Neigung zu Zorn; starke Überempfindlichkeit des Geruchssinns; Musik wird nicht ertragen.

Praktische Anwendungen

Während die umfassende Wirkung auf das Nervensystem und die Erregung, die im Kreislauf ausgelöst wird, darauf schließen lassen, dass Chamomilla bei fieberhaften Zuständen hilfreich sein könnte, zeigen die Symptome wenig Wirkung auf die organische Substanz. So kann man von der Annahme absehen, Chamomilla könne bei parenchymatösen Entzündungen oder bei anderen rein und ausschließlich entzündlichen Erkrankungen hilfreich sein.

Das Fieber ist in erster Linie ein Reizfieber, und eine aufmerksame Gegenüberstellung seiner Symptome zu den an den Krankenbetten zu beobachtenden zeigt seine Ähnlichkeit zu Fiebern, die auf mehr oder weniger dauerhafter, mechanischer Reizung beruhen, zum Beispiel im Rahmen der Zahnung oder wenn sich unverdauliche Fremdkörper in den Eingeweiden befinden.

Das Fieber ist partiell; das Nervensystem ist hochgradig erregt und trotzdem ist das Sensorium nicht verändert; Schmerzen sind unerklärlicherweise nicht zu ertragen; der Kranke kann keine Körperstellung lange beibehalten; Hitze verschlimmert den gesamten Zustand, und obendrein ist die Muskelkraft erschöpft; vereinzelte Muskeln zittern und zucken, und schließlich stellen sich allgemeine klonische Krämpfe ein. Diese Wirkung von Chamomilla hat zu ihrem ausgedehnten und erfolgreichen Einsatz bei der Zahnung der Kleinkinder geführt. Die von Chamomilla hervorgebrachte Diarrhö ähnelt der, die so oft die Zahnung begleitet.

Allerdings wirkt sich die Zahnung nicht immer so auf die Kinder aus, dass sie Chamomilla benötigen.

Ist das Kind unruhig, reizbar, will es stets von der Amme umhergetragen werden (muskuläre Schwäche), ist es niemals zufrieden, weder mit dem Aufenthaltsort noch mit dem, was getan oder gesagt wird, findet sich die eine Wange rot und heiß und die andere blass bei schwitzendem Kopf, heißem Mund, Kitzelhusten, grünem oder gelbem Durchfall mit Leibschmerzen: Bei Anwesenheit dieser oder der meisten dieser Symptome, vor allem aber bei der beschrieben Gemütsverfassung ist Chamomilla tatsächlich angezeigt. Ist das Kind aber mild gestimmt sowie träge und ruhig, sind die Därme voller Blähungen, aber trotz viel Tenesmus verstopft, dann ist es völlig unerheblich, ob Chamomilla in vierzig Büchern für Zahnungsbeschwerden empfohlen wird – geben Sie diesem Kind *Nux vomica* und heilen Sie es damit!

Auf der anderen Seite kann Fieber auch rein entzündlicher Natur sein, bei hartem und vollem Puls und in wildem Delirium erregtem oder auch abgestumpftem und niedergedrücktem Sensorium. In diesen Fällen gehen wir davon aus, dass wir bei näherem Suchen die organische Erkrankung eines vitalen Organs feststellen, die zu behandeln unsere Aufgabe ist.

Chamomilla zeigt Ähnlichkeiten zu katarrhalischen Affektionen der Augen und Ohren, der Schleimhäute von Gastrointestinal- und Urogenitaltrakt und zu ähnlichen Affektionen der Schleimhaut der Atemwege. Die Absonderungen sind mäßig vermehrt und etwas scharf.

Bei halbseitigen Kopfschmerzen, vor allem wenn sie Ohrenschmerzen, Zahnschmerzen oder Metrorrhagie begleiten und wenn der Gemütszustand passt, ist Chamomilla hilfreich.

Immer zugegen sein müssen die Unduldsamkeit gegenüber Schmerz, die Verschlimmerung in der Nacht und durch Wärme. Dies ist oft gegeben bei Zahnweh, Ohrenschmerz, Gesichts- und Zervikalneuralgie und bei Bauchschmerzen. Der Unterschied zu *Colocynthis* besteht darin, dass sich dessen Symptome durch Wärme mindern.

Chamomilla war bereits bei Galleerbrechen und bei subakuter Hepatitis nützlich.

Bei Schleimdurchfällen, die im Sommer oft vorkommen, mit vielem Raffen, gelben oder gelbgrünen, schleimigen Stühlen, oft ausgelöst durch Schweißunterdrückung oder rohe Speisen, ist es ein höchst wertvolles Heilmittel. Es besteht weder eine so ausgeprägte Flatulenz wie bei *Colocynthis* noch ein Tenesmus.

Allopathen wie Homöopathen bescheinigen der Chamomilla die Fähigkeit, eine Metrorrhagie zu beherrschen. Die Blutung kommt anfallsweise, das Blut ist dunkel und geronnen.

Die Indikationen für Nasen- und Kehlkopfkatarrh wurden bereits beschrieben.

Als Arzneimittel bei Nachwehen erfreut sich Chamomilla guter Reputation; desgleichen bei bestimmten Formen von Dysmenorrhö, wenn vor der Periode Schmerzen eintreten und die dann erscheinende Blutung reichlich ist. (So unterscheidet es sich von *Sepia*.)

Verhärtungen der Brustdrüse mit reißenden, ziehenden Schmerzen werden oft von Chamomilla gebessert, sofern auch andere Symptome übereinstimmen.

Bei einigen Formen von Rheuma mit ziehenden und reißenden Schmerzen, die nachts und durch Wärme schlimmer werden und in den Sehnen und in der Knochenhaut sitzen, hat es geholfen.

Ignatia amara

Strychnos ignatia, Faba sancti Ignatii, St. Ignatius-Bohne

Es handelt sich um den Samen eines großen Baumes, der auf den Philippinen heimisch ist. Er enthält Strychnin, und die Wirkungen giftiger Gaben gelten als identisch mit denen von Nux vomica.

Die Samen werden arzneilich verwendet. Sie werden zermahlen und verrieben.

Von allopathischen Autoren wird Ignatia zu den Spinalmitteln gerechnet, da es ausschließlich auf das Rückenmark wirke.[460]

Wie stark die Ähnlichkeit aber auch sein mag: Wir werden sehen, dass deutliche und für uns Therapeuten höchst wertvolle Unterschiede zwischen diesen Arzneien bestehen. Nicht zum ersten Mal hat hier eine oberflächliche Betrachtung der Chemie in die Irre geführt.

Allgemeine Analyse

Sicherlich trifft vieles von dem, was zu Nux vomica gesagt wurde, auch auf Ignatia zu. Dennoch scheint es, als wirke Ignatia im Vergleich zu Nux vomica weniger auf die organische Körpersubstanz, indem es wahrnehmbare Gewebsänderung hervorruft, sondern sehr viel ausschließlicher auf die Lebenskraft.

1. Wirkung auf die Lebenskraft

Auf die Lebenskraft wirkt Ignatia kaum erregend oder hemmend, wenngleich an manchen Organen auch diese beiden Wirkungsweisen zu erkennen sind. Sie wirkt vielmehr irritierend, indem sie die Harmonie des Zusammenspiels zwischen verschiedenen Körperbereichen zerstört und die Koordination von Funktionen krankhaft verändert. Finden wir zum Beispiel Hitze des Körpers

460 An dieser Stelle wiederholt Dunham nochmals: „Da es Strychnin enthält, wird die Wirkung als identisch mit der der Nux vomica erachtet."

vor und erwarten dann einen Zustand des Nervensystems, bei dem kühle Luft angenehm sein sollte, herrscht die gegenteilige Verfassung vor. Wo wir bei einem bestehenden Fieber Durst erwarten, finden wir keinen – und umgekehrt. Die starke Empfindlichkeit der Körperoberfläche wird nicht, wie zu erwarten wäre, durch Berührung und Druck verschlimmert, sondern gebessert usw.

Der Vermutung, derartige Prüfungsergebnisse wären Phantastereien, widersprechen die zahlreichen Zeugnisse, die diese Gegebenheiten bestätigen.

So einzigartig dies auch ist, findet sich doch eine Analogie in der Naturgeschichte der Krankheiten. Wenn Sie die Phänomene der Hysterie analysieren, werden Sie diese „Perversion der Koordination von Funktionen" als fundamentales Prinzip dieser Erkrankung finden. Von all unseren Arzneien entspricht keine so vollständig der Hysterie und heilt sie wie Ignatia.

Nach Dr. Wurmb kann Ignatia in zwei Worten vollständig charakterisiert werden: „Entgegengesetzte Nebenbeschwerden."[461] Er meint damit Neben- oder begleitende Phänomene, die einander widersprechen oder unvereinbar sind.

Spezielle Analyse[462]

Kopf – Der Kopfschmerz von Ignatia verschlimmert sich beim Sprechen oder Zuhören oder auch bei hoher, zielgerichteter Aufmerksamkeit, nicht aber durch freie Geistesarbeit. Es handelt sich um eine Empfindung von Schwere, wie bei Kongestion, gebessert durch Bücken und Nach-vorne-Lehnen; daher ist es keine echte Kongestion. (Hier besteht ein Widerspruch.) Manchmal besteht ein halbseitiges Klopfen, manchmal ein Klopfen über den Augenhöhlen.
Der charakteristischste Schmerz ist, als würde ein Nagel in den Kopf getrieben. Im Allgemeinen sitzt dieser Schmerz in der Schläfen- oder Scheitelgegend. *Thuja* hat einen ähnlichen Schmerz im Hinterkopf. Dies erinnert an den Clavus hystericus, bei dem Ignatia sehr hilfreich ist.

Augen – Die Konjunktiva ist nur mäßig betroffen. Es besteht kaum Kongestion. Im Gegensatz dazu ist die Lichtscheu zuweilen ausgeprägt, aber unbeständig.
Das Sehvermögen ist wie folgt betroffen: seitlich der Sehachse wird ein zickzackartiges weißes Flimmern gesehen.

Ohren – Hier werden Klingen und Geräusche beobachtet.

---

461 Die Quelle für dieses Zitat ist nicht auffindbar; man muss vielleicht auch bedenken, dass es sich um eine persönliche Mitteilung handeln könnte.

462 Hahnemann, S.: Reine Arzneimittellehre, Bd. 2 [RA II]. 3. Aufl. Dresden u. Leipzig: Arnold 1833, S. 139–190.

Gesicht – Die Gesichtsmuskeln und Lippen zucken häufig und sind krampfhaft verzerrt.

Zähne – Zum Ignatia-Zahnschmerz ist anzumerken, dass er sich hauptsächlich in Wundheit und Empfindlichkeit der Zähne äußert, allerdings mehr in den Zeiten zwischen den Mahlzeiten verspürt wird als beim Essen – ein weiterer Widerspruch.

Innerer Hals – Der Halsschmerz von Ignatia ist stechend und er wird mehr beim Schlucken als bei unbewegtem Hals gespürt.

Die Tätigkeit der **Verdauungsorgane** ist erheblich verändert. Der Mund ist voller Schleim. Der Geschmack ist fade; Speisen haben einen bitteren, widerwärtigen Geschmack. Gegen bestimmte Nahrungsmittel bestehen wunderliche Abneigungen. Manchmal besteht ein Verlangen nach einem bestimmten Produkt; wurde dann eine geringe Menge mit großem Genuss verzehrt, stellt sich eine plötzliche und ausgeprägte Abneigung dagegen ein.

Häufiges Hochkommen von Speisen und einer bitteren Flüssigkeit. Nächtliches Erbrechen von Speisen, die abends verzehrt wurden. Leeres Würgen, besser durch Essen (Widerspruch).

Auftreibung des Abdomens nach dem Essen. Saures Aufstoßen. Reichlicher, schaumiger, saurer Speichel. Schluckauf.

In der Magengegend starke Leere, Übelkeit und Schwäche, mit fadem Mundgeschmack (charakteristisch).

(Die letzten drei Absätze sind sehr wichtig bei Schwangerschaftserbrechen.)

Stechen und Wundheit im Epigastrium sowie mäßige Flatulenz, mit Schneiden und Greifen.

Der Stuhlgang ist nur wenig betroffen. Es besteht eine Neigung zu häufigem, aber spärlichem Stuhl, wie bei *Nux vomica*, doch wirkt Ignatia weniger auf das Gewebe des Rektums als vielmehr auf dessen Nerven. Entsprechend haben wir im Rektum ein quälendes Zusammenschnüren und Zusammenziehen des Schließmuskels, am schlimmsten nach Stuhlgang sowie beim Gehen und Stehen, besser im Sitzen (Widerspruch).

Die folgenden Symptome sind sehr wichtig: heftige Stiche, die vom Rektum nach oben und nach vorne ins Abdomen schießen. Begleitend Wundheit, Zusammenziehen und blinde oder blutende Hämorrhoiden, schlimmer nach Stuhlgang.

Neben diesen Hämorrhoidensymptomen und Afterschmerzen zeigen Juckreiz und Krabbeln einen Befall mit Askariden an.

Die Hauptsymptome des Harnsystems bestehen in einer vermehrten Sekretion von klarem, zitronenfarbenem Urin (Hysterie).

Die Menstruation ist zu häufig und zu reichlich; sofern andere Symptome passen, ist Ignatia ein Arzneimittel für diesen Zustand.

Atmungsorgane – Vom Jucken der Nase und einer Neigung zur Geschwürbildung an den Nasenlöchern abgesehen möchte ich die Aufmerksamkeit hier lediglich auf den Husten lenken.
Dieser ist charakteristisch für Ignatia. Er wird ausgelöst durch ein Zusammenschnürungsgefühl in der Luftröhre oder im Kehlkopf, wie zusammengezogen, außerdem durch ein Kitzeln wie von Federstaub im Hals. Der Husten ist trocken, heftig, erschütternd. Die Stöße kommen in rascher Folge. Der Kitzelreiz wird durch Husten nicht gebessert. Im Gegenteil – er wird schlimmer, je länger der Kranke hustet, und nur durch eine entschlossene Unterdrückung des Hustens gebessert (dies ist ein deutlicher Widerspruch!). Der Husten tritt hauptsächlich abends nach dem Sichniederlegen auf. Dieser Husten ähnelt keinem anderen Mittel; die Widersprüchlichkeit ist die charakteristische Eigenschaft. Gelegentlich besteht krampfhafte Atemnot.

Im Rumpf verschiedene reißende Schmerzen und Mattigkeit.
Rucke und Zuckungen in den Extremitäten, vor allem nach dem Hinlegen in der Nacht, sowie Auffahren im Moment des Einschlafens.

Der Schlaf ist zuweilen tief, unüberwindlich, manchmal ist der Kranke auch schlaflos. Träume stören den Schlaf.

Das Fieber tritt in allen Stadien nur teilweise auf. Auffallend beim Frost ist, dass er durch äußere Hitze gebessert und von exzessivem Durst begleitet wird, während beim partiellen Fieber kein Durst zugegen ist (Widerspruch).

Die **Gemütssymptome** sind überaus wichtig. Ängstlichkeit, als sei etwas Fürchterliches passiert, kann deshalb kaum reden. Hast, Furchtsamkeit, Schrecken, abwechselnd mit Unentschlossenheit und Untätigkeit. Fixe Ideen; sitzt still da und brütet über Gedanken und Kümmernisse.

Praktische Anwendungen

Ignatia ist angezeigt:

- Wenn die üblen Folgen von Zorn, Kummer und plötzlichen Schocks in stillem Kummer oder der Neigung zum sorgenvollen Brüten resultieren und der Kranke sich diesen Einflüssen nicht einfach hingeben kann. Machen diese Gemütsbewegungen und Schocks den Kranken jedoch hochmütig oder verrückt, gebe man *Platina*; tobt er wild, *Belladonna*.
- Bei Konvulsionen. Bei epileptischen Anfällen ohne Bewusstseinsverlust; bei durch Kummer, Zahnung, Wehen verursachten Konvulsionen, die nicht von Fieber oder Gehirnkongestion begleitet sind; daher nicht in Fällen, in denen *Hyoscyamus* oder *Belladonna* benötigt werden.

- Bei intermittierendem Fieber, wenn Frost mit und Fieber ohne Durst herrschen. Es ist von *Ipecacuanha, Eupatorium perfoliatum, Rhus toxicodendron* zu unterscheiden.
- Bei Dyspepsie wegen der Schwäche im Epigastrium.
- Bei Afterschmerz nach dem Stuhlgang. Es unterscheidet sich von anderen Arzneien durch nach oben gerichtete Stiche im Rektum. Es ist nicht angezeigt bei Analfissuren, die *Nitricum acidum* oder *Plumbum* benötigen.
- Bei Hämorrhoiden nach der Entbindung.
- Bei Askariden.
- Beim Schwangerschaftserbrechen, wenn der typische Appetit, Speichelfluss, reichlicher, zitronenfarbener Urin usw. sowie der Clavus hystericus zugegen sind.
- Bei krampfhaftem Husten. Man beachte das in Rektum und Luftröhre erspürte Gefühl des Zusammenschnürens.

Ignatia hat eine allgemeine Beziehung zur Hysterie, und zwar zu der Form, die durch einen milden, freundlichen, nachgiebigen und dennoch launenhaften – sonst wäre es keine Hysterie –, introvertierten Gemütszustand charakterisiert ist. Eine andere Form wird von der *Platina* repräsentiert, die Thema der nächsten Vorlesung ist.

Platina

Platin

Die physikalischen und chemischen Eigenheiten und Reaktionen dieses Metalls werden aus einer anderen Perspektive beschrieben. Weder in der englischen noch in der amerikanischen Pharmakopöe hat es einen Platz.

Trousseau und Pidoux zitieren einige ungenaue und wenig aussagekräftige Versuche an Tieren und Menschen mit *Platinum muriaticum* und *Platinum muriaticum natronatum* durch Dr. Höfer im Jahre 1840 sowie dessen therapeutische Versuche, Platin bei der Behandlung sekundärer und primärer Syphilis sowie bei syphilitischem Rheumatismus als Ersatz für Gold und Quecksilber einzuführen.[463]

---

463 Die Symptome wurden auch im „Archiv für die homöopathische Heilkunst" 19, 1, 102ff. mitgeteilt. Ursprünglich waren sie von Höfer in der „Gazette médicale de Paris" veröffentlicht worden. In T. F. Allens „Encyclopedia" (Bd. 7, S. 589) firmiert Höfer übrigens irrtümlich als „Hofer".

Unser Wissen über die Wirkung von Platina stammt ausschließlich aus einer Prüfung von Stapf und Groß, zwei Schülern Hahnemanns. Sie wurde erstmals in einem der frühen Bände des „Archivs für die homöopathische Heilkunst" veröffentlicht.[464] Hahnemann hat diese Prüfung in den fünften Teil seiner „Chronischen Krankheiten"[465] aufgenommen.

Zur arzneilichen Verwendung wird chemisch reines Platin in Aqua regia[466] aufgelöst. In diese Auflösung wird ein polierter Stahlstab eingeführt. Das Chlorid fällt aus, und das metallische Platin setzt sich in Form einer kristallinen Rinde auf der Oberfläche des Stabes ab. Es wird behutsam gewaschen, um es von der Säure zu befreien, und dann entsprechend den Vorschriften der homöopathischen Pharmazeutik verrieben.[467]

Allgemeine Analyse[468]

Die Wirkung von Platin zeigt sich am ausgeprägtesten und deutlichsten an Geist und Gemüt, am zweiten und dritten Ast des Nervus trigeminus und an den weiblichen Genitalien.
Wie *Ignatia* wirkt es weitaus stärker auf die Lebenskräfte als auf die organischen Substrate des Körpers.

Darüber hinaus ähnelt es *Ignatia*, indem es ebenfalls das Zusammenspiel von Funktionen beeinträchtigt und verändert, d. h. die Harmonie zerstört, in der verwandte Funktionen in einem gesunden Körper ablaufen.

Doch die Veränderung, vor allem die verschiedenartigen geistigen Störungen sind völlig anders als die von Ignatia verursachten. Wenn Ignatia also einer Art der Hysterie entspricht, dann entspricht Platina einer ganz anderen Art.

Der für Platina charakteristische Schmerz ist krampfartig, quetschend – ein Gefühl des Zusammenpressens. Besonders charakteristisch für diesen Schmerz ist, dass er allmählich beginnt, nach und nach zu- und dann langsam abnimmt, um schließlich aufzuhören. In dieser Hinsicht ähnelt Platina *Stannum*.

---

464 Archiv für die homöopathische Heilkunst. Bd. 1, H.1., Leipzig 1822, S. 122–175.

465 Hahnemann, S.: Die chronischen Krankheiten, Bd. 5 (CK V). 2. Aufl. Düsseldorf: Schaub 1839, S. 115–142.

466 „Königswasser", eine Mischung aus Salpeter- und Kochsalzsäure.

467 Dunhams Darstellung weicht in Details von der Beschreibung Stapfs und Groß' ab. Allerdings ist hier nicht der Ort für pharmazeutische Einzelheiten.

468 Im Original fehlen Zwischenüberschriften und der Text gibt eine detaillierte Rubrizierung auch nicht her. Dennoch wurden zur besseren Übersicht die übergeordneten Rubriken eingefügt.

Die meisten der Platina-Symptome sind schlimmer, wenn der Kranke sitzt oder steht, und werden durch Gehen besser. Sie erscheinen gewöhnlich nachts oder werden dann schlimmer.

Als Eigentümlichkeit des Schlafs von Platina wird betont, dass, wie ruhig und tief er auch gewesen sein mag, der Kranke beim Erwachen auf dem Rücken liegt, mit an den Bauch hochgezogenen Oberschenkeln und einer Hand oder beiden Händen über dem Kopf. Er neigt dazu, zur Zeit des Erwachens oder kurz davor die Beine zu entblößen. Diese Schlafsymptome sind von größter Bedeutung bezüglich der Hysterie, zu der – wie wir noch sehen werden – Platin passt, und besonders hinsichtlich der Nymphomanie, die eine besondere Form der Hysterie darstellt und für die Platina sich als höchst wertvolles Mittel erwiesen hat.

Spezielle Analyse

Im Folgenden soll die Wirkung von Platina genauer skizziert werden:

Zunächst verspürt der Prüfer eine quälende Ängstlichkeit, eine Angst, als müsse er sterben, mit Zittern im ganzen Körper, eine starke Gemütsunruhe, bei der er „nirgends zu bleiben weiss“[469], der Prüfer glaubt sich dem Tod nahe und fürchtet sich sehr davor (wie *Aconitum*).
Anstelle von Kummer, Verzweiflung oder Resignation kommt es zu großer Reizbarkeit und einer ausgeprägten Neigung zu Zorn und Ärger. Ein banaler Kummer ruft großen Verdruss hervor, infolgedessen der Prüfer lange Zeit ärgerlich, unfreundlich und richtig übel gelaunt bleibt.
Schreitet die Arzneiwirkung fort, geht diese Niedergeschlagenheit und übellaunige Verzweiflung in eine unnatürliche Lebendigkeit und Fröhlichkeit über; der Kranke lacht heftig. Diese Veränderung der natürlichen Funktionen des **Sensoriums** (und deren Koordination) geht so weit, dass der Prüfer selbst über die traurigsten Gegebenheiten unmäßig lacht.
Die weitere Entwicklung des zuletzt Beschriebenen führt zu einem Gemütszustand, in dem die Prüferin eine stark überhöhte und anmaßende Selbsteinschätzung zeigt: Sie überschätzt sich über alle Maßen und betrachtet so alle Gegenstände und Menschen, auch die ehrwürdigsten und achtbarsten, abschätzend und verächtlich. Mehr noch – der Grad der Abwertung steigt umso mehr, je nobler und wertvoller die entsprechenden Objekte sind.

[469] Siehe CK V, Symptom Nr. 11.

Das Ausmaß, das diese Gemütsveränderung zuweilen erreicht, und die sich daraus ergebenden lächerlichen Szenen gehören zu den Kuriositäten der Materia medica. Dies ist charakteristisch für Platina. Fälle, in denen sich nichts Ähnliches zeigt, werden selten mit Platina geheilt.

Auch **Kopfschmerz** wird hervorgerufen. Er zeigt einen charakteristischen Zug von Platina. Ein quetschender, zusammenschnürender Schmerz, als würde ein Brett vor die Stirn gepresst, als würde der Kopf zusammengepresst, zusammengeschraubt usw., mit gleichzeitiger Gefühllosigkeit im Kopf. Wie andere Platina-Schmerzen auch beginnt er gemächlich, nimmt nach und nach an Stärke zu und vermindert sich ebenso wieder. Manchmal sitzt ein krampfender Schmerz in der Schläfe und ist dann verbunden mit einem ähnlichen Schmerz im Jochbein und im Kieferknochen; dies entspricht der Schläfen- und Gesichtsneuralgie von Platina.
Neben diesen Empfindungen gibt es noch einen anderen Kopfschmerz, ein Zusammendrücken in Stirn und Schläfen, als würde alles zur Stirn herauskommen; stark verschlimmert durch Nach-vorne-Bücken, ebenso durch die geringste Bewegung. Vor dem Kopfschmerz Ängstlichkeit sowie brennende Hitze und Röte des Gesichts (eine Art Migräne).

Es bestehen schmerzhafte Krämpfe und ein Zusammendrücken um die Augen, vor allem in der Supraorbitalgegend, und manchmal ist der Augapfel selbst betroffen mit einer Empfindung wie zerschlagen.
Der auffallende zusammendrückende, krampfende Schmerz wird im Kieferknochen und Jochbein verspürt, verbunden mit einer Art Gefühllosigkeit und gleichzeitiger brennend beißender Empfindung, weshalb man den betroffenen Bereich reiben oder sich dort kratzen muss.

Dies entspricht einer bestimmten Form von Gesichtsneuralgie; sie ist der von *Verbascum thapsus* sehr ähnlich.
Von der *Arsenicum album*-Neuralgie unterscheidet sie sich dadurch, dass bei letzterer die Schmerzen brennen und wie glühend-heiße Nadeln schnell von einer Stelle zur anderen hindurchstechen.
Der Schmerz von *Verbascum* ist wie das Quetschen mit einer Zange. Platina hat ein festes Zusammendrücken.
Die Neuralgie von *Spigelia* ist ein Schießen oder Stechen und hat ihren Hauptsitz im Augapfel.
Chamomilla hat Verschlimmerung durch Hitze und unterscheidet sich des Weiteren durch die große Unduldsamkeit gegenüber Schmerzen, die der Kranke zeigt. Die Neuralgie von *Capsicum* wird hervorgerufen durch äußeren Druck und erscheint als schmale Schmerzlinie, die dem Nervenverlauf folgt.

Darüber hinaus helfen uns die konstitutionellen Symptome[470] dabei, die Indikationen der einzelnen Arzneien, die eine Form des Gesichtsschmerzes hervorrufen, zu unterscheiden.

Platina löst viele, sehr unterschiedliche **Ohrgeräusche** aus. Es gibt kaum Hinweise auf irgendeine organische Schädigung. Dies mag zur Wahl von Platina bei der so genannten „nervösen Schwerhörigkeit" führen.

Am **Verdauungstrakt** findet man nur wenige Charakteristika für Platina, ausgenommen hinsichtlich des Stuhlgangs.
Dieser ist verzögert. Der Stuhl ist spärlich, hart, schwer zu entleeren und nahezu trocken. Die Entleerung bedarf starker Anstrengung der Bauchmuskeln. Sie wird gefolgt von einer eigentümlichen Schwächeempfindung im Abdomen oder einem Schaudern, das durch den Körper geht.
Im Rektum treten gelegentlich scharfe Stiche auf, die zum Aufschreien nötigen. In dieser Hinsicht ähnelt Platina der *Ignatia.*

Die **Menses** erscheinen viel zu früh und sind sehr reichlich. Darüber hinaus stellen Farbe und Konsistenz mancher Uterusblutungen ein wertvolles Charakteristikum des Mittels dar. Das Blut bei Platina ist sehr dunkel, ohne dabei deutlich geronnen zu sein, dick und teerig. Die Blutung wird von Schmerzen im Kreuz begleitet. Allerdings werden diese Kreuzschmerzen nur in der Folge von Schmerzen verspürt, die zunächst in den Leisten saßen und dort ein Abwärtszerren und -pressen im gesamten Becken verursachten, um sich dann zum Sakrum zu verlagern. Außerdem besteht in Verbindung mit dieser Metrorrhagie von Platina eine unnatürliche Empfindlichkeit und Reizbarkeit der Genitalorgane.

Es mag angemerkt werden, dass bei *Belladonna* die Schmerzen entweder von vorne nach hinten oder entlang der seitlichen Achse durch das Becken ziehen.
Dagegen ziehen die Schmerzen bei *Pulsatilla* und *Sepia* vom Kreuz um das Becken herum zur Lende und sind statt mit reichlicher mit einer spärlichen Menstruation verbunden.
Die Wehen von *Chamomilla* sind überaus heftig, und die Metrorrhagie kommt in Schüben, das Blut ist dünn und eher hell, mit festen Koageln.
Die Blutung von *Secale cornutum* ist dünn und schmerzlos, ebenso die von *China.*
Crocus hat eine dunkle Blutung, die aber nicht mit abwärtsdrängendem Schmerz verbunden ist, sondern eher mit einer Empfindung, als ob sich ein lebendiger Körper im Abdomen bewege.

---

470 Siehe Glossar.

Sowohl *Millefolium* als auch *Sabina* verursachen eine helle, floride Uterusblutung.
Es ist also nicht schwer, die Uterusblutung von Platina von denen der anderen Arzneien zu unterscheiden.

Beachtet werden sollten noch einmal die Überempfindlichkeit und Reizbarkeit der Genitalorgane. Zusammen mit den bereits erwähnten Schlafsymptomen haben diese Symptome zum Einsatz von Platina in Fällen von Nymphomanie geführt. Es hat sich als äußerst nützlich erwiesen, ist diesbezüglich mit *Hyoscyamus* vergleichbar.

Die **Atmungsorgane** sind nicht sonderlich betroffen.

Am **Rumpf** findet sich zunächst eine Schwäche des Halses. Der Kranke kann seinen Kopf nicht aufrecht halten. Zusätzlich besteht eine Art spannender Gefühllosigkeit. Schmerz in der Wirbelsäule und im Sakrum, als wären sie gebrochen, vor allem nach einem langen Spaziergang oder beim Rückwärtsbeugen.

In den **Extremitäten** – wie auch an anderen Stellen – werden krampfartige, drückende und zusammenpressende Schmerzen verspürt, verbunden mit einer Art Brennen und Gefühllosigkeit.

Praktische Anwendungen

Über die Verwendung von Platina bei der Behandlung von Krankheiten bleibt nur wenig zu sagen.

Die Gemütssymptome beschreiben die Art von Hysterie, bei der das Mittel hilfreich ist. Während *Ignatia* zu Fällen passt, bei denen die Kranken zum Kummer und dazu neigen, in melancholischer Niedergeschlagenheit über – realen oder eingebildeten – Sorgen zu brüten, reagiert das Gemüt von Platina auf trotzige und übersteigerte Weise überheblich auf die Ursachen des Zorns oder der Sorge. Erst wird die Kranke demonstrativ ängstlich, dann abwechselnd demonstrativ weinerlich und übersteigert fröhlich, schließlich absurd stolz – ein deutliches Abbild von Mrs. Lofty.[471] Wie auch immer die Stimmung ist – sie ist stets demonstrativ, und das ist der Charakter von Platina. Die Persönlichkeit der Kranken drängt sich uns förmlich auf.

Der Charakter von *Ignatia* zeichnet sich dagegen dadurch aus, dass er gerade nicht demonstrativ ist. Das Leiden und die Veränderungen drängen sich unserer Aufmerksamkeit nicht auf.

471 Dunham benutzt hier ein Wortspiel, da „lofty" „stolz, hochmütig, vornehm" bedeutet.

Die Auffälligkeiten der Neuralgie und der Uterusblutung, bei denen es sich um ausgeprägte Platina-Symptome handelt, wurden bereits herausgestellt.

Nun bleibt nur noch, auf den Stuhl hinzuweisen. Bei der Verstopfung, die oft eine so lästige Begleiterscheinung der Schwangerschaft darstellt, ist Platina häufig ein wertvolles Mittel, wobei es mit *Sepia, Alumina* und *Plumbum* in einer Reihe steht.

Sepia

Sepiae succus

Das ist die Tinte des Tintenfischs, eine schwärzliche Flüssigkeit im Bauch des Tieres, die dieser in das umgebende Wasser ausstoßen kann.

Zu medizinischen Zwecken wird die Tinte von der membranösen Hülle befreit, sorgfältig getrocknet und durch Verreibung entsprechend den Regeln der homöopathischen Arzneimittelkunde zubereitet.

In der Pharmakopöe der Alten Schule hat Sepia keinen Platz. Tatsächlich ist es dort so wenig bekannt, dass einer ihrer wichtigsten Autoren die Homöopathen lächerlich zu machen versuchte, indem er behauptete, sie würden dem Tintenfisch*knochen*, bei dem es sich um bloßes Kalziumkarbonat handelt, arzneiliche Kräfte zuschreiben. Fest steht aber, dass Hippokrates der Sepia als Heilmittel bei Frauenleiden und Dysmenorrhö große Bedeutung beimaß und Galen ihr tonische und magenstärkende Qualitäten attestierte, während Marcellus sie bei Harngries und zur Beseitigung von Sommersprossen empfahl. Diese Vorwegnahme der exakten Folgerungen aus dem Ähnlichkeitsgesetz ist eine einzigartige Leistung der Vorfahren.

Allgemeine Analyse[472]

Sepia ist eines unserer wichtigsten Arzneimittel. Seine Wirkung durchdringt nahezu den gesamten Organismus und hält sehr lange an, die Wirkungen einer einzigen Gabe dauern oft viele Wochen.

Auf die Vitalkräfte und die organische Substanz wirkt es gleich stark.

472 Diese Zwischenüberschrift fehlt im Original; auf eine detailliertere Rubrizierung der allgemeinen Analyse wurde aufgrund der Textstruktur verzichtet.

Die Wirkungssphäre umfasst insbesondere die Genitalorgane der Frauen, den Gastrointestinaltrakt und seine Anhänge, Haut, Drüsen sowie das tierische Nervensystem.

Die Symptome erscheinen oder verschlimmern sich meist, wenn der Kranke sich in Ruhe befindet und ruhig dasitzt, vormittags oder abends. Sie bessern sich bei heftiger Anstrengung im Freien. Gewöhnlich setzt die Verschlimmerung zur Mitte des Vormittags ein, vor allem das Senkungsgefühl in der Magengrube, das zahlreiche Uterusbeschwerden begleitet.

Ein nervöses Erschrecken oder auch Anstrengung verursachen bei Sepia eine Neigung zu reichlichen und plötzlichen Schweißen. Es ist aber festzuhalten, dass dieses Schwitzen nach der Anstrengung oder dem Schreck einsetzt, wenn man ruhig dasitzt. (*Calcarea carbonica* hat Schweiß während der Anstrengung.)

Sepia verursacht (und heilt) Erscheinungen, die als Hitzewallungen bekannt sind – plötzliche Anfälle von Hitze, vorübergehend gefolgt von Schweiß, Schwäche und Neigung zu Ohnmacht. Das sind bei Frauen in den Wechseljahren häufig vorkommende und sehr lästige Zustände. *Lachesis* ähnelt in dieser Hinsicht Sepia.

Die Symptome von Sepia ähneln denen von *Pulsatilla* unter vielen Aspekten. Daraus folgt natürlich, dass diese Mittel häufig als gegenseitige Antidote wirken. Bei der von manchen Ärzten gewohnheitsmäßig eingesetzten abwechselnden Gabe ist die Behandlung daher oft erfolglos. In derartigen Fällen reicht es oft aus, die Einnahme des einen Mittels zu beenden, um so eine sofortige und befriedigende Wirkung des anderen zu erhalten.[473]

Die Hauterscheinungen gehören zu den wichtigsten Symptomen von Sepia. Wir finden Jucken der Haut sowie juckende Bläschen und Papeln auf dem Gesicht, an Händen und Füßen; außerdem einen blasig-pustulösen Ausschlag in den Gelenkbeugen der Knie und Ellbogen. Verschwindet das Sepia-Ekzem, kommt es zu reichlicher Abschuppung.

Wenn wir gerade von der Haut sprechen, sollte angemerkt werden, dass Sepia auf der Unterlippe eine Schwellung mit Wundheit, brennendem Schmerz und einem Stechen wie von einem Holzsplitter hervorruft. In Verbindung mit den

---

473 Dunham beschreibt hier die „antidotarische“ Wirkung eines Arzneimittels aufgrund seiner Homöopathizität zu dem zuvor gegebenen. Dies darf nicht mit einer Antidotierung im toxikologischen Sinne verwechselt werden, etwa durch Gaben von Kampfer oder auch Kaffee. Daher hat Klunker die aussagekräftigen Begriffe des „Homöodots“ – was dem von Dunham beschrieben Effekt entspricht – und des „Diadots“ an die Stelle des Antidots gesetzt. Vgl. Klunker, W./Miller, G.: Arzneibeziehungen. 10. Aufl. Heidelberg: Haug 1995, S. 7–13.

konstitutionellen Symptomen[474] hat dieses Symptom zur Anwendung von Sepia beim Epitheliom der Unterlippe geführt. Zwei solche Fälle, die mit Sepia 800[475] geheilt wurden, habe ich persönlich gesehen.

Die übrigen Hautsymptome haben auf ähnliche Weise zur erfolgreichen Anwendung von Sepia in Fällen von Rhus-Vergiftung geführt.

Das Fieber von Sepia ist unvollständig.[476] Frost herrscht vor, ist aber, wie das Fieber, flüchtig und kurz dauernd. Der Schweiß ist reichlich, besonders in der Nacht, und verbunden mit ausgeprägter Schwäche.

Die für Sepia typische Stimmung ist ein niedergedrückter, ängstlicher und furchtsamer Gemütszustand, verbunden mit einem Gefühl der Hilflosigkeit. Sehr empfänglich für Erregung, mehr noch für Furcht, häufige Weinanfälle und Verzweiflung am Leben.

Spezielle Analyse

Kopfschmerz – Hauptsächlich drückender und klopfender Schmerz, mit einer Art Blutandrang zum Gesicht, das – bis zu den Ohren – rot und heiß wird. Dennoch besteht kein allgemeines Fieber. Allgemeine Verschlimmerung durch Bewegung. Jucken der Kopfhaut und Haarausfall.

Augen – Das Sehvermögen ist betroffen. Am Tage besteht Lichtscheu, vor den Augen ein weißes Flimmern, wie tausend Sonnen, oder Funken oder auch schwarze Flecken. Um das Kerzenlicht erscheint ein grüner Hof. Sehen verschwommen beim Versuch zu lesen oder zu schreiben.
Es bestehen supraorbitale Schmerzen. Die Lider schmerzen beim Erwachen, als wären sie zu schwer oder gelähmt, ähnlich der Ptosis, einer Krankheit, bei der Sepia schon häufig erfolgreich verabreicht wurde.
Konjunktivitis mit Beißen, Brennen und Jucken, aber sehr geringer Schleim- oder Eiterabsonderung.

Das **Gesicht** ist Sitz des bereits beschriebenen Ausschlags. Darüber hinaus erscheinen unregelmäßige, nicht erhabene, braune, auch als Leberflecken bekannte Flecken auf der Stirn. Die Gesichtshaut wird gelb und erdig. In Verbindung mit dem Kopfschmerz oder mit Uterusleiden treten oft reißende Schmerzen in den Gesichtsknochen und in den Zähnen auf. Ein charakteristisches Symptom von Sepia ist schließlich noch eine braune Verfärbung, die sattelförmig über der Nasenwurzel sitzt.

---

474 Siehe Glossar.
475 Gemeint ist die C 800.
476 Siehe Glossar.

Im **Mund** bildet sich oft eine Art Stomatitis mit schmerzhaften Bläschen und Geschwüren.
Das **Zahnfleisch** schwillt an und blutet schnell. Die **Zähne** werden locker. Es besteht ein grabender, reißender und nagender Zahnschmerz, zuweilen in einem einzelnen Zahn, manchmal auch in einer ganzen Zahnreihe, schlimmer durch Wärme. Der Zahnschmerz ist gewöhnlich eine sympathetische Begleiterscheinung von Uterusleiden oder Schwangerschaft.
Die Zunge ist oft wund, wie verbrüht. Es tritt Speichelfluss auf; der Mund füllt sich mit einer salzigen Flüssigkeit, während Hals und Rachen gleichzeitig derart trocken sind, dass der Kranke keinen Ton herausbringt. (Hier findet sich eine starke Ähnlichkeit zum Speichelfluss in der Schwangerschaft.)
Der Geschmack im Mund ist schlecht, schleimig, faulig, wie nach einem faulen Ei, mit entsprechendem Aufstoßen; oder er ist bitter, dies häufig frühmorgens; nach dem Frühstück hört dies auf.

Magen – Reichliches Aufstoßen; Schluckauf nach dem Essen; Übelkeit und Galle-Erbrechen oder Erbrechen von Galle früh morgens beim Aufstehen, tagsüber Anfälle mit einem Gefühl von Zusammengreifen in den Hypochondrien und mit Übelkeit.
Es besteht kein Durst. Appetit fehlt; alle Speisen schmecken gleich. Der Magen fühlt sich leer und schwach an, der Gedanke an Speisen bewirkt Übelkeit. Ein charakteristisches Symptom ist ein merkwürdiges ohnmachtsartiges Senkungsgefühl in der Magengrube, die sich auf Druck nicht unbedingt als schmerzhaft erweist. Dieses Ohnmachtsgefühl wird bei *Mercurius* von Empfindlichkeit begleitet, ebenso bei *Calcarea carbonica*. (*Hydrastis*)[477] Gelegentlich werden auch Druck und Völle verspürt.

In der gelegentlich auf Druck empfindlichen Lebergegend finden sich Stiche, desgleichen ein Völlegefühl sowie ein kneifender Schmerz. Typisch für Sepia ist, dass die Schmerzen in den Hypochondrien erträglicher sind, wenn der Kranke auf der schmerzhaften Seite liegt, bei *Magnesia muriatica* ist das Gegenteil gegeben (Bönninghausen).[478]

Das Abdomen ist häufig durch Blähungen aufgetrieben. Schneidende Schmerzen ziehen quer durch das Abdomen, manchmal auch nach oben in die Brust.

---

477 Weshalb Hydrastis hier in Klammern nachgesetzt erscheint, war nicht zu klären.

478 Eine einzelne Quelle für diese Angaben konnte nicht gefunden werden. Für Sepia beschreibt Bönninghausen die Besserung durch Liegen auf der schmerzhaften Seite im „Homöopathischen Hausarzt“ (Münster 1853), S. 85 (dort im übrigen als Modalität eines Kopfschmerzes); zu Magnesia muriatica nennt er das Symptom der Verschlimmerung von Leberschmerzen beim Liegen auf der rechten (d. h. kranken) Seite in seinem „Versuch über die Verwandtschaften der homöopathischen Arzneien“ (Münster 1836).

In Rektum und After ein zusammenschnürender Schmerz, der sich in das Perineum oder in die Vagina, manchmal nach oben in das Abdomen erstreckt. Zuweilen ein Wundgefühl und eine Art Drücken nach außen, schneidendes Brennen und Jucken. Hämorrhoidenknoten, die schmerzen und bluten. Nach dem Stuhlgang kommt es zu Leere- und Schwächegefühl im Abdomen.
Der Stuhl ist spärlich und selten.

Harnorgane – Vor der Harnentleerung Druck und Tenesmus. Das Wasserlassen ist häufig, schmerzhaft und setzt oft erst nach langem Warten und Pressen ein. Nachts häufiger Harndrang, der Urin fließt verzögert und langsam. Außerdem besteht nachts unwillkürliches Urinieren.

Genitalorgane. Weibliche – Sepia wirkt deutlich auf die Genitalien der Frau. Bei den schneidenden Schmerzen im Abdomen wird ein nach unten auf den Uterus gerichteter Druck verspürt, als würde alles herausfallen.
Die Menses kommen zu früh, sind aber spärlich. Vor Eintritt der Regel heftiger Druckschmerz im Abdomen, der sogar zu Ohnmacht führt, sowie Frostigkeit und Schaudern.
Während der Menses Ruhelosigkeit, ziehende Schmerzen in den Gliedern und im Abdomen. Herzklopfen und Atemnot, mit Zahnschmerz, Kopfschmerz und Nasenbluten; mit gedrückter Stimmung.
Außerhalb der Menstruation häufige anfallartige Stiche in der Vagina, mit oder ohne wässrige und überreichliche Leukorrhö. Die Leukorrhö ist selten scharf, die von *Kreosotum* dagegen sehr scharf.

Husten – Sepia verursacht und heilt einen trockenen, ermüdenden Husten, der von einer Missempfindung in der Magengegend herrührt oder von dort zu kommen scheint. Oder er kommt scheinbar aus dem Abdomen; ein Symptom, das ich in der Praxis oft verifiziert habe.
Dann gibt es noch einen Husten mit reichlichem, salzigem Auswurf, weiß oder gräulichgelb. Der Husten weist – wie alle Sepia-Symptome – Begleitsymptome auf, wie zum Beispiel Stiche im Epigastrium oder im Kopf, Ohnmacht, Übelkeit usw.
Diese und ähnliche Symptome liefern die Indikationen für Sepia bei Lungenschwindsucht.

Sepia verursacht verschiedene Arten von Brustbeklemmung, Brennen in der Brust und Herzklopfen.

Rücken – In der Sakral- und Lumbalregion erzeugt Sepia einen Schmerz, der im Allgemeinen durch Sitzen oder Liegen gebessert wird und sich beim Stehen oder Gehen verschlimmert. Der Rückenschmerz von *Belladonna* ist schlimmer im Liegen, besser im Sitzen. Manchmal ist es auch umgekehrt.

Es handelt sich um einen drückenden, zerrenden Schmerz über dem Kreuz und gleichzeitig über den Hüften sowie um einen brennenden Druck in der

Wirbelsäule; weiterhin finden sich quer über der Dorsalregion und unter den Schulterblättern ziehender Druck und brennender Schmerz (häufig dem durch Nähen ausgelösten Schmerz ähnlich).

In den Extremitäten treten Stiche auf, ziehende Schmerzen, mit Mattigkeit, Kälte der Füße, manchmal auch nur der Knie, Schweiß an den Füßen. Die Hautausschläge wurden bereits beschrieben.

Praktische Anwendungen

Bei folgenden allgemeinen Erkrankungen hat sich Sepia als nützliches Arzneimittel erwiesen.

Anzuführen sind zunächst verschiedene Formen von Hauterkrankungen, insbesondere bläschenartige, die mit starkem Jucken vergesellschaftet sind und bei denen eine Abschuppung folgt. Der Bläschenausschlag wird nicht von der erysipelatösen Entzündung der umliegenden Haut begleitet, wie sie für *Rhus toxicodendron* charakteristisch ist. Dieser Aspekt dient unter anderem dazu, diese Mittel voneinander zu unterscheiden.

Bei der Behandlung von Herpes circinatus oder Ringelflechte, die in isolierten Flecken auftritt, ist Sepia besonders erfolgreich. *Calcarea carbonica* (oder *acetica*)[479] ist bei dieser Erkrankung ebenfalls nützlich. Der Unterschied findet sich in den konstitutionellen Symptomen.[480] Tritt der Herpes circinatus allerdings nicht in isolierten Flecken auf, sondern in über einen großen Teil des Körpers verteilten, sich überschneidenden Ringen, begleitet von starker Hitze, Juckreiz, Fieber und starker konstitutioneller Störung[481], so scheint *Tellurium* angezeigt, wie sich aus der im „American Homoeopathic Review" veröffentlichten Prüfung dieses Mittels ergibt.[482] In Verbindung mit den Hautsymptomen seien noch einmal die braunen Verfärbungen der Stirn und der Wangen sowie der sich quer über der Nasenwurzel erstreckenden Hautregion erwähnt, die man als „Leberflecken" kennt. Man findet sie sehr häufig neben den Sepia als Heilmittel anzeigenden konstitutionellen Symptomen[483], bei denen es sich insbesondere um diejenigen der Lebergegend sowie des Uterus und seiner Anhänge handelt.

---

479 Offenbar macht Dunham keinen deutlichen Unterschied zwischen diesen beiden Calcarea-Präparaten. So sah es wohl auch Hahnemann, als er ihre Prüfungssymptome gemeinsam veröffentlichte [siehe CK II, S. 308–380].

480 Siehe Glossar.

481 Siehe Glossar.

482 Verfasser der Prüfung war Constantin Hering. Dunham selbst gehörte übrigens zur Prüfergruppe.

483 Siehe Glossar.

Oft heilt Sepia die Lähmung der Oberlider, die Ptosis, sowie verschiedene krankhafte Veränderungen der Sehfunktion.

Neuralgie, Zahnschmerzen und Kopfschmerzen von Sepia sind fast immer mit einer Störung der Menstruation, mit Schwangerschaft oder mit einer Erkrankung der weiblichen Genitalorgane verknüpft. Typisch für Sepia ist, dass in Verbindung mit den krankhaften Symptomen der Genitalien eine beträchtliche Zahl an sympathischen Symptomen in entfernten Organen auftritt, wie zum Beispiel Zahnschmerz, Kopfschmerz, Speichelfluss, Neuralgie.

Es wurde bereits darauf aufmerksam gemacht, dass mit Sepia zwei Fälle von Epitheliom der Unterlippe geheilt werden konnten. Ein dritter Fall dieser Erkrankung ist so interessant, dass er im Folgenden erzählt werden soll.

> Ein weit entwickeltes Epitheliom war exzisiert worden. Die Wunde heilte gut. Nach wenigen Monaten begann der Patient abzumagern und alle Zeichen einer Krebs-Kachexie zu entwickeln. Der Verfall war alarmierend rasant. Hervorragende Chirurgen diagnostizierten inneren Krebs. Es bestand keine Aussicht auf Heilung. Der Symptomenkomplex zeigte Sepia an, das in der 200[484] gegeben wurde und eine vollständige und rasche Wiederherstellung der Gesundheit bewerkstelligte. Die Gesundheit blieb bis zum heutigen Tag gut. Beobachtungszeitraum: zehn Jahre.

Bei chronischer oder subakuter Hepatitis ist Sepia ein gutes Mittel. Seine hauptsächliche Anwendung findet es jedoch bei Lageveränderungen und Erkrankungen des Uterus. Bei Prolaps ist es ein Heilmittel par excellence. Andererseits dürfen *Nux vomica, Pulsatilla, Belladonna* und *Podophyllum* dabei nicht übersehen werden. Die gleichzeitig bestehende Reizbarkeit der Harnblase sowie eine Leukorrhö dienen zusammen mit den Hitzewallungen und den sympathetischen Beschwerden entfernter Organe ganz besonders als Indikationen für Sepia.

Selten ist Sepia anhand dieser Symptome angezeigt, ohne dass auch das eigentümliche Senkungsgefühl in der Magengrube oder „Hinsein" zugegen ist, das fast Ohnmacht verursacht und sich durch Hinlegen, Nahrungsaufnahme oder Weingenuss bessert.

Bei Amenorrhö oder verspäteten und spärlichen Menses ist es häufig angezeigt.

Die Erfahrung hat den Wert der Sepia in Fällen von Ulzeration und Kongestion des Muttermundes und der Zervix erwiesen. Ihr Einsatz in entsprechenden

484 Gemeint ist C 200.

Fällen übertrifft alle lokalen Anwendungen, die in der überwiegenden Mehrzahl nicht nur unnötig, sondern nachteilig sind. Dies trifft auch auf mechanische Kunstgriffe bei Uterusverlagerungen, insbesondere Pessare und interne Stützen aller Art, zu.[485]

Sepia ist auch ein Mittel bei funktionellen Leberstörungen.

Wie alle Menschen neigen auch Ärzte dazu, in Gewohnheiten zu verfallen, und diese werden um so starrer, je beständiger man sich an ihnen orientiert. Hinsichtlich der Materia medica neigen sie dazu, sich für jedes Mittel ein oder zwei Indikationen zu merken, bei denen es besonders nützlich ist, und viele andere zu vergessen oder nicht zu beachten, bei denen es vielleicht seltener angezeigt, aber dennoch von gleichem Wert ist.

Im Blick auf die Heilkräfte von *Silicea* denkt zum Beispiel jeder an eitrige Entzündungen des Bindegewebes, während Silicea bei Enzephalitis oder Meningitis, bei Neuralgie oder Epilepsie sicherlich kaum in Betracht gezogen wird. In ähnlicher Weise kommt jedem Arzt in Fällen von chronischen Uteruserkrankungen Sepia in den Sinn, und ihr Wert in solchen Fällen hat dazu geführt, dass es zur Klasse der vor allem bei chronischen Krankheiten anzuwendenden Arzneien gerechnet wird. Die folgenden Anmerkungen werden – denke ich – zeigen, dass es auch ein Mittel bei akuten Krankheiten sein kann. Sie sollen auch dazu dienen, auf die Nachprüfung von Sepia aufmerksam zu machen, die unter der Leitung des „Bureau of Materia medica“ vom „American Institute of Homoeopathy“ durchgeführt und im Sitzungsbericht dieses Vereins 1875 veröffentlicht wurde.[486] Diese Prüfung bestätigt auf bemerkenswerte Weise die Prüfung von Sepia durch Hahnemann[487] und ergänzt unsere Kenntnisse über diese Arznei durch wenige ganz neue Aspekte. Einige in der ursprünglichen Prüfung unklar gebliebene Symptome zeigt sie jedoch sicher wesentlich deutlicher und bietet so eindeutige Indikationen, die zuvor nur für aufmerksame Beobachter wahrnehmbar waren.

Ich möchte nur die Beziehungen von Sepia zu den funktionellen Störungen der Leber anführen, deren Symptome ich Murchisons jüngster Arbeit[488] entnehme, um ihnen dann die jeweils entsprechende Symptomengruppe von Sepia beizufügen.

---

485 Hier gilt es nochmals festzuhalten, dass diese Vorlesungen um die Mitte des 19. Jahrhunderts gehalten wurden.

486 Transactions of the twenty-eighth session of the American Institute of Homoeopathy (TAI). Philadelphia: Sherman & Co. 1876, S. 5–92.

487 Hahnemann, S.: Die chronischen Krankheiten, Bd. 5 (CK V). 2. Aufl. Düsseldorf: Schaub 1839, S. 169–239.

488 Dunham nennt als Quelle: On functional derangements of the liver. London 1874.

Vor seiner Beschreibung der Symptome der funktionellen Leberstörung verweist Murchison darauf, dass die Aufgaben der gesunden Leber nicht einfach oder hauptsächlich in der Produktion von Galle bestehen, sondern sich darüber hinaus wie folgt darstellen:

„1. Bildung von Glykogen, das zur Erhaltung der Hitze des tierischen Organismus, Ernährung des Blutes und der Gewebe sowie Entwicklung der weißen Blutkörperchen beiträgt.
2. Abbau von Eiweißsubstanzen und Bildung von Harnstoff und anderen Stickstoffprodukten, die anschließend über die Nieren ausgeschieden werden; diese chemischen Vorgänge tragen ebenfalls zur Entwicklung der tierischen Hitze bei.
3. Sekretion von Galle, deren Großteil reabsorbiert wird und die Assimilation von Fett und Peptonen sowie wohl die in der Leber und Pfortader stattfindenden chemischen Vorgänge unterstützt; ein anderer, in den Stuhl gehender Teil stimuliert bei der Passage des Darms die Peristaltik und hält die Zersetzung auf.“

Eine funktionelle Störung kann also in einer Änderung oder Hemmung einer oder mehrerer dieser gesunden Funktionen bestehen.
Ist die Fähigkeit zur Umwandlung von Glukose in Glykogen durch eine funktionelle Störung der Leber beeinträchtigt, gelangt Glukose in den großen Kreislauf und wird über die Nieren ausgeschieden. Wir erhalten dann eine der verschiedenen Glukosurie-Formen, die in diesem einen Symptom (Zucker im Urin) übereinstimmen, sich aber hinsichtlich der zugrunde liegenden pathologischen Umstände, ihren Indikationen und der Zugänglichkeit für eine Therapie bedeutend unterscheiden. Die oben beschriebene Form ist oft ein vorübergehender Zustand und stets eine leichte und heilbare Form von Diabetes. Die Glykogenbildung kann aber auch auf andere Weise modifiziert sein. Dann findet sich eine schwerwiegendere Form von Glukosurie, die auf einer vermehrten Umwandlung von Glykogen zu Zucker wegen einer auf Lähmung der vasomotorischen Nerven beruhenden Hyperämie der Leber beruht. Letztere ist wiederum Folge einer Reizung der Wurzeln der pneumogastrischen Nerven, von Rückenmarksverletzungen, Vergiftungen mit Curare usw.
Sind Abbau und Ausscheidung von Eiweißstoffen über die Leber gestört, endet der Abbau kurz vor der Bildung des löslichen Harnstoffs und es bleiben Substanzen, die schwerer löslich und weniger vollständig oxydiert sind, zum Beispiel Harnsäure usw., oder gar noch weniger oxydierte Stoffe, wie Leucin und Tyrosin, die wir bei akuter Leberatrophie finden, wenn die Funktion dieses Organs fast gänzlich aufgehoben ist. Wird bei diesen funktionellen Störungen Harnsäure anstelle von Harnstoff gebildet, finden wir im Urin Ablagerungen von Harnsäure, Uraten und abnormen Pigmenten.

Soweit eine kurze Zusammenfassung von Murchisons Ansichten über die Funktionen einer gesunden Leber und die Auswirkungen einiger ihrer Störungen. Ich möchte meine Anmerkungen auf die oben beschriebene zweite Form der Störung beschränken, bei der Abbau und Ausscheidung der Eiweißstoffe gestört sind und die sich unter anderem darin äußert, dass Harnsäure und Urate in den Urin übertreten.

Murchison nennt folgende Bezeichnungen krankhafter Zustände, die aus dieser Störung resultieren:

- Atonische Dyspepsie, deren einzelne Symptome gleich folgen.
- Gicht – gewöhnliche und ungewöhnliche; Urate im Blut und Ablagerungen in oder nahe den Gelenken.
- Harn- oder Gallensteine.
- Granuläre Degeneration der Nieren aufgrund ihrer ständigen Arbeit zur Ausscheidung der Urate. (Dr. Geo. Johnson)

Die Symptome der atonischen Dyspepsie werden von Murchison im Folgenden genauer aufgelistet. Nach jedem Symptom beziehungsweise jeder Symptomengruppe zitiere ich aus den beiden genannten Arzneimittelprüfungen die entsprechenden Sepia-Symptome:[489]

Symptome der atonischen Dyspepsie (nach Murchison):	Sepia-Symptome (aus den in CK II und TAI veröffentlichten Arzneiprüfungen):
1. Zunge groß, blaß, schlaff, mit Zahneindrücken.	Zunge braun oder gelb belegt [TAI 148, 149]; die Zunge fühlt sich wie zu groß an [TAI 155].
2. Appetit gut, aber plötzliche Sättigung; Ekel vor Fett.	Plötzlicher Hunger, plötzliche Sättigung [TAI 185, 184].[490] Guter Appetit, aber Ekel vor Fleisch [CK II, 511, 522].
3. Geschmack bitter oder wie von Kupfer, schlimmer am Morgen.	Fauliger Geschmack oder Geschmacklosigkeit von Wasser [TAI 177, 178]. Widrig bitterer Geschmack morgens [CK II, 499].

– Fortsetzung nächste Seite –

489 Aus der im Original im Fließtext gestalteten Auflistung wurde – der besseren Übersicht wegen – eine Tabelle erstellt. An dieser Stelle sei noch angemerkt, dass die Vergleichbarkeit einiger Symptome nicht nachvollziehbar ist und dass in diesen Fällen auch die Quellen keine Abhilfe schaffen.

490 Die von Dunham hier angegebenen Symptome stützen die angebliche Ähnlichkeit leider nicht; siehe TAI, Symptom Nr. 184: „No desire for food; a sense of nausea all the morning." Symptom Nr. 185: „Craving for food; feeling of goneness, chiefly in stomach, etc." Es fehlt jede Plötzlichkeit, es fehlt auch die Sättigung! Auch die anderen TAI-Symptome geben das nicht her.

Symptome der atonischen Dyspepsie (nach Murchison):	Sepia-Symptome (aus den in CK II und TAI veröffentlichten Arzneiprüfungen):
4. Flatulenz (durch Mangel an Galle?).	Abdomen nach dem kleinsten Bissen Nahrung sehr stark aufgetrieben [TAI 207, 215].
5. Verstopfung aufgrund eines Mangels an natürlichem Drang zur Ausscheidung, mit großer Niedergeschlagenheit, oder aber blasse oder dunkle, übelriechende Diarrhö.	Verstopfung; scheint die Kraft zum Austreiben des Stuhls verloren zu haben [TAI 243, 241]. Verstopfung mit Blutung, mit Schmerz und mit Schwere im Rektum [TAI 236]. Nur kleine, harte Klumpen werden entleert [TAI 241]. Harter Stuhl, bedeckt mit Schleim, gefolgt von schleimigen, galligen oder katarrhalischen Stühlen [TAI 255].
6. Darmblutung; Hämorrhoiden.	Beträchtliches Bluten aus dem Rektum und heftiges Abwärtsdrängen am After [TAI 261, 262].
7. Leberschmerzen; Schwere, Völle, Enge; schlimmer beim Liegen auf der linken Seite.	Als sei das Abdomen voll und aufgetrieben quer über der epigastrischen Region [TAI 214, 215]; als liege ein Gewicht auf dem Epigastrium [TAI 217]; Wundheit um die Nabelgegend bei Druck, vor allem auf der rechten Seite [TAI 221]. Bönninghausen führt Sepia in der Rubrik „Schlimmer durch Liegen auf der linken Seite" auf.[491]
8. Ikterus (?).	„Gelbheit des Gesichtes und beider Augenweisse [...]." [CK II, 325]
9. Schmerzen und Mattigkeit der Glieder.	Schwäche und Schmerzen der Ober- und Unterschenkel [TAI 419–421]. Allgemeine Müdigkeit und Abspannung in den Gelenken [TAI 422].
10. Schmerz in der rechten Schulter und um das Schulterblatt.	Lang anhaltender Schmerz unter der rechten Schulter [TAI 410, 413].
11. Neuralgie der Leber mit starker Niedergeschlagenheit.	„Stiche fahren unter den Hypochondern quer durch den Oberbauch, dass sie schreien möchte [...]." [CK II, 626]. Häufige Stiche unter den rechten Rippen [CK II, 627, 628, sowie 624, 625].
12. Krämpfe in den Unterschenkeln.	Krämpfe in den Waden, nachts [CK II, 1310–1314].

– Fortsetzung nächste Seite –

491 Bönninghausen, C.v.: Therapeutisches Taschenbuch. Münster: Coppenrath 1846, S. 333.

Symptome der atonischen Dyspepsie (nach Murchison):	Sepia-Symptome (aus den in CK II und TAI veröffentlichten Arzneiprüfungen):
13. Dumpfer Kopfschmerz in der Stirn und im Hinterkopf morgens beim Erwachen, dauert einen Teil des Tages oder auch mehrere Tage an, mit Verstopfung und Schmerz im rechten Hypochondrium.	Dumpfer, wie betäubter Kopfschmerz mit starker Niedergeschlagenheit [TAI 40–43]. Dumpfer Schmerz über beiden Augen [TAI 55]. Dumpfer Kopfschmerz durch die Schläfen und die Stirn [TAI 59]. Erwachte mit dumpfem Kopfschmerz im Hinterkopf [TAI 74].
14. Schwindel und Trübsichtigkeit.	Schwindel [TAI 35; CK II, 87–101]. Trübsichtigkeit [CK II, 258, 259].
15. Ohrgeräusche.	In beiden Ohren Gefühl wie verstopft [TAI 111]. Klingen, Singen, Brausen etc. [CK II, 293–304].
16. Schlaflosigkeit.	Unruhige Nächte, müde am Morgen [TAI 504]. Gestörter Schlaf [TAI 508, 509, 511, 512].
17. Niedergeschlagenheit; reizbare Stimmung.	Niedergedrücktheit; sehr niedergeschlagen, mit Kopfschmerz [TAI 2–5]; sehr reizbar; sehr verdrießlich [TAI 5, 6, 10, 12].
18. Pulsationen und Herzflattern.	Herzklopfen, starke Nervosität [TAI 360, 365]. Das Herz schien sämtliche Körperhöhlen auszufüllen [TAI 359]. Pulsieren und Wundheit im Magen [TAI 199].
19. Unregelmäßigkeiten des Pulses; Aussetzen des Pulses (was immer eher von Leber-Stoffwechselstörungen als von Herzerkrankung herrührt).	Aussetzen der Herzschläge [CK II, 1098, 1099].
20. Schwacher Kreislauf; Anämie.	Krankes, blasses Aussehen [CK 324].
21. Angina pectoris.	(?)
22. Pulsationen in verschiedenen Körperteilen, vor allem im Epigastrium.	Fühlt den Pulsschlag im Körper, in Kopf und Gliedern, tagsüber und nachts, mehr jedoch nachts [CK 1409, 1410].

– Fortsetzung nächste Seite –

Symptome der atonischen Dyspepsie (nach Murchison):	Sepia-Symptome (aus den in CK II und TAI veröffentlichten Arzneiprüfungen):
23. Urin schwerer als normal; setzt Harnsäure und Urate ab.	Jeder Prüfer bemerkte eine ausgeprägte Mengenabnahme sowie eine Erhöhung des spezifischen Gewichts des Harns, der Harnsäure und Urate absetzte. Dies wurde von Prüfern beider Geschlechter und nach verschiedenen Potenzen von Sepia berichtet.[492]
24. Chronischer Rachenkatarrh.	Gefühl von Rohheit in den Choanen etc. [TAI 165, 167].
25. Chronische Bronchitis.	Hustenattacken am Morgen, entweder mit schwierigem Auswurf oder mit reichlichem, leicht auszuwerfendem Sputum; rauer, trockener Husten [TAI 342, 343, 344].
26. Krampfhaftes Asthma.	Enge und Zusammenschnürungsgefühl in der Brust [TAI 346].
27. Ekzem, Lepra, Psoriasis, Flechte, Urtikaria, Furunkel, Pigmentflecken, Juckreiz.	Bläschenförmige, papulöse und pustulöse Ausschläge [TAI 485–495]. Juckreiz [TAI 482, 484]. Gelbe Flecke im Gesicht und ein gelber Sattel quer über den Nasenrücken [CK 326].

In seiner exzellenten physiologischen Studie der Hahnemann'schen Sepia-Prüfung aus dem Jahre 1853 drückte sich Dr. Veit Meyer aus Leipzig wie folgt aus: „Dieses Arzneimittel wirkt vorzüglich auf das Pfortadersystem, indem es den Blutkreislauf verlangsamt und eine Überfüllung des Gefäßsystems mit venösem oder solchem Blut erzeugt, das dem venösen mehr oder weniger ähnelt. Eine so genannte venöse Plethora bewirkt die meisten Symptome. Der Krankheitsprozess zeigt sich darüber hinaus durch einen niedergeschlagenen Zustand. ... Alle weiteren krankhaften Zustände sind lediglich sekundärer Natur. ... Alle Störungen des Pfortadersystems müssen zuerst das benachbarte Organ, die Leber, affizieren."[493]

Zwei Beispiele für die Anwendung von Sepia in akuten, mit funktioneller Störung der Leber verbundenen Fällen:

---

492 Diese Aussage bezieht sich auf die in TAI veröffentlichten Prüfungsberichte.

493 Dunham nennt als Quelle: Homöopathische Vierteljahresschrift, IV, 2. Übersetzung in: British Journal of Homoeopathy, XIII, pp. 635–636.

Fall 1. August 1875. Ein sieben Jahre alter Knabe wurde vom Landaufenthalt nach Hause gebracht – er leide an remittierendem Fieber. Er war seit drei Wochen krank und zeigte folgende Symptome: ständiges Fieber, sehr schwach, hütet das Bett, außerordentliche Niedergedrücktheit und reizbare Stimmung, Hinterkopfschmerz, plötzliches, exzessives Verlangen nach Essen, isst aber nur eine geringe Menge. Am Tage zwei oder drei, nachts weitere ein bis zwei Stühle, von normaler Konsistenz, aber lehmfarben und übel riechend. Wiederholte Furunkelbildung auf den Hinterbacken. Auf der rechten Bauchseite, gleich unter dem Rippenbogen, eine sehr empfindliche Stelle, wo auch ein ständiger Schmerz sitzt. Das ganze rechte Hypochondrium ist empfindlich und fühlt sich schwer an. Schmerz in der rechten Schulter, unruhiger Schlaf. Der Urin hat einen rosafarbenen Satz, färbt alles rot, womit er in Kontakt kommt, so auch das Nachtgeschirr. Starke Schweiße in der Nacht. Er hatte Podophyllum, China, Bryonia etc. etc. erhalten, ohne merkliche Wirkung.

Ich gab Sepia 30 Trituration[494], aufgelöst, tagsüber alle vier Stunden eine Gabe. Nach zwei Tagen war eine erhebliche Besserung eingetreten, und nach einer Woche war er absolut gesund und ist es bis heute geblieben. Die Besserung zeigte sich zuerst an Fieber, Gemütsverfassung und Stimmung, dann an seinem Appetit und der Verdauung. Danach verschwanden Schmerz und Wundheit; schließlich wurden Stuhl und Schlaf normal; zuletzt normalisierte sich der Urin.

Fall 2. Eine seit neun oder zehn Tagen erkrankte, dreißigjährige Dame befindet sich in einem Zustand von remittierendem Fieber mit abendlichen Exazerbationen. Kein Frost, ein Puls von 96 um 11 Uhr. Schmerzhaftes Gewichts- und Wundheitsgefühl im rechten Hypochondrium sowie Schmerz und Pein in rechter Schulter und rechtem Schulterblatt. Wangen gerötet, Stirn und Konjunktiven gelb. Unregelmäßige gelbe Flecken auf der Stirn, Mattigkeit. Glieder und Rücken schmerzen, hartnäckige Verstopfung und Hinterkopfschmerz. Appetitlosigkeit, sie verabscheut Fett und Milch. Durst, schlaffe Zunge mit Zahneindrücken, starke Flatulenz nach dem Essen, unruhiger Schlaf, trocken-heiße Haut, Urin spärlich und voller Urate. Ihre Krankheit war sicherlich als remittierendes Fieber bezeichnet und entsprechend behandelt worden. Sie hat Podophyllum genommen, an anderes erinnert sie sich nicht mehr.

494 Gemeint ist C 30.

Ich gab Sepia 30 Trituration[495], aufgelöst, eine Gabe alle vier Stunden. Nach zwölf Stunden war das Fieber verschwunden und kehrte nicht zurück, die Bauchseite war besser, es stellte sich Stuhlgang ein. Nach einer Woche war sie vollständig gesund.

Murex purpurea

Purpurschnecke[496]

Ein zäher Saft in einem kleinen Sack zwischen Herz und Leber der Mollusken der Gattung Purpura aus den Familien der Buccinidae sowie der Muricidae. Einen ähnlichen Sack und Saft findet man bei einigen zur Familie der Limacidae zählenden Schalen tragenden Schnecken.

An der Luft wird der Saft erst gelb, dann grün, dann blau und schließlich rötlich-purpurn. In Wasser, Alkohol und Äther ist er unlöslich. Daher werden die für die homöopathische Verwendung benötigten Potenzen durch Verreibung hergestellt.

Die Prüfung, über die wir verfügen, besteht hauptsächlich aus den Beobachtungen von Dr. Petroz aus Paris. Einige ergänzende Beobachtungen hat Dr. Hering zusammengestellt. Eine Zusammenfassung unserer aktuellen Kenntnisse wurde im „American Homoeopathic Review“, Bd. IV, 1864, veröffentlicht.

Hinsichtlich seiner Herkunft ist Murex eng mit *Sepia* verwandt, und es wird sich zeigen, dass sich die Pathogenesen beider Mittel stark ähneln, insbesondere hinsichtlich der Beziehungen zu den weiblichen Genitalorganen. Was Analogien oder Unterschiede in Bezug auf andere Organe oder Systeme betrifft, können wir kaum eine Aussage wagen, da unsere Prüfung von Murex nur fragmentarisch ist und die Anzahl der Prüfer sehr gering war.

Spezielle Analyse

Kopf – Auf das Sensorium wirkt Murex hemmend. Es kommt zu Gedankenverwirrung und verminderter intellektueller Aktivität.

---

495 Gemeint ist C 30.

496 Vgl. Dunham, C.: Murex purpurea. In: The science of therapeutics, S. 367–386. Diese Arbeit gibt insbesondere Aufschluss über die Identität des Arzneistoffes und über die Arzneimittelprüfung von Dr. Petroz. Einige Unklarheiten konnten mit Hilfe jener Arbeit beseitigt werden. Eine Kasuistik Dunhams, die den Artikel beschließt, wurde zur Illustrierung an die vorliegende Vorlesung angehängt.

Die Schmerzen bestehen aus Schweregefühl und Druck in verschiedenen Kopfregionen, vornehmlich in der Stirn oder in der einen oder anderen Schläfe. Schwere- und Engegefühl im Kopf, gebessert durch Beugen des Kopfes nach hinten.

Magen – Eine seltsames und quälendes Senkungs-, Schwäche- oder Hohlheitsgefühl in der Magengrube. Der Kranke bezeichnet es als ein Gefühl von „Hinsein“, ähnlich der Empfindung, die durch starken Hunger ausgelöst wird. *Sepia* hat dasselbe Symptom, jedoch in geringerer Ausprägung.

Abdomen – In der linken Bauchseite ein heftiger Schmerz, wie von einer scharfen Spitze, der sich auf verschiedene weitere, isolierte Stellen erstreckt. Die linke Bauchseite blieb den ganzen Abend des zweiten Prüfungstages über schmerzhaft.[497]

Schmerzhafte Spannung im rechten Hypochondrium. Unwohlsein im Bauch, ähnlich dem, das durch das Herannahen der Menses verursacht wird, die im Übrigen verspätet eintreten.

Stuhl – Einige Tage anhaltende Verstopfung.

After – Druck auf den After wie von schmerzhaften Spitzen.

Genitalorgane. Weibliche – Unsere Symptome beziehen sich ausschließlich auf die weiblichen Genitalorgane. In der rechten Seite des Uterus ein heftiger Schmerz, der den Körper durchkreuzt und zur linken Mamma aufsteigt. Schmerz im Uterus, als sei er von einem schneidenden Gegenstand verletzt worden. Abends in der linken Bauchseite zwei heftige, nach oben gerichtete Stiche. Pulsieren im Uterus.

Vagina – Schweregefühl in der Vagina während der Bauchschmerzen.

Schamlippen – Empfindung von Schwere und von Erweiterung in den großen Schamlippen.

Funktionelle Beschwerden – Erregung. Sexuelles Verlangen überaus heftig, fast bis zur Unvernunft.

Platina hat eine ähnliche Erregung. *Hyoscyamus* ebenfalls, jedoch mit Störung und krankhafter Veränderung des Intellekts und des Moralgefühls, woraus Nymphomanie resultiert.

Das sexuelle Verlangen wird durch die geringste Berührung vermehrt oder erneuert.

Absonderungen – Die Menses sind verzögert. Nachdem die Blutung ein paar Tage angedauert hat, sistiert sie und kehrt nach zwölf Stunden wieder. *Sepia* hat ein ähnliches Symptom. *Kreosotum* hat dasselbe Symptom, in Verbindung mit Reizung der Blase und einer sehr scharfen Absonderung aus der Vagina, die

497 Ergänzt gemäß Dunham, C.: The science of therapeutics, a. a. O., S. 381.

die Scham und die Oberschenkel anschwellen und roh werden, brennen und jucken lässt.
Dickflüssige und grünliche oder wässrige Leukorrhö.

Harnorgane – Die Harnmenge nimmt ab, aber der Harndrang setzt häufiger und dringlicher ein als im normalen Zustand, besonders während der Nacht. Der Urin riecht übel oder nach Baldrian. Er weist ein weißes Sediment auf, und der Entleerung folgt eine Absonderung von Blut oder blutigem Schleim. (Diese Symptome traten in der Prüfung bei Frauen auf, und vermutlich stammt diese Absonderung aus der Vagina.)

Stamm – Schmerzen in den Lenden, brennend oder wie wund. Schmerzen in den Hüften und Lenden im Liegen und vornehmlich im Bett. Dies steht im Gegensatz zu *Sepia*, deren Lumbal- und Hüftschmerzen im Liegen besser werden, und ähnelt *Belladonna*.
Schmerzen um das Becken herum.

Extremitäten – Schmerzen in Armen und Beinen. Schwäche; die Glieder versagen den Dienst. Mattigkeit und Ermüdung; Neigung, sich hinzulegen. Beim Aufstehen ein heftiger Schmerz im mittleren vorderen Teil des Oberschenkels, der keine Berührung erträgt.[498]

Schlaf – Schläfrigkeit am Abend. Allerdings ist der Schlaf gestört durch unruhige Träume, durch Schmerzen, die Mensesschmerzen ähneln sowie durch ein dringendes Bedürfnis, aufzustehen und zu urinieren.

Dies sind im Wesentlichen die Symptome, die man Murex zuschreiben kann. Aus ihnen sowie aus der klinischen Erfahrung leiten wir ab, dass Murex in auffallender Weise auf das Sexualsystem der Frauen wirkt, wenn auch die Schmerzen im rechten Hypochondrium und die Verstopfung auf eine der *Sepia* ähnliche Wirkung auf die Leber deuten.

Murex erzeugt allgemeine Mattigkeit und Schwäche in Körper und Gliedern wie auch im Sensorium. Das Mattigkeitsgefühl zeigt sich jedoch am deutlichsten in der Empfindung von Sinken, „Hinsein", Schwäche im Epigastrium, die für Murex sehr charakteristisch ist und eine sehr häufige Begleiterscheinung einer Uteruserkrankung, vor allem des Uterusprolapses, darstellt.

---

498 Dunham schreibt „of the right thigh", nennt also den „rechten" Oberschenkel. In „The science of therapeutics" a. a. O., S. 383, schreibt er dasselbe Symptom dem linken Oberschenkel zu. Merkwürdig ist, dass in T.F. Allens „Encyclopedia" dieses Symptom, das laut Dunham aus der Prüfung des Dr. Petroz stammt, fehlt. Dort finden sich lediglich – auch bei Dunham auf S. 375 beschriebene – „Schmerzen unter dem linken Oberschenkel, beim Aufstehen, mit großer Empfindlichkeit beim Berühren der Stelle" [EN VI, S. 415]. Bevor dies an der Korrektheit des ganzen Symptoms zweifeln lässt, sei darauf hingewiesen, dass sich Dunham später noch einmal auf dieses Symptom bezieht; es hat den Anschein, als habe er es in der Praxis bereits beobachtet. Insofern erscheint ein Übertragungsfehler, ein schlichter Irrtum Dunhams, unwahrscheinlich.

Die in den Lenden, den Hüften und um das Becken herum verspürten ziehenden oder brennenden Schmerzen sowie die Schmerzen und die Empfindlichkeit im vorderen Teil der Oberschenkel[499], wie sie häufig bei Uteruserkrankung auftreten – sind ausgeprägte Symptome von Murex.

Die Reizung der Blase, die die Ansammlung von größeren Mengen Urin nicht toleriert – der Harndrang ist plötzlich und dringend – deutet eher auf ein Uterus- als auf ein Blasenleiden.
Am auffälligsten sind jedoch die Empfindungen im Uterus selbst. An erster Stelle steht hier eine Empfindung, die eine der Prüferinnen Herings als ein „Spüren des Uterus"[500] beschrieb. Manche Patientinnen beschreiben das wie folgt: „Ich spüre, dass ich eine Gebärmutter habe, und das ist unangenehm. Wenn ich gesund bin, nehme ich das Organ dagegen nicht wahr." Weitere eindeutige Symptome sind ein Lanzinieren, Schneiden und Klopfen, die im Uterus verspürt werden und zwar hauptsächlich in der linken Seite. Schließlich noch die Empfindung eines scharfen Schmerzes, der von der rechten Uterusseite ausgeht und sich nach oben, den Körper durchkreuzend, zur linken Mamma hin erstreckt.

Es besteht eine dickflüssige oder wässrige Leukorrhö.

Zu beachten ist, dass der Geschlechtstrieb sehr rege und die Erregbarkeit sehr verstärkt ist, so dass er die Kranke belästigt. In dieser Hinsicht ist Murex ähnlich zu *Platina* (und vielleicht *Phosphorus*) und unterscheidet sich von *Sepia*.

Praktische Anwendung

Die Anwendungen von Murex entsprechen dieser Feststellung. Im „American Homoeopathic Review" (a. a. O.) finden sich Fälle über den erfolgreichen Einsatz bei der Behandlung von Uterusprolaps und anderen Uterusleiden.

> In meinen Aufzeichnungen findet sich ein Fall, bei dem eine große Zyste mit dem linken Eierstock verwachsen zu sein schien und den Raum zwischen Rektum, Uterus und Vagina einnahm, so dass der Douglas-Raum verlegt und die Vagina fast verschlossen war. Darüber hinaus dehnte sie den Bauch etwas auf. Die Kranke war seit über einem Jahr an ihr Zimmer und ans Bett gefesselt. Die subjektiven Symptome wiesen so deutlich auf Murex hin, dass ich ihr die sechste Potenz gab. Ob es sich um einen bloßen Zufall handelte oder nicht, kann ich nicht sagen – auf jeden Fall sonderte der Tumor

499 Vgl. Anm. 498.
500 Im Original „consciousness of the womb", kann auch mit „Organgefühl" übersetzt werden.

innerhalb von drei Wochen über die Vagina eine klare Flüssigkeit ab, und sowohl die lokalen als auch die allgemeinen Symptome verschwanden vollständig, so dass sich die Patientin nach einem Monat frei bewegen und ihren Haushalt versorgen konnte. Sie ist seitdem – und das ist fünf Jahre her – weder beeinträchtigt noch leidend.

[501]Mrs. C., 28 Jahre alt. Vor sieben Jahren, etwa vier Monate nach ihrer Hochzeit, erlitt sie eine Fehlgeburt und in deren Folge einen Uterusprolaps sowie eine so genannte Ulzeration der Zervix, weswegen sie sich achtzehn Monate lang einer lokalen (allopathischen) Behandlung unterziehen musste. Vor drei Jahren stellte sich – nach einer ungewohnten Anstrengung bei starker emotionaler Aufregung – ein Rezidiv des Prolaps ein, worunter sie eine Weile zu leiden hatte.

30. Juni: Nach einer ungewohnt heftigen Anstrengung geriet die Patientin plötzlich in einen Zustand großer Gemütserregung.

1. Juli: Sie kommt zur Behandlung. Sie hat ein Gefühl von Hinabdrängen; ein Gefühl, als würden die inneren Genitalorgane herausgestoßen, mit starker Übelkeit und Schwäche und einem merkwürdigen fürchterlichen Senkungsgefühl in der Magengrube. Die vaginale Untersuchung ergibt einen leichten Prolaps, eine sehr lange Zervix, aber keine Geschwüre. Es bestand vollständiger Appetitverlust und große Verzweiflung.

Aufgrund der starken Schwäche und des Senkungsgefühls – was nach Dr. Lippe ein großes Charakteristikum von Murex ist – sowie der übrigen, dieses Mittel anzeigenden Symptome, wurde Murex purpurea C 6 verschrieben, alle vier Stunden ein Pulver (eine höhere Potenz hatte ich nicht zur Hand).

3. Juli: Die Patientin berichtet, dass sie 15 Minuten nach der Einnahme des ersten Pulvers hungrig wurde und etwas gegessen habe. Nach dem zweiten Pulver stellte sich ein noch stärkerer Hunger ein; wieder nahm sie etwas zu sich. Nach dem dritten Pulver fühlte sie sich, wie sie sagte, „halb verhungert" und man musste ihr ein herzhaftes Mahl zubereiten, das sie auch verzehrte. Sie schlief gut.

4. Juli: Nach der Einnahme des ersten Pulvers an diesem Morgen trat wieder dasselbe Hungergefühl ein, wohl aber in geringerem Maße als gestern. In der Uterusregion fühlte sie sich besser.

---

501 Der hier angeführte Fall wurde von Dunham in dem bereits erwähnten Artikel „Murex purpurea" aus dem Band „The science of therapeutics" veröffentlicht. Da es sich um einen in mehrfacher Hinsicht interessanten Beitrag handelt, wurde er hier angefügt.

6. Juli: Es geht ihr in jeder Hinsicht besser. Hinsichtlich der Uterussymptome und des Senkungsgefühls in der Magengegend ging es ihr bis zum heutigen Abend recht gut, da aber wurde sie von einem Hund erschreckt und sie wurde ohnmächtig. Dadurch kamen die Symptome vom 1. Juli zurück, doch wurden sie durch Murex rasch wieder gelindert und sind seitdem nicht zurückgekehrt.

Kreosotum

Buchenholzkohlenteer

Ich erwähne dieses Arzneimittel – dessen Prüfung Dr. Wahle im „Archiv für die homöopathische Heilkunst"[502] veröffentlicht hat und das nach Ansicht Dr. Bönninghausens von den Ärzten nicht gebührend beachtet wurde – an dieser Stelle aufgrund seiner Wirkung auf die weiblichen Genitalorgane, die der von *Sepia* und *Murex* ähnelt. Da Kreosotum bislang nur selten in der Praxis eingesetzt wurde und nur wenige seiner Symptome durch klinische Erfahrung verifiziert werden konnten, versuche ich keine systematische Darstellung oder allgemeine Analyse seiner Pathogenese, sondern komme gleich zu den Symptomen.

Spezielle Analyse

Kopf – Dumpfes Gefühl im Kopf; Gefühl, als ob ein Brett vor die Stirn gedrückt würde. Kopfschmerz, als sei der Kopf zu voll und wolle nach vorne bersten. Drücken von innen nach außen in verschiedenen Kopfbereichen. Ruckende, reißende und stechende Schmerzen im Vorderkopf, halbseitig; sie erstrecken sich bis zu Wangen, Kiefer, Zähnen und Nacken. Bei Neuralgie hat Kreosotum sich als heilsam erwiesen, wenn ein Brennen empfunden wurde, die Attacken durch Sprechen, Bewegen, Aufsetzen oder Liegen auf der nicht betroffenen Seite ausgelöst wurden und begleitend eine starke Erregbarkeit und nervöse Reizbarkeit bestand.

Im **Verdauungstrakt** bewirkt Kreosotum unter anderem die folgenden Symptome: Nach einer Mahlzeit Aufsteigen von geschmackloser Luft oder von schaumigem Speichel. Übelkeit und Erbrechen vor dem Frühstück, mit sich quer

502 Wahle, W.: Kreosot. In: Archiv für die homöopathische Heilkunst [ACS 16] 16 (1837) 2, 152–220.

über das Epigastrium ziehendem Engegefühl. Enge Kleidung ist unerträglich. Kreosotum ist nützlich bei Schwangerschaftserbrechen.
Verschiedenartige Schmerzen im Bauch, mit Verstopfung.

Harnorgane – Berichtet wird sowohl von verminderter als auch von vermehrter Harnabsonderung. Wie auch immer: Es besteht auch eine Neigung, häufiger als in gesunden Tagen zu urinieren, und zwar vor allem in der Nacht, während der viel Druck auf der Blase besteht. Bönninghausen betont den Wert von Kreosotum als Heilmittel par excellence in Fällen nächtlicher Harninkontinenz, wenn der Kranke träumt, dass er uriniere.[503] *Sepia* hat Inkontinenz in der Frühphase des Schlafs. Der Drang bei Kreosotum ist sehr plötzlich und imperativ. Bei Frauen wird er von heftigen Schmerzen und Brennen der Scham begleitet und gefolgt. Der Urin ist oft trübe und übel riechend und setzt ein rötliches Sediment ab. Dies ist ähnlich wie bei *Sepia*; eines ihrer charakteristischen Symptome ist die Ablagerung eines roten Sediments, das am Nachtgeschirr haftet und schwer zu entfernen ist. Auch *Lycopodium* hat ein rotes Sediment, doch ist dies körnig, wie Sand. Die Ablagerung bei *Cantharis* ist ebenfalls körnig, aber gräulichweiß, sie sieht aus wie Stücke von altem Mörtel. (Selbstverständlich muss daran erinnert werden, dass sich bei *Lycopodium* und *Cantharis* wie auch bei *Dulcamara*, *Cannabis sativa* und *Hepar* neben diesen Sedimenten auch Ablagerungen von Schleim, Eiter und Blut finden können – die diese Mittel eventuell auch indizieren.)

Bei Frauen zeigt Kreosotum eine milde, gelbe Leukorrhö, die jedem Urinieren vorangeht, verbunden mit häufigem Harndrang.

Genitalorgane, weibliche – Es wird starke Erregung hervorgerufen. Schmerzen in der Scham. Stiche in der Vagina, die aus dem Abdomen kommen. Unerträgliches Jucken in der Vagina. Die Schamlippen schwellen an, werden wund. In diesem Zustand besteht dort ein heftiges Beißen während und nach dem Urinieren, das sich häufig einstellt. Die Leukorrhö ist sehr scharf, sie frisst die Körperteile wund, mit denen sie in Berührung kommt. Die Menses erscheinen zu früh und sind zu stark, das Blut ist dunkel und dickflüssig. Nach den Menses treten Leukorrhö und die soeben beschriebenen Lokalsymptome ein. Die Menses sind vergesellschaftet mit zahlreichen Begleitsymptomen, so etwa Übelkeit, Schwerhörigkeit und Bauchkoliken. Die Blutung sistiert häufig am dritten oder vierten Tag und kehrt nach einigen Stunden oder nach einem Tag wieder.

---

503 In den Schriften Bönninghausens ist keine derartige Bemerkung zu finden. Im Prüfungssymptom 483 wird der von Dunham erwähnte Zustand andeutungsweise beschrieben: „Träume von Erectionen und Urindrange, und als er den Urin im Schlafe lassen wollte, brach die Glans penis ab.“ Zu berücksichtigen ist möglicherweise, dass es sich angesichts der Bekanntschaft Dunhams mit Bönninghausen auch um eine persönliche Angabe des Letzteren handeln könnte.

In dieser Hinsicht ähnelt Kreosotum *Sepia*, aber die Blutung von Sepia ist spärlich und tritt verspätet ein, während die von Kreosotum überreichlich und vorzeitig eintritt. Darüber hinaus sind die Lokalsymptome und der Allgemeinzustand bei Sepia weniger ausgeprägt oder entschieden anders.
Den Menses folgt eine Leukorrhö, die zunächst sehr scharf und dunkelbraun gefärbt ist und sehr übel riecht. *Nitricum acidum* hat nach der Menstruation eine dunkle, fleischfarbene Absonderung; sie ist dünn und wässrig, sieht aus wie Fleischwasser und stinkt nicht.
Nach ein oder zwei Tagen wird die Leukorrhö bei Kreosotum tief gelb und nimmt einen auffallenden Geruch von frischem, grünem, soeben geschältem Getreide an.[504] Vergesellschaftet mit der Leukorrhö ist viel Schmerz im Rücken, ein zerrender Schmerz von oben nach unten, ein Schmerz, als wolle etwas heraus oder wie nach langem Bücken. Dieser Schmerz wird durch Bewegung besser und in der Ruhe schlimmer und stellt so genau das Gegenteil des Rückenschmerzes von *Sepia* und *Nux vomica* dar, ist aber ähnlich dem von *Belladonna.*

Diese Symptomenreihen haben zur Anwendung von Kreosotum bei Uterusprolaps geführt, wobei es sich als sehr wertvoll erwies. Neben *Sepia, Pulsatilla, Stannum, Nux vomica, Belladonna* und *Podophyllum* ermöglicht es uns, all die üblen Hilfsmittel, Pessare und Stützen zu vermeiden, die nur kurz Erleichterung, dann aber großes Elend über diejenigen bringen, die sie erhalten.

Der **Husten** von Kreosotum ist erwähnenswert. Er ist krampfhaft, erschöpfend und pfeifend, wird erregt durch eine Empfindung von Krabbeln unterhalb des Kehlkopfes oder wie von Schleim in den Bronchien, der nicht gelöst werden kann.
Es besteht reichlicher Auswurf von dickem, gelbem Schleim. Neben dem Husten besteht Schwere auf der Brust mit Atemnot, als sei die Brust wie zerschlagen, bei der Einatmung. Schmerz, als würde das Brustbein eingedrückt, mit Stichen da und dort. Diese Symptome haben zum erfolgreichen Einsatz von Kreosotum beim „nervösen Asthma" geführt.

Mattigkeit in den Gliedern und Gefühllosigkeit der Finger.

Durch den derzeitigen allgemeinen Gebrauch von Karbolsäure werden sich möglicherweise neue Symptome ergeben.[505]

---

504 Das Prüfungssymptom 263 [ACS 16] beschreibt dagegen einen ausdrücklich weißen Ausfluss, der nach frischen Kornähren riecht.

505 Während es sich bei der Karbolsäure um ein einfaches Phenol handelt, stellt Kreosotum ein Phenolgemisch dar, das bei der Destillation von Buchenholzteer entsteht. Offenbar ist die Verwandtschaft zwischen diesen Stoffen so eng, dass Dunham keinen pharmakodynamischen Unterschied sehen konnte.

Secale cornutum

Ergotin, Mutterkorn

Es handelt sich um eine Metamorphose[506] des Roggenkorns oder anderer Getreidearten, wobei ein – ganz oder teilweise – gekrümmter, purpur-schwarzer, zylindrischer, sich nach oben verjüngender und gefurchter Auswuchs entsteht, mit einem Durchmesser von 2 bis 6 Millimetern und einer Länge von gewöhnlich 12 bis gut 20 Millimetern.[507] In trockenem Zustand ist er fest und bröckelig, feucht jedoch weich und biegsam. Er strömt einen Ekel erregenden, schweren Geruch aus. Äußerlich ist er purpur-schwarz, im Inneren dagegen weiß mit rosafarbener Tönung. Er hat einen widerwärtigen und etwas scharfen Geschmack.

Man sagt, das Mutterkorn sei wirksamer, wenn es etwa zur Erntezeit gesammelt wird, so lange das Getreide noch im Feld steht. Schon der deutsche volkskundliche Name besagt, dass es in früheren Zeiten als entbindungsförderndes Hausmittel gebraucht wurde. Auch in Frankreich wurde es so angewendet, allerdings im Jahre 1774 verboten.

Von der Ärzteschaft wurde es zunächst weiter ignoriert. Dr. Stearns aus Waterford im Staate New York stellte es im Jahre 1807 als eine Substanz vor, die er seit einigen Jahren eingesetzt habe zur Beförderung langwieriger Entbindungen, wenn die Wehen aufgehört hatten oder nicht kräftig genug waren, das Neugeborene auszutreiben. Seither wird es mehr oder weniger durchgängig bei Wehenschwäche verabreicht. Bekanntermaßen ist seine Kraft zur Erzeugung heftiger Muskelkontraktionen im Uterus so stark, dass man es nur bei vollständig geöffnetem Muttermund geben darf. Auch muss feststehen, dass kein mechanisches Hindernis den Vollzug der Entbindung beeinträchtigen kann. Anderenfalls besteht die große Gefahr, dass der Fötus durch den starken Druck getötet wird oder dass der Uterus aus demselben Grund rupturiert.

Es gilt zu Recht als verhängnisvoll, wenn die Entbindung nicht bald nach der Verabreichung des Mutterkorns beendet ist, da man bei einer Verzögerung befürchten muss, dass das Kind sich damit vergiftet.

Mutterkorn wird als Aufguss, Tinktur, Wein, Verreibung oder wässriger Auszug verwendet.

---

506 „Metamorphose“ wird hier im Sinne von „Umbildung, Umgestaltung“ verwendet. Verantwortlich dafür ist der Schauchpilz Claviceps purpurea.

507 Dunham gibt den Durchmesser mit „ein bis drei Linien“ an, die Länge mit „sechs bis zehn Linien.“ Allerdings ist die Einheit „Linie“ regional sehr unterschiedlich angewandt worden; bei der Umrechnung sind daher keine ganz exakten Angaben möglich.

Seine Wirkung auf Tiere wird wie folgt beschrieben: Der Puls wird langsamer, die Herztätigkeit unregelmäßig, die Atmung langsam und tief, es kommt zu Appetitlosigkeit und Abmagerung, Zittrigkeit, Taumeln und Benommenheit. Es stellt sich Hämorrhagie ein, wobei schwarzes Blut aus Nase, Darm oder Vagina austritt, dann kommt es zu Durchfall und schließlich zum Tod. Darüber hinaus wirkt es mehr oder weniger stark auf den schwangeren Uterus, indem es Abort oder Frühgeburt, nicht selten auch den Tod des Fötus hervorruft.

In kleinen Gaben und selten angewendet löst es beim Menschen Kolik, Übelkeit und Erbrechen, Speichelfluss und Durchfall aus. Immer folgt seiner Anwendung eine Schwächung des Pulses.

Diese Giftwirkungen beruhen angeblich auf dem Öl des Mutterkorns, das, wenn man es einer Schwangeren isoliert verabreicht, keine Kontraktion des Uterus, aber eine Vergiftung des Fötus hervorruft. Dagegen wirkt das vom Öl gereinigte Mutterkorn auf den Uterus, vergiftet aber den Foetus nicht.

Man sollte diese Aussagen *cum grano salis* betrachten.

In gewissen Bezirken und Ländern, vor allem in Polen, war das Getreide zeitweise so stark mit Mutterkorn durchsetzt, dass die Nahrungsmittel fast der gesamten Bevölkerung mehr oder weniger damit kontaminiert waren. Dadurch entstand die epidemieartig verlaufende Krankheit mit dem Namen Ergotismus. Eine der frühesten Epidemien datiert aus dem Jahre 1096. Es gibt zwei Formen von Ergotismus: eine konvulsive und eine gangränöse.

Die konvulsive Form wird von einem allgemeinen Krankheitsgefühl eingeleitet. Es folgen Ameisenlaufen über die ganze Haut, Krämpfe und Taubheit der Extremitäten sowie Schmerzen in Kopf und Rücken. Nach einigen Wochen kommt es zu Sodbrennen, Schwindel, Synkope, Schwerhörigkeit, anfallsweiser oder dauerhafter Krümmung (Beugung) der Gelenke, ebenso heftiger Streckung und Opisthotonus, Zucken der Gesichtsmuskeln, bisweilen zu heftigem Delirium mit kalter Haut, intensiver innerer Hitze und fauligem Schweiß. Diese Anfälle dauern einige Stunden.

Nach einer Weile verschwindet dieser konvulsivische Aspekt der Erkrankung. Es folgen Erschöpfung, Schwäche, Beklemmung, Sodbrennen und ein Heißhunger, der nur schwer zu befriedigen ist. Manchmal folgen Strabismus oder Verlust des Sehvermögens, mit allgemeiner Empfindungslosigkeit der Haut. Nach dem Tod findet man Magen und Eingeweide entzündet und die parenchymatösen Organe mit Blut angefüllt. Im Allgemeinen tritt nach drei oder vier Wochen der Tod ein. Mutterkorn ist ein hoch wirksames Gift.

Die gangränöse Form ist ganz anders. Sie beginnt mit dumpfem Schmerz und Müdigkeit in den Gliedern, mit Schwere und törichtem Gesichtsaudruck. Die Haut nimmt einen erdigen oder ikterischen Teint an. Die betroffene Extremität

– manchmal handelt es sich um die Nase – wird kalt, ihre Haut düster-rot. Dann beginnt die Gangrän am Ende einer Extremität (oder der Nase), und zwar im Inneren, und breitet sich nach außen, zur Haut hin, aus. Sie verbreitet sich auch nach oben, in Richtung Rumpf. Die befallenen Stellen werden schrumpelig, trocknen ein; sie werden schwarz und verhärten, bis sie mumifiziert aussehen. Vom lebenden Gewebe sondern sie sich ohne jede Blutung und entlang einer deutlichen Trennlinie ab. Vor dem Tod stellt sich manchmal Durchfall ein. Neben der Schwäche besteht kaum eine allgemeine Beeinträchtigung. Diese Fälle haben einen Verlauf von etwa drei Wochen Dauer und enden meist tödlich.

Analyse[508, 509]

Im Folgenden werden die allgemein charakteristischen Symptome näher beschrieben:

- Allgemeine Gefühllosigkeit und Ameisenlaufen über den ganzen Körper.
- Die Stimmung ist außerordentlich melancholisch und niedergeschlagen, mit üblen Vorahnungen und Furcht vor dem Tod. Es gibt auch eine heftige Manie.
- Schwindel und Benommenheit; dumpfes Kopfweh.
- Erweiterung der Pupillen, die Augen sind starr. Es besteht Doppeltsehen, Schielen, Herabsetzung des Sehvermögens.
- Sausen und Brausen in den Ohren.
- Das Gesicht ist blass und eingefallen. Die Gesichtsfarbe ist erdig und bleich.
- Die Stimme wird schwach, das Sprechen wird langsam, mühsam und unsinnig. Kribbeln in der Zunge, die steif ist.[510]
- Nasenbluten; es wird dunkles Blut abgesondert.
- Der Appetit ist verschwunden.
- Aufstoßen, Sodbrennen, Erbrechen. Ständiges Würgen und Beklemmung. Brennen im Magen.
- Kälte in Rücken und Bauch. Brennen im Abdomen.

---

508 In Ermangelung einer eingehenden homöopathischen Arzneimittelprüfung dient als Quelle eine Arbeit von C.F. Trinks: Mutterkorn (Secale cornutum), in: Annalen der homöopathischen Klinik, Bd. 3 [ANN III], Leipzig: Fleischer 1832, S. 228–252, in der der Verfasser die ihm aus der Literatur bekannten Giftwirkungen zusammengestellt hat.

509 Abweichend von der üblichen Arzneidarstellung Dunhams folgt hier eine Auflistung charakteristischer Symptome. Insofern wird das Kapitel nicht in eine „allgemeine" und eine „spezielle" Analyse unterteilt.

510 Dunham schreibt „in the tip of the tongue", d. h. „an der Zungenspitze". Die Korrektur erfolgte gemäß ANN III, Symptom Nr. 103.

- Schmerzhafter Durchfall mit großer Erschöpfung. Unwillkürlicher Durchfall; faulige, wässrige, fötide, braune, reichliche Diarrhö, mit großer Entkräftung. Plötzliche Änderung des Gesichtsausdrucks, Einsinken der Augen etc. wie bei Cholera.[511]
- Verminderung und Unterdrückung des Urins.
- Menses zu reichlich und zu früh. Metrorrhagie mit sehr flüssigem, aber dunklem Blut, verbunden mit Ameisenlaufen. Wehenartige Schmerzen.
- Schwäche der Extremitäten. Ameisenlaufen. Konvulsionen. Starre. Gangrän.

Praktische Anwendung

Secale wird verbreitet bei langwieriger Entbindung angewendet, wenn kein Verschluss des Uterus zugegen ist. Der Aufguss wird dabei bevorzugt. Zwei Drachmen pulverisiertes Mutterkorn auf acht Unzen Wasser.[512] Davon gibt man alle fünf Minuten zwei Drachmen. Einwände beziehen sich auf seine ungute Wirkung auf das Kind. Daraus folgt die Regel, dass man es nur geben darf, wenn man damit rechnet, dass die Entbindung kurz nach der Einnahme beendet ist.

Ich bevorzuge die „Dubliner Methode", bei der die Zange frühzeitig eingesetzt wird. In der homöopathischen Praxis kann die Anwendung von Mutterkorn im Allgemeinen durch *Pulsatilla* oder *Nux vomica* ersetzt werden.

Daneben gibt man es bei Uterusblutung – ganz gleich, ob sie die Folgeerscheinung eines Aborts oder einer Entbindung darstellt oder unabhängig von anderen Gegebenheiten oder bei einem Karzinom auftritt. Die Hämorrhagie wird durch das dunkle und flüssige Blut sowie durch die Allgemeinsymptome charakterisiert, vor allem durch das Ameisenlaufen. Von Allopathen wird das Mutterkorn wegen der blutungsfördernden Eigenschaften zur Einleitung eines Aborts verordnet; andererseits wird es von Gardner empfohlen, um Blutungen, die aufgrund anderer Ursachen auftreten, zu stillen!

Bei Cholera asiatica wurde Mutterkorn erfolgreich eingesetzt.

Bei einer stinkenden, braunen, wässrigen Diarrhö, bei der der Stuhl gänzlich oder nahezu unwillkürlich abgeht, ist es ein höchst wertvolles Mittel.

---

511 An dieser Stelle nennt Dunham „suppression of the urine", d. h. die „Unterdrückung des Urins", wobei aber durch die Interpunktion unklar bleibt, ob er dies als Folgeerscheinung der genannten Symptome versteht. Daher wurde dieses Symptom hier gestrichen, zumal es im folgenden Absatz verzeichnet ist.

512 Zwei Drachmen entsprechen etwa 7,8 g, acht Unzen etwa 230 ml.

Bei Gebärmutterkrebs stoppt es die Blutung und lindert die fürchterlichen, brennenden Schmerzen, von denen die Kranke in der Nacht gequält wird; und zwar in kleinen Gaben, selbst in der 200. Potenz.

Bei Lähmungen und vor allem bei Paraplegien, ebenso bei trockener Gangrän sollte man Secale cornutum mehr Beachtung als bislang üblich schenken.

Sabina

Juniperus sabina, Sadebaum

Immergrüner Strauch aus Südeuropa. In der Medizin werden die Blätter und Zweigspitzen verwendet. Ihre Wirksamkeit ist durch ein essentielles Öl bedingt, das in Alkohol löslich ist.

In der Antike wurde es verwendet, um indolente Geschwüre zu stimulieren, den Eintritt der Menstruation zu befördern und chronische Gicht und Rheumatismus zu heilen; auch zum Einleiten eines Aborts.

Von allopathischen Autoren wird es als das kräftigste Emmenagogum der Materia medica beschrieben, ebenso (!) als das beste Mittel bei übermäßiger Menstruation und drohender Fehlgeburt! M. Aran schreibt: „So merkwürdig es scheinen mag: Dieses starke Emmenagogum hat auch die Kraft, Uterusblutungen zu stoppen!"

Zu einer eingehenderen Analyse von Sabina fehlt mir die Zeit; ich beschränke mich daher auf das Uterussystem.

Sabina ruft eine reichliche und vorzeitige Menstruation sowie Zwischenblutungen hervor; charakteristisch ist, dass die Blutung schubweise kommt und sehr hell ist. Sie wird stets von Gelenkschmerzen begleitet.

Sabina erzeugt Leukorrhö, verbunden mit juckender Reizung.

Neben derartigen Uterusblutungen wurden Fälle drohender Fehlgeburt mit Sabina geheilt.

Wenn die Symptome passen, wird es bei verlängerten Uterusblutungen in der Menopause eingesetzt.

Millefolium

Achillea millefolium, Schafgarbe

Dieses am Wegesrand wachsende Arzneimittel löst Blutungen aller Schleimhäute aus. Die Blutung ist schmerzlos, das Blut sehr hell und flüssig.

Bei schmerzlosen Blutungen aus dem Uterus – oder aus Nase oder Lungen – nach der Entbindung, nach oder bei drohender Fehlgeburt, wirkt Millefolium gut, wenn das Blut hell ist und keine Gelenkschmerzen bestehen.

So unterbindet es zuweilen eine zu reichliche Menstruation.

Arsenicum album

Weißes Arsenik, Acidum arsenicosum

Dieses Präparat wird im Allgemeinen durch Sublimation aus Kobalterz gewonnen und oft als Beimischung in Zinkerzen gefunden. Es handelt sich um ein weißes Pulver, das in kochendem Wasser vollständig löslich ist. Es hat weder Geschmack noch Geruch, hinterlässt aber im Rachen eine scharfe Empfindung; wird es geschmolzen und dadurch desoxydiert, strömt es einen Knoblauchgeruch aus, der für das erhitzte Metall charakteristisch ist.

Die in der Medizin hauptsächlich verwendeten Formen sind die arsenige Säure und die Lösung von Arsenit in Kalium, auch bekannt als „Fowler'sche Lösung" oder „Geschmacklose Fiebertropfen".[513] Letzteres wird durch Mischen von arseniger Säure und Kaliumkarbonat zu gleichen Teilen in kochendem destilliertem Wasser hergestellt. Hinzugesetzt wird ganz wenig Lavendelgeist, er verleiht Farbe und Aroma. Es beinhaltet vier Gran[514] arsenige Säure pro Flüssigunze.[515]

Dosierung: 5–20 Tropfen; kann mehrmals am Tag wiederholt werden.[516]

Arsenige Säure ist seit dem 8. Jahrhundert bekannt. Im 14. Jahrhundert wurde sie zur Behandlung von Rinderkrankheiten verwendet. Im 17. und 18. Jahrhundert wurde sie bei bösartigen Geschwüren als Ätzmittel eingesetzt, die ordentlichen Ärzte sprachen sich allerdings dagegen aus. Laienpraktiker

513 Im Original: „tasteless ague drop".
514 Entspricht 260 mg.
515 Eine Unze entspricht 30 ml.
516 Hier sei ausdrücklich darauf hingewiesen, dass dies keine Dosierungsempfehlung Dunhams für die homöopathische Verwendung ist.

jedoch kannten ihren Wert bei der Behandlung von Hautkrankheiten und Wechselfieber. Wir wissen freilich nicht, wie sie dies herausgefunden haben.

So ist es fast allen Mitteln der Materia medica ergangen. Während nun also Wechselfieber und Hautleiden in der Laien- und Volksheilkunde tagtäglich mit Arsen geheilt wurden, wurde seine Anwendung von der Schule verdammt. Geoffroy drückt dies beispielsweise so aus: „Wenn es auch für den Moment ein gutes Mittel sein mag, wird es sich im Nachhinein als Gift erweisen und schreckliche Symptome erzeugen. Aus diesem Grunde ist Arsen meines Erachtens schlimmer als das Fieber!“[517]

Die Patienten dachten natürlich anders; sie waren froh, ihr Fieber los zu sein, und gingen das Risiko ein, schreckliche Symptome zu bekommen. Die Popularität dieses Mittels und seine verbreitete, von der Schule nicht gestützte Anwendung stimmte schließlich auch erfahrene Ärzte um; endlich wurde Arsen in die orthodoxe Pharmakopöe aufgenommen und von da an zu einem „sicheren Arzneimittel“, das natürlich sehr viel besser war als das Fieber selbst.

Arsen ist für Pflanzen und Tiere giftig.

Auf Tiere wirkt es in bekannter Art und Weise, ganz gleich, wie es in den Organismus gelangt – über den Magen, das Rektum oder durch die Haut. Wir kennen Fälle von tödlicher Vergiftung, bei denen das Arsen in einer Lösung enthalten war, die auf Hautausschläge oder Geschwüre appliziert wurde.

Die Dämpfe der arsenigen Säure wirken deutlich auf den Organismus. So wird von Vergiftungen berichtet, die vom Einatmen der Luft in einem Zimmer herrührten, in dem Kerzen gebrannt hatten, deren Dochte in einer Lösung von arseniger Säure getränkt worden waren. Dieselben Folgen stellten sich bei Kerzen ein, die mit arseniger Säure gehärtet worden waren. Tabakpfeifen aus Ton werden mit einer aus arseniger Säure bestehenden Lösung überzogen – zumindest diejenigen, die außen verziert sind und für Aristokraten gefertigt werden. Beim ersten Rauchen verflüchtigt sich der Überzug, und der Raucher inhaliert eine Gabe Arsen. Jede neue Pfeife bedeutet eine erneute Gabe. Manche Menschen verachten die Benutzung bereits gebrauchter Pfeifen. Diese arrogante Extravaganz hat zu tödlichen Vergiftungen geführt.

Eine wunderschöne grüne Wandtapete erhält ihre Farbe vom Kupferarsenit, einem als „Scheele'sches Grün“ bekannten Pigment. Die Ausdünstungen aus diesen Tapeten haben Krankheit und Tod verursacht. Dasselbe Pigment wird für fast alle Formen von Verzierungen an Kleidung, Möbeln und Leckereien verwendet – von den künstlichen Blumen einer edlen Kopfbedeckung für Damen, von der sie die mysteriöse arsenische Kopfneuralgie bekommen, bis

---

517 Quelle nicht genannt.

zum grünfarbenen süßen Spielzeug ihres verwöhnten Kindes, das diesem die ebenso mysteriösen arsenischen Magenschmerzen bereitet.

Die Wirkungen kleiner und oft wiederholter Gaben von Arsen rufen die wie folgt zu beschreibende **chronische Arsenvergiftung** hervor:

„Appetitverlust, Übelkeit, Verdauungsstörung, Diarrhö, Durst, Speichelfluss, Tenesmus, Kolik und Bauchkrämpfe; Atmung anstrengend und schmerzhaft; Beklemmungsgefühl mit Schmerz in der Brust; Husten; extremer Abbau von Muskulatur und hektisches Fieber; die Glieder werden zittrig und nicht selten gelähmt, vor allem die Beine; Schmerzen im ganzen Körper, vor allem aber in den Händen und Füßen; darauf folgen Steifheit und Kontraktion der Streckmuskeln; Gefühllosigkeit bemächtigt sich der Extremitäten und die geistigen Fähigkeiten nehmen ab bis zu Empfindungslosigkeit und Torpor; Ödeme des Gesichts und der Extremitäten, selbst allgemeine Anasarka ist nicht ungewöhnlich; das Haar fällt aus; die Epidermis schält sich ab; pustulöse und andersartige Ausschläge, die zu Geschwüren werden, bilden sich plötzlich auf der Haut, die abgestorben und erdfarben aussieht; das Gesicht ist eingefallen, wenn es nicht ödematös ist; die Bindehaut ist stark injiziert, und ein rötlicher Ring umgibt die Augen."[518]

Die Symptome der **akuten Vergiftung** dagegen sind:

„Unmittelbar nach dem Schlucken des Giftes wird ein metallischer Geschmack wahrgenommen, mit einem Gefühl, als ob sich der Rachen zusammenziehen würde. Im Magen stellt sich ein heftig brennender Schmerz ein, der rasch sehr quälend wird; er breitet sich schrittweise über den ganzen Bauch aus und wird immer intensiver, bis er nicht mehr zu ertragen ist. In der Folge kommt es zu Würgen, Erbrechen und Darmkrämpfen, mit Spasmen in Speiseröhre und Brust, die denen bei Tollwut ähnlich sind. Der Durst ist nicht löschbar, aber selbst die mildesten Getränke bleiben nicht im Magen. Die Zunge ist meist rissig, hart und trocken, obwohl gelegentlich reichlicher Speichelfluss besteht; die Stimme ist heiser. Es besteht auch Stuhlzwang, mit blutigen und stinkenden Stühlen und eingezogener Bauchdecke. Die Reizung greift auf die Harnorgane über und führt zu Strangurie. Manchmal wird die Harnsekretion vollständig unterdrückt, manchmal ist der Urin mit Blut vermischt. Nach Christison kommt es bei Frauen zu Brennen in der Vagina und Wundheit der Schamlippen, dies aber nur dann, wenn die betroffene Person länger als drei Tage überlebt. Bachman hat schon früher den beschriebenen Schmerz sowie eine reichliche Menorrhagie erwähnt.

518 Die Quelle für das Zitat wird im Original nicht genannt.

Der Puls ist unregelmäßig, schnell und setzt immer wieder aus; die Muskeln sind von Krämpfen affiziert; die Haut zeigt einen lividen Ausschlag, wie oben bereits beschrieben. Das Angstgefühl ist unbeschreiblich, und manchmal besteht Delirium. Die Atmung ist beengt. Ein Feuer scheint die Lebenskräfte aufzuzehren, während der ganze Körper blass, kalt, zittrig und klamm ist. Die Gesichtszüge sind eingesunken und konturiert; kommt es zum Erbrechen, ist dies konvulsivisch und bringt keine Linderung. Erschöpfung von Geist und Körper; Entkräftung und Verzweiflung mit ängstlicher Ruhelosigkeit begleiten dieses Stadium in der Regel. Wenn der Tod naht, führen die Spasmen zu allgemeiner Erschöpfung, der Puls wird langsam und schwach, Urin und Stuhl gehen unwillkürlich ab, doch Empfindungsvermögen und Bewusstsein schwinden erst in den letzten Augenblicken des Lebens.

Die Dauer der Symptome ist verschieden; im Allgemeinen halten sie sechs bis zwölf Stunden, manchmal aber auch einige Tage an.

Selbst wenn es zur Genesung von den akuten Beschwerden kommt, ist diese selten vollständig. Die Gelenke bleiben monate- oder gar jahrelang steif und geschwollen und machen das Gehen schwer und schmerzhaft; die Verdauungsorgane bleiben gereizt und schwach, und alle Funktionen des Nervensystems sind beeinträchtigt. In manchen Fällen kommt es zur Lähmung der oberen oder unteren Extremitäten und gangränöse Geschwüre befallen das Bein."[519]

„Welche Menge arseniger Säure", so Oesterlen, „tödlich wirkt, hängt ab vom Zustand des Magens zu dem Zeitpunkt, an dem das Arsen verschluckt wird. Wenn der Magen in dem Moment mit Speisen gefüllt ist, verursacht auch eine größere Menge nur geringe Wirkung." Oesterlen berichtet von einem Fall, bei dem ein Mann gleich nach einer umfangreichen Mahlzeit eine viertel Unze[520] einnahm. Es wurde sofort ein Brechmittel verabreicht und es passierte nichts Schlimmes.[521]

Auf der anderen Seite können schon sehr kleine Gaben zu heftigen und gar tödlichen Symptomen führen.

Vier, drei und sogar zwei Gran[522] arsenige Säure haben schon Leben zerstört.

Eine Zusammenfassung der Arsen-Wirkungen führt zu folgenden Schlüssen:

- Aus der Tatsache, dass man nach einer tödlichen Vergiftung Arsen in nahezu jedem Gewebe und jedem Sekret des Körpers findet, kann man schließen, dass es sich im ganzen Körper ausbreitet und auf jeden Teil des Organismus wirkt.

---

519 Die Quelle für dieses Zitat wird nicht genannt.
520 Entspricht 7,75 g.
521 Auch die Quelle für Oesterlens Beobachtungen wird nicht angegeben.
522 Entspricht 260–130 mg.

- Aus der Tatsache, dass Wirkung und Verteilung gleichförmig sind, wie auch immer es in den Körper eingebracht wurde – ob nun durch den Verdauungstrakt oder über die Haut –, kann man schließen, dass es spezifisch und nicht lokal wirkt.
- Aus den Folgen chronischer Vergiftung, bei der Anämie, Entkräftung, Abmagerung etc. entstehen, kann man den Schluss ziehen, dass es auf die Blutzusammensetzung und ebenso unmittelbar auf die Gewebe und das Nervensystem einwirkt.

Wir kommen nun zu den näheren spezifischen Wirkungen, wie wir sie aus den Arzneiprüfungen am gesunden Organismus ersehen können, die von Hahnemann und seinen Schülern vorgenommen wurden.[523]

Hier sind wohl einige Worte aus Hahnemanns einleitender Beschreibung dieser Prüfung angemessen; dies besonders angesichts der Tatsache, dass das Heilmittel Arsen aufgrund des verbreiteten Missbrauchs als Gift verunglimpft wurde.

„Indem ich den Arsenik nenne, ergreifen gewaltige Erinnerungen meine Seele. Während der Allgütige das Eisen erschuf, verstattete er freilich den Menschenkindern, aus ihm entweder den mörderischen Dolch oder den milden Pflugschaar zu bereiten, und Brüder damit zu tödten oder zu ernähren [...].

So rührt auch von ihm, dem Allliebenden, nicht der Frevel her, den sich die Menschen erlaubt haben, die so wundersam kräftigen Arzneisubstanzen in Krankheiten, für die sie nicht geeignet waren, und noch dazu in so ungeheuern Gaben zu missbrauchen, bloss nach leichtsinnigen Einfällen oder elenden Gewährmännern, und ohne sorgfältige Prüfung oder gegründete Wahl."[524]

Allgemeine Analyse

1. Wirkung auf die Lebenskraft

Arsen zehrt die Lebenskraft gewisser Organe und Systeme oder des ganzen Organismus auf; es schwächt die Aktivität der Organfunktionen und bewirkt in manchen Fällen echte Paralyse.
Dieser asthenische Zustand charakterisiert die gesamte Arsen-Symptomatik. Daher sind die Empfindungen von Erschöpfung, Mattigkeit, Schwäche usw., das Schwinden der Kräfte etc. hochgradig charakteristisch für Arsenicum. Sie sind für Arsen so typisch, dass Hahnemann sagt: „Dass [...] sonst geringfügige Umstände ein jählinges und gänzliches Sinken der Kräfte nach sich ziehen, ist

523 RA II, S. 41–117, auch in: CK V, S. 489–552. Allerdings lassen einige Äußerungen Dunhams den Schluss zu, dass ihm die (ältere) Version aus RA als Vorlage diente.
524 RA II, S. 42.

eine sehr bedeutende, charakteristische Eigenschaft des Arseniks."[525] Dies ist ein vitales Phänomen und nicht etwa ein Ergebnis der chemischen oder physischen Zerstörung von Organen, wie etwa von Magen oder Eingeweiden; dieser Kräfteverfall erscheint ohne jegliche Zerstörung.

2. Wirkung auf die organische Substanz

Die organische Substanz des Körpers wird insgesamt beeinflusst. Die äußere Erscheinung des Kranken, die Absonderungen, Geschwüre und Ausschläge sowie der allgemeine Zustand der Haut verweisen auf eine kachektische Dyskrasie und zersetzende Destruktion von Geweben.
Daraus folgt die Anwendung von Arsenicum bei Personen von kachektischem Habitus und leukophlegmatischen Individuen.

3. Wirkungskreis

Der Wirkungskreis umfasst nahezu alle Organe und Systeme des Organismus, doch wirkt das Mittel besonders auf die Schleimhäute und die Haut.

4. Periodizität

Es ist eines unserer in höchstem Maße periodisch wirkenden Mittel.

5. Auffälligkeiten (Modalitäten)

Als charakteristisch für die Arsen-Symptome gilt,

- dass sie fast immer von starker Unruhe und Angst, zuweilen sogar von rasender Verzweiflung begleitet werden,
- dass sie manchmal eine Zeitlang durch äußere Wärme gelindert werden,
- dass sie in der Ruhe eintreten und sich verschlimmern, sich aber im Stehen und bei Bewegung bessern,
- dass sie fast immer mit Begleitsymptomen auftreten, also mit Symptomen, die in keinem pathologischen Zusammenhang zu den eigentlichen Beschwerden stehen,
- dass hinsichtlich der Tageszeit, zu der die Symptome auftreten oder schlimmer werden, eine große Variabilität besteht. Die meisten erscheinen nachts nach dem Hinlegen oder gegen 2 Uhr; einige nach dem Aufstehen, andere nach dem Mittagessen.

---

525 RA II, S. 71 (Anm. zu Symptom Nr. 288). An dieser Stelle sei angemerkt, dass in der CK-Version die in RA II angebrachten, vielfach wertvollen Fußnoten sämtlich getilgt sind.

Spezielle Analyse

Kopf – Die Wirkung auf den Kopf ist nicht sehr auffallend.
Drückender Schmerz und halbseitiges Kopfweh werden von den Prüfern erwähnt, aber nicht näher beschrieben. Vermutlich reichen die allgemeinen Symptome aus, um den Therapeuten im Falle von Kopfschmerzen auf die Wahl von Arsen zu leiten.

Augen – An den Augen und deren Anhängen erzeugt Arsenicum folgende Symptome: Jucken, Ziehen und Druck um die Augen, Lidschwellung, Schmerzen beim Bewegen der Lider, als seien sie trocken und rieben über den Augapfel; Verkleben der Lider; vermehrter Tränenfluss; Ziehen und Druck, vor allem aber Kitzeln, Jucken und *Brennen* (die für Arsen charakteristische Empfindung). Die Bindehaut ist gerötet, es besteht Lichtscheu, die Pupillen sind verengt; alle Entzündungszeichen sind vorhanden. Das Sehvermögen selbst ist getrübt und geschwächt.

Ohren – Hinsichtlich der Ohren scheint kein Symptom charakteristisch zu sein, außer dass fast alle Schmerzattacken, wo auch immer sie erfolgen, mit einem Rauschen in den Ohren beginnen. Bedenkt man dabei aber, dass große Schwäche und Erschöpfung die Schmerzen von Arsen begleiten und diese wiederum oft mit Ohrenrauschen verbunden sind, deutet dieses Symptom nicht auf die Anwendung von Arsen bei Ohrenleiden im eigentlichen Sinne.
Andererseits möchte ich Sie davor warnen, aufgrund dieser Tatsache davon auszugehen, dass Arsen bei Ohrenerkrankungen nicht heilend wirken kann. Ich werde Ihnen später von einem schweren Fall von Ohrenschmerzen berichten, der in kurzer Zeit mit einer Einzelgabe Arsen geheilt wurde, wobei das Mittel anhand der allgemeinen konstitutionellen Symptome[526] des Falles bestimmt wurde.

Gesicht – Das Aussehen des Gesichts ändert sich; es wirkt eingefallen, gelb, totenbleich; die Haut um den Mund herum ist bläulich, das Gesicht kalt und eingefallen.
Schwellung und Entzündung der Lippen, Bluten der Lippen, schmerzhafter Tumor an den Lippen. Ein phagedänisches Geschwür mit reißendem, beißendem und brennendem Schmerz, schlimmer durch Berührung und im Freien und besonders auch nachts. Diese Symptome sollten im Blick auf den gut und seit langem bekannten Einsatz von Arsen bei bösartigen Lippengeschwüren, Lupus und Epitheliom im Gedächtnis behalten werden.

Zähne – Beim Zahnweh von Arsen handelt es sich um einen drückenden, reißenden, zuckenden Schmerz, der nicht selten mit einer Schwellung der Wange

526 Siehe Glossar.

verbunden ist und durch Aufsetzen im Bett und äußerlich angewandte Wärme besser wird. Viele andere Arzneien haben dieselbe Wirkung. Die Entscheidung für Arsen muss daher eher aufgrund der konstitutionellen[527] als der lokalen Symptome getroffen werden.

Mund – Arsen erzeugt eine große Trockenheit des Mundes und extremen Durst; dennoch trinkt der Prüfer immer nur wenig auf ein Mal. Der Speichel ist manchmal blutig. Die Zunge ist so trocken, als sei sie verbrannt und zeigt keinerlei Sensibilität. Stechende Schmerzen in der Zungenwurzel, brennender Schmerz in der Zunge.
An der Spitze ist die Zunge wund und schmerzt beißend oder brennend.

Im **Hals** Trockenheit und Brennen, eine Empfindung wie wundgeschabt oder geschwürig. Gefühl von Zusammenziehen in Speiseröhre und Hals. Gangränöse Halsentzündung.

Wie auch immer das Arsen in den Organismus gelangt: Die Wirkung auf den Rachen ist stets ausgeprägt. Dies gilt für den gesamten **Verdauungstrakt**.
Arsen verändert das normale Geschmacksvermögen, zuweilen wird es komplett ausgelöscht. Oder es besteht ein bitterer, saurer oder fauliger Mundgeschmack. Der Appetit ist abnorm; es besteht Verlangen nach Säuren, Kaffee etc., vorwiegend aber Appetitverlust; Übelkeit beim Denken an Speisen.
Die von Arsen erzeugte Übelkeit ist vergesellschaftet mit einer Empfindung ausgeprägter Schwäche sowie mit Angst; sie kehrt periodisch wieder. Häufig ist die Übelkeit mit Symptomen verbunden, die wohl keinen pathologischen Zusammenhang mit ihr haben; sie ist schlimmer in der Ruhe, verschlimmert sich aber auch bei Bewegung.
Es kommt zu Erbrechen mit großer Angst, mit Diarrhö, mit heftigen greifenden und brennenden Schmerzen in Magen und Abdomen.
Das Erbrechen ist sehr anstrengend; die Menge ist ebenso spärlich wie bei allen anderen Absonderungen von Arsen. Es folgt extreme Erschöpfung.
Das Erbrochene besteht zunächst aus Wasser, dann kommt dicker, eiweißartiger oder grasgrüner Schleim und schließlich Blut. Zeitweise wird der Magen so gereizt, dass er keinerlei Nahrung erträgt.
Nach Hahnemann[528] wirkt Arsen am Magen eher unregelmäßig konvulsivisch als einfach peristaltisch oder antiperistaltisch; mehr ein ängstliches, fruchtloses Würgen statt reichliches Erbrechen.
Im Magen selbst Drücken, Nagen, *Brennen* und ein Gefühl, als sei der Magen ausgedehnt.

---

527 Siehe Glossar.
528 Die Quelle hierfür konnte nicht gefunden werden; vielleicht handelt es sich auch nur um einen Verweis auf die Arzneimittelprüfung.

Die brennenden Schmerzen überwiegen. Damit verbunden sind heftiger Durst, Klagen, Panik. Die Schmerzen können anhalten oder periodisch wiederkehren. Im letzteren Falle erscheinen sie am häufigsten um 2 Uhr nachts oder nach dem Essen.

Eingeweide – Alle die für Arsen so charakteristischen Schmerzarten, also Brennen, das sich auf einzelne Stellen des Bauches beschränken oder großflächiger sein kann; allgemein sitzt es in der ganzen hypogastrischen Region. Es wird begleitet von Durst, Unruhe und den übrigen Arsen-Zuständen.

Stuhl – Sehr wichtige Symptome.
Arsen verursacht Diarrhö; es ist unser wichtigstes Mittel bei Diarrhö. Wie alle anderen Absonderungen von Arsen ist auch der Stuhl spärlich. Die Reizung ist unverhältnismäßig stark. Vor der Entleerung Unruhe, panische Angst und **Bauchschmerz.** Den Stuhlgang begleiten Erbrechen, außerordentlicher Bauchschmerz, Brennen im Rektum und Tenesmus. Der Stuhlentleerung folgen Brennen im After, Herzklopfen, Gliederzittern, große, im Verhältnis zur Stuhlmenge völlig übermäßige Schwäche.
Wesentlich sind die Begleitsymptome, die vor, während und nach der Entleerung auftreten; oft zeigen sie das Mittel an. Mit ihrer Hilfe kann man *Nux vomica, Mercurius, Aloe, Capsicum, Podophyllum, Veratrum* und *Phosphorus* von Arsenicum unterscheiden.
Der Stuhl ist, was die Konsistenz betrifft, diarrhoisch. Er besteht aus einer breiigen – selten wässrigen –, gelben, blutigen oder grünlichen, häufiger noch schwärzlichen und sehr übel riechenden Masse.
Charakteristika sind die geringe Menge, die dunkle Farbe, der üble Geruch sowie die auf den Stuhl folgende starke Entkräftung.
Bei keinem anderen Arzneimittel findet man diese Charakteristika miteinander kombiniert. *Phosphorus* verfügt zwar über einige, ist aber niemals in Fällen angezeigt, bei denen Kraftverlust oder Erschöpfung zu den auffallenden Symptomen gehören.
Auch *Veratrum* verfügt über ein paar der Symptome, aber die Stuhlmenge ist bei diesem Mittel auffallend groß, während sie bei Arsen besonders gering ist.
Secale cornutum deckt ebenfalls einige Symptome, doch ist der Stuhl wässrig, faulig, dunkelbraun; außerdem fehlt die unruhige, panische Angst von Arsen.
Graphites hat einige Symptome, aber der Stuhl ist pappig, hellbraun und riecht ganz abscheulich, fast schmerzlos, keine Ruhelosigkeit, keine Schwäche usw.

Harnorgane – Brennen in der Harnblase und in der Harnröhre. Der Urin ist spärlich. Drei Fälle von chronischer Arsenvergiftung, die im „Edinburgh Medical and Surgical Journal“[529] mitgeteilt wurden und von denen ein Pa-

---

529 Genaue Quelle nicht angegeben.

tient genas, während die beiden anderen starben, zeigten das Vollbild der Bright'schen Krankheit[530] und sogar die dazu passende Pathoanatomie.

Genitalorgane. Weibliche – Arsenicum erzeugt eine gelbe, scharfe Leukorrhö und vermehrt die Menstruationsblutung.
Während den Menses ein scharfes Stechen im Rektum, das sich zum After und in die Schamgegend erstreckt; schneidende Schmerzen im Abdomen, mit den für Arsenicum charakteristischen Begleitumständen.
Häufig folgt den Menses eine Absonderung von blutigem Schleim.
Ich möchte hinzufügen, dass in Fällen chronischer Vergiftung eine reichliche Metrorrhagie aufgetreten ist; dies hat zur erfolgreichen Anwendung von Arsenicum bei derartigen Fällen geführt, sofern die konstitutionellen Symptome[531] passten.

Atmungsorgane – In der Schleimhaut der Atmungsorgane scheint Arsen einen hyperämischen und entzündlichen Zustand hervorzurufen, dessen Symptome sich je nach der Lokalisation gestalten.
So zeigt sich die Reizung in der Nasenschleimhaut durch häufiges Niesen, durch Verstopfung der Nase, die mit Fließschnupfen, Heiserkeit und Müdigkeit abwechselt, die Naseneingänge brennen, das Sekret ist wässrig und sehr scharf.

Die Wirkung auf den Kehlkopf ist nicht sehr markant. Wir finden aber ein beständiges Kitzeln in der ganzen Luftröhre, das Husten erregt, der wiederum ein Gefühl von Rohheit, Wundheit und Brennen in der Brust erzeugt; in der Brust sitzt spärlicher, zäher Schleim, der schwer zu lösen ist; kann er hoch gebracht werden, zeigt er sich blutgestreift.

Der Husten ist trocken und überaus erschöpfend. Er kommt anfallsweise, schlimmer in der Nacht; manchmal ist er so heftig, dass man meint, man müsse ersticken. Verschlimmert wird er durch Trinken, körperliche Bewegung und im Freien.
Die Hustensymptome sind jedoch längst nicht so heftig oder signifikant wie die einiger anderer Arzneimittel. Andererseits erregt Arsenicum eine Reihe sehr auffallender und signifikanter Brustsymptome asthmatischer Art.

Charakteristische Zusammenschnürung der Brust – wie in der Speiseröhre, im Rektum und in der Blase –, Atemnot, Asthma, pfeifende Atmung; alle Grade erschwerter Atmung, Dyspnoe, Orthopnoe, Apnoe. Die Atemstörungen können anfallsweise sein, intermittierend, periodisch wiederkehrend, schlimmer in der Nacht.
Brennen in der Brust.

---

530 Siehe Glossar.
531 Siehe Glossar.

Das **Herz** wird von Arsen besonders in Mitleidenschaft gezogen, was wohl die Atemnot teilweise erklärt.
In der Herzgrube finden wir qualvolle Angst, Stechen und Wundschmerz beim Husten; einen die Atmung behindernden Schmerz unterhalb der Herzgrube; Herzklopfen; Herzklopfen in der Nacht, gegen 3 Uhr, unregelmäßig, aber so heftig, dass der Prüfer es zu hören glaubt, mit großer Angst verbunden; Herzklopfen ist viel stärker, wenn man auf dem Rücken liegt.
Pathologisch-anatomische Untersuchungen zeigen das Herz erschlafft, nicht mit Blut überfüllt, während das Muskelgewebe von Blut infiltriert ist. Das Perikard beinhaltet Serum. Es scheint, als affiziere Arsen das Muskelgewebe des Herzens.

Im **Rumpf** ruft Arsen verschiedene Schmerzen oder Steifheit, Mattigkeit und Kraftlosigkeit hervor.
Autopsien zeigen, dass das Rückenmark in jedem Fall betroffen ist, besonders im unteren Teil.

Extremitäten – In den oberen Extremitäten zeigen sich – wie zu vermuten war – nur wenige Symptome, vorwiegend aber solche, die den Kraftverlust illustrieren.
In den unteren Extremitäten dagegen sind sie sehr zahlreich, aber auf drei Stichworte zu reduzieren: Schmerz, Krampf, Lähmung.
Die Schmerzen sind stechend, bohrend und reißend. Bei den Krämpfen handelt es sich im Allgemeinen um tonische Kontraktionen. Die Lähmung erscheint meist bei tödlich verlaufenden Fällen kurz vor Eintritt des Exitus. Sie ist kaum spezifisch für Arsen, sondern kündigt eher die Zersetzung an.

Die **Haut** ist eines der Organe, an dem sich die Wirkung von Arsenicum am stärksten zeigt. Arsen erzeugt also:

- Schmerzen, Juckreiz, Beißen, Nagen; vor allem aber Brennen.
- Wässrige Schwellungen; von Aufgedunsenheit der Füße oder des Gesichts bis hin zu allgemeiner Wassersucht.
- Hautausschläge. Entzündete Flecken im Gesicht, an Kopf und Nacken; Nesselsucht, gelbe Flecken.
- Weißliche Papeln oder erhabene Flecken, die jucken und brennen, wie Lepra, rote Pickel, Pusteln.
- Wundheit zwischen den Armen und dem Rumpf. Schmerzende Geschwüre, die zu Beginn der Arzneiprüfung schon bestehen, werden so schmerzhaft, als wären glühend heiße Kohlen darauf gelegt; die Ränder erhöhen sich und bluten, wobei sie schwarzes Blut absondern; die Geschwüre werden übel riechend.

Der **Schlaf** ist gestört; Schlaflosigkeit wechselt mit Unruhe und Umherwerfen, Zucken und Rucken. Es kommt zu lebhaften, ängstlichen Träumen. Der Schlaf erfrischt nicht.

Fieber – Das Fieber kann kontinuierlich, remittierend oder intermittierend sein; Quotidian- oder Quartan-Fieber.
Der Fieberanfall ist nicht vollständig; in der Regel fehlt ein Stadium.
Am häufigsten erscheint das Fieber in der Nacht.
Der Schweiß erscheint nur gegen Ende des Fiebers oder nur zu Beginn des Schlafs.
Der Puls ist klein; schnell, aber schwach.
Während des Frostes besteht nie Durst, tritt aber danach ein. Er begleitet auch das nächtliche Fieber nicht, ist aber während des Schweißes sehr heftig.

Gemüt – Die Gemütsverfassung ist:

- niedergeschlagen, melancholisch, verzweifelt, gleichgültig;
- furchtsam, unruhig, ängstlich, panisch;
- reizbar, empfindlich, verdrießlich.

Praktische Anwendungen

Maskierte Malaria. Otalgie. Neuralgie. Bright'sche Krankheit.[532] Dyspepsie. Diarrhö. Metrorrhagie. Hauterkrankungen (Psoriasis). Wechselfieber. Schnupfen. Asthma. Chorea. Herzerkrankung. Geschwüre.

Man kann nicht oft und ausdrücklich genug darauf hinweisen, dass unsere charakteristischsten Indikationen für die Wahl eines Arzneimittels – das wie bei Arsen gut beschriebene allgemeine Symptome aufweist – nicht etwa in seiner lokalen Wirkung auf irgendein Organ oder System zu finden sind. Sie sind auch nicht aus der Erkenntnis abzuleiten, welches spezielle Gewebe in welcher Weise von ihm affiziert wird, sondern vielmehr aus seinen allgemeinen konstitutionellen[533] Symptomen und deren Modalitäten und Begleiterscheinungen. Wäre das nicht der Fall, wären wir bei zahlreichen Krankheiten, deren eigentliche Natur wir nicht kennen, völlig außer Stande, irgend etwas Sinnvolles zu leisten.

Ich erwähne und betone dies, weil ein Autor die gegenteilige Meinung vertritt, dessen umfangreichen Elaborate allein schon davon zeugen, dass er das Leben eines Studenten und Sammlers führt und es ihm vollständig an praktischer Erfahrung in der Behandlung Kranker fehlt. Diese aber dient als Prüfung und

532 Siehe Glossar.
533 Siehe Glossar.

Korrektiv gegenüber jeglicher theoretischen Meinung, die wir uns über die Art der Wahl oder die Wirkungsweise einer Arznei bilden mögen.[534] Einige Beispiele sollen zeigen, was ich damit meine.

Eine Dame mittleren Alters litt unter schlimmen Schmerzen im Innenohr. Es gab keine Anzeichen für eine äußere Entzündung. Der Schmerz bestand bereits seit einigen Tagen. Kein Mittel hatte bislang geholfen. Morphin hat den Schmerz zeitweise gelindert, danach wurde er allerdings noch schlimmer. Das war die Ausgangslage. Welches Organ war betroffen? Fraglich. Welches Gewebe? Wer vermag das zu sagen? Könnte Arsenicum das Heilmittel sein? Arsenicum ruft sicher solche Symptome hervor. Welcher Art waren die konstitutionellen Symptome[535] und Umstände? Ertrug die Patientin den Schmerz geduldig? Nein, im Gegenteil: der Schmerz war ihr unerträglich. Ihr ganzes Betragen offenbarte panische Angst. Sie konnte keine Stellung länger als ein paar Sekunden aushalten, sondern warf sich herum, bewegte sich umher und veränderte ständig ihre Position.

Darüber hinaus war der Schmerz nicht ständig anwesend. Er war durch Zwischenzeiten von zehn bis neunzig Minuten unterbrochen.

Der Schmerzcharakter erwies sich als feines Brennen.

Die Auswirkungen des Schmerzes waren sehr auffallend. Während der Schmerzphase zeugten die heftigen Bewegungen der Kranken von nicht geringer Muskelkraft. Sobald der Anfall aber vorbei war, fiel sie in einen Zustand bedauernswerter Erschöpfung und Schwäche. Darüber hinaus hatte sie einen brennenden Durst, trank aber jedes Mal nur wenig.

Obwohl keines der lokalen Symptome auf Arsen deutete, haben wir hier ein vollständiges Spiegelbild der allgemeinen oder konstitutionellen[536] Wirkung dieser Arznei. Wir haben den brennenden Schmerz, den unerträglichen, anfallartigen Schmerz, dem eine unverhältnismäßig starke Erschöpfung folgt und der von brennendem Durst begleitet wird, bei dem die Kranke zwar oft, aber jedes Mal nur wenig trinkt. Eine Einzelgabe Arsenicum 30, zu Beginn einer Schmerzattacke verabreicht, führte zum Verschwinden des Schmerzes innerhalb von fünf Minuten. Die Patientin schlief ein. Die Schmerzen kehrten nicht wieder. Sie war genesen.

---

534 Dunham nennt den hier Angegriffenen nicht namentlich. Eine sichere Identifizierung aufgrund der angegebenen Beschreibung ist nicht gelungen.

535 Siehe Glossar.

536 Siehe Glossar.

Ein zweiter Fall wird einen weiteren, über das Gesagte hinausgehenden Aspekt illustrieren, und zwar die Diagnose und Behandlung dessen, was manchmal „maskiertes Wechselfieber" genannt wird. Damit bezeichnet man eine Krankheit, die zwar eindeutig auf der Sumpf-Malaria beruht, aber die hier üblichen Anfälle von Frost, Hitze und Schweiß nicht oder nicht so zeigt.

Ein frühreifes, zwölfjähriges Mädchen aus Dutchess County klagte seit über eineinhalb Jahren über heftige Schmerzen im linken Ohr. Man brachte sie mit der Bemerkung in meine Praxis, dass sie von einem der angesehensten New Yorker Chirurgen bereits lokal und konstitutionell[537] auf eine Mittelohrentzündung hin behandelt worden sei, was aber keine Besserung gebracht habe. Ich konnte keine deutlichen Zeichen für eine lokale Schädigung entdecken, hielt es für einen Fall von Otalgie und gab ihr Chamomilla, da die mir beschriebenen Symptome des Falles sehr genau denen dieses Mittels entsprachen.

Es ging ihr nicht besser. Ich erfuhr dann, dass sie auch in Behandlung bei einem kompetenten homöopathischen Arzt gewesen war, der den Fall mit Sicherheit geheilt hätte, hätte es sich um eine einfache Otalgie gehandelt. Dieser Umstand ließ mich den Fall vor der nächsten Verordnung genauestens überarbeiten. Ich besuchte die Patientin mehrere Male zu Hause und zu verschiedenen Tageszeiten und fand so heraus, dass die Schmerzanfälle regelmäßig und deutlich periodisch eintraten; dass sie jeweils von dem für Arsenicum so typischen Durst sowie von der Unruhe und der panischen Angst begleitet und von der ebenso charakteristischen Erschöpfung gefolgt wurden. Darüber hinaus bestanden Begleitsymptome in Form von Arsen-Magenschmerzen und Arsen-Diarrhö. So kam mir der Gedanke, dass es sich hierbei vermutlich um einen Fall von maskiertem Wechselfieber handelte. Die Lage des Hauses und die Topographie der Umgebung[538] nährten diesen Gedanken. Aufgrund der genannten Symptome gab ich Arsenicum 200. Nach drei Tagen hatten die Schmerzen aufgehört, an ihrer Stelle aber kam es zu regelmäßigen Anfällen von Frost, Fieber und Schweiß, wodurch sich ein Quotidianfieber offenbarte. Diese Anfälle erschienen vier Tage lang, wurden aber graduell weniger intensiv. Dann hörten sie auf und die Patientin war gesund.

Zahlreiche weitere Beispiele könnten die Beobachtung illustrieren, dass zahllose Fälle geheilt werden können, bei denen die lokalen Symptome und

537 Siehe Glossar.
538 Es muss sich wohl um eine Sumpfgegend gehandelt haben.

Gewebsläsionen keinerlei Ähnlichkeiten zu der zu verordnenden Arznei aufweisen, vorausgesetzt natürlich, dass die allgemeinen und konstitutionellen Symptome[539] genau zu den charakteristischen des Heilmittels passen. Es gilt hinzuzufügen, dass wohl kein anderes Mittel in solchen Fällen derart häufig hilft wie Arsen. Der Grund dafür ist, dass kaum ein Mittel entsprechend ausgeprägte allgemeine und leicht erkennbare Symptome produziert, die darüber hinaus noch so häufig bei unseren Patienten vorkommen. Wo auch immer die zu behandelnde Krankheit lokalisiert sein und welchen Namen sie auch tragen mag – wenn die allgemeinen Symptome in der von mir beschriebenen Weise mit denen von Arsenicum übereinstimmen, dann zögern Sie keinen Augenblick mit der Verordnung. Wie sonst könnten wir Fälle von Lupus, Krebs oder Geschwüren heilen, die alle nicht in Arzneimittelprüfungen auftreten!

Der ausgeprägt periodische Charakter der Wirkung von Arsen auf den gesunden Organismus lässt das Mittel auf den ersten Blick als mutmaßlich hilfreich für die Heilung von Wechselfieber erscheinen. Aber schon lange bevor systematische Arzneiprüfungen am gesunden Organismus uns diese Eigenheiten offenbarten, hatte die Volksheilkunde den Wert von Arsen für diese Fälle entdeckt. So fand man heraus, dass es der einzige Bestandteil eines berühmten Geheimmittels des vergangenen Jahrhunderts war, der so genannten „Geschmacklosen Fiebertropfen".

Während der napoleonischen Kriege und den Kriegen infolge der Französischen Revolution hatte England in Europa die Seeherrschaft inne und blockierte die europäischen Häfen. So verhinderte man den Import ausländischer Waren, darunter auch der *Chinarinde*, die als Spezifikum für das Wechselfieber galt. Wie auch immer man im heutigen England über eine solche Barbarei der Vorenthaltung von Arzneien den Kriegsgegnern gegenüber denkt – damals hielt man es für legitim. Zu dieser Zeit jedenfalls wurde man auf Arsen als Ersatzmittel für Chinarinde bei der Behandlung des Wechselfiebers aufmerksam. Für die Erarbeitung einer effektiven Anwendungsmethode oder die Auffindung eines anderen Ersatzpräparates wurden hohe Belohnungen ausgelobt. Es ist schon erstaunlich, dass man sich überhaupt mit dem Gedanken trug, ein Spezifikum durch ein anderes zu ersetzen. Immerhin beruhen die Kräfte eines Spezifikums auf dessen besonderen, ihm eigenen Fähigkeiten, die sich niemals bei zwei verschiedenen Substanzen finden lassen. Wie auch immer: Bis in unsere jüngsten Werke zur Arzneimittellehre wird das Thema der Substitution von Arsen für Chinin heftig diskutiert, und es werden Statistiken erstellt, die – je nachdem – die Unter- oder Überlegenheit des Arsens der China gegenüber unterstreichen sollen. Wie zu erwarten, gehen die Zeugnisse ver-

539 Siehe Glossar.

schiedener Ärzte diesbezüglich in ganz unterschiedliche Richtungen. Die einen versichern, dass fast alle Fälle, die sie in einem gewissen Zeitraum mit Arsen behandelt haben, prompt damit geheilt werden konnten, während Chinin den Zustand verschlimmert habe. Andere hatten mit Arsen nur bei wenigen, mit Chinin dagegen in mehreren Fällen Erfolg. Wieder andere machten die Erfahrung, dass Arsenicum von vergleichsweise geringem Wert war, während Chinin nahezu jeden Fall heilte. Schließlich gibt es dann noch diejenigen, die weder mit Arsen noch mit Chinin Erfolg hatten, dafür aber mit anderen, seltener verwendeten Arzneien, zum Beispiel Ipecacuanha, Eupatorium oder Nux vomica.

Es ist schon merkwürdig, wie Mediziner angesichts dieser Statistiken über den relativen Wert gewisser Arzneien bei der Behandlung einer bestimmten Krankheit debattieren und dabei nicht auf die von der Krankheit befallenen Individuen achten, sondern ausschließlich auf die groben pathologischen Erscheinungen. Die aus den angeführten Zeugnissen einzig angemessenen Schlussfolgerungen scheinen mir folgende zu sein: dass es Unterschiede in der Erscheinungsform des Wechselfiebers gibt, wenn es bei verschiedenen Personen und in verschiedenen Epidemien ausbricht; dass diese Formen verschiedene Heilmittel erfordern und es also eine Form gibt, die auf Arsenicum und kein anderes Mittel anspricht, eine andere Form, die von Chinin, und zwar Chinin allein, geheilt wird, und dass dies so auch für andere Arzneien gilt. So gesehen, kann die Frage im Falle eines Wechselfiebers niemals lauten „Ist Arsen für diese Krankheit besser als Chinin?" oder „Habe ich mit Arsen größere Aussichten auf Heilung?"

Es gibt kein Besseres oder Schlechteres. Es ist eine Frage nach richtig und falsch, passend und unpassend. Die Frage muss immer sein: „Welches Arzneimittel passt zu diesem speziellen Fall und ist daher angezeigt?"

Ich möchte Ihre Aufmerksamkeit noch einmal auf die (bei der Bryonia-Vorlesung[540] schon erwähnte) Tatsache lenken, dass bei verschiedenen Epidemien die Indikationen oft ebenfalls sehr verschieden sind, wenngleich die Epidemien uniform ablaufen. Bei den endemischen Fiebern bestimmter Malariagebiete sind die Indikationen für die Arzneien oft sehr uniform und unterscheiden sich dennoch von Gebiet zu Gebiet. So hat die Erfahrung gezeigt, dass die nahe Rom (in Italien) auftretenden endemischen Wechselfieber *Chinin* oder *China* benötigen, die an der oberen Adria dagegen *Arsenicum*; diejenigen der Maremmen entlang des toskanischen Golfs erfordern *Bryonia*; die von

540 Siehe S. 74f.

Salonica – in der Türkei – sprechen auf *Ammonium muriaticum* an, während die der Dobrudscha *Rhus toxicodendron* brauchen.

Die speziellen Anzeigen für Arsen bei Wechselfieber werden von Dr. Wurmb in bewundernswerter Weise dargestellt:

„Der Arsenik ist eines jener wenigen Mittel, dessen Wirkungen sich nicht allein durch ihre Heftigkeit (intensive Größe), sondern auch durch ihre Ausdehnung (extensive Größe) auszeichnen; er erfaßt den Organismus in seiner Totalität. Alle das Leben vermittelnden Systeme mit allen ihren einzelnen Faktoren, jede Provinz und jedes Organ des Körpers, jeder Nervenzweig u. s. w. sind seiner Macht so unterworfen, daß es sich nicht bestimmen läßt, wo seine Äußerungen primär, wo sie sekundär sind, und wo der Brennpunkt seiner Wirkung hauptsächlich liegt. Wir sehen durch ihn das gesammte Nervenleben in allen Richtungen, von der leisesten Erregung bis zur heftigsten Reizung, von dem bloßen Schwächegefühle bis zur wirklichen Paralyse ergriffen, und wir sehen durch ihn eine andere Reihe von Störungen entstehen, die sich, Glied für Glied, von der unbedeutendsten Beschleunigung des Kreislaufes bis zum heftigsten Fiebersturme, von der leichtesten Unordnung in der vegetativen Sphäre bis zur kachektischen Säfteentmischung, bis zur Zersetzung und zum Zerfalle der organischen Substanz verfolgen lassen. Hierzu kommt noch die auffallende Ähnlichkeit der Zeichen der chronischen Arsenikvergiftung mit jener der Wechselfieberkachexie, so wie, daß der Arsenik die Eigenschaft, periodisch wiederkehrende Zufälle zu erzeugen, in einem so hohen Grade besitzt, daß er hierin alle übrigen Mittel übertrifft; mit einem Worte, keine der bis jetzt gekannten Heilpotenzen hat bei solcher Kraft, so vielseitige und so nahe Beziehungen zu jenen Organen aufzuweisen, welche bei Wechselfiebern vorzugsweise getroffen werden, und keines entspricht, so wie Arsenik, allen den Anforderungen, welche wir [...] als maßgebend für die Brauchbarkeit eines Fiebermittels kennen [...].

Derartige Wechselfieber fordern zur Anwendung des Arseniks um so dringender auf, a) je mehr sie sich außer den, auf Schwäche der Lebenskraft und Zerfall der organischen Substanz hindeutenden Zufällen durch die einer Erregung im Blut- oder im Nervensysteme allein, oder in beiden zusammen, oder in einem einzelnen Organe, auszeichnen; b) je bösartiger der schädliche Einfluß ist, der die Krankheit ins Dasein gerufen. Hier muß vor Allem die Sumpfluft genannt werden, denn die dadurch erzeugten Wechselfieber sind die übelsten und gefährlichsten; bei diesen ist aber auch der Arsenik nicht nur überhaupt ein nützliches, sondern sehr oft das einzige Mittel, welches die, dem Leben drohende Gefahr abzuenden vermag; c) je länger sie bereits dauern, weil sie dann in den meisten Fällen um so tiefere Störungen in jeder Richtung gesetzt haben, und diese begreiflicher Weise nur durch ein Mittel von ebenfalls möglichst kräftiger und vielseitiger Wirkung zu beseitigen sind. Ganz unbedingt glauben wir den Arsenik dort anempfehlen zu müssen, wo die vegetative Thätigkeit in einem hohen Grade ergriffen, und eine bedeutende Kachexie vorhanden ist, und wo daher große materielle Veränderungen in den Organen des Unterleibes, namentlich in der Leber und Milz, bestehen. Je mehr die genannten Organe angeschwollen sind, und je sichtlicher der Organismus dem Verfalle sich nähert, um so mehr ist der Arsenik angezeigt. [...]

Die Wechselfieber, welche in Arsen das homöopathische Mittel haben, bieten in ihren Paroxismen folgende Eigenthümlichkeiten dar: die Anfälle sind meist heftig und von langer Dauer; die Stadien sind entweder deutlich ausgebildet, und stehen zu einander in einem Ebenmaße, oder, wie dieß meist der Fall ist, der eine oder der andere Fieberbestandtheil fehlt, oder ist nur schwach angedeutet; findet Letzteres statt, so bezieht sich dieß gewöhnlich auf das Kältestadium, während dafür die Hitze um so heftiger eintritt. Je stärker die Hitze ist, je länger sie dauert, je hochgradiger der sie begleitende Aufruhr im Gefäßsysteme, und je brennender und unlöschbarer der Durst, um desto mehr ist Arsen angezeigt. Der Schweiß fehlt entweder ganz, oder ist sehr heftig; er bricht meist erst mehrere Stunden nach dem Hitzestadium aus, und dauert sehr lange. Zu den Anfällen gesellen sich gerne mancherlei lästige Nebenbeschwerden, welche theils den Unordnungen im Nervensysteme, theils dem Gefäßsturme angehören, nämlich: Krämpfe, Schmerzen, Delirien, Lähmungen und die für Arsen so karakteristische Ängstlichkeit.

[...] Die Apyrexie ist bei Wechselfiebern, wo Arsen paßt, nicht rein, sondern wird durch Beschwerden der verschiedensten Art getrübt, als [da wären]: Unruhe; Schlaflosigkeit; Krämpfe; Verdauungsstörungen; Gefühl von Schwäche und allgemeiner Ergriffenheit; besonders karakteristisch für unser Mittel ist aber der nach jedem Paroxismus deutlicher hervortretende Verfall."[541]

Vieles von dem über das Wechselfieber Gesagten wird auch als Anzeige für Arsenicum beim Kontinua-Fieber dienen. Eine eingehende Analyse der Arsensymptome zeigt, dass sie eine Mischung darstellen aus Erschöpfung und Zerfall im vegetativen System, mit Erethismus und Erregung im animalischen System und im Blutkreislauf. Insofern ist es mit *Rhus toxicodendron* verwandt, wirkt aber im Vergleich zu Rhus in jeder Hinsicht aktiver und durchdringender. Als Mittel bei Torpor und Kollaps ohne Erethismus haben wir (nach Wurmb) bereits *Phosphoricum acidum* als die weniger kräftig, *Carbo vegetabilis* als die kräftiger wirkende Arznei erwähnt[542] – ebenso verhält es sich bei *Rhus toxicodendron* und *Arsenicum album*.

---

541 Wurmb, F./Caspar, H.: Homöopathisch-klinische Studien. Wien: Greß 1852, S. 178–181.
542 Siehe S. 114.

Wurmb beschreibt dann noch die Form von Typhus, bei der Arsen angezeigt ist:

„Die Kranken sind sehr unruhig und sehr ängstlich, und meistens so schwach, daß sie nur die Hände, Füße und den Kopf, aber nicht den Rumpf bewegen, und daher die Lage im Bette nicht willkürlich verändern können. Der Puls ist sehr schnell, selbst fliegend, und meist unregelmäßig; die Temperatur ist sehr erhöht; die Wangen sind brennend heiß und roth; der Durst unersättlich. Mit diesen Zufällen der Erregung halten die der Zersetzung des Blutes gleichen Schritt, wie dieß die Exantheme und Ecchymosen, die oft heftigen Blutungen aus den verschiedensten Organen, die Beschaffenheit des ausgesonderten Blutes, und die Gewebszerstörungen an den aufliegenden, oder an anderen Theilen des Körpers beweisen.
Die sensoriellen Thätigkeiten sind dem Willenseinflusse entzogen; [...].“

Das Delirium ist stets voller Angst und Qual, manchmal ist es heftig, öfter aber ein Murmeln. Es kommt zu plötzlichen Zuckungen und Rucken in den Muskeln des Gesichts und des Rumpfes.

„Das Perzeptionsvermögen liegt oft ganz darnieder, daher die Kranken über nichts klagen; die Entleerungen unbewußt abgehen, der Harn aber oft zurückgehalten, und die Blase so stark ausgedehnt wird, daß sie nicht nur zu bersten droht, sondern auch wirklich berstet, wenn man nicht den Harn durch mechanische Hilfsmittel noch zur rechten Zeit entfernt.

Die Lippen und die Zunge sind trocken; letztere oft holzig, rissig und entweder rein, oder dick belegt; der Belag hat nicht selten eine braunschwarze Farbe und überzieht mitunter auch die Lippen und die Zähne; die Sprache ist unverständlich, manchmal unmöglich.

Die Darmsekretion zeigt das Gepräge der Kolliquation; die Stühle erscheinen sehr häufig, sind wässerig und blutig; Meteorismus ist manchmal in einer enormen Ausdehnung vorhanden.

In den Lungen hört man reichliches, grobes Rasseln, Schnurren und Pfeifen.

Die Ernährung sinkt schnell; die Kranken zeigen das Bild der höchsten Abmagerung.“[543]

In solchen Fällen – so Wurmb – komme es oft zur Darmruptur.

Die Anzeigen für Arsen bei Neuralgien sowie bei Augen- und Zahnleiden müssen der Schmerzcharakter und die allgemeinen Symptome liefern. Bei Cholera, Diarrhö und bösartiger Dysenterie ist es sowohl aufgrund der bereits beschriebenen allgemeinen als auch der lokalen Symptome zu wählen.

543 Wurmb/Caspar, a. a. O., S. 111f.

Mercurius

Hydrargyrum, Quecksilber

Quecksilber ist ein seit dem Altertum bekanntes Metall. Es wurde von den Arabern arzneilich genutzt, deren Wissen von den spanischen Mauren nach Europa getragen wurde. Die ursprüngliche Einführung in den Arzneischatz wird – möglicherweise irrtümlich – dem 1541 verstorbenen Paracelsus zugeschrieben.

Bei normalen Temperaturen ist Hydrargyrum flüssig, daher auch die Bezeichnung „flüssiges Silber" oder „schnelles", das heißt „lebendiges Silber". Es gefriert bei 4,11 °C und kocht bei 350 °C. Sehr wichtig ist, dass es bei normalen Temperaturen Dämpfe abgibt und das Einatmen dieser Dämpfe schon schwere Vergiftungen verursacht hat.

Keine andere Droge, nicht einmal Opium, wird von den Ärzten der Alten Schule schon so lange und so universell verwendet. Keine andere Droge hat durch ihren Missbrauch so viel Leid über die Menschheit gebracht. Wie jede andere Arzneisubstanz hat auch Mercurius seinen Platz bei der Behandlung von Krankheiten; keine andere Arznei kann diesen einnehmen. Benutzt man es bei passender Gelegenheit und auf angemessene Weise, kann es als überaus wirksames Arzneimittel Gutes tun. Aus diesen Überlegungen folgt, dass man die Eigenschaften und Anwendungsmöglichkeiten von Mercurius sehr sorgfältig und eingehend betrachten sollte.

Quecksilber wurde und wird in verschiedenen Formen benutzt.[544]

- Metallisches Quecksilber, Hydrargyrum.
  Mercurius vivus Hahnemanni wird für die homöopathische Verwendung hergestellt, indem Hydrargyrum entsprechend den Herstellungsvorschriften mit Milchzucker verrieben wird, bis die gewünschte Potenz erreicht ist.
- Hydrargyrum cum creta. Quecksilber mit Kreide.
- Pilulae hydrargyriae. Hergestellt aus 1 Teil Quecksilber, 1 ½ Teilen einer Rosenzubereitung und ½ Teil gepulverter Süßholzwurzel.
  Dann gibt es noch Kombinationen von metallischem Quecksilber mit Fetten zur äußeren Anwendung.
- Unguentum hydrargyri. 2 Pfund Quecksilber, 23 Unzen[545] Teer, 1 Unze[546] Talg.
- Schwarzes Oxyd, Protoxyd; das Präzipitat; Hydrargyrum oxydum nigrum.

---

544 Für die Zwecke einer Arzneimittellehre habe ich die zahlreichen heute nicht mehr gebräuchlichen Bezeichnungen getilgt, dafür die offiziellen eingefügt, wenn sie fehlten.

545 Entspricht 713 g.

546 Entspricht 31 g.

- Hydrargyrum oxydum rubrum. Mercurius praecipitatus ruber; Rotes Quecksilberoxyd; Rotes Präzipitat, hauptsächlich verwendet in der „Roten Präzipitatsalbe“.
- Aethiops mineralis; Hydrargyrum sulphuratum nigrum; Mercurius sulphuratus.
- Hydrargyrum sulphuratum rubrum; Zinnober; Cinnabaris.
- Calomel; Hydrargyri Chloridum mite; Mercurius dulcis.
  Die Bezeichnung „Calomel“ bedeutet „schönes Schwarz“. Sie soll auf Sir Theodore Mayerne zurückgehen und einem Farbigen gewidmet sein, der ihm bei der Herstellung geholfen hatte.
  Die offizinellen „gemischten Abführpillen“ enthalten Calomel, gemischt mit Colocynthis-, Jalapa- und Gummigutt-Extrakt.
- Hydrargyri chloridum corrosivum; Quecksilberbichlorid; Mercurius corrosivus; Quecksilber-Sublimat. Es wird im Allgemeinen als Bichlorid bezeichnet, ist aber in Wahrheit ein Chlorid. Ein scharfes Gift von hoher Wirksamkeit.
- Hydrargyrum ammoniatum. Quecksilber-Ammoniumchlorid. Weißes Präzipitat.
- Hydrargyrum iodidum. Mercurius iodatus (flavus).
- Hydrargyrum biniodidum. Mercurius bijodatus; Mercurius jodatus ruber.
- Hydrargyrum oxydulatum nigrum. Nitras ammoniacus cum oxydo hydrargyroso. Mercurius solubilis Hahnemanni. Ammoniumnitrat des Quecksilbers. Lösliches Quecksilber von Hahnemann.
  Drei Teile reines Quecksilber werden mit vier Teilen konzentrierter Salpetersäure vermengt, bis etwa zwei Teile des Quecksilbers aufgelöst sind. Zu dieser erhitzten Auflösung werden dann zwölf Teile destilliertes Wasser gegeben; dann wird filtriert und eine Mischung aus eineinhalb Teilen starkem Ammoniakwasser und acht Teilen destilliertem Wasser hinzugefügt. Daraufhin fällt ein schwarzes Präzipitat aus, wobei es sich um das lösliche Quecksilber Hahnemanns handelt.

  Dies ist ein geschmackloses, schwarzes Pulver, das unter Hitze flüchtig ist. Diese Zubereitung wurde von Hahnemann in die Medizin eingeführt, lange bevor er auch nur irgendeine jener Entdeckungen und Beobachtungen gemacht hatte, die später als „Homöopathie“ bekannt wurden. Das Quecksilber-Präparat wurde verbreitet eingesetzt, seine Wirkung war sicherer und weniger heftig als die des Calomels oder des Mercurius sublimatus corrosivus, und noch heute[547] wird es in Europa hoch geschätzt und oft verwendet, vor allem am St. Louis Krankenhaus in Paris.

547 Gemeint ist: um das Jahr 1870.

Hahnemanns ausgezeichnete Arzneimittelprüfung wurde überwiegend mit diesem Präparat durchgeführt.

Bei der Betrachtung der Wirkung von Mercurius auf den Organismus folge ich zunächst Hahnemanns Prüfung des Mercurius solubilis.[548] Im Anschluss daran sage ich etwas über die Unterschiede in der Wirkung anderer Quecksilberzubereitungen.

Allgemeine Analyse

Die Wirkung von Mercurius ist überaus tief und umfassend. Es wirkt auf den gesamten Organismus. Das Sensorium, die reflektorischen ebenso wie die vegetativen Nerven – alles wird unter seinem Einfluss verändert. Auch die Substanz jeden Körpergewebes wird mehr oder weniger verändert.

1. Wirkung auf die Lebenskraft

Betrachten wir die Wirkung von Mercurius auf die Lebenskraft, fällt uns sogleich auf, dass die Auswirkungen auf das Sensorium und auf die Nerven des tierischen Lebens[549] denjenigen auf das vegetative Nervensystem untergeordnet sind. Damit haben wir schon einen Unterschied zwischen Mercurius und den narkotischen oder zentral wirkenden Arzneien.

Die Nutrition wird in auffallendem Maße gehemmt. Diese Hemmung ist allerdings mit einem hohen Grad an Erethismus verbunden, der so ausgeprägt sein kann, dass man sie kaum wahrnimmt. Dies ist analog zu Arsen, aber anders als bei *Lachesis* und *Carbo vegetabilis*.

2. Wirkung auf die organische Substanz

Auf die organische Substanz übt Mercurius einen stark destruktiven Einfluss aus, und zwar auf jedes Gewebe. Nicht nur an der Haut, sondern auch an Schleimhäuten, Lymphdrüsen, Knochen und vor allem an den Alveolen kommt es zu destruktiver Geschwürbildung. Das Periost ist auf ähnliche destruktive Weise betroffen. Sogar neu infolge einer Krankheit entstandene organische Ablagerungen werden von Mercurius fraglos absorbiert und beseitigt.

Die Absonderungen, vor allem die drüsigen (aus Speicheldrüsen und Pankreas), sind vermehrt und verändert. Zusammen mit den Sekretionen aus den Eingeweiden verweisen sie auf destruktive Veränderungen in der Blutzusam-

---

548 Hahnemann, S.: Reine Arzneimittellehre, Bd. 1 [RA I]. 3. Aufl. Dresden u. Leipzig: Arnold 1830, S. 348–422.

549 Siehe Glossar.

mensetzung. Der Schweiß wird vermehrt. Die Farbe des Blutes verblasst, erkennbar an der bleichen Gesichtsfarbe und der blassen und schlaffen Zunge. Die Bluteiweiße werden über die Nieren ausgeschieden und es besteht eine Albuminurie (wobei wir heute noch nicht wissen, ob der Grund dafür eine Veränderung der Blutzusammensetzung oder im Nierengewebe ist oder ob beide Faktoren dafür verantwortlich sind).

Die subjektiven Symptome bestätigen diese Einschätzung. Die auf der Wirkung von Mercurius beruhende Entkräftung ist fast unbeschreiblich. Sie entspricht einem dem Tode ähnlichen Dahinsiechen.

Der alles durchdringende Charakter von Mercurius ist insofern augenscheinlich, als metallisches Quecksilber in allen Körpergeweben der Menschen gefunden werden konnte, die es als Medizin zu sich genommen hatten. Seine Dauerhaftigkeit zeigt sich auf ähnliche Weise: Einmal in den Organismus verbracht, verbleibt es dort. Einige bemerkenswerte Beispiele dafür können beschrieben werden.

Bei Katzen, die mit Quecksilbersalben eingerieben worden waren, fand Oesterlen Tropfen von Quecksilber in Pankreas, Leber, Milz, Lungen, Herz, in den Mesenterialdrüsen, den Nieren usw. und zudem in der Gallenflüssigkeit, in der Milch, in Urin und Speichel. Van Hasselt wies nach, dass nicht nur das Oxyd, sondern auch das Metall selbst absorbiert wird.

Bekannt ist, dass Krankenschwestern und Assistenten auf Krankenstationen vom Einatmen des Quecksilberdunstes auf diesen Stationen Speichelfluss bekommen. (Colson, in „La Pitié", 1821–24; sowie Goulard, van Swieten, in den „Comments", 1726.)

Im Jahre 1810 veröffentlichte Bruckmann den Bericht über eine Frau, die sich ein Jahr, nachdem sie durch Quecksilber Speichelfluss bekommen hatte, beim Tanzen stark erhitzte. Daraufhin erschienen auf ihrer Brust schwarz verfärbte Flecken, und man fand das Metall auf dem Bettzeug. Die Quecksilbereinnahme lag, wie gesagt, ein volles Jahr zurück.

Jourda fand eine gewisse Menge metallisches Quecksilber im Urin eines Syphilis-Kranken, der Mercurius einnahm.

Elk und Buchner fanden es im Blut einer Person, die Quecksilber eingenommen hatten, bis Speichelfluss eingetreten war. Colson stellte fest, dass eine Messingplatte, die man eine Weile in das Blut eines mit Quecksilber Behandelten gelegt hatte, mit einem Quecksilberfilm überzogen war. Durch ein sehr langes warmes Bad gewann Biett Quecksilber aus den Achseldrüsen eines mit Mercurius behandelten Syphilitikers. Gmelin wies Mercurius im Speichel einer Person nach, die mit Quecksilber bis zum Eintritt von Speichelfluss eingerieben worden war. Oesterlen, Andouard und Lehmann gelang das ebenfalls.

In diesem Zusammenhang warnt uns Melseus davor, folgenden Umstand zu übersehen: Die sich bei entsprechender Einnahme von Mercurius einstellenden konstitutionellen[550] Wirkungen können lange nach ihrem Verschwinden erneut auftreten, und zwar durch die Einnahme von Arzneien, die im Organismus umgebaut werden und dann lösliche Verbindungen mit dem Quecksilber eingehen. Eine dieser Arzneien ist Kaliumjodid. Aus diesem Grunde hat man Kaliumjodid zur Heilung von Symptomen empfohlen, die auf im Organismus deponiertem Quecksilber beruhen (Melseus). Viele bestehen darauf, dass Kaliumjodid nur in den Fällen von Syphilis angebracht ist, bei denen der Körper bereits mit Quecksilber gesättigt ist. Mit Sicherheit kann das Kaliumjodid dessen Wirkung wieder erwecken.

Diese Tatsachen zeigen, wie dauerhaft Quecksilber wirkt; wie es sich im Organismus häuslich einrichtet und diesen keinesfalls verlassen will.

Um seine Fähigkeiten zur Diffusion und zum Eindringen in das Gewebe zu veranschaulichen, sollen noch einige weitere Fakten angeführt werden.

Eine bestimmte Menge Quecksilber gelangte aus den Beuteln, in denen es transportiert wurde, in den Lagerraum eines Schiffes. Dadurch wurde alles Ungeziefer an Bord getötet und die ganze Mannschaft bekam Speichelfluss.

Im jugoslawischen Idria, wo das Quecksilbererz verhüttet wird, ist die gesamte Bevölkerung betroffen. Einer von vierzig Einwohnern stirbt daran. Früh- und Fehlgeburten sind sehr häufig. Selbst die Kühe zeigen Speichelfluss, sind kachektisch und haben Fehlgeburten.

Die chronischen Krankheiten und vor allem das „Merkurialzittern", das bei Vergoldern auftritt, sind bekannt.

Selbst die Milch der Stillenden verändert sich, und die Säuglinge werden „merkurialisiert". Dieser Umstand wurde therapeutisch genutzt, indem man Stillenden Quecksilber verabreichte, um syphilitische Säuglinge zu behandeln; dieses Vorgehen war auch erfolgreich (Bouchout: „Maladies des enfants").

Ich muss die methodenorientierte Behandlung dieses Themas hier unterbrechen und auf folgende Tatsachen hinweisen:

- Die angeführten Fakten zeigen, dass Quecksilber die Gewebe durchdringt und jeden Teil des Körpers erreicht. Zweifellos wirkt es deshalb auf die Gewebe, weil es dort abgelagert wird. Erstreben wir eine Wirkung von Quecksilber auf die Gewebe, müssen wir es sorgsam verkleinern, damit es leichter in die Gewebe eindringen kann.
- Dynamisch wirkt Quecksilber auf den Organismus, wenn es in unvorstellbar kleinen Mengen, in kleinstmöglicher Form, zugeführt wird.

[550] Siehe Glossar.

Es ist schwierig, die Menge Quecksilber einzuschätzen, die in den Körperausdünstungen und im Speichel von Personen enthalten ist, die unter merkurialem Speichelfluss leiden. Und noch viel schwieriger ist es, die ungemein kleine Dosis zu beschreiben, die dazu führt, dass ein Säugling durch das Füttern mit merkurialisierter Muttermilch Speichelfluss entwickelt. Mit zwei Gran[551] Calomel kann man bei vernünftiger Anwendung bei einem Erwachsenen Speichelfluss erzeugen. Nehmen wir an, dass eine Amme ein Körpergewicht von durchschnittlich 125 Pfund auf die Waage bringt, dann entspricht das 720.000 Gran. Betrachten wir die Amme nun als (unarzneiliche) Trägerin, in der sich diese zwei Gran verteilen, dann haben wir hier ungefähr das, was Homöopathen als dritte Centesimalverdünnung des Calomels bezeichnen würden. Zu berücksichtigen ist dabei jedoch, dass die Körpergewebe der Amme einem ständigen Wechsel unterworfen sind, dass sie dauernd Sekrete absondert, in denen Quecksilber chemisch nachgewiesen werden kann. Man sieht gleich, dass die Dosis einer eigentlich viel höheren Verdünnung entspricht. Und bedenken Sie, dass die Wirkung in einem heftigen Speichelfluss besteht und damit sehr viel stärker ist, als es für eine Heilung notwendig wäre.

Wägt man all' diese Dinge gegeneinander ab, verwundert es da nicht, dass Ärzte, die diese wundersamen Fakten bezeugen und akzeptieren, den Homöopathen weder einen Verdienst zusprechen noch ihnen Glauben schenken, die das Arzneimittel peinlich genau verkleinern, damit es leichter in die Gewebe eindringen kann, und es, mit der Amme als Zwischenträgerin, in Gaben verwenden, die noch kleiner sind als die von Bouchout angegebenen?

3. Auffälligkeiten (Modalitäten)

Als Eigentümlichkeit von Mercurius kann erwähnt werden, dass sich die Symptome nach dem Warmwerden im Bett verschlimmern und dass sie von einer Schweißneigung begleitet werden.

4. Periodizität

Periodizität ist bei den Wirkungen von Mercurius nicht sehr ausgeprägt; allerdings ist bekannt, dass Speichelfluss jahrelang zu bestimmten Jahreszeiten regelmäßig wieder aufzutreten neigt (Stillé).[552]

---

551 Entspricht 130 mg.

552 Dunham folgt hier nicht seiner sonst üblichen Darstellungsweise; eine „spezielle Analyse“ im engeren Sinne fehlt. Zunächst nennt er hier allgemeine Wirkungen, wie sie größere Gaben Quecksilber haben; später folgt eine Zusammenfassung der Wirkung kleiner Gaben.

Der zuerst wahrnehmbare Effekt einer moderaten Gabe von Quecksilber ist die erhöhte Aktivität der Sekretion, insbesondere im Bereich des Verdauungstraktes; die Absonderung wird flüssig und biliös. Die Schleimhaut der Atemwege, manchmal auch die der Urogenitalorgane, weist eine ähnlich verstärkte Sekretion auf. Dann lässt der Appetit nach, die Verdauung wird geschwächt, die Absonderungen werden noch dünnflüssiger und reichlicher, die Festigkeit der Gewebe nimmt ab, jüngst verheilte Wunden brechen wieder auf; die Muskeln bauen ab, die Haut nimmt eine erdig-blasse Farbe an, Lider und Fußknöchel werden ödematös, und es kann sich sogar eine allgemeine Wassersucht einstellen. Diese Symptome basieren wohl auf einer radikalen Veränderung im Blut, das eine große Menge seiner normalen, festen Bestandteile und einen Teil jener Kraft, auf der seine Gerinnbarkeit zum Teil beruht, verloren hat. Die ungewöhnliche Dünnflüssigkeit des Blutes fördert das Eintreten von Blutungen, die mitunter gefährlich werden können.

Es kommt zu Speichelfluss. Davor stellt sich oft noch ein Erethismus des ganzen Organismus ein, währenddessen es – neben den bereits erwähnten gesteigerten Sekretionen – auch zu Appetitverlust kommt, doch hat der Kranke einen raschen Puls und zeigt eine ausgeprägte nervöse Reizbarkeit. Bei reichlichem Speichelfluss ist dieser Zustand sehr ausgeprägt.

Wenn der Organismus vom Quecksilber gesättigt ist, kommt es zu einem Geschmack wie von Kupfer und Metall im Mund und die Zähne schmerzen wund beim Zusammenbeißen. Der Atem nimmt einen charakteristischen Geruch an. Das Zahnfleisch schwillt an und zeigt am Rand entlang der unteren Zahnreihe einen roten Streifen. Diese Rötung weitet sich allmählich auf die Schleimhaut der gesamten Mundhöhle aus. Die Zunge ist mit einem weißen Schleim belegt, sieht verquollen, teigig aus und zeigt an den Rändern Zahneindrücke.

Die Speicheldrüsen schwellen an und werden empfindlich, der Speichel bildet sich vermehrt, er wird klebrig, alkalisch und hat einen durchdringenden Geschmack und Geruch. Die täglich produzierte Menge erreicht manchmal mehrere halbe Liter. In schweren Fällen ist dies sehr quälend. Mund und Zunge schwellen an, der Kranke kann weder sprechen noch essen. Große, zuweilen mit Pseudomembranen bedeckte Geschwüre erscheinen auf dem Zahnfleisch, an den Wangeninnenseiten und im Rachen; bei der Verheilung kommt es gelegentlich zu Verklebungen von aneinander angrenzenden Teilen. Es kann zum Glottisödem kommen, der Atem riecht entsetzlich faulig, die Zähne lockern sich und fallen aus. Karies befällt die Überreste und die Kiefer.

Der Verdauungstrakt ist betroffen, der Appetit nimmt ab, die Zunge ist belegt. Es besteht Übelkeit mit Beklemmung – manchmal auch Schmerz und Empfindlichkeit – am Epigastrium. Es stellt sich Durchfall ein, und die Stühle enthalten Blut. Oesterlen fand metallisches Quecksilber im Darm einer Person, die das Mittel lediglich zum Einreiben benutzt hatte.

Früher dachte man, Mercurius steigere auch die Gallenbildung, wusste aber nicht, auf welche Weise. Allerdings trifft das auch gar nicht zu.

Mit Sicherheit jedoch verursacht es Lebervergrößerung. Dr. Cheyne meint auch, es rufe tatsächlich Gelbsucht hervor. (Die Homöopathen wissen aus ihrer täglichen Praxis, dass es manche Formen von Gelbsucht heilt.) Es erzeugt grüne Stühle. (Grüner Stuhl ist nicht immer biliös.)

Es ruft eine starke Entkräftung hervor, eine große Empfindlichkeit gegen Kälte, Schmerz in den Gliedern und Reizbarkeit.

Es verursacht Menorrhagie.

Es verursacht (und heilt) Albuminurie.

Bei Personen, die lange Zeit seinen Dämpfen ausgesetzt waren, erzeugt es eine merkwürdige „Quasi-Paralyse" – das „Merkurialzittern". Dieses stellt sich stufenweise ein. Es beginnt mit Ameisenlaufen an den Händen, manchmal auch an den Füßen, mit mehr oder weniger starken Schmerzen der Daumen, Ellbogen, Knie und Füße, was auch das Bewegen dieser Teile erschwert. Nach einer Weile erst beginnen die Hände zu zittern, dann die Arme und Beine, die Muskeln des Unterkiefers und der Zunge und schließlich alle Muskeln des animalischen Systems.[553] Die Muskelkontraktionen stellen sich rasch ein, verlaufen vor allem aber ruckartig, so dass der Patient Schwierigkeiten beim Essen bekommt. Aus demselben Grund sind Gehen, Sprechen und Kauen schwierig. Das Bild ähnelt einer Chorea, die sich durch Gemütsbewegung verschlimmert und bei Alkoholgenuss bessert. Manchmal sind einzelne Muskelgruppen vollständig gelähmt.

Quecksilber verursacht auch Reizfieber. Der Kranke ist müde und fröstelt. Der Puls ist schnell, weder voll noch hart, die Zunge ist belegt, starke Neigung zum Schwitzen, die Haut ist sehr kälteempfindlich; oft besser bei Eintritt von Speichelfluss.

Quecksilber erzeugt ein Exanthem, das dem der Masern ähnelt, oder einen hirsekornartigen Ausschlag, eine erysipelatöse Entzündung oder eine Gangrän.

Geschwüre bilden sich am Zahnfleisch, an der Innenseite der Wangen und auf der Zunge, begleitet von Speichelfluss. Diese Geschwüre bilden sich in der Regel aus der Tiefe, sie heben die Epithelschicht an und stoßen sie ab, und es kommt eine rote, empfindliche Oberfläche zum Vorschein, die eine scharfe Flüssigkeit absondert. Sie sind unregelmäßig geformt, weisen keine deutli-

553 Siehe Glossar.

chen Ränder auf; sie bluten leicht, haben einen schmutzigen, weißlichen Grund, einen dunklen Hof und neigen zum Konfluieren.

Lassen Sie mich auf den Unterschied zwischen diesen und den syphilitischen Geschwüren auf dieser Schleimhaut hinweisen. Letztere sind „kreisförmig, befallen den hinteren Teil des Mundes und sind klar begrenzt; die umgebende Membran ist kupferfarben; sie gehen nicht über den Ort ihres primären Auftretens hinaus."[554] Ich möchte noch anfügen, dass diese Geschwüre häufiger durch *Nitricum acidum* als durch Mercurius geheilt werden.

Von diesen merkuriellen Geschwüren können Blutungen ausgehen, manchmal münden sie auch in einer tödlichen Gangrän.

Die destruktive Wirkung des Quecksilbers auf die (lymphatischen) Drüsen steht außer Frage. Es kommt zur Ulzeration sowohl der Leisten- als auch der Achsellymphknoten.

An den Knochen kommt es zu destruktiver Entzündung. Es treten Knoten am Periost auf, die geschwürig werden; die Geschwürbildung schreitet dann von außen nach innen, in den Knochen hinein, fort. Nach Canstatt kommt dies am häufigsten in den porösen Knochen der Schädelbasis sowie in den Enden der langen Knochen vor.

Spezielle Analyse[555]

Im Anschluss an diese Einzelheiten der allgemeinen Wirkung von Mercurius auf den menschlichen Organismus werde ich noch die feineren und detaillierteren Ergebnisse anführen, wie sie sich aus Hahnemanns Prüfung am Gesunden ergeben haben.

Hinsichtlich der Wirkung auf die Haut ist zu sagen, dass die Ausschläge jucken; ihre Absonderungen sind scharf und ätzen die angrenzenden Areale. Dies ist ein allgemeines Charakteristikum der Absonderungen von Mercurius, angefangen von Augensekreten bis hin zu den Stuhlentleerungen. Die Absonderungen verursachen ein Beißen und Wundheit. Häufig Intertrigo.

Darüber hinaus besteht abends und nachts ein allgemeines Jucken um die Gelenke und am Körper.

554 Dunham belegt das Zitat nicht.

555 Zur besseren Übersicht wurde diese Zwischenüberschrift eingefügt, auch wenn die folgenden Symptome bzw. deren Anordnung nicht ganz der für Dunham typischen speziellen Analyse entsprechen.

In den Extremitäten reißende und ziehende Schmerzen, nachts schlimmer. Die Glieder zittern. Es bestehen Mattigkeit und Wundheit, alle Knochen schmerzen wie zerschlagen.

Gelbsucht. Der Schweiß färbt die Kleidung gelb.

Starke Neigung, bei der geringsten Anstrengung zu schwitzen.

Ein allgemeiner Zug ist noch, dass sich die Symptome abends sowie beim Ausruhen, im Liegen oder Sitzen verschlimmern. Unruhe in den Gliedern; kann nirgends und in keiner Stellung ruhig bleiben, muss ständig die Position ändern.

Große Schwäche und Entkräftung, trotz Blutwallung; Erethismus.

Schläfrigkeit am Tage, auch durch langen Schlaf nicht zu beheben. Abends Einschlagschwierigkeiten aufgrund von Unruhe, Ängstlichkeit usw. Nachts ist der Schlaf durch häufiges Erwachen und erschreckende Träume gestört.

Das Fieber, ein Reizfieber, wird von reichlichem Durst begleitet. Sehr ausgeprägt ist die Neigung zum Schwitzen, das während des Schlafes eintritt. Große Angst und die besonderen gastrischen Symptomen von Mercurius begleiten die Hitze.

Die Gemütsverfassung ist unruhig, ängstlich, reizbar, ja sogar verzweifelt.

Schwindel mit Übelkeit, verworrenen Gedanken und vorübergehender Blindheit.

Kopfschmerz – Reißen, Brennen in den Schläfen. Nachts halbseitiges Reißen im Kopf, als würde der Kopf platzen, verbunden mit Wundgefühl und einem müden Drücken im Nacken. Empfindung, als sei der Kopf mit einem Band umwunden.

Augen – Die Lidränder sind geschwürig und schorfig. Augenentzündung und Unverträglichkeit des Feuerscheins. Starker Tränenfluss. Schmerz unter den Lidern wie von einem schneidenden Fremdkörper. Beißen und Brennen in den Augen, vor allem im Freien. Schwarze Flecken vor den Augen. Lichtscheu.

Ohren – Ohrenschmerzen mit reißendem oder stechendem Schmerz. Ulzeration der Ohrmuschel. Absonderung von Blut und übel riechendem Eiter aus den Ohren. Schwammige Auswüchse im Gehörgang. Schwellung der Parotiden. Schwerhörigkeit, besser durch Schnäuzen. Ohrgeräusche.

Nase – Rote, glänzende Schwellung der Nase. Nasenbluten. Erdige, gelbe Gesichtsfarbe. Schmutzig gelbe Schorfe auf dem Gesicht, die beim Kratzen bluten. Schwellung der Unterkiefer- und Nackendrüsen.

Das **Zahnfleisch** schwillt an, brennt und ist wund, schlimmer nachts, schlimmer auch durch Berührung und Essen. Geschwürbildung. Die Zähne sind locker.

Zahnschmerz, Reißen in der Nacht, ausgelöst durch kalte Luft, durch Essen und kalte sowie warme Getränke. Am schlimmsten ist es am Abend und nachts; unerträglich wird es beim Warmwerden im Bett.

Übler Mundgeruch. Brennende Geschwüre und Aphthen. Schwellung des weichen Gaumens und des Rachens. Ständige Schluckneigung. Beim Schlucken ein stechender Schmerz in Hals und Tonsillen. Reichlicher, stinkender Speichel. Schwellung der Zunge. Verhärtung und Ulzeration der Zunge. Kann nicht reden. Stimme heiser und rauh.

Heißhunger. Abneigung gegen Speisen.
Nicht zu löschender, brennender Durst.
Schaler, fauliger oder metallischer Geschmack.
Übelkeit mit süßlichem Geschmack.
Schwache Verdauung mit andauerndem Hunger, Magenbeklemmung und einem Gefühl, als würde der Magen nach jeder Mahlzeit nach unten gezerrt.
Entzündung und Verhärtung der Leber mit stechenden Schmerzen.
Abdomen aufgetrieben, mit Wundheit; schneidende und kneifende Schmerzen.

Stuhl – Häufiger Stuhldrang, erfolglos, vor allem nachts. Dysenterischer Durchfall, mit Tenesmus. Tenesmus hält noch nach der Stuhlentleerung an. Stühle scharf, bestehend aus blutigem Schleim. Sauer riechende, grüne, scharfe Stühle.
Afterprolaps beim Pressen zum Stuhl und nach dem Stuhlgang.

Häufiges, eiliges Wasserlassen mit spärlicher Absonderung, oft gefolgt von Schleimabgang. Der Urin ist dunkelrot, übel riechend, oder er ist sehr reichlich und hell.

Menses zu reichlich, mit Ängstlichkeit und Bauchkrämpfen. Eitrige und scharfe Leukorrhö.

Heftiger Fließschnupfen mit scharfer, wässriger Absonderung, wodurch Nase und Lippen rot und überaus wund werden.

Atemnot bei rascher Bewegung.
Trockener, erschöpfender Husten, als würden Kopf und Brust zersprengt, ausgelöst durch ein Kitzeln im Kehlkopf. Bluthusten.
Brennen in der Brust; Herzklopfen.

Die Absonderung aus der Brustdrüse ist dem Säugling zuwider.

Obere Extremitäten – Nachts Reißen in Schulter und Armen. Heiße, rote Schwellungen an den Unterarmen. An den Fingern bilden sich Risse. Nagelbettentzündung.

Untere Extremitäten – Nachts Reißen in den Unterschenkeln. Ödematöse Schwellung der Füße und Unterschenkel. Schmerzhafte Schwellungen an den Knochen der Füße und Unterschenkel.

Die Bettwärme verstärkt alle Symptome bis zur Unerträglichkeit.

Die praktischen Anwendungsmöglichkeiten von Mercurius sind sehr unterschiedlich.

Praktische Anwendungen

Jede Besprechung der praktischen Anwendungen der Mittel sollte einleitend daran erinnern, dass jeder krankhafte Zustand als neuer Fall zu betrachten ist, der von allen anderen Fällen abweicht und sich von ihnen unterscheidet. Die Arzneiwahl muss entsprechend der Ähnlichkeit zwischen den von einer Arznei beim Gesunden hervorgerufenen Symptomen und denen der erkrankten Person vorgenommen werden. Man kann das nicht oft genug wiederholen und nicht zu stark betonen.

Unter dieser Voraussetzung möchte ich einige Umstände erwähnen, unter denen Mercurius besonders oft benötigt wird und hilfreich ist.

Zunächst zu den allgemeinen Krankheiten.

Die Krankheit, bei der Mercurius zuerst eingesetzt wurde und bei deren Behandlung es sich den Ruf eines Spezifikums erworben hat, ist die Syphilis. Dazu möchte ich sagen, dass – nach meiner therapeutischen Erfahrung – die Syphilis einer Behandlung nicht weniger zugänglich ist als andere konstitutionelle Krankheiten[556]; vorausgesetzt, der sich in Behandlung begebende Patient ist im Grunde robust, sein Organismus noch nicht mit Arzneien übersättigt, und er hat bislang den Versuch unterlassen, sich durch ätzende Behandlung an den primären Erscheinungsstellen, also am Schanker, des krankmachenden Giftes zu entledigen. Sollte bei diesem Patienten Mercurius aufgrund seiner Symptome angezeigt sein, wird er von dieser Krankheit ebenso schnell und durch ebenso kleine Gaben geheilt werden wie von gänzlich anders gearteten Krankheiten. (Es existiert durchaus auch die entgegengesetzte Auffassung.) Meine berufliche Erfahrung bestätigt, dass in diesen wie anderen Fällen hohe Potenzen und seltene Gaben eine schnellere und effektivere Heilung bewerkstelligen als tiefe Potenzen und häufige Gaben. In Anbetracht der Tatsache, dass ich den Schanker nicht als „fons et origo mali"[557], sondern eher als Blüte und Produkt einer konstitutionellen Infektion betrachte, die den Organismus bereits durchdrungen hat, habe ich keine so große Eile, den Schanker zu zerstören, und bin absolut zufrieden, wenn er während bei der inneren Behandlung mittels gesunder Granulationen allmählich abheilt und in

---

556 Siehe Glossar.

557 „Quelle und Ursprung des Übels."

der Zwischenzeit keine anderen Symptome erscheinen. Mehr als alles andere fürchte ich die von Ricord so gerühmte Methode lokaler Behandlung mit Ätzmitteln, denn die Beobachtung hat mich gelehrt, dass die Mehrzahl der Patienten, die nach lokaler Ätzung als geheilt entlassen wurden, nach einer bis acht Wochen alle Symptome von sekundärer Syphilis aufweisen und so zu Kandidaten und Opfern der „konstitutionellen Behandlung“[558] werden.

Allerdings ist Mercurius nicht in jedem Fall von so genanntem Schanker angezeigt.

Der jetzt als „weicher Schanker“ bezeichnete Zustand stellt eine oberflächliche Ulzeration mit flachem Boden dar, die zu unregelmäßiger und unbegrenzter Ausbreitung neigt und niemals klar abgegrenzte Ränder oder einen speckigen Boden hat. Auch wenn eine dünne, seröse Ausscheidung abgesondert wird, ist dieser Zustand keinesfalls syphilitischen Ursprungs, bedarf nicht des Mercurius und bessert sich durch dieses Mittel auch nicht, sondern wird sogar schlimmer. Nach meiner Erfahrung indiziert die Gesamtheit der Symptome am häufigsten *Nux vomica*, und auf dessen Anwendung folgt eine rasche Heilung.

Die für Mercurius sprechende Form ist der regelmäßig geformte, verhärtete Huntersche Schanker mit speckigem Boden.

Mercurius kann aufgrund der Symptome bei Kontinua oder remittierendem Fieber angezeigt sein, vor allem in den Fällen, die von Vergrößerung oder subakuter Entzündung der Leber begleitet werden.

Der auffallende Kopfschmerz von Mercurius – Dumpfheit in der Stirn, Stiche durch die Schläfen, Bandgefühl um den Kopf sowie Drücken und Müdigkeit in den Nackenmuskeln, von der Hinterhauptsschuppe abwärts – wird oft in Verbindung mit gastrischen Beschwerden und einem Zungenbefund vorgefunden, die deutlich für Mercurius sprechen.

Oft sieht man eine katarrhalische oder oberflächliche Otitis, die sich unter *Chamomilla* oder *Pulsatilla* gleich bessert, je nachdem, für welches der beiden Mittel die charakteristischen Indikationen vorliegen. Es gibt aber auch eine andere Form mit einer tiefer sitzenden, das submuköse und subkutane Zellgewebe betreffenden Entzündung, die auf die Parotis übergeht, die wiederum anschwillt und empfindlich wird. Diese Form ist mit einem pulsierenden Schmerz vergesellschaftet, schlimmer nachts, beim Warmwerden im Bett, und wird von den für Mercurius typischen Zungen- und Magensymptomen begleitet. Bei dieser Form der Otitis ist Mercurius das passende Arzneimittel.

---

558 Damit meint Dunham hier nicht die homöopathische, sondern die schulmedizinische Therapie.

Das für Mercurius sprechende Halsleiden ist eine parenchymatöse Tonsillitis, mit pulsierendem Schmerz; Tonsille und Rachen sind gelblich rot und oft von einer dünnen Pseudo-Membran bedeckt; der Atem riecht faulig, die Zunge ist blass, schlaff und mit Zahneindrücken versehen; der Schmerz ist beim Schlucken von Speise weitaus schlimmer als bei leerem Schlucken. Der Speichelfluss ist verstärkt, der Hals fühlt sich äußerlich bei Druck wund an. Den Unterschied zur Halsentzündung von *Belladonna* sieht man deutlich. Der Unterschied zu derjenigen von *Lachesis* wird im Rahmen der Lachesis-Vorlesung besprochen.[559] Es besteht große Ähnlichkeit zu der von *Hepar sulphuris*, das aber noch den scharfen, stechenden, splitterartigen Schmerz in der Tonsille hat.

Die Stomatitis wurde bereits beschrieben.

Ich sollte noch die Übelkeit und das merkwürdige Gefühl von Schwäche und Empfindlichkeit in der Magengrube erwähnen, die sehr charakteristisch für Mercurius sind.

Hinsichtlich dieses Zustands ist es von *Calcarea carbonica* zu unterscheiden, das aber ein Wundgefühl und eine Unverträglichkeit von Druck durch die Hand oder durch Kleidung aufweist; auch von *Sepia* und *Murex purpurea*, die ein Senkungsgefühl und ein Gefühl von „Hinsein", ein leeres, schwaches Gefühl und eine Empfindung in der Magengrube aufweisen, als würde man dahinsiechen.

Die Beschaffenheit des Stuhls ist bei Mercurius ein höchst wichtiges Symptom.

Große Gaben von Calomel erzeugen reichliche, halb flüssige, teigige Entleerungen dunkelgrüner oder grünlich brauner Stühle, mit großer Schwäche und Kraftlosigkeit im Epigastrium, Greifen und Wundgefühl im Bauch, mäßigem Tenesmus und Brennen im Rektum, mit Erschöpfung nach dem Stuhlgang. Bei fortgesetzter Einnahme wird die Entleerung häufig, aber spärlich; der Stuhl besteht aus Schleim, ist mit Blut vermischt und enthält oft Fetzen, die wie Schleimhautstreifen aussehen; die Entleerung ist verbunden mit Tenesmus, der durch Stuhlentleerung nicht gelindert wird, sondern fast ununterbrochen fortdauert; auch mit Brennen und Wundheit in Rektum und After, als seien die Absonderungen scharf.

So sieht eine Form der Dysenterie aus, der man in der ärztlichen Praxis jedes Jahr aufs Neue begegnet. Wesentlich ist, diese Fälle von jenen zu unterscheiden, für die eher Nux vomica, Podophyllum oder Sulphur angezeigt sind.

Bei Mercurius wird der Stuhldrang durch die Entleerung nicht beseitigt; der Kranke würde am liebsten für eine unbegrenzte Zeit sitzen bleiben und weiter pressen. Unter *Nux vomica* bessert der Stuhlgang den Tenesmus, und der

559 Siehe S. 278ff.

Kranke freut sich über die Unterbrechung seines Leidens. Bei *Sulphur* wird der Tenesmus ebenfalls durch den Stuhlgang gelindert; darüber hinaus ist der Sulfur-Stuhl insofern auffällig, als das darin enthaltene Blut nicht mit dem Schleim einheitlich vermischt ist, sondern in Form von Streifen erscheint.

Es ist wohl überflüssig, darauf hinzuweisen, dass diejenigen, die in der Lage sind, den Gesamtzustand des Patienten zu betrachten und sich nicht von der einen Symptomengruppe, die der Kranke durch seine Klagen so sehr betont, ablenken zu lassen, unter den allgemeinen Symptomen die zuverlässigen Hinweise finden. Hervorragende Differenzierungen zwischen den Dysenterie-Mitteln finden sich in Dr. Wells Arbeiten im „American Homoeopathic Review", Bd. III.[560]

Homöopathische Quecksilberpräparate sind: Mercurius solubilis; Mercurius vivus; Mercurius corrosivus sublimatus; Mercurius iodatus flavus und iodatus ruber; Cinnabaris.

Mercurius iodatus flavus

Halssymptome – Zunge dick belegt, gelblich weiß am hinteren Teil, während der vordere Teil und die Ränder sauber und rot sind.
Leerschlucken ist schmerzhaft. Neigung zum Schlucken; Gefühl, als ob ein Klumpen im Hals stecke.
Die hintere Wand des Rachens ist rot und gereizt, mit Schleimspritzern und Flecken bedeckt, die geschwürig aussehen.
Flecken auf den Tonsillen und auf dem weichen Gaumen, die leicht abgelöst werden können. Rechtsseitigkeit. Großer Durst.

Colocynthis

Cucumis colocynthis, Koloquinte

In der Medizin verwenden wir das Fruchtfleisch, eine überaus bittere und Übelkeit erregende Substanz.

Diese Arznei war bereits den alten Griechen bekannt, und alle frühen Autoren zollten ihren arzneilichen Kräften hohe Anerkennung. Von den jüngeren wird sie gar nicht mehr verwendet, außer als Bestandteil der offizinellen und anderer zusammengemischter Abführmittel ist sie in Ungnade gefallen.

560 Leider macht Dunham keine genaueren Angaben.

Neben der Purgierwinde[561] und dem Gummigutt[562] wird es als Drastikum oder Entwässerungs- und Abführmittel geführt. Unter der Herrschaft der „physiologischen Schule" wurden den Arzneien jegliche individuellen, spezifischen Eigenschaften abgesprochen und nur gewisse allgemeine Wirkungen zubilligt, die zudem einer ganzen Gruppe eigen sind; in diesen modernen Zeiten dachte man, Colocynthis vielleicht durch ein weniger kräftiges und weniger nachteiliges Abführmittel ersetzen zu können. Wie wir aber noch sehen werden, hat Colocynthis bestimmte Eigenschaften, die kein anderes Arzneimittel aufweist.

Nebenbei bemerkt scheint es beachtenswert, dass Ärzte die zu starke Wirkung von Colocynthis fürchteten. Um nun diese kräftige Wirkung zu mildern oder ihr entgegen zu wirken, mischten sie Colocynthis mit anderen Drogen oder Arzneigemischen und wählten hierzu oft andere kräftige Abführmittel, beispielsweise Purgierwinde, Gummigutt, Veratrum, schwarze Nieswurz usw. Dodonäus sagt sogar, dass kräftiges Abführen das beste Gegenmittel gegen Colocynthis sei. Es kann wohl nur so sein, dass sich diese stark wirkenden Arzneien gemäß dem Gesetz „similia similibus curentur"[563] zum großen Teil gegenseitig aufheben und antidotieren. An der Tatsache dieses einander neutralisierenden Effekts besteht kein Zweifel; das wird allgemein so gesehen. Warum soll man es nicht demselben Gesetz zuschreiben können, nach dem auch krankhafte Symptome durch die Wirkung eines ähnlichen Mittels verschwinden?

Aber welche Entdeckung ist Hahnemann da gelungen – so lächerlich simpel und doch so unerwartet:

Die zu starke Wirkung einer Arznei wird schlicht durch Verkleinerung der Gabe abgeschwächt und kann durch weitergehende Verkleinerung so mild gestaltet werden, wie man es sich wünscht.

Ein weiterer Kolumbus mit einem weiteren Ei!

Die Wirkung großer Gaben von Colocynthis wird überdies durch die folgenden Fälle illustriert:

> „Eine 40 und einige Jahre alte Kaufmannsfrau litt seit längerer Zeit an bedeutenden rheumatischen Schmerzen des linken Oberschenkels und der linken Schulter. Ein Schneider rieth ihr, ½ Pfund Koloquinten (Gichtbeeren) mit 1 ½ Mass rothen Wein zu kochen und die durchgeseihte Flüssigkeit vor dem

561 Skammonium, Convolvulus scammonia.
562 Gambogia.
563 Dunham schreibt fälschlich „curantur".

> Schlafengehen zu trinken. Zum Glück theilte sie das Tränkchen in zwei Theile; denn kaum hatte sie die erste Hälfte genommen, als sie von fürchterlichen Schmerzen in der Magengegend, von grosser Angst, Schwindel, Ohnmachten und Krämpfen befallen wurde. Es trat ohne Erleichterung des Zustandes mehrmaliges Erbrechen, hierauf Entleerung zuerst flüssiger, fäculenter, später fast rein blutiger, mit qualvollem Tenesmus verbundener Stühle ein [...], mit denen grosse [...] Stücke der inneren Haut des Darmes abgingen. Der Schmerz concentrirte sich dann im Magen und dem unteren Theile des Mastdarmes; der Unterleib fiel ganz zusammen; endlich hörte der Tenesmus auf, und die Kranke verfiel nach und nach in Schlummer. [...] Die Patientin musste wegen grosser Entkräftung und Dyspepsie eine geraume Zeit das Bett hüten, erholte sich jedoch später vollkommen wieder."[564]

In einem anderen Fall dieser Art, der jedoch tödlich endete, ergab die Autopsie Folgendes: „Die Därme waren roth, mit schwarzen Flecken besäet, grossentheils durch Faserstoff (falsche Membranen) unter einander verklebt; in den Unterleib hatte sich eine weissliche Flüssigkeit ergossen, worin eine Menge weisser Flocken schwammen; an der Zottenhaut des Magens nahm man hie und da Ulceration wahr; Leber, Nieren und Blase boten Spuren von Entzündung."[565]

Hahnemann und sechs seiner Schüler prüften Colocynthis[566], das Ergebnis jedoch war recht mager. Es blieb der österreichischen Prüfergemeinschaft vorbehalten, uns ein vollständiges Bild der Pathogenese dieser Arznei zu enthüllen.[567]

Insgesamt zeigen uns diese Prüfungen, was wir schon vorher wussten: Colocynthis wirkt ausgesprochen unmittelbar und tiefgreifend auf den Verdauungstrakt, es verursacht Erbrechen und Abführen erst von wässrigen Massen, dann von Schleim und Blut; starke flatulente Auftreibung des Abdomens, sowie eine grausame, schmerzhafte Blähungskolik. Sie vermitteln natürlich deutlichere Nuancen als Vergiftungsfälle.

---

564 Es handelt sich um eine Beobachtung von Scheel, zit. bei Watzke: Die Koloquinte. In: Oesterreichische Zeitschrift für Homöopathie 1 (1844) 24f.

565 OZH I, S. 25f. Dunham schreibt im Übrigen irrtümlich, dass an den zuletzt genannten Organen keine Zeichen für Entzündung zu finden gewesen seien.

566 Hahnemann, S.: Die chronischen Krankheiten, Bd. 3 [CK III]. 2. Aufl. Düsseldorf: Schaub 1837, S. 159–175; vgl. auch ders.: Reine Arzneimittellehre, Bd. 6 [RA VI]. 2. Aufl. Dresden u. Leipzig: Arnold 1827, S. 173–194.

567 Es handelt sich um die bereits erwähnte, 151 Seiten starke Arbeit Watzkes, die dieser in OZH I (S. 1–151) veröffentlichte. Ein großer Nachteil der dort versammelten Prüfungen ist, dass eine übersichtliche Anordnung der Symptome im Kopf-zu-Fuß-Schema fehlt. Das heißt, dass die Prüfungsberichte der einzelnen Prüfer chronologisch (Erster Tag, Zweiter Tag etc.) sortiert sind.

Darüber hinaus enthüllen sie uns eine Wirkung von Colocynthis, die zuvor von der heftigen Wirkung auf den Verdauungstrakt überdeckt wurde. Ich meine damit die Kraft, eine Neuralgie hervorzurufen, die erstens den Nervus trigeminus, zweitens den Solarplexus und drittens die Lumbal- und Femoralnerven mit ihren Ästen betrifft. Aufgrund dieser Kenntnisse konnten wir einige glänzende Heilungen vollbringen und uns an andere herantasten, die man anhand keiner Prüfung hätte erkennen können. Darüber hinaus deutet sich in der Prüfung eine Wirkung auf die Eierstöcke an.

Spezielle Analyse

Auf das Gemüt übt Colocynthis keine tiefgreifende Wirkung aus. Es verursacht Ungeduld, Ärgerlichkeit, Erregung, gefolgt freilich von Erschöpfung und Schwermut.

Sensorium – Benommenheit, Schwindel, Verwirrung.
Heftiger Kopfschmerz, wie durch einen Luftzug. Drückender Schmerz entlang der Pfeilnaht, stärker durch Anstrengung und durch Bücken.

Drückender und ziehender Schmerz in der linken Stirnseite. Ziehen in der Stirn, als ob sie herausgepresst würde. Wühlen in der linken Schläfe. Pulsieren in der linken Schläfe, das dann zu einem Schießen wird, dieselbe Empfindung gleichzeitig in der linken Schulter.

Reißen und Spannen in der linken Gesichtsseite, erstreckt sich zu Ohr und Kopf. Krampfartige Empfindung im linken Kieferknochen, erstreckt sich in das linke Auge. Druckgefühl in den Augäpfeln, nahe der Nasenwurzel, mit Verwirrung im Kopf und Frösteln.

Kratzen und Brennen in Mund und Hals. Aufstoßen. Übelkeit. Erbrechen von Speisen oder von grünlicher Flüssigkeit. Erbrechen mit Durchfall.

Schmerz im Magen nach dem Essen. Völlegefühl im Epigastrium. Quetschender und windender Schmerz im Magen.

Kolik und Diarrhö, nach dem Verzehr schon der geringsten Nahrungsmenge.
Flüchtige Schmerzen in der Lebergegend.
Zusammenschnürender Schmerz in der Mitte des Bauchs, tritt in kurzen Abständen auf und wird zu einem scharfen Greifen.
Greifen im Bauch, vor allem um den Nabel herum, einem Schneiden oder Quetschen vergleichbar; besser durch Beugen nach vorne oder nach Darmentleerung.
Schmerz im ganzen Bauch, als würde die Därme zwischen Steinen gequetscht.
Rumpeln und Rumoren im Hypogastrium.

Die Kolik kommt alle 15 oder 20 Minuten und wird gebessert durch Druck und Beugen nach vorne.

Diarrhö mit Übelkeit. Stuhl halbflüssig, bräunlich gelb, kann nur schwer gehalten werden; Kolik vor der Entleerung; Tenesmus. Flüssiger, schaumiger Stuhl; safrangelb und von moderigem Geruch; wässrig-schleimige und blutige Stühle. Schwächeempfindung im Rektum.

Reichlicher Urin. Häufiger Harndrang, mit Brennen und Stechen in der Blase; Stechen in der Blase abwechselnd mit Stechen im Rektum.

Menses früh und reichlicher als üblich.
Dr. Fröhlich prüfte Colocynthis an zwei jungen Frauen, die beide – neben den Symptomen des Abdomens und der Därme – tief sitzende Stiche in den Ovarien verspürten, schlimmer noch im linken Ovarium.[568]

Die Atmungsorgane sind nicht deutlich betroffen.

Ziehender, durchbohrender Schmerz in der linken Schulter, der sich von der linken Gesichtsseite über den Nacken dorthin erstreckt. Ziehender Schmerz und Steifheit in den Muskeln der linken Halsseite. Im Allgemeinen wird dieser Schmerz besser durch Bewegung.

Im oberen Teil des Nackens, dicht am Hinterkopf, eine Empfindung, als liege da ein schweres Gewicht. Ein Ziehen[569] im rechten Schulterblatt, ein Gefühl, als würden die Nerven und Blutgefäße angespannt. Starker Schmerz, wie zerschlagen, von der rechten Halsseite herab bis zum Schulterblatt.
(Es ist festzuhalten, dass bei allen diesen Schmerzen kein Fieber, keine Empfindlichkeit, keine Hitze besteht; Bewegung lindert in der Regel.)

Ziehende und lähmige Schmerzen in den Armen.
Die unteren Gliedmaßen sind schwach und schwer.
Spannung in der rechten Leiste; Druck am linken Iliosakralgelenk, mit Kribbeln im linken Fuß.[570]
Ziehen im rechten Oberschenkel bis zum Knie herab. Schmerz schießt vom Sitzbein zum Knie. Ziehendes Zucken und dumpfes Klopfen in der linken Hüftgegend.[571] Kribbeln im linken Fuß mit gleichzeitigem Druck am linken Iliosakralgelenk. Pulsieren in der linken Glutäalgegend. Ziehen im rechten Oberschenkel abwärts bis zum Knie.

---

568 Siehe OZH I, S. 50f.

569 Dunham schreibt „rawness", siehe aber CK III, Symptom Nr. 192, sowie RA VI, Symptom Nr. 150.

570 Dunham schreibt fälschlich, das Kribbeln sitze in der Sohle. Der Irrtum rührt daher, dass er den in der Prüfung genannten „Unterfuß" für die Fußsohle hielt. Vgl. OZH I, S. 56 f.

571 Ergänzt und korrigiert gemäß OZH I, S. 53.

Nur bei Bewegung ein Schmerz im rechten Oberschenkel, als sei der Psoas-Muskel zu kurz; besser beim Stehenbleiben; beim Weitergehen erscheint er wieder.
Krampfartiges Ziehen der inneren Oberschenkelgegend. Steifheit des Knies, als wäre eine Schnur darumgebunden.
Reißen, Ziehen und Druck im ganzen Bein.

Praktische Anwendungen

Dr. Watzke aus Wien sagt: „Die Hemicranien und Prosopalgien, die durch Koloquinte geheilt werden, sind in einer Steigerung der Sensibilität, in Erregung [...] oder in Congestion des Trigeminus – jedenfalls in einem rein functionellen Leiden seiner sensiblen Fasern – ursächlich begründet. [...]
Bei den Prosopalgien der Koloquinte fehlen Zuckungen einzelner Gesichtsmuskeln und Lähmigkeitsgefühl der leidenden Seite. Die Schmerzen folgen dem Laufe des N. infraorbitalis, treten häufig periodisch und in Verbindung mit Zahnweh auf [...]. Der Koloquinte zunächst verwandt zeigen sich in dieser Beziehung: Belladonna, Capsicum und Verbascum [...].“[572]

Colocynthis passt zu der von Romberg[573] so genannten Neuralgia hypogastrica, die bei Frauen oft als Menstruationskolik, bei Männern als Hämorrhoidalkolik beschrieben und bezeichnet wird; begleitet wird diese Neuralgie von Schmerzen in den Oberschenkeln.

Die für Colocynthis sprechende Bauchsymptomatik ist kaum entzündlicher Natur (was auch Autopsien zeigten).

Die Ischialgien beruhen nicht auf skrofulöser Diathese oder organischen Veränderungen.

Und wenn sich nicht viele erfahrene Ärzte getäuscht haben, hat Colocynthis auch Koxarthrosen in frühen Stadien zum Stillstand gebracht und ausgeheilt.[574]

---

572 OZH I, S. 148f.

573 In OZH I, S. 149, wird als Quelle angegeben: Romberg: Lehrbuch der Nervenkrankheiten, S. 140.

574 Watzke äußert sich zu diesem Punkt in OZH I, S. 150: „Gegen Coxarthrose selbst wird die Koloquinte kaum etwas leisten [...].“ Er vermutet, dass es sich bei den von Kollegen mitgeteilten Heilungen um andere Krankheitszustände gehandelt haben muss, etwa Ischias. Dunham betont an anderer Stelle die Wichtigkeit der möglichst exakten Kenntnis über das zu behandelnde Organ oder Gewebe beziehungsweise dessen substanziellen Zustand. Der Mangel an einer solchen Diagnose habe beispielsweise zu dem irreführenden Ruf des Colocynthis bei der Hüftgelenksarthrose geführt! Vgl. Dunham, C.: Diagnosis in homoeopathic practice. In: Homoeopathy – The science of therapeutics, a. a. O., S. 279.

Es ist weder einfach noch sehr sicher, in frühen Krankheitsstadien zu erkennen, ob es sich um funktionelle oder organische Störungen handelt und die Arzneimittel hinsichtlich des einen oder anderen Zustands voneinander zu trennen. Die Erfahrung straft die Hypothese Lügen.

Die mutmaßliche Wirkung von Colocynthis auf die Ovarien bedarf weiterer Aufmerksamkeit und Forschung.[575]

Podophyllum peltatum

Maiapfel

Man hat dieses Arzneimittel leichtfertig als „pflanzliches Quecksilber" bezeichnet. Dabei ähnelt es jenem nicht mehr als das Papiergeld (der Papierdollar) dem edlen Metall, das darzustellen es vorgeben soll.[576]

Podophyllum ist ein Arzneimittel von großem Wert und weist eine eindeutige Individualität auf. Es kann weder als Ersatzpräparat verwendet noch durch ein anderes Mittel ersetzt werden.

Geprüft wurde es unter der Leitung von Dr. Williamson, Philadelphia. Eine sehr ausführliche Arbeit darüber findet sich in Hales „Neuen Amerikanischen Heilmitteln".[577]

Im Folgenden werde ich einige der wesentlichen Beziehungen von Podophyllum zum menschlichen Organismus kurz ansprechen.

Zunächst zu den Wirkungen auf den Verdauungsapparat.
Die Speichelbildung ist verstärkt; der Atem übel riechend; die Zunge weiß belegt, mit faulem Geschmack; schlimmer morgens.

Halsschmerzen, die auf der rechten Seite beginnen und dann auf die linke übergehen. Trockenheit des Halses. Wundheit, die sich zu den Ohren erstreckt. Das ist das Gegenteil von *Lachesis* und identisch mit *Lycopodium*.[578]

---

[575] Vgl. Dunham, C.: Ovarian tumor cured by Colocynth. In: Homoeopathy – The science of therapeutics, a. a. O., S. 485f.

[576] Offenbar war Dunham kein Freund des seinerzeit neu eingeführten Papiergeldes.

[577] Unter dem Kurztitel „New remedies" verbergen sich die zwischen 1864 und 1880–1886 erschienenen fünf Ausgaben des in Erstauflage betitelten Werks „New Remedies". Bei der heute auch im Nachdruck erhältlichen Ausgabe „Materia medica and special therapeutics of the new remedies" handelt es sich um die fünfte Auflage; „Edwin M. Hale's Neue Amerikanische Heilmittel" in der Übertragung von F.G. Oehme (Leipzig 1873) basiert auf der ebenfalls 1873 erschienenen, und damit mutmaßlich Dunham bekannten, dritten amerikanischen Ausgabe. Die deutsche Ausgabe enthält Podophyllum auf den Seiten 401–407.

[578] Nach meiner Kenntnis ist diese Aussage zunächst nur auf die Seitenbeziehung anwendbar; Trockenheit und Wundheit im Hals sind auch Symptome von Lachesis.

Aufstoßen von Speisen; vermehrter Appetit; Sättigung nach dem Verzehr geringer Nahrungsmengen, gefolgt von Übelkeit und Erbrechen; Durst; fauliger Geschmack.
Dieses Sättigungsgefühl ähnelt *Lycopodium* und *Nux vomica*, Lycopodium hat aber außerdem eine starke Flatulenz, wobei die Blähungen unter den kurzen Rippen eingeklemmt sind.
Säurebeschwerden im Magen, Übelkeit und Erbrechen, Sodbrennen, Hitze und Klopfen im Magen, gefolgt von Diarrhö. Das Erbrechen ist gewaltsam und die erbrochene Masse dunkelgrün.

Häufig Bauchschmerz, so im Colon transversum; er tritt gegen 3 Uhr auf oder verschlimmert sich um diese Zeit und wird gefolgt von Diarrhö. Das Bauchweh wird durch Wärme sowie durch Beugen nach vorne beim Liegen auf der Seite erleichtert. In dieser Hinsicht ähnelt es den *Colocynthis*-Bauchschmerzen.
Der Bauchschmerz wird zunächst von allgemeiner Kälte begleitet, die aber bald Hitze und Schwitzen weicht.

Völle- und Schweregefühl und Zerren in den Hypochondrien, besonders im rechten, mit Stichen, windendem Schmerz und Hitze im Hypochondrium.

Stuhlentleerung tritt häufiger auf, der Stuhl ist verändert. Es kommt zu Diarrhö; häufige, breiige, gelbe Stühle. Diarrhö unmittelbar nach Essen oder Trinken. Ähnlich zu *Colocynthis* und *China*. Wässrige gelbe Stühle ohne Schmerz von 3–9 Uhr, gefolgt von einem normalen Stuhl gegen Abend. Diese diarrhoischen Stühle werden gefolgt von einer Empfindung von starker Schwäche im Bauch und vor allem im Rektum. Die Empfindung von Schwäche im Rektum ist charakteristisch für Podophyllum.
Neben diesen Stuhlveränderungen ruft Podophyllum auch kreideartige Stühle hervor, die sehr übel riechen.
Die Stühle können auch gelb, grün oder bräunlich sein; Schleim mit blutigen Streifen; diese Stühle werden begleitet von Hitze im Rektum, von Hitzewellen, die den Rücken hinauflaufen, von schmerzhaftem Drängen zum Stuhl und von einem Afterprolaps. Es ist daher ein wertvolles Arzneimittel bei der Dysenterie, vor allem wenn der Patient über eine Schwächeempfindung im Rektum klagt. Der Prolaps ist von demjenigen von *Ignatia, Carbo vegetabilis* und *Hamamelis* zu unterscheiden; bei diesen Mitteln tritt er vor der Stuhlentleerung ein, und nicht hinterher. Der After ist außerordentlich wund.

Aus diesen Symptomen können wir schließen, dass Podophyllum bei Afterprolaps infolge Dysenterie, bei Hämorrhoiden, bei Dysenterie sowie bei gewissen wässrigen Durchfällen ein wertvolles Mittel ist – eine Schlussfolgerung, die die Praxis in unzähligen Fällen bestätigt. Die entscheidenden Indikationen finden sich hinsichtlich der Zeit des Auftretens und unter den Begleitsymptomen. Die Diarrhö erscheint in der Regel am Morgen – oder verschlimmert sich zu die-

sem Zeitpunkt –, und auf den Stuhlgang folgt eine Empfindung von großer Schwäche im Unterleib oder auch nur im Rektum.
Aus der grünen, wässrigen Diarrhö und der damit offenbar verknüpften Leberstörung kann man vielleicht auf Podophyllum als Heilmittel beim Zahnungsdurchfall schließen. Die Doktoren Williamson und Bell haben es tatsächlich erfolgreich bei der Zahnungsdiarrhö eingesetzt, bei der zudem eine zerebrale Reizung zugegen war, die sich durch folgende Symptome zeigte: Zähneknirschen in der Nacht, Kopfrollen.

Hinzuweisen wäre noch auf die Symptomatik, dass die – gelbe, wässrige – Diarrhö mit morgendlichen Kopfschmerzen abwechselt. Es handelt sich um einen schweren, dumpfen Kopfschmerz in der Stirn, mit Wundheit der Stirn und Augen. Eine derartige Abwechslung wird bei vielen Leberleiden beobachtet. Das erinnert an *Aloe*.

Der Urin ist vermehrt.

Die Menstruationsblutung tritt verspätet ein. Es besteht Abwärtsdrängen in der hypogastrischen und Sakralgegend, schlimmer durch Bewegung und besser im Liegen (wie *Sepia*).
Schmerz in der Gegend des rechten Eierstocks.
Dicke und durchsichtige Leukorrhö mit Abwärtsdrängen in den Genitalorganen und Verstopfung.
Bei Dr. Williamson und anderen Ärzten hat sich Podophyllum als wertvolle Arznei beim Uterusprolaps nach Entbindung erwiesen, besonders wenn auch ein dumpfer, drückender Schmerz in der Eierstockregion, vor allem der linken, zugegen war.

Jetzt nur noch zu den Fiebersymptomen von Podophyllum. Dr. Williamson nennt folgende Indikationen: Frost am Abend oder am frühen Morgen, zuvor besteht Rückenschmerz. Frost begleitet von Drücken in den Hypochondrien und dumpfem Schmerz in den Gelenken der Glieder. Die Hitze tritt auf, bevor das Kältegefühl verschwunden ist. Hitze mit Delirium, Schwatzhaftigkeit, heftigem Kopfweh sowie starkem Durst mit Appetitverlust.
Während des Schweißes schläft der Patient.
Podophyllum wurde in Fällen von intermittierendem, remittierendem und typhoidem Fieber erfolgreich eingesetzt, sofern es angezeigt war.

Lycopodium clavatum

Keulen-Bärlapp[579]

Spezielle Analyse[580]

Sensorium – Schwindel, der vor allem vormittags auftritt sowie in einem heißen Raum; begleitet von Übelkeit; es scheint, als ob sich alles drehe.
Die Auffassungsfähigkeit ist besonders angegriffen. Man kann nicht lesen, weil die Bedeutung bestimmter Buchstaben unklar ist; macht beim Sprechen Fehler, weil man nicht die richtigen Worte findet; das bezieht sich auf das Sprechen über Alltagsangelegenheiten; ist das Thema jedoch besonders wichtig und erfordert größte Anstrengung, werden die Worte richtig gewählt.[581] Dies ist analog zu der geistigen Verfassung bei gewissen typhoiden Zuständen.
Allgemein ist es schwierig, Gedanken zu fassen und zu verfolgen.

Kopf – Verwirrt; Schweregefühl.
Kopfschmerz; oft halbseitig. Bei jedem Schritt eine Empfindung, als ob der Kopf zerbrochen oder geprellt wäre. Vergleiche *China* und *Rhus*.
Häufig ein halbseitiger Kopfschmerz, besonders abends, stark verschlimmert durch Lesen oder Schreiben.
Schmerz über und zwischen den Augen, früh am Morgen.
Es bestehen auch drückende und pulsierende Schmerzen in verschiedenen Teilen des Kopfes. Am häufigsten findet sich ein schmerzhafter Druck im Hinterkopf oder über den Augen.
Der Kopf wird leicht kalt, was zu Schneiden auf der Kopfhaut führt. Das Haar wird grau und fällt aus. Man beachte in diesem Zusammenhang die Hautausschläge von Lycopodium.

Gesicht, Aussehen – Blass, bleich; eingesunkene Augen und blaue Augenringe.

Augen – Geblendet durch Licht und Schmerzen wie zerschlagen.
Die Augen zeigen viele Entzündungssymptome, etwa Rötung und Schwellung der Augenlider mit drückenden Schmerzen, Ulzeration und nächtliches Verkleben; Jucken in den Augenwinkeln und reichlichen Tränenfluss.
In den Augen selbst Rötung, Druck, sowie brennende und stechende Schmerzen.

---

579 Die Darstellung dieses Arzneimittels besteht ausschließlich in der „Speziellen Analyse"; eine „Allgemeine Analyse" fehlt ebenso wie ein Überblick über die praktischen Anwendungsmöglichkeiten.

580 Die spezielle Analyse basiert auf der Prüfung Hahnemanns. Vgl. CK IV, S. 69–134. Es fällt auf, dass nicht alle von Dunham gelisteten Symptome dort nachweisbar sind.

581 Vgl. CK IV, Symptom Nr. 82; dort verhält es sich eher so, dass der Kranke „über höhere, selbst abstrakte Dinge, ordentlich sprechen" kann; das bezieht sich aber mehr auf den Inhalt als auf die Bedeutung des Themas.

Der Gesichtssinn ist beeinträchtigt; in künstlichem Licht zittern alle Gegenstände; ein ständiges Flimmern oder schwarze Flecke vor den Augen; Trübsichtigkeit; Buchstaben fließen zusammen oder sind unscharf; man muss die Entfernung des Buches von den Augen variieren.

Ohren – Reißende oder stechende Schmerzen im Gehörgang mit der Empfindung, als sei dieser zu eng. Im Freien eine Art Ohrenschmerz.
Jucken im Ohr und Absonderung aus dem Gehörgang.
Rauschen, Brausen usw. in den Ohren.
Schwerhörigkeit. Manchmal Überempfindlichkeit gegen Geräusche beim Gehen.

Nase – Äußerlich Druck und Schmerz. Innerlich Wundheit.
Häufiges Nasenbluten.
Geruchssinn scharf; manchmal veränderter Geruch.

Mund – Zahnfleisch geschwollen, heiß und empfindlich. Wandernder Zahnschmerz, besser durch warme Getränke. (Besser durch kaltes Wasser indiziert laut Hahnemann *Coffea*.) Manchmal wird der Zahnschmerz durch die leichteste Berührung der Zähne oder die Erschütterung beim Husten ausgelöst. Zahnweh manchmal nur nachts, es verursacht starke Nervosität.

Zunge – Wund; Geschwüre darunter, die beim Sprechen und Essen schmerzen. Trockenheit in Mund und Hals, mit oder ohne Durst.

Innerer Hals – Erkrankungen des Halses, die auf der rechten Seite beginnen und auf die linke übergehen (A. Lippe). *Lachesis* hat das Gegenteil. Reißen und Drücken im Hals. Das Zäpfchen ist geschwollen. Die Drüsen sind geschwollen und schmerzen stechend.

Verdauungsapparat – Der Mund ist trocken; bitterer Geschmack, morgens oder den ganzen Tag über; aber die Speisen haben ihren natürlichen Geschmack. Manchmal ein süßer oder gar saurer Geschmack.

Sodbrennen; ein Brennen steigt aus dem Magen in den Hals auf, mit saurem Mundgeschmack; zuweilen so heftig, dass es den Atem nimmt. Oder eine Art unvollständiges, brennendes Aufstoßen[582], das bis oben in den Rachen kommt und ein Brennen im Hals hinterlässt.
Leeres, saures Aufstoßen, vor allem nach jeder Mahlzeit; Aufstoßen mit Hochkommen verdauter Speise.
Wasser sammelt sich im Mund, mit Übelkeit.
Dies sind Symptome einer langsamen und geschwächten Verdauung.
Jeden Morgen beim Aufstehen Übelkeit und Zusammenlaufen von Wasser im Mund, mit Brustbeklemmung, Hitze im Bauch und kaltem Gesicht.

---

582 Im Original steht fälschlich „eruption" statt „eructation"; vielleicht ist das ein Hinweis auf den Mitschriftcharakter des Textes.

Appetit fehlt. Kein Durst. Ständiges Gefühl der Sättigung.
Nach dem Essen Druck auf dem Magen und bitterer Mundgeschmack. Der Bauch befindet sich in einem Gärungszustand. Nach dem Genuss einer nur sehr kleinen Menge stellt sich plötzlich ein Sättigungsgefühl und sogar ein Völlegefühl im Epigastrium ein, Luft rumpelt in den Eingeweiden. Das ist für Lycopodium charakteristisch. Nur *Sepia* hat dasselbe Symptom. Säurebeschwerden und Sodbrennen mit unüberwindlicher Schläfrigkeit nach dem Mittagessen.

Magen, Verdauungsorgane – Nach dem Essen wie auch nach leichter Verkühlung kommt es zu heftigen Magenschmerzen mit Frösteln, die Finger werden weiß wie Wachs, als seien sie abgestorben. Der Magenschmerz wird als Zusammenziehen oder Nagen empfunden, und der Kranke kann nichts Enges um das Epigastrium herum ertragen.
Häufige Schmerzen und Druckempfindlichkeit in der Lebergegend.

Die Hauptempfindung bei Lycopodium ist ein stumpfer Druckschmerz und findet sich in Magen, Epigastrium und Leber, mit Verschlimmerung bei Druck und tiefem Atmen.
In einem Fall von Duodenitis, dem ich mit Lycopodium helfen konnte, bestand die ganze Zeit lang das folgende Symptom: Äußerer Druck auf die Hypochondrien rief empfindliche Schmerzen im Epigastrium hervor und umgekehrt.
Besonders oft trifft man den Druckschmerz in der Lebergegend, wie ein stumpfes und spannendes Drücken und Pressen, beim Atmen, beim Beugen des Körpers oder beim Drücken mit der Hand. Manchmal erstreckt sich das zur linken Bauchseite, manchmal auch abwärts zur Hüfte.
Im Bauch ein quetschender Druck, so schlimm, dass man nicht aufrecht gehen kann, sondern gebückt gehen oder sich hinlegen muss; dieser Schmerz verursacht Atemnot.
Spannende, reißende und schneidende Schmerzen.
Das Hauptcharakteristikum von Lycopodium ist die Erzeugung von Blähungen in den Eingeweiden.
Der Bauch ist davon aufgetrieben; Blähungen setzen sich im Unterleib fest, was Schmerzen verursacht, die schließlich durch Aufstoßen erleichtert werden. Spannung und Rumpeln in verschiedenen Teilen des Bauches. Offenbar beruhen die meisten Bauchschmerzen bei Lycopodium auf Blähungen.
Schmerzen in der Gegend des Bauchringes, ein Drücken nach außen; eine alte Hernie tritt heraus.[583] Schwellung der Leistendrüsen, die schmerzen, als würden sie eitern.

---

583 Das ist als Wiederauftreten eines alten Symptoms im Rahmen der Arzneimittelprüfung zu verstehen.

Um den After herum Jucken sowie ein feuchter, empfindlicher Hautausschlag. Druck und Pressen im Rektum, besonders nachts. Stechen und Brennen beim Stuhlgang, auch wenn der Stuhl nicht hart ist. Hämorrhoiden schwellen an, fallen vor und bluten, auch wenn keine Verstopfung besteht.

Stuhldrang, dann aber ein krampfhafter Schmerz oder ein Zusammenziehen des Afters, was die Entleerung erschwert. Der Stuhl ist spärlich, selten und schwer zu entleeren. Nach Stuhlgang starkes Rumpeln in den Gedärmen und entweder eine flatulente Auftreibung des Bauches oder Uteruskrämpfe oder auch starke Abspannung.

Harnorgane – Verminderte Sekretion. Der Urin ist dunkel, mit gelbem oder rötlichem Sediment. „Roter Sand im Urin. Fürchterlicher Schmerz im Rücken vor jedem Wasserlassen, besser durch Urinieren." (G.)[584] Bei Frauen ein Beißen und Brennen in der Harnröhre, wenn Urin hindurch fließt; Stiche oder ziehende oder schneidende Schmerzen durch die Harnröhre zum Bauch hin. Schmerzlose Blutung aus der Harnröhre.

Genitalorgane. Männliche – Bei Männern sind Geschlechtstrieb und sexuelle Kraft deutlich gemindert.
Weibliche – Die Menses treten etwas zu früh ein und sind reichlich; vor den Menses flatulente Auftreibung des Bauches, starkes Schweregefühl in den Beinen, Frost und Hitze in der Nacht; übellaunig und weinerlich.
Während den Menses saurer Mundgeschmack, Kopfschmerz, starke Rückenschmerzen, Schwellung der Füße, Übelkeit und eine Art Ohnmacht.
Ruckartig fließende Leukorrhö; blutrot; „mit schneidenden Schmerzen, die von rechts nach links quer über den Körper ziehen" (G.).[585]

Atmungsorgane – Fächerartige Bewegung der Nasenflügel (Dr. D. Wilsons Indikation bei schwerer Lungenentzündung). Katarrhalische Zustände. Häufiges Niesen. Stock- oder Fließschnupfen. Beim Stockschnupfen Behinderung der Nasenatmung, mit brennendem Kopfschmerz. Fließschnupfen verbunden mit Schwellung der Nase und reichlicher scharfer sowie übel riechender Absonderung.

Der Husten wird durch einen kitzelnden Reiz im Kehlkopf erregt, wie von Schwefeldampf. Husten manchmal trocken, erschöpft dann sehr, verursacht Schmerz in Kopf, Magen und Bauch; manchmal lockerer Husten, wobei der

---

584 Bei diesem „G." dürfte es sich um Henry N. Guernsey handeln; fast wörtlich findet sich die zitierte Aussage in dessen Werk „The application of the principles an practice of Homoeopathy to obstetrics [...]" (1. Aufl. Philadelphia: 1867, S. 121).

585 Auch hier könnte es sich bei „G." um H.N. Guernsey handeln; in dessen Werk „The application of the principles an practice of Homoeopathy to obstetrics [...]", a. a. O., findet sich die Angabe auf Seite 134, allerdings gibt Guernsey an, dass die Schmerzen nicht „quer über den Körper", sondern über das Hypogastrium ziehen.

Auswurf dick grau, gräulich gelb, gelb oder mit Blut vermischt ist und salzig schmeckt. Diese und andere Symptome haben zum erfolgreichen Einsatz von Lycopodium bei der Schwindsucht usw. geführt.

Empfindung in der Brust, als seien die Lungen voller Schleim, mit einem Pfeifen in der Luftröhre beim Einatmen; Völlegefühl und Beklemmung im Freien und nach dem Essen.

Druck, mit oder ohne Wundheit, der ein gewisses Maß an Atemnot und große Niedergeschlagenheit auslöst. Reißen und Spannen unter den Schlüsselbeinen und ein Stich beim tiefen Einatmen.

Äußerlich kommt es zu Stichen und brennenden Schmerzen in der Brustwarzen, sie sondern Blut und Wasser ab; daher hilft Lycopodium bei wunden Brustwarzen.

Rücken – Rückenschmerz ist so heftig, dass Sitzen unmöglich wird, und der als zusammenziehend empfundene Schmerz erstreckt sich bis in die Brust.
Reißen im Kreuz, in den Nieren und im Rücken, vor allem nahe der Wirbelsäule. Ziehen und Drücken zwischen den Schulterblättern.
Der Druck in den Nieren ist vor dem Urinieren stärker, danach geringer.

In den **Extremitäten** finden wir reißende und drückende Schmerzen; sie treten häufiger während der Ruhe als bei Bewegung auf. Schmerzen, Reißen usw. vom Nacken zu Schulter und Ellbogen, vor allem nachts und in Ruhe; auch im ganzen Arm bis zum Handgelenk; in Hand und Fingern, während sie unter der Bettdecke liegen. Er weicht, wenn sie herausgestreckt werden. Reißen und Drücken in den Gelenken und Spitzen der Finger, mit Brennen und manchmal auch Jucken der Handfläche. Man beachte diese Symptome in Verbindung mit dem roten Satz im Urin. (Rheumatische Gicht?)
Dieselben Schmerzen bestehen in den unteren Extremitäten, um die Hüften herum, im Gesäß; sie ziehen an Ober- und Unterschenkel herab; unter die Ferse und in die Zehen.

Oft kommt es zu einer paralytischen Schwäche in den Armen; er lässt sie in der Ruhe niedersinken, doch sind sie kräftig genug zum Arbeiten.
Dieselbe Empfindung in den Gliedern allgemein.
Die Glieder schlafen leicht ein.
Alle vier Tage ein Schmerz im Bein, von der Hüfte bis in den Fuß, wodurch er hinken muss (verifiziert).[586]
Intertrigo. Die Fingergelenke sind rot, entzündet, geschwollen; sie brennen und schmerzen.

---

586 Diese Angabe bezieht sich auf das Prüfungssymptom Nr. 1217 [CK IV]. Es ist nicht eindeutig zu erkennen, ob die Verifikation auch die genannte Periodizität betrifft.

Schwellung der Füße und der Glieder (wassersüchtig).
Die Füße sind kalt, mit kaltem Schweiß, der sie wund macht.

Schlaf – Erfolglose Anstrengungen zu gähnen (wie bei Chloroform). Große Tagesschläfrigkeit, aber spätes Einschlafen in der Nacht. Unruhig; erwacht häufig, durch lebhafte, störende Träume. Auffahren beim Einschlafen. Beim morgendlichen Erwachen müde.

Fieber – Frost vorherrschend; tritt vorwiegend abends auf; weder viel Hitze noch Schweiß; Fieber im Allgemeinen jeden zweiten Tag, oft nur eine Seite des Körpers betreffend.
Manchmal folgt der Schweiß direkt auf den Frost, ohne Hitze dazwischen; oder Frost und Hitze treten vermischt auf.
Schweiß hauptsächlich an Brust und Stamm; in der Nacht oder früh am Morgen.
Lippe sagt: „Nachtschweiße kalt, klamm, sauer, faulig, blutig, nach Zwiebeln riechend."[587]

Stimmung – Große Ängstlichkeit; Schüchternheit; fürchtet sich vor dem Alleinsein.
Auch Gleichgültigkeit gegen äußere Einflüsse. Niedergeschlagenheit; Traurigkeit; Weinerlichkeit. Große Furcht, allein gelassen zu werden.
Schwäche: körperlich; geistig; moralisch.

Haut – Rot, juckend und brennend, oder schmerzlose Ausschlagflecken.
Ekzematöser, eiternder Ausschlag auf dem Kopf, mit geschwollenen Nackendrüsen.
Dunkelrote Flecke im Gesicht, eiternd. Feiner Ausschlag um den Mund herum und am Kinn. Warzen an den Fingern und Händen. Intertrigo; besonders zwischen den Oberschenkeln und am Hodensack; auch unter den Armen.
Vergleiche *Carbo animalis* und *Calcarea sulphurica*.[588]

Steifheit in den Gliedern und Gelenken und große Schwäche.

Allgemeines – Die Schmerzen sind drückend, pressend, ziehend und brennend. Ruhelosigkeit und Erregung des Kreislaufs am Abend, wodurch ein Zittergefühl hervorgerufen wird.
Während der Prüfung bereits bestehende Geschwüre bluten beim Verbinden und schmerzen dann stechend.

* wundsein (Wolff)

---

587 Bei „sauer, faulig, blutig" handelt es sich um Geruchsqualitäten, was zum Teil über die Prüfung (Symptom Nr. 1607), zum Teil über A. Lippes „Text book of Materia Medica" (Philadelphia: A.J. Tafel 1866, S. 378) bestätigt wird.

588 Es wird nicht klar, in welchen Punkten man diese Arzneien mit Lycopodium vergleichen soll.

Die Symptome sind von 16–20 Uhr schlimmer und kehren – wie die von *Sabadilla* – regelmäßig wieder.
Lycopodium wirkt auf die Schleimhaut des Atem- und des Verdauungstraktes sowie der Urogenitalorgane; es verlangsamt die Verdauungsprozesse; so erklären sich die Wind-, Wasser- und Säurebeschwerden.
Es produziert massenhafte Harnsäureablagerungen; so erklären sich die Schmerzen in Nieren und Blase usw.; daher indirekt auch die Schmerzen in Gliedern und Gelenken. Es ruft einen katarrhalischen Zustand hervor und schleimig-eitrigen Auswurf.
Die Nerventätigkeit ist geschwächt; ein großartiges Mittel für überarbeitete Gehirne und in Fällen, bei denen durch Überarbeitung oder durch eine Metastase[589] von plötzlich „geheilten" Geschwüren Gehirnleiden, beispielsweise Hirnerweichung, drohen; siehe auch den Torpor; den Gebrauch falscher Ausdrücke; die Unfähigkeit, die Gedanken zu sammeln und zu lenken usw.

Natrum muriaticum

Kochsalz

Dieses Arzneimittel kann man in chronischen Fällen nicht häufig wiederholen, ohne ein Zwischenmittel zu geben.

Spezielle Analyse

Schwindel – Beim Gehen, alles dreht sich im Kreis; beim ruhigen Sitzen, mit einem Abwärtsdrücken im Kopf; beim Aufstehen aus dem Bett.

Sensorium – Geistesabwesenheit; Gedankenverwirrung; kann sich nicht recht besinnen; weiß nicht, was er sagen soll; braucht lange, um sich zu entscheiden; Unentschlossenheit.
Gedächtnis stark geschwächt; vergisst, was er schreiben wollte; kann sich nicht daran erinnern, was gestern geschehen ist.

Kopf – Verwirrung, wie nach starker geistiger Anstrengung.
Kopfschmerz hervorgerufen durch schnelle Bewegungen des Kopfes, plötzliches Drehen etc.
Schweres Drücken (Pressen) in der Stirn, mit Auswärtsdrücken in den Augen.
An beiden Schläfen Druck nach innen, als wäre der Kopf in einem Schraub-

589 Siehe Glossar.

stock; oder eine Völle, als wolle der Kopf platzen, verstärkt durch Lesen oder Schreiben; häufig begleitet von Übelkeit; schlimmer am Nachmittag.
Ein solcher Kopfschmerz folgt aber auch dem Frost eines Fieberanfalls, und dann stellt er sich morgens ein. Klopfen auch während des Fiebers.
Die Kopfhaut ist kalt, und es laufen Schauder darüber.

Jucken. Das Haar fällt beim Berühren oder Kämmen aus. (Dieses gewöhnlich bei stillenden Frauen auftretende Symptom bringt *Natrum muriaticum* zum Stillstand).

Aussehen – Bleich, erdfahl, gelb, mit Schmerz im Abdomen (torpide Chlorose).
Hautausschläge – Hirsekornartiger Ausschlag auf der Stirn, nur durch Befühlen wahrnehmbar. Papeln auf Wangen und Kinn.

Augen – Drücken um die Augen, in den Kieferknochen und im Jochbeinbogen. Die Lider zittern und zucken, sind geschwürig und rot, dabei wund und verklebt. Häufig finden sich Gerstenkörner.
Die Augen jucken, vor allem im inneren Augenwinkel, oder drücken. Bindehaut gerötet, brennt bei geringem Kontakt mit Wind, mit scharfem Tränenfluss.
Das Sehen ist getrübt, als seien die Augen mit Schleim oder einem dünnen Schleier bedeckt. Halbsichtigkeit: eine Seite des Gegenstandes ist deutlich, die andere Seite sieht dunkel aus (*Lithium*). Auch die Akkomodation ist verändert – Myopie oder Presbyopie. Feurige Punkte vor den Augen. Verschlimmerung durch den Gebrauch der Augen beim Lesen etc.

Ohren – Hitze des äußeren Ohrs. Schwellung des Meatus und Absonderung einer Substanz. Innerlich und äußerlich viel Jucken. Ziehende und stechende Schmerzen vom Ohr über den Nacken abwärts zur Schulter oder von den Zähnen aufwärts zum Ohr. Ohrgeräusche, Rauschen und Sausen. Taubheit.

Nase – Weiße Papeln auf der Nasenwurzel. Nasenflügel entzündet, mit Röte, Hitze, Schwellung und starker Wundheit. Eine Hälfte der Nase wird innerlich gefühllos und wie abgestorben. Nasenbluten durch Bücken, vor allem aber beim Husten und nachts, mit Zerschlagenheitsschmerz in allen Gliedern.

Lippen – Schwellung, mit Blasen. Auch Blasen auf der Lippe[590], die brennen und schmerzen und auf denen sich schließlich ein Schorf bildet. Die Lippen reißen ein. Schmerz in den Unterkieferdrüsen, als ob sie geschwollen und zusammengedrückt wären, und beim Husten.

Zahnfleisch – Blutet leicht, ist empfindlich gegen Kälte und Wärme und gegen Druck mit der Zunge.

---

590 Dunham schreibt „tongue", was aber sicher ein Fehler ist, wie die Arzneimittelprüfung zeigt; außerdem wird die Zunge weiter unten gesondert beschrieben.

Zähne – Sehr empfindlich. Zahnschmerz beim Einziehen von Luft gegen die Zähne sowie durch Druck mit der Zunge oder der Speise. Die Zähne lockern sich.
Ziehende Schmerzen von den Zähnen aus zum Ohr, erstrecken sich durch alle Zähne. Der Schmerz dehnt sich in den Kieferknochen aus.

Zunge – Schwer und plump, wie gelähmt. Kann nur mit großer Anstrengung sprechen. Eine Hälfte der Zunge scheint gefühllos und steif zu sein.
Brennende und wunde Blasen auf der Zunge, auch auf dem Zahnfleisch; sehr empfindlich gegen Berührung mit Speisen.

Innerer Hals – Im Hals eine stechende Empfindung hinter der Tonsille sowie ein Gefühl, als ob er zusammengeschnürt wäre.

Verdauungsorgane – Geschmackssinn abgestumpft oder aufgehoben. Klebriger oder bitterer Geschmack. Zusammenlaufen von Wasser. Übelkeit ist häufig, vor allem frühmorgens, mit Erschöpfung nach Essen oder Trinken selbst der bekömmlichsten Nahrungsmittel. Erbrechen erst von Speisen, dann von Galle.

Abdomen – Stiche im rechten Hypochondrium und im Magen, auch im linken Hypochondrium bei tiefem Einatmen und beim Beugen zur linken Seite, was auch ein Gefühl von Steifheit in der Leber verursacht. Spannung in beiden Hypochondrien.
Kneifen in den Hypochondrien, kann nicht auf der gesunden Seite liegen. Kneifen auch in der Nabelgegend, von dort ausgehend in der Kreuzgegend sowie in Rektum und After. Ausdehnung des Abdomens und reichlich Blähungen. Hernien wölben sich vor.

Stuhl – Unbefriedigend; häufige, erfolglose Anstrengungen. Die Entleerung erfordert starke Anstrengung. Häufig folgt Blut.
Tenesmus im Rektum mit Abgang von Blähungen und Schleim. Das Rektum scheint zusammengeschnürt, und nur nach großer Anstrengung kommt eine kleine Menge harten Stuhls, der den After aufreißt, so dass er blutet und beißend schmerzt; danach folgt schmutziges Wasser. Vor dem Stuhlgang Druck in der Blasengegend; Wundheit im Bauch, begleitet von wehenartigen Schmerzen im Bauch; abwärtsdrückender Schmerz, gefolgt von Tenesmus; erfolgloser Stuhldrang und Empfindung, als würde Diarrhö folgen; Brennen und beißender Schmerz im After.
Neben diesen Symptomen Stiche in Rektum und After. Heftige Schmerzen in Blase und After. Aftervorfall, mit blutigem Schleim und Wasser. Brennen, das den Nachtschlaf verhindert.

Harnorgane – Nach heftigem Tenesmus nahezu unwillkürliches Urinieren. Druck auf der Blase und stechender Schmerz. Nach dem Wasserlassen Schneiden und Brennen; Absonderung von dünnem Schleim, der auf der Wäsche helle Flecken hinterlässt. Urin klar; Ablagerung von Uraten, weiß oder rot, oder von rotem Sand.

Genitalorgane. Männliche – Häufige Samenabgänge, gefolgt von äußerer Kälte und Abgespanntheit. Verstärktes sexuelles Verlangen. Gonorrhö.
Weibliche – Menses verspätet und spärlicher; oder verzögert und schwach für zwei oder drei Tage, dann folgt eine reichliche Blutung. Vor den Menses Ängstlichkeit und Neigung zur Ohnmacht, oder Übelkeit mit süßlichem Geschmack und blutigem Auswurf. Menses begleitet von Verstopfung oder reißendem Zahnschmerz; gefolgt von dumpfem Kopfschmerz. Reichliche Leukorrhö mit Abwärtsdrängen, als wollten die Menses einsetzen.

Atmungsorgane – Trockener Katarrh von Kehlkopf und Luftröhre. Heisere Stimme.
Niesen. Der Schnupfen behindert die Atmung sehr, obwohl er trocken und etwas locker ist.
Husten, ausgelöst durch Kitzeln im Epigastrium, Tag und Nacht. Verstärkt in der Nacht oder frühmorgens. Allgemein trocken, mit Pfeifen, Erbrechen, Kopfschmerz und Wundheit in Kehlkopf und Luftröhre. Nicht näher beschriebene Schmerzen im Brustkorb. Die Herztätigkeit ist betroffen. Kräftiges und ängstliches Herzklopfen, mit Schmerz, als komme ein Druck aus dem Bauch und presse das Herz zusammen. Herzklopfen vermehrt beim Liegen auf der linken Seite sowie bei jeder Bewegung. Herzklopfen und Herzflattern.

Rücken – Pulsieren und Stiche in der Lumbosakralregion. Lähmiger Kreuzschmerz, vermehrt morgens beim Aufstehen; kann nicht aufrecht stehen noch gehen; gemindert beim Liegen. Schmerz in den Lenden, wie zerschlagen; auch im Rücken und zwischen den Schulterblättern. Spannung und Steifheit im Rücken. Reißen. Brennen in den Schulterblättern, wie mit heißem Wasser begossen.

Extremitäten – In den Gliedern ein ausgeprägtes Gefühl von Mattigkeit und Schwäche; kann weder den Arm heben noch irgend etwas tragen; kann die Arme kaum bewegen.
Dasselbe Symptom in den Beinen.

Schlaf – Am Tage Schläfrigkeit. Nachts Schlaflosigkeit; Unruhe. Atemnot.

Fieber – Frühmorgens ein vollständiger und starker Fieberanfall. Ein heftiger Frost, dann Stirnkopfschmerz, rotes Gesicht und hohes Fieber; abends Schweiß.
Professor H.N. Guernsey schreibt:
„Durst auf große Mengen Wasser vor dem Frost; dieser Durst hält den ganzen Fieberanfall über an. Heftiger Frost mit Kopfschmerz, nach dem Frost nimmt dieser Kopfschmerz erheblich zu; es fühlt sich an, als würden tausende kleine Hämmer auf das Gehirn schlagen. Nach dem Fieber folgt Schweiß und der

Kranke wünscht eine lange Zeit liegen zu bleiben. Wenn die Krankheit lange andauert, werden die Mundwinkel und schließlich auch die Lippen wund."[591]

Stimmung – Ungeduldig und hastig. Leicht verärgert. Dann Melancholie; Traurigkeit; Ängstlichkeit.

Veratrum album

Weiße Nieswurz

In der Medizin wird die Wurzel der Pflanze verwendet und als Trituration oder Tinktur eingesetzt.

Schon im Altertum kannte man diese Arznei, sie wurde zur Heilung von Wahnsinn und verschiedenen krampfartigen Affektionen eingesetzt. Von Hippokrates wird berichtet, dass er damit folgenden Fall heilte, der einer Cholera asiatica sehr ähnlich war:

„Ein junger Athener, der an Cholera litt, entleerte sich unter starken Beschwerden nach oben und unten; nichts konnte dem Erbrechen oder den Darmentleerungen Einhalt gebieten. Seine Stimme versagte; im Bett konnte er sich nicht rühren; seine Augen waren glanzlos und eingesunken; er hatte Konvulsionen der unteren Extremitäten, vom Abdomen abwärts; er hatte Schluckauf, und die Darmentleerungen waren reichlicher als das Erbrechen. Er nahm Veratrum in Linsensaft ein und genas."[592]

Dies war eine überaus treffliche homöopathische Verordnung.

Analyse[593]

Die Wirkung von Veratrum auf die Lebenskraft ist bezüglich des Sensoriums und der Nerven des animalischen Lebens nur schwach, hinsichtlich des Verdauungsapparates jedoch überaus tief greifend. Das ganze vegetative System ist in dieser Art betroffen, in einem Grad, dass es scheint, der Körper sei in hohem Maße der Kontrolle durch die Lebenskräfte entzogen und der Wirkung mechanischer und chemischer Gesetze anheim gefallen.

591 Quelle nicht angegeben.
592 Eine Quelle für dieses Zitat wird leider nicht angegeben.
593 Im Original finden sich keine Zwischenüberschriften; eine detailliertere Einteilung (in eine allgemeine und eine spezielle Analyse) wurde jedoch unterlassen, da sich die Abschnitte in diesem Fall nicht sauber voneinander trennen lassen.

Das Blut neigt dazu, sich in seine Bestandteile aufzulösen, wie es der Fall wäre, wenn es plötzlich aus dem Körper gezogen würde. Die flüssigen Bestandteile scheinen auf halb mechanische Weise in die Gewebe überzutreten, und daher haben wir einen reichlichen kalten, klammen Schweiß; reichliches flüssiges Erbrechen und Durchfälle; Entleerungen, die hinsichtlich ihrer Menge und der mechanischen Weise, auf die sie ausgestoßen werden, erstaunen. Der Magen scheint vollständig angefüllt zu werden und sich mittels eines plötzlichen konvulsivischen Aktes zu leeren, der durch die vollständige Ausdehnung des Magens hervorgerufen wird.

Dies ist der Schlüssel zum pathologischen Charakter der Veratrum-Krankheit – Betäubung des vegetativen Systems mit vergleichsweise mäßiger Affektion des Systems des animalischen Lebens.

Von dem Gesagten ist abzuleiten, dass das Fieber von Veratrum vor allem und manchmal ausschließlich durch Kälte charakterisiert ist. Der Schweiß ist kalt und klamm, und es ist in besonderer Weise charakteristisch, dass nahezu jedes wichtige Symptom von Veratrum, wo immer es auch erscheint, von kaltem Schweiß auf der Stirn begleitet wird.

Unter den Symptomen von Veratrum findet sich fraglos eine große Schwäche. Zur Unterscheidung von Veratrum und *Arsen* dient die Beobachtung, dass diese Schwäche im Vergleich zu den übrigen Symptomen nicht unverhältnismäßig ist; sie ist nicht unerwartet stark und auch nicht stärker, als man aufgrund der Symptome der Diarrhö, des Erbrechens oder der allgemeinen, den Fall charakterisierenden Beschwerden erwarten darf. Auch sind die Symptome nicht vergesellschaftet mit der Unruhe, der panischen Angst und der Unerträglichkeit von Schmerz, die für Arsen so charakteristisch sind. Bei den Beschwerden finden sich auch nicht sonderlich viele Schmerzen. Die Empfindungen werden mit Gleichmut ertragen. Der Kranke ist ruhig.

Aus oben Gesagtem darf man keinesfalls schließen, dass Veratrum keinerlei Wirkung auf das Sensorium habe. Im Gegenteil: Es ruft eine Art Manie hervor, und Hahnemann betont, dass es ein überaus wertvolles und unersetzliches Mittel bei der Behandlung verschiedener Formen von Wahnsinn und Geisteskrankheit ist. Eine weitere Indikation für Veratrum fand er in verschiedenen Schmerzarten, die dann und wann von kurz dauerndem oder vorübergehendem Delirium oder Wahnsinn begleitet werden.[594]

Geist und Gemüt sind wie folgt betroffen: Eine Art geschäftige Ruhelosigkeit, man fühlt sich gehetzt und getrieben und beginnt deshalb viele verschiedene Arbeiten, hat aber nicht die Energie, sie zu beenden. Häufiger noch ist eine

594 RA III, S. 325f.

sanfte Melancholie, eine Neigung zum Weinen und ein untröstlicher Kummer über ein eingebildetes Unglück, was den Kranken dazu bringt, weinend dazusitzen und untröstlich zu sein oder andererseits kreischend und schreiend durch die Wohnung zu laufen. Dieser Zustand mündet in einen rasenden Wahnsinn, mit Fluchen und Schimpfen, er versucht zu entfliehen, beißt und zerrt an allem und jedem, der Widerspruch leistet; dabei törichte Einbildungen.

Kopf – Veratrum verursacht Schwindel.
Der Kopfschmerz besteht aus einem Druck auf dem Scheitel, im Allgemeinen begleitet von einem Schmerz im Magen. Bemerkenswert ist, dass dieser drückende Schmerz auf dem Scheitel durch einen mit der Hand ausgeübten Druck auf diese Stelle gebessert wird. Ich kenne nur ein anderes Mittel, bei dem der drückende Kopfschmerz im Scheitel auf diese Art erleichtert wird; dies ist *Menyanthes trifoliata*. Der Kopfschmerz von Menyanthes wird von eisiger Kälte der Hände und Füße begleitet.

Augen – Die Pupillen kontrahieren sich. Das Sehvermögen wird schwach. Doppeltsehen wird beobachtet; außerdem erscheinen schwarze Flecken und Funken vor den Augen.
Die Augenlider sind trocken. Das Oberlid scheint gelähmt, der Kranke kann es nicht heben. Ptosis tritt auf und ist durch Veratrum geheilt worden (wie auch durch *Sepia*).

Das **Gesicht** ist kalt, die Gesichtszüge sind verzerrt, das Aussehen zyanotisch. Bei den Symptomen des Magens, der Gedärme und der Brust sind Gesicht und vor allem die Stirn mit kaltem, klammem Schweiß bedeckt.

Die **Verdauungsorgane** werden von Veratrum erheblich beeinträchtigt.
Als Erstes bemerken wir eine Abneigung gegen warme Getränke und ein Verlangen nach Früchten und Säuren. Der Geschmackssinn ist abgeschwächt, oder im Mund besteht ein Kältegefühl, wie es durch Pfefferminze ausgelöst wird.
Es kommt zu Übelkeit, oft mit einem Mundgeschmack wie nach Galle; manchmal wird sie nach dem Frühstück verspürt und weicht nach dem Mittagessen. Bei dem Erbrochenen handelt es sich um Speisen oder grüne Galle sowie zähen Schleim. Die Übelkeit hält zwischen den Brechanfällen an; nach Trinken von kalter Milch bessert sich das Erbrechen, doch kommt es zu Frost.[595] Das Erbrechen erschöpft den Kranken, aber nicht mehr, als angesichts der Menge und Heftigkeit zu erwarteten ist.

---

595 Dunham schreibt, ein Schauder gehe dem Erbrechen voran; korrigiert gemäß RA III, Symptom 98.

Druck im Epigastrium, erstreckt sich bis in das Brustbein und die Hypochondrien und abwärts zu den Darmbeinen. Kneifende, spannende, schneidende Schmerzen, als würden die Eingeweide mit Messern zerschnitten, mit diesem Schmerz ist Diarrhö vergesellschaftet.

In der Leistengegend besteht häufig eine Empfindung, als würde sich eine Hernie vorwölben. Beim Husten entsteht ein stechender Schmerz entlang des Leistenkanals. Diese Symptome haben die erfolgreiche Anwendung von Veratrum bei Hernien begründet.

Hinsichtlich des Stuhls finden wir zwei verschiedene Zustände:

1. Verstopfung, die charakterisiert wird durch einen Stuhldrang im oberen Teil des Darmtraktes bei Unfähigkeit, Trägheit oder offensichtlicher Untätigkeit des Rektums und der unteren Darmabschnitte. Es ist ein höchst hilfreiches Arzneimittel bei Verstopfung, wenn *Nux vomica* nicht erfolgreich war, und vor allem bei der Verstopfung der Säuglinge.
2. Eine wässrige, helle Diarrhö. Zuweilen ist sie farblos und sehr reichlich.

Charakteristisch für das Erbrechen und die Diarrhö von Veratrum, vor allem aber für das Erbrechen, ist, dass diese Zustände durch die Aufnahme von Flüssigkeit in den Magen ausgelöst werden, die, kaum zugeführt, schon wieder ausgestoßen wird. Dies trifft für kalte sowie warme Getränke zu. *Phosphorus* dagegen hat Übelkeit, die durch kalte Getränke gebessert wird, diese werden jedoch erbrochen, sobald sie im Magen warm werden. Die gastrischen Symptome von Veratrum werden durch Bewegung verschlimmert.
Das Erbrechen von *Tabacum* wird durch Essen oder Trinken gelindert.
Das plötzliche und reichliche Erbrechen und die sich ebenso darstellende Diarrhö von Veratrum werden begleitet von Erschöpfung, kaltem Schweiß, einem spitzen, schrumpeligen und lividen Aussehen des Gesichts und der Hände sowie von Stimmverlust, nicht aber von ausgeprägter geistiger oder sensorischer Störung, starker Niedergeschlagenheit oder Ängstlichkeit.

Genitalorgane. Weibliche – Die Menses treten vorzeitig ein und sind reichlicher als üblich.

Atemwege – Veratrum ruft einen katarrhalischen Zustand der Nasenschleimhaut mit unaufhörlichem Niesen und einem Kitzeln in der Luftröhre hervor, das sich von dort in die Bronchien und weiter in deren Verästelungen erstreckt. Der Husten ist gewöhnlich trocken und wird in diesem Fall durch die geringste Bewegung des Körpers oder durch Gehen aus einer kalten in eine warme Umgebung ausgelöst. Das Gegenteil hat man bei *Rumex crispus*.
Manchmal ist der Husten locker, und dann ist er mit einem Gefühl verbunden, als ob die Brust zusammengeschnürt würde.
Manchmal verursacht die geringste körperliche Anstrengung Atemnot und Herzklopfen.

Bewegungsapparat – Schmerzen, Steifheit und Mattigkeit in Rumpf und Rücken.

Mattigkeit in den Gliedern. In den unteren Extremitäten eine Art Lähmung, wie von einem zu langen Spaziergang. Außerdem tonische Krämpfe in den Waden und Oberschenkeln.

Praktische Anwendungen

Veratrum ist hilfreich bei intermittierendem Fieber, wenn Kälte überwiegt. Die anzeigenden Symptome sind vor allem starke Schwäche und Erschöpfung; echter Kräfteverfall; sehr langsamer Puls und sehr schwache Herzaktion – während der Apyrexie ebenso wie im Fieberanfall, mehr aber bei letzterem; Krämpfe in den Gliedern, besonders in Magen und Bauch; lähmige Empfindungen; Synkopen; wässrige Diarrhö oder hartnäckige Verstopfung aufgrund Untätigkeit des Rektums; Kollaps; Zyanose.

Das Kältestadium überwiegt immer und überschattet und verdunkelt oft das Hitzestadium. Am ausgeprägtesten sind die Temperaturänderungen in den Extremitäten.

Das Hitzestadium fehlt oft völlig und das Fieber erreicht nie hohe Grade. Im Allgemeinen besteht es mehr aus einem subjektiven Wärmegefühl, während die objektiv wahrnehmbare Temperatur kaum erhöht, ja manchmal sogar vermindert ist. Der Puls ist nur leicht erhöht; er wird etwas schneller, aber nicht voller oder härter.

Der Durst entspricht der Menge der Ausscheidungen.

Der Schweiß ist kalt und klamm. Er tritt oft sogar vor dem Fieberanfall auf, dauert an bis zum nächsten. Die Folgen von Chinin-Missbrauch erfordern häufig Veratrum.

Dieselben allgemeinen Charakteristika indizieren Veratrum bei typhoidem und Typhusfieber.

Auf die Anwendung von Veratrum bei Cholera, Diarrhö, Hernien, Verstopfung und Bronchitis wurde hingewiesen, und die Indikationen wurden notiert.

Hepar sulphuris calcareum[596]

Kalkschwefelleber, unreines Kalziumsulfid

Die in Drogerien erhältliche und aus der britischen sowie amerikanischen Pharmakopöe bekannte „Schwefelleber“ ist ein Gemisch von Schwefel und Kalium oder Kaliumsulfid, das eben mit Pottasche (Kalium) und nicht mit Kalk zubereitet wird. Diesen Stoff sollte man niemals zur Herstellung des homöopathischen Arzneimittels Hepar sulphuris verwenden. Untersuchungen haben ergeben, dass diese „Schwefelleber“ Löslichkeit von Schwefel bewirkt. Sie wird durch Verschmelzung von einem Teil Schwefel mit vier Teilen Kaliumkarbonat hergestellt. Verwendet wird sie zur Auflösung von Exsudaten, wie sie sich zum Beispiel in geschwollenen Drüsen finden, sowie bei hartnäckigen Hauterkrankungen und für Schwefelbäder („Balneum sulphuratum“ von Raye). Wird der „Schwefelleber“ Säure zugesetzt, muss man sehr vorsichtig vorgehen, da dadurch Schwefelwasserstoff entsteht und die Gefahr einer Asphyxie gegeben ist. Dupuytren fügte diesem Bad noch Leim hinzu und erzeugte so das „Balneum sulphuratum et gelatinosum“.

Hahnemann dagegen bereitete Hepar sulphuris wie folgt:
„Ein Gemisch von gleichen Theilen feingepülverter, reiner Austernschalen und ganz reiner Schwefelblumen wird zehn Minuten im verklebten Schmelztigel weissglühend erhalten und dann in einem wohlverstopften Glase aufbewahrt.“[597]

Für die weitere Anwendung wird es durch Verreibung bis zur dritten Zentesimalen oder höher potenziert.

Einige Ärzte, die von anderen Arzneien durchaus höhere Potenzen einsetzen, verwenden von Hepar sulphuris nur die dritte.

---

596 Auffallend bei der Darstellung dieses Arzneimittels sind die stichwortartige Aufzeichnung, die oft unklare Interpunktion und die zahlreichen Fehler bei der Übertragung der Original-Prüfungssymptome. Es ist sehr fraglich, ob dieser Text tatsächlich aus Dunhams Feder stammt. Möglicherweise handelt es sich um eine Mitschrift seiner Vorlesung.

597 CK III, S. 348 (vergleiche Anm. 598).

Spezielle Analyse[598]

Sensorium – Schwindel beim Kopfschütteln oder durch Erschütterung, beispielsweise beim Fahren in einem Wagen[599], so stark, dass man beim Aussteigen nicht ohne Hilfe stehen kann. Manchmal begleitet Ohnmacht den Schwindel.

Kopf – Die Schmerzen erscheinen als Drücken, Bohren und Wundheit wie zerschlagen.
Bezüglich der Lokalisation ist festzuhalten, dass der Schmerz in den Schläfen, in der Stirn und in den Kopfseiten sitzt und sich manchmal auf nur eine Seite beschränkt – eine Art Migräne.
Hinsichtlich der Tageszeit stellen der frühe Morgen und der Vormittag die bevorzugten Zeiten für Kopfschmerzen dar.
Was die Modalitäten betrifft, so erzeugen oder vermehren Bewegung sowie das Aufrichten vom Bücken die Schmerzen; das Bewegen der Augen verschlimmert den bohrenden Schmerz an der Nasenwurzel.
Zusammenfassend finden wir:
Drückenden Schmerz in den Schläfen und einer Kopfseite, eine Empfindung, als würde ein Nagel in das Gehirn getrieben (Clavus hystericus, vergleiche *Ignatia, Thuja*).
Beim Aufrichten vom Bücken oder bei Bewegung und besonders nach Gehen im Freien ein stechender Schmerz, dies ebenso beim Husten.
Bohrende Schmerzen in den Schläfen und bohrender Druck an der Nasenwurzel, schlimmer durch Bewegen der Augen.
Stirn und Kopfhaut sind wund und empfindlich (*Bryonia, Eupatorium, China*).
Das Haar fällt stellenweise aus, es entstehen kahle Flecken. Auf der Kopfhaut und am Nacken bilden sich Papeln und Pusteln, die bei Berührung wie wund schmerzen. Papeln auch an der Stirn; schlimmer in der Wärme, besser in kalter Luft.

Augen – Augen und Lider sind entzündet. Lider geschwollen, rot und drückend, schlimmer bei Berührung. Nächtliches Verkleben der Lider; viel eitriger Schleim; getrübtes Sehvermögen. Ausschlag auf sowie unter den Lidern auf der Wange.

---

598 Die Arzneimittelprüfung findet sich in CK III, S. 348–375.

599 Hier ist – im 19. Jahrhundert – das Fahren auf unebenem Grund wie Kopfsteinpflaster etc. gemeint, nicht die passive Bewegung, die heute, auf asphaltierten Straßen, Auslöser von Beschwerden sein mag.

Wertvolles Heilmittel bei skrofulöser Augenentzündung und bei Hornhautgeschwüren, wenn diese Zustände bei Milchschorf und ähnlichen Erkrankungen auftreten.

Gesicht, Aussehen – Gelblich mit blauen Ringen um die Augen. Rote Wangen tagsüber, ohne Hitze oder Durst; nachmittags und nachts dagegen Hitze im Gesicht. Manchmal erysipelatöse Schwellung und Rötung der Wangen.

Ohren – Äußerlich heiß, rot und juckend. Stechen im inneren Ohr beim Schnäuzen.
Brausen und Geräusche, schlimmer nach dem Mittag.

Nase – Bohrender Schmerz an der Nasenwurzel von 7–12 Uhr. Nasenrücken wund bei Berührung. Häufiges Nasenbluten. Verlust des Geruchsinns.

Mund – Mundwinkel geschwürig, Ausschlag auf den Lippen, mit Hitze; auch Bläschen und ähnliches am Kinn sowie am Hals, bei Berührung sehr stark schmerzhaft, wie wund.

Zahnfleisch, Zähne – Zahnfleisch geschwollen, ein Backenzahn schmerzt, als würde er herausgedrückt, schlimmer beim Beißen. Zahnschmerz tritt beim Essen auf; ziehender Schmerz, schlimmer in einem warmen Raum; beim Beißen wird der Schmerz zuckend.

Innerer Hals – Sehr wichtige Symptome. Stechen, als stäke ein Holzsplitter oder eine Gräte im Hals, beim Schlucken, Gähnen, tiefen Einatmen und Kopfdrehen, erstreckt sich bis ins Ohr. Schmerz selbst in den äußeren Teilen, wie etwa den Halsmuskeln. Empfindung wie von innerer Schwellung und Druck, als habe sich ein Schleimpflock oder ein ähnlicher Fremdköper im Halse festgesetzt, über den er hinwegschlucken müsse.[600] Kratziges Gefühl im Hals, wie wundgeschabt, schlimmer beim Schlucken fester Speisen. Beständiges Verlangen, Schleim auszuräuspern, mit reichlicher Speichelbildung im Mund.

Verdauungstrakt – Bitterer oder erdiger Geschmack in Mund und Hals, aber die Speisen haben ihren natürlichen Geschmack.

Appetit – Ordentlich. Verlangen nach sauren oder stark schmeckenden, pikanten Speisen. Mehr Durst als Hunger.
Brennendes Aufstoßen. Vormittags Übelkeit im Sitzen oder Stehen.[601] Saures Erbrechen. Pressen und harter Druck im Epigastrium, nach dem Essen.

---

600 Dunham schreibt: „[…] could be swallowed away", d. h. der Klumpen könne durch Schlucken beseitigt werden. In der Prüfung [CK III] findet sich aber nur das Symptom Nr. 176, nach dem der Prüfer „über eine Geschwulst wegschlucken" muss.

601 Dunham schreibt: „nausea when sitting or walking"; korrigiert gemäß CK III, Symptom Nr. 230.

Auftreibung des Bauches und viele Blähungen, die sich in der Gegend des Epigastriums ansammeln. Raffen in der Nabelgegend, mit Übelkeit und Hitze im Gesicht. Wundheit im Bauch, wo sich Blähungen umherbewegen.
Die Leistendrüsen sind geschwollen, wund und ulzerieren.

Stuhl – Das Charakteristikum von Stuhl und Urin ist deren träge Entleerung. Obwohl der Stuhl weich ist, wird er nur unter Anstrengung und langsam und mit heftigem Tenesmus abgesetzt.
Manchmal Diarrhö und blutiger Schleim oder grünliche und lehmfarbene Diarrhö.
Grüne, schleimige Diarrhö von saurem Geruch (C. Hering).[602]

Urin – Schwacher Strahl; man muss lange warten, bevor er zu fließen beginnt. Der Urin brennt beim Entleeren, macht die Vorhaut wund und geschwürig; die letzten Tropfen sind blutig.

Genitalorgane, männliche – Jucken und stechende Schmerzen in der Eichel; schankerartige Geschwüre auf der Vorhaut.

Atmungsorgane – Schnupfen. Hepar wirkt hauptsächlich auf Kehlkopf und Luftröhre.

Trockener Husten – Mit Atemnot, durch hoch oben im Hals sitzendes Kitzeln; am Abend ohne Unterbrechung; ausgelöst durch Sprechen oder Bücken; er wird immer schlimmer und hört plötzlich auf.[603] Oder es besteht ein heftiger Husten, wie zum Ersticken, der mit Erbrechen endet. Nach dem Husten zuweilen ein Gefühl wie von einem harten Fremdkörper im Epigastrium, anschließend kommt es zu Bluthusten.
Hepar unterscheidet sich von *Belladonna* durch die fehlende Wundheit des Kehlkopfes und die Fieberlosigkeit; von *Conium* durch den hoch sitzenden Ort des Hustenreizes; von *Rumex crispus* dadurch, dass das Atmen bei Hepar keinen Einfluss hat; von *Lachesis* dadurch, dass der Husten nicht durch Drücken auf die Luftröhre erregt werden kann.

---

602 Eine exakte Quelle wird nicht genannt; man findet diese Angabe aber beispielsweise in Constantin Herings „Kurzgefaßter Arzneimittellehre" (Nachdruck d. Ausg. Berlin 1889, Bd. 1. Göttingen: Burgdorf 1979, S. 545)

603 Es ist unklar, ob Dunham hier irrtümlich vom Prüfungstext abweicht oder ob er einen Grund – etwa eigene praktische Erfahrung – dafür hat. Das mutmaßlich zugrunde liegende Prüfungssymptom 374 [CK III] lautet: „Husten, fast ununterbrochen, von einem Reize oben in der linken Seite des Halses, am schlimmsten beim Reden und Bücken, Abends spät immer mehr steigend und dann plötzlich aufhörend." Daraus geht hervor, dass der Husten – abweichend von Dunhams Darstellung – abends nur schlimmer und an sich schon fast ununterbrochen ist.

Hepar ist angezeigt bei Krupp, wenn der Husten anfängt sich zu lösen. Pustulöser Ausschlag auf der Brust. Eiterung der Achsellymphknoten.[604]

Rücken – Schneiden, Ziehen und Drücken in der Lumbosakralgegend, vor allem im Iliosakralgelenk, was einen hinkenden Gang verursacht; der Schmerz erstreckt sich das Bein herab und wird nicht besser durch Sitzen, Stehen oder Liegen.
Stiche im Rücken und spannender Schmerz beim Drehen des Körpers.

Reißende, ziehende und brennende Schmerzen in den Extremitäten. Ausschläge etc.

Schlaf – Gestört durch Aufschrecken, durch Träume und durch Atemnot.
Nachts sind die Schmerzen schlimmer.

Frost in der Nacht, nicht gefolgt von Hitze; Frieren im Freien (was unter anderem den Husten verschlimmert).

Schweiß; schlimmer nachts, vor allem an Kopf und Rücken; klebriger oder saurer Schweiß. Tritt der Schweiß morgens auf, findet er sich manchmal am ganzen Körper, manchmal nur am Kopf.

Stimmung – Sehr mürrisch; zornig beim geringsten Anlass. Schwaches Gedächtnis; hypochondrisch; unbegründet ängstlich.

Allgemeines – Stiche in den Gelenken in Ruhe und bei Bewegung. Ziehen und Reißen in den Gliedern. Die Hände und Füße werden rissig und geschwürig; die Geschwüre bluten leicht, brennen und klopfen in der Nacht, mit stechenden und nagenden Schmerzen. Warzen entzünden sich und stechen. Brennen, Jucken am Körper, gefolgt von Nesselsucht. Mattigkeit, Schwäche; Ohnmacht beim geringsten Schmerz.

Praktische Anwendungen

Eiterung, Milchschorf, Ekzem. Geschwüre, Warzen. Drüsen entzündet (akut oder schleichend?). Dysenterie, Blasenkatarrh. Prostatitis (*Digitalis, Kalium nitricum*). Krupp. (Bönninghausensens Krupp-Pulver, bestehend aus: 1. Aconitum 200, 2. Hepar sulphuris 200, 3. Spongia 200.)[605] Kehlkopfhusten, verschlimmert durch leichtes Entblößen eines Gliedes.

---

604 Im Original werden die letzten drei Sätze nur durch Komma bzw. Semikolon voneinander getrennt. Dabei handelt es sich mit Sicherheit um einen Fehler; weder unter logischem Aspekt noch im Blick auf die zur Verfügung stehende Literatur lässt sich ein Zusammenhang erkennen.

605 Vgl.: Bönninghausen, C.v.: Mein Verfahren bei der häutigen Bräune. In: Allgemeine Homöopathische Zeitung 63 (1861) 127–128; vgl. auch Dunham, C.: Croup cured by Boenninghausen's powders. In: The science of therapeutics, a. a. O., S. 467–469.

Dulcamara

Solanum dulcamara; Bittersüßer Nachtschatten

Allgemeine Analyse

1. Wirkung auf die Lebenskraft

Sensorium – Dulcamara wirkt niederdrückend; es gibt Anzeichen von Anämie; Schwindel beim Aufstehen, mit Schwäche und Zittern.

Sinne – Eine nur partielle Wirkung; Sehstörungen, wie durch Lähmung des Sehnervs.

Muskelsystem – Bewirkt Lähmung oder Lähmungsgefühl in Zunge, Rücken und Extremitäten. Diese Phänomene folgen in der Regel – ausgenommen an Zunge und Augenlid – auf anfallartige stechende und reißende Schmerzen, die eine rheumatische Affektion der Muskeln anzeigen. Eine Neigung zu rheumatischer Diathese kann daher als das von Dulcamara hauptsächlich ausgelöste Muskelleiden angesehen werden. Gleichzeitig bestehen aber keine Anzeichen für eine rheumatische Dyskrasie, nimmt man einmal den übel riechenden Schweiß und Urin aus. Diese Erscheinungen stellen aber eher Auswirkungen dar, die sich zeigen, wenn man Kälte oder Feuchtigkeit ausgesetzt war.

2. Wirkung auf die organische Substanz

Der ausgeprägteste Effekt von Dulcamara zeigt sich zum einen an der Wirkung auf die Schleimhaut, vor allem des Verdauungstraktes und der Harnblase, indem es eine mehr oder weniger reichliche Absonderung von Schleim hervorruft, der von einer gesunden Absonderung zwar abweicht, jedoch keine Anzeichen von Zersetzung aufweist. Zum anderen wirkt es auf das lymphatische System und erzeugt Vergrößerungen (deren spezifische Art unbekannt ist) sowohl der zervikalen, als auch der submaxillären und der Leistendrüsen. Die zahlreich veröffentlichten praktischen Erfahrungen mit der Heilung von Drüsenvergrößerungen durch Dulcamara zeigen, dass es sich bei den am leichtesten mit Dulcamara zu heilenden Zuständen um Blutungen aus der Nase handelt, bei denen offenbar keine Blutzersetzung gegeben ist. Dennoch wird eine spezifische Dyskrasie hervorgerufen, wie man an den Ausschlägen sowie am übel riechenden Schweiß sieht, der wiederum bei den rheumatischen Affektionen auftritt.

Allgemeine Erscheinungen – Wie man aus den Affektionen des lymphatischen Systems und der Schleimhäute vielleicht schon ersehen kann, zeigen die Symptome von Dulcamara auch eine Neigung zur Anasarka, so finden wir zum

Beispiel allgemeine Schwellung der Glieder und Aufgedunsenheit des Gesichts.

Vegetatives System – Dulcamara bewirkt Änderungen im Sinne einer Erzeugung von reichlichem, seifigem Speichel, wobei sich das Zahnfleisch löst und schwammig wird. Schaler, seifiger Mundgeschmack mit Appetitverlust, mit Absonderung eines zähen, Faden ziehenden Schleims aus dem Magen sowie gelbem und grünem Schleimdurchfall, mit kneifendem und schneidendem Schmerz im Unterleib vor der Entleerung. Brennen in der Harnblase und Ablagerung von Schleim im abgesonderten Urin (Blasenkatarrh).

3. Wirkungskreis

Der Wirkungskreis von Dulcamara ist nicht sehr umfangreich. Die Wirkung beschränkt sich offenbar auf die muskulären, mukösen sowie fibrösen oder serösen Gewebe. Die am stärksten affizierten Anteile dieser Gewebe sind:
Bei den muskulären Geweben die willkürlichen Muskeln, vor allem die von Gesicht, Extremitäten und Thorax.
Bei den mukösen Geweben die Schleimhäute des Verdauungskanals und der Harnblase, während die Luftwege kaum betroffen werden. Husten wird eher durch Stiche in den Interkostalmuskeln ausgelöst.
Bei den fibrösen Geweben das Gewebe des Gehörgangs, möglicherweise auch das Perikranium sowie die Gewebe um die Gelenke der Extremitäten.
Spezielle Schauplätze der Dulcamara-Wirkung sind neben diesen Geweben noch das lymphatische Drüsensystem sowie der Gesichtssinn.

4. Empfindungen

Es überwiegen ziehende und stechende Schmerzen in den Geweben. Das Stechen ist jedoch nicht so scharf wie das von *Bryonia*, sondern fühlt sich an, als würde es durch einen stumpfen Gegenstand verursacht und betrifft auch nur eine umschriebene Stelle. Darüber hinaus tritt noch ein Schmerz auf wie nach einem Schlag.

5. Auffälligkeiten (Modalitäten) der Schmerzen

Die Schmerzen verschlimmern sich grundsätzlich durch Ruhe. Eine Ausnahme bildet der Kopfschmerz in der Schläfengegend, der als Bohren und Stechen von innen nach außen auftritt und durch Bewegung schlimmer wird. Wahrscheinlich hängt er mit einem kongestiven Zustand zusammen, der den Dulcamara-Katarrh begleitet. Die Schmerzen werden durch Bewegung gebessert oder zum Verschwinden gebracht und kehren zurück, wenn die Person sich wieder zur Ruhe begibt. Sie erscheinen oder verschlimmern sich in der Nacht sowie bei feuchtem, kaltem Wetter. Wenn die stechenden Schmerzen in der Organsubstanz auftreten, ziehen sie im Allgemeinen von innen nach außen; in dieser Hinsicht besteht eine Analogie zu *Belladonna*.

Tageszeit – Verschlimmerung am Abend, das betrifft vor allem die Hautsymptome.

Spezielle Analyse[606]

Kopf. Sensorium. Schwindel – Kurz anhaltender Schwindel. Gegenstände scheinen vor ihm stehen zu bleiben. Es wird ihm schwarz vor Augen.[607] Der Schwindel tritt mittags vor dem Essen und morgens beim Aufstehen auf; in diesem Fall ist er verbunden mit allgemeiner Schwäche und Zittern am ganzen Körper. Schwindel mit Hitzewallungen im Gesicht.

Verwirrung – Dumpfes Gefühl und Verwirrung im Kopf, wie nach einem Rausch.

Kopfschmerz – Der Kopfschmerz scheint in hohem Maße auf katarrhalischen oder rheumatischen Affektionen anderer Organe zu beruhen. Er nimmt selten den ganzen Kopf gleichzeitig ein; meist ist nur eine kleine Stelle betroffen, entweder von Stichen oder einem wie von einem stumpfen Gegenstand ausgelösten Druck.

Die vorwiegend betroffenen Teile des Kopfes sind die Stirn sowie Hinterkopf und Nacken. Die Schläfengegend ist nur manchmal involviert, und zwar zusammen mit der Stirn. Die Schmerzen erscheinen hauptsächlich als dumpfe Schwere und Drücken, als Druck und Bohren von innen nach außen sowie als Stiche und von einem Teil des Kopfes zu einem anderen ziehende Schmerzen. Im Einzelnen stellen sich die Kopfschmerzen wie folgt dar:

In der **Stirn** haben wir eine Schwere mit gelegentlichen Stichen, Wühlen und Bohren[608] von innen nach außen, mit einem Gefühl, als liege ein Brett vor der Stirn, das den Schmerz zurückpresst. Ziehender und zusammendrückender

---

606 Die „Spezielle Analyse" stützt sich, wie gewohnt, auf die Arzneimittelprüfung Samuel Hahnemanns, in: Die chronischen Krankheiten, Bd. 3 [CK III]. 2. Aufl. Düsseldorf: Schaub 1837, S. 258–276. Allerdings bediente sich Hahnemann auch der Symptome aus Hartlaubs und Trinks' „Reiner Arzneimittellehre", kürzte dabei aber einige Angaben; vgl. Hartlaub, C.G.C./ Trinks, C.F.: Reine Arzneimittellehre [RA(H/T)], Bd. 1. Leipzig 1828, S. 291–294. Eine ältere Version Hahnemanns findet sich übrigens in dessen „Reiner Arzneimittellehre", Bd. 1 [RA I]. 3. Aufl. Dresden u. Leipzig: Arnold 1830, S. 95–118.

607 Dunham schreibt: „Black spots float before the eyes"; korrigiert gemäß CK III, Symptom Nr. 19.

608 Dunham nennt an dieser Stelle als spezielle Lokalisation des Bohrens (und vielleicht auch des Wühlens) die Hirnsubstanz. Das passt zum einen nicht zur Stirn und lässt sich zum anderen in den Quellen nicht nachweisen.

Schmerz vom linken Stirnhöcker bis zur Nasenspitze, schlimmer durch Bücken.[609]
In den **Schläfen** Bohren nach außen, mit Schwere im Kopf, schlimmer bei Bewegung, in Verbindung mit Nasenkatarrh.
Scheitel – Ziehen vom Scheitel bis in die Nasenwurzel.
Hinterkopf und Nacken – Spannung und Schwere, vorwiegend im Nacken, wo auch ein Kribbeln verspürt wird. Drücken nach außen. Empfindung, als sei der Hinterkopf vergrößert. Drückender, betäubender Schmerz im Hinterkopf, vom Nacken aufwärts ziehend; vergleiche *Nux vomica, Spigelia, Silicea.*
Die meisten Schmerzen werden beim morgendlichen Aufstehen schlimmer und gegen Abend heftiger, wenn sich der Katarrh verstärkt, den sie begleiten. Die Schwere ist im Freien besser.
In der **Supraorbitalgegend** drückender, spannender Schmerz auf der rechten Seite sowie ein Bohren von innen nach außen. Zusammenziehender Schmerz am Rand der Augenhöhle. Auch hier gelten wieder die allgemeinen Beobachtungen zu den Auffälligkeiten der Schmerzen, dass sie zum Beispiel von innen nach außen ziehen usw.

Augen. Aussehen – Hinsichtlich des Aussehens werden keine besonderen Veränderungen beschrieben. In der Prüfung wird Starke zitiert, der eine „Entzündung der Augen" als Dulcamara-Wirkung beschrieben hat.[610] Noack und Trinks weisen dieser „chemotischen Augenentzündung" einen besonders hohen Wert unter den Augensymptomen zu.[611]

Empfindungen – Drückender Schmerz, unabhängig davon, ob er gerade liest oder nicht, aber schlimmer durch Lesen. Beim Gehen in der Sonne sowie im Zimmer ein Gefühl, als ob Feuer aus den Augen sprühen würde.

Sehen.
Sehkraft – Trübsichtigkeit; alle Gegenstände werden wie hinter einem Schleier gesehen; beginnende Amaurose mit teilweiser Lähmung des Oberlides (Ptosis).

---

609 Hier hat Dunham offenbar gleich drei Prüfungssymptome (CK III, Symptome Nr. 46, 47, 48) zu einem einzigen verschmolzen. Das führt dazu, dass zum Beispiel das Bücken, das in der Prüfung ein Ziehen im linken Stirnhügel verschlimmert hat, jetzt als Modalität auch anderer Beschwerden genannt wird. Auch die Linksseitigkeit drückte sich in der Prüfung nur bei einem der drei Symptome aus. Zulässig ist eine solche Zusammenfassung eigentlich nur dann, wenn die praktische Erfahrung das erlaubt. In diesem Fall kann man das weder bestätigen noch widerlegen.

610 Siehe CK III, Symptom Nr. 68.

611 Siehe Noack, A./Trinks, C.F.: Handbuch der homöopathischen Arzneimittellehre, Bd. 1. Leipzig: Schumann 1843, S. 702. Der besondere Wert wird hier durch Sperrschrift verdeutlicht.

Fehlsichtigkeit – Funken vor den Augen.
Augenlider – Teilweise Lähmung des Oberlides, als wolle es herabfallen. Zucken der Augenlider und Lippen in kalter Luft.[612]

Ein Fall von skrophulöser Augen- und Augenlidentzündung mit Adenitis wurde von Caspari im „Archiv für die homöopathische Heilkunst“[613] veröffentlicht. Es bestand ein krustiger Ausschlag an den Lidrändern sowie Schwellung und Verhärtung der Nackendrüsen.[614]

Ohren. Äußere – Verschiedene Empfindungen, die auch das Jochbein und die Gegend um die Parotis betreffen, und zwar:
Schmerzloser Druck auf das linke Jochbein. Feine Stiche in der Parotis und im äußeren Gehörgang. Ein krampfartiges Zusammenziehen unter dem Ohr, zum Unterkieferast hin.
Schmerzen – Kneifender Stich im linken Gehörgang zum Trommelfell hin. Schmerz im rechten Ohr, mit kleinen Stichen.[615] Die ganze Nacht hindurch Ohrenschmerz, er verhindert den Schlaf; am Morgen hört er plötzlich auf, es bleibt aber ein Rauschen in den Ohren.
Prickeln in den Ohren, als wenn kalte Luft eingedrungen wäre. Reißen im linken Ohr, mit Stichen von innen nach außen, begleitet von Schwerhörigkeit und Knistern im Ohr.

Hören – Abnorm. Helles, lautes Klingen. Trommeln und Blubbern vor dem Ohr und Schwerhörigkeit, bei Reißen im linken Ohr und Stechen von innen nach außen. Ein Knistern im Ohr beim Öffnen des Mundes, als ob im Ohr etwas auseinandergerissen wäre.
Als Begleiterscheinungen finden sich Übelkeit bei Ohrenschmerzen und Stiche in den Parotiden bei Stechen im Meatus.

---

612 An dieser Stelle folgt im Original (Bd. II, S. 292) ein schwer zu verstehender und offenbar sinnloser, in Klammern gefasster Einschub: „(General considerations, tissues, special sense affected, nerves of motion as in the ptosis; connection with other pathogenetic diseases of Dulcamara.)“ Aus den genannten Gründen wurde diese Passage nicht übertragen. Ähnlich lautende, keinen Sinn ergebende Einschübe tauchen auch im weiteren Verlauf des Textes auf und wurden ebenfalls nicht übersetzt.

613 Caspari: Homöopathische Heilungsgeschichten. In: Archiv für die homöopathische Heilkunst [ACS 3] 3 (1824) 3, 53–84. Die genannte Heilung findet sich auf Seite 67f.

614 Dulcamara war in diesem Fall das zuletzt angewandte Arzneimittel, nachdem Mercurius, Euphrasia, Digitalis und nochmals Mercurius gereicht worden waren und bereits eine deutliche Besserung erzielt hatten.

615 Dunham ordnet dieses Symptom dem linken Gehörgang zu; korrigiert gemäß CK III, Symptom Nr. 77.

Nase. Epistaxis – Reichliche Blutung; acht Unzen[616] hellrotes und warmes Blut kommen aus der linken Nasenöffnung, dabei besteht ein Druck in der Gegend des „großen sichelförmigen Blut-Behälters".[617]

Ausschlag – Ein Pickel mit geschwürigem Schmerz innen im linken Nasenflügel. (Juckender) Ausschlag an beiden Nasenflügelwinkeln. (Analog wirkende Arzneien: *Millefolium, Ledum, Thlaspi.*)

Gesicht. Wangen – Reißende und ziehende Schmerzen in der ganzen Wange. Jucken des Hautausschlags.

Lippen. Organische Beschwerden – Ausschlag, Pickel und Geschwüre an der Innenseite der Oberlippe sowie am vorderen Teil des harten Gaumens; auch äußerlich um den Mund herum, mit reißendem Schmerz beim Bewegen der Teile.

Funktionelle Beschwerden – Zuckende Bewegungen der Lippen und Augenlider (in kalter Luft).

Kinn – Juckender Ausschlag.

Zähne – Stumpf und wie gefühllos.

Mund. Zunge – Juckendes Krabbeln auf der Zungenspitze.
Funktionelle Beschwerden – Lähmung der Zunge, die am Sprechen hindert und bei feuchtkalter Witterung auftritt. Echte Lähmung der Zunge nach langer Einnahme von Dulcamara. Die Lähmung der Zunge ist ein Symptom, das von drei allopathischen Autoren beobachtet wurde.[618]
Aussehen – Zunge rau und trocken.
Speichel – Reichliche Absonderung eines seifigen Speichels. Speichelfluss bei lockerem, schwammigem Zahnfleisch.

Äußerer Hals – Ziehen in den Muskeln der rechten Halsseite.

Rachen – Druck, als sei das Zäpfchen zu lang. Kratzen im Hals und Brennen in der Speiseröhre, mit häufigem Aufstoßen.
Drüsen – Adenitis. „In angeschwollenen, oft sehr empfindlichen Hals- und Unterkieferdrüsen, die bei jeder Drehung des Halses schmerzen und ebenfalls auf einen subinflammatorischem Zustand Anspruch machen [...]." (Hartmann)[619]

---

616 Entspricht 240 ml. Dunham gibt vier Unzen an; korrigiert gemäß RA(H/T) I, Symptom Nr. 20.

617 Zitiert nach RA(H/T) I, Symptom Nr. 20, und CK III, Symptom Nr. 89. Original: „superior longitudinal sinus."

618 Vgl. CK III, Symptome Nr. 106–108.

619 Hartmann, F.: Fragmentarische Bemerkungen über die Chamille. In: ACS 8 (1829) 3, 62–91, hier S. 80. Hartmann beschreibt die genannten Symptome als Indikationen für Chamomilla, räumt aber ein, dass seiner Erfahrung nach in diesen Fällen Dulcamara erfolgreicher sei.

Gastrische Symptome

- Fader, seifenartiger Geschmack mit Appetitverlust. Normaler Geschmack der Speisen bei gutem Appetit, aber schneller Sättigung.
- Guter Appetit, aber schnelle Sättigung. Hunger mit Widerwillen gegen Speisen.
- Beim Essen wiederholtes Aufstoßen der soeben geschluckten Suppe. Häufiges Kneifen und Auftreibung des Leibes.
- Nach dem Essen immense Auftreibung des Bauches.
- Häufiges Aufstoßen mit Kratzen in der Speiseröhre und Sodbrennen und mit ständigem Ausräuspern eines sehr zähen Speichels. Leeres Aufstoßen mit Schaudern, wie von Ekel; Aufstoßen verbunden mit Schluckauf. Häufiges Aufstoßen während einer Mahlzeit, Hochkommen der soeben erst geschluckten Suppe.
- Übelkeit und Erbrechen. Übelkeit und Ekel. Erbrechen mit Frösteln oder mit Hitze und Angst. Erbrechen eines zähen Schleims mit warmem Aufsteigen in der Speiseröhre, morgens.

Epigastrium. Empfindungen – Auftreibung, mit Leeregefühl im Bauch. Ständiges Kneifen nach dem Zubettgehen. Spannender Schmerz, als habe er sich verhoben. Drückender Schmerz wie nach einem Stoß, schlimmer beim Daraufdrücken.

Hypochondrium. Links – Plötzliches Schneiden. Stumpfes Stechen, durch Druck auf die schmerzhafte Stelle vermehrt. Intermittierende Stiche. Einzelne pulsierende Stiche im Sitzen, besser nach Aufrichten. **Rechts** – Stumpfe Stiche, die ihm den Atem verschlagen.

Nabelgegend – Stechen. Kurze, stumpfe Stiche. Bei gekrümmtem Sitzen gleich unter dem Nabel ein kneifender Schmerz, besser beim Aufrichten. Morgens ein Kneifen , wie zum Stuhlgang nötigend. Nagendes Klopfen gleich über[620] dem Nabel. Reißen, Wühlen, Schneiden um den Nabel. In der linken Seite, unterhalb des Nabels, ein Drängen nach außen, als wolle sich eine Hernie vorwölben.

Abdomen allgemein – Unwohlsein mit häufigem Blähungsabgang. Stumpfe Stiche von innen nach außen, die rasch aufeinander folgen und ihm den Atem verschlagen; die entsprechende Stelle schmerzt beim Daraufdrücken; dabei ein Gefühl, als würde dort etwas herausdrängen. Kneifendes Stechen in der rechten Seite, nicht besser durch Druck. Heftiges Kneifen, als kröche und nage ein langer Wurm in den Eingeweiden. Kneifen wie vor Eintritt einer Diarrhö. Schmerz wie durch – bei nasskalter Witterung entstandener – Erkältung.

---

620 Dunham schreibt irrtümlich „below“, d. h. „unter“; korrigiert gemäß CK III, Symptom Nr. 162.

Blähungen – Bei jedem Bücken nach vorne ein Rumpeln in den Därmen wie nach Einnahme eines Abführmittels. Knurren wie vor einer Stuhlentleerung, mit Kneifen im Bauch und Kreuzschmerz. Schmerz wie vor Eintritt einer Diarrhö, besser durch Blähungsabgang.

Leisten. Drüsen. Schmerz – Drückender Schmerz in den Drüsen, bald rechts, bald links. In der geschwollenen Leistendrüse ein Brennen und Stechen, schlimmer bei Bewegung und Berührung. Schwellung der linken Leistendrüse, hart und schmerzlos. Schmerz in der linken Leiste, ohne Berührungsempfindlichkeit, mit Kältegefühl im Rücken und mit Knurren im Bauch.

Stuhl – Plötzlicher und imperativer Stuhldrang mit Übelkeit, aber verzögerter Abgang eines harten Stuhls oder gar völliges Ausbleiben der Entleerung. Kneifen und Poltern im Bauch mit Blähungen, die nach Asa foetida riechen. Stuhldrang, aber keine Aktivität des Rektums; heftiges Drängen.

Beschaffenheit des Stuhls – Diarrhö mit Flatulenz, mehrere Nachmittage nacheinander. Weiße und schleimige Stühle wechseln ab mit grünen und gelben, dabei Mattigkeit. Harter, stückiger Stuhl.[621] Vor dem Stuhlgang schneidender Schmerz und Poltern. Nach dem Stuhlgang Mattigkeit, schneidender Schmerz.

Zwei Fälle von geheilter Diarrhö

> ***Fall 1:*** Eine junge Frau litt infolge einer Erkältung seit einem Monat[622] an heftigem, sich zunehmend verschlimmerndem Durchfall. „Heftiges Schneiden in den Gedärmen und besonders um den Nabel herum ist der Anfang des jedesmaligen Paroxysmus. Dann wird ihr sehr übel, sie bekommt heftigen kalten Schweiß und dann folgt flüssiger Stuhlgang, bisweilen zugleich Erbrechen. In der letzten Nacht ist es am ärgsten gewesen [...]. Im Mastdarme und After beißt es empfindlich, wie von Salz. Oft bestehen die Stühle blos aus grüner, gallichter Materie." Verordnet wurde eine Gabe Dulcamara, ein Tausendstel eines Tropfens des Presssaftes. Nach einem Tag war die Patientin von der Diarrhö geheilt und blieb auch in der Folgezeit gesund.[623]

[621] Dunham fügt an dieser Stelle (Bd. II, S. 296) die Bemerkung „Time, afternoon" ein. Da unklar ist, was er hiermit meint – und die nachmittägliche Verschlimmerung der Diarrhö bereits erwähnt wurde – wurde dieser Passus nicht übertragen.

[622] Während dieser Zeit soll, so Dunham, feuchtkaltes Wetter geherrscht haben, was aus der Originalveröffentlichung jedoch nicht hervorgeht.

[623] Dunham gibt als Quelle an: „Gross, Archiv 1, 3, 169"; gemeint ist Groß, G.W.: Homöopathische Heilungen. In: ACS 1 (1822) 3, 163–175, hier S. 169f.

Fall 2: Blutige Diarrhö, die seit drei Jahren und vier Monaten bestand. Der Kranke war ein Schäfer, der die Gewohnheit hatte, seine Herde nachts zu überwachen – daher war die Ursache für sein Leiden der Einfluss von Kälte und Nässe. Die Symptome: „Heftiges Schneiden [...] um den Nabel herum, [...] namentlich nachts häufig [...]. Gleich nachdem sich das Schneiden eingestellt hat, zeigt sich der blutige Durchfall, die fast aus bloßem Blute bestehenden Ausleerungen erfolgen nun ununterbrochen aufeinander, so daß der Kranke wegen des Schmerzes und des Durchfalls, die ganze Nacht hindurch nicht schlafen kann. Dabei quält ihn unablässiger, heftiger Durst. Der Mastdarm ist sehr bedeutend hervorgetreten und am After empfindet der Kranke ein empfindliches Beißen, wie von Pfeffer.“[624] Der Kranke erhielt einen ganzen Tropfen des Presssaftes von Dulcamara. Am vierten Tag war der Patient geheilt und ist seitdem gesund.

Harnorgane – Pulsieren in der Harnröhre[625] nach außen zu. Schmerzhaftes Urinieren; Brennen am Meatus beim Urinieren.
Häufiger Harnabgang, Urin erst klar und zäh, dann trübe, mit klebrigem Satz. Trüber, übel riechender Urin mit stinkendem Schweiß. Schleimiges Sediment, rot oder weiß.

Genitalorgane – Hitze und Juckreiz an den Sexualorganen.[626] **Weibliche** – Flechtenausschlag an den großen Schamlippen. Menses zunächst vermehrt, dann vermindert.

Nasenschleimhaut – Niesen. Trockene Schleimhaut. Stockschnupfen mit Eingenommenheit des Kopfes.

Luftröhre – Kurzer Reizhusten, durch tiefes Atmen ausgelöst. Häufiges Husten, mit Auswurf eines zähen Schleims, ausgelöst durch heftiges Stechen in der rechten oder linken Brustseite. Blutspucken wird durch tiefes Einatmen und Stiche in der rechten oder linken Seite ausgelöst.

Thorax. Außen. Sternum – Schmerzhafte Stiche, die sich nach und nach wie Schläge auf das Brustbein anfühlen. Spannung und Ziehen am vorderen Teil des Sternums beim tiefen Einatmen. Im Sitzen ein stechender, reißender Schmerz, von der Mitte des Brustbeins bis zur Wirbelsäule durch, im Sitzen, vergeht beim Aufstehen.

---

624 Dunham gibt als Quelle an: „Sonnenberg, Archiv, 4, 1, 12“; gemeint ist: Sonnenberg, D. v.: Homöopathische Heilungen. In: ACS 4 (1825) 1, 112f.

625 Dunham schreibt: „in the bladder“; korrigiert gemäß CK III, Symptom Nr. 213.

626 Dieses Symptom ist offenbar nicht geschlechtsspezifisch, vgl. CK III, Symptom Nr. 216.

Seiten – Schmerz, wie von Faustschlägen, an beiden Seiten unter den Achseln. Beim gebückten Sitzen schmerzhaftes Drücken, wie von einem stumpfen Gegenstand, auf der linken Seite, genau über dem Schwertknorpel.
Achsel – Pulsierender Schmerz in der linken Achselhöhle, vergeht bei Bewegung. Dasselbe Symptom auch auf der rechten Seite.
Innere Brust. Organisches – Wundheit, Wühlen, oder ein Gefühl, als habe man sich verhoben. Kneifender Schmerz in der ganzen Brust, durch Einatmen verschlimmert.
Schlüsselbeingegend – Betäubender, stumpfer Stich unter dem rechten Schlüsselbein in die Brust hinein. Tief schneidender Schmerz in der linken Brustseite, gleich unterhalb des Schlüsselbeins, er vergeht, wenn man darauf drückt.
Sternalgegend – Zucken und Ziehen unter dem Brustbein. Anfallsweises Drücken unter der gesamten Oberfläche des Brustbeins. Schmerzhaftes Stechen in der Brustbeingegend.
Rippengegend – Heftige Stiche, bald in der einen, bald in der anderen Seite; sie erregen häufigen Husten, der mit Auswurf eines zähen Schleims verbunden ist.
Rechte Seite – Stumpfes Stechen in der Gegend der 3. Rippe, vor allem wenn man darauf drückt; anschließend zieht der Schmerz zum Kreuz und zwischen die Schultern; beim Atmen sticht es am Rand des linken Schulterblattes. Wühlender Schmerz, besser durch Druck. Plötzlicher und schnell wieder vergehender Stich zwischen der 4. und 6. Rippe.
Linke Seite – Stumpfe, langsam intermittierende Stiche. Ein schmerzhafter Stich, wie von einem stumpfen Messer, zwischen der 5. und 6. Rippe. Stechender Schmerz in der Gegend der 6. Rippe. Empfindung, als werde etwas aus der Brust herausgepresst (von innen nach außen).

Herz. Funktionelles – Heftiges Herzklopfen, von außen fühlbar, vor allem nachts; man glaubt den Herzschlag außerhalb des Brustkorbs zu spüren.

Rücken. Lumbosakralregion – Schmerz wie nach langem Bücken. Stumpfes Stechen von innen nach außen, bei jedem Einatmen; in beiden Lenden beim gekrümmten Sitzen wie nach einem Spaziergang. Schmerz, als werde der Leib über den Hüften in zwei Teile geschnitten, der Schmerz ist so übel, dass der Prüfer sich hin- und herbewegen muss, was aber dennoch keine Linderung bringt.
Linke Seite – Wühlender, stechender Schmerz nahe des Sakrums. Wühlender Schmerz über dem linken Beckenkamm, durch Daraufdrücken vergehend. Dicht an den Lumbalwirbeln ein Schmerz, als habe man sich dort kurz zuvor gestoßen. Ein wühlender, stechender Schmerz in den Lenden über der linken Hüfte, er wird besser beim Gehen, tritt aber beim Hinsetzen wieder auf. Beim Einatmen jedes Mal ein stumpfer Stich von innen nach außen.

Rechte Seite – Tief schneidender Schmerz in den Lenden über der rechten Hüfte, er vergeht bei Druck, tritt aber bald wieder auf. Ruckweise einzelne Stiche, wie von einer Gabel, dicht bei den Lendenwirbeln.
Dorsalgegend – Einzelne, schmerzhafte Stiche in der Mitte der Wirbelsäule beim Atmen.
Linke Seite – Intermittierende, stumpfe Stiche, wie ein Pochen, nahe der Wirbelsäule. Absetzender Druck neben der Wirbelsäule, am Nacken, wenn er im Bett auf dem Rücken liegt.
Schulterblattgegend – Rechts: Ein kitzelnder Stich in der Mitte des rechten Schulterblattes. Ziehendes Reißen am äußeren Rand. Links: Absetzend reißende Stöße auf die Außenseite des linken Schulterblattes.[627]
Nackengegend – Schmerzhafte Steifheit in den Nackenmuskeln, wenn der Kopf zur Seite gedreht wird. Steifheit. Schmerz im Genick, als habe der Kopf falsch gelegen. Schnürender Schmerz in den Nackenmuskeln, als würde der Hals umgedreht (Tortikollis).

Extremitäten – Ziehendes Reißen in der rechten Schulter, über dem rechten Hüftgelenk sowie über und unter dem rechten Kniegelenk.
Obere Extremitäten – Unfähigkeit, die Arme nach vorne und nach hinten zu bewegen; sie zucken schon beim Versuch. Zucken in den Oberarmmuskeln beim Beugen und Rückwärtsbiegen des Arms; beim Ausstrecken des Arms kein Zucken, aber Steifheit der Finger, die nicht gebeugt werden können.
Schultern – Zuckende und pulsierende Schmerzen in den Achseln.
Arme – Schmerz im Oberarm abends im Bett und morgens nach dem Aufstehen. Lähmiger Schmerz, wie nach Quetschung, im linken Arm, fast nur in der Ruhe, bei Bewegung weniger, der Arm ist nicht berührungsempfindlich und hat seine normale Kraft. Im ganzen rechten Arm ein dumpfer, heftiger Schmerz, wie nach einem Schlaganfall,[628] mit bleierner Schwere, Unbeweglichkeit und Empfindlichkeit; der Arm fühlte sich bei Berührung eiskalt an; die Muskeln waren selbst in Ruhe gespannt, der Arm gelähmt; der Kranke konnte ihn weder heben noch eine Schreibfeder halten; versuchte er das, verspürte er einen scharfen Schmerz im Ellbogengelenk, das auch bei Berühren wie zerschlagen schmerzte. 24 Stunden später stellte sich dieselbe Eiseskälte erneut ein.

---

627 Die Korrektheit dieses Symptoms ist unsicher. In der genannten Form steht es in RA I als Symptom Nr. 256. In CK III dagegen wird es als Symptom Nr. 273 dem rechten Schulterblatt zugeschrieben.

628 Dunham bezieht sich hier offenbar auf RA I (Symptom Nr. 261). In CK III (Symptom Nr. 280) wird aus dem „Schlagflusse" ein „Schlag" (was freilich auch den Apoplex meinen kann, in jedem Fall aber mehrdeutig ist). Wie oben ist es auch hier nicht möglich, die korrekte Version zu ermitteln.

Ellbogen und Unterarme – Wiederholtes schmerzhaftes Ziehen in der linken Elle. Dumpfes Ziehen vom linken Ellbogen zum Handgelenk, schlimmer bei der Pronation, abends. Ein drehend bohrender Schmerz zieht langsam vom Ellbogengelenk zur Handwurzel, hört bei Bewegung des Arms auf, kehrt in der Ruhe aber sogleich wieder. Ein plötzlich ruckend-kneifendes Reißen in der Mitte des linken Unterarms. Der linke Unterarm ist kraftlos, wie gelähmt, mit einer ähnlichen Empfindung im Ellbogengelenk.
Handgelenke – Rechts. Stechen, wie von einer stumpfen Spitze, verschwindet bei Bewegung.
Hände – Zittern der Hände bei feuchtkalter Witterung. Im linken Daumenballen ein so krampfartiges Ziehen, dass er kaum wagt, den Daumen zu bewegen. Krampfartig zuckender Schmerz[629] im ersten Glied des Mittelfingers.
Untere Extremitäten. Hüften – Stiche und ziehend reißende Schmerzen in den Hüften. Nur beim Gehen ein ziehend stechender Schmerz im linken Hüftgelenk, der sich bis in die Leiste erstreckt, bei jedem Schritt ein Gefühl, als wolle sich das Hüftgelenk ausrenken; kräftiges Ausstrecken des Oberschenkels lindert den Schmerz, doch bleibt vierzehn Tage lang ein Schmerz wie zerschlagen in diesen Teilen zurück.
Oberschenkel – Rechts: Stechend reißender Schmerz, durch Druck nicht gebessert. Ziehende Empfindung auf der Vorderseite des rechten Oberschenkels. Ziehend reißender Schmerz an der Hinterseite des rechten Oberschenkels, von der Mitte bis zum Kniegelenk. Lähmige Empfindung auf der Vorderseite. Links: Feines Stechen auf der Hinterseite, nahe am Knie. Beidseitig: Ständiger, bald stechender, bald klopfender und bald kneifender Schmerz, der beim Gehen weicht, sich aber im Sitzen erneut entwickelt. Ein Ziehen hier und da im Fleisch der Oberschenkel, die bei Berührung empfindlich sind. Die Oberschenkel schlafen ein und sind sehr schwach.
Knie – Starke Mattigkeit in den Knien, wie nach einem langen Marsch. Reißen im Kniegelenk beim Sitzen. An der Innenseite des Knies ein rhythmischer, wellenförmig drückender Schmerz.
Unterschenkel – Krampfartiger Schmerz abwärts durch den linken Unterschenkel. Schwellung des Unterschenkels und der Wade (nicht des Fußes), mit spannendem Schmerz und einer Empfindung stärkster Müdigkeit am Abend. Leichtes Reißen von unten nach oben[630] im rechten Schienbein. Schmerz im Schienbein, wie von Ermüdung durch einen langen Spaziergang. Abwärts ziehender Schmerz durch die Hinterseite der Wade. Reißen in der Wade, vergehend durch Bewegung des Fußes. Plötzlicher Stich in der Wade wie von einer

629 Dunham schreibt: „jerking, sticking"; korrigiert gemäß RA I, Symptom Nr. 284.
630 Dunham schreibt: „from within outward"; korrigiert gemäß RA I, Symptom Nr. 309: „aufwärts".

Nadel und danach ein Gefühl, als liefe warmes Blut oder Wasser aus der betroffenen Stelle. Beim Gehen schmerzhafter Krampf in der Wade. Nachmittags und abends Taubheitsgefühl in der Wade.
Füße – Brennen in den Füßen. Aussetzendes, stechendes Brennen in den Zehen. **Links** – Reißen vom äußeren Knöchel nach vorne. Pulsierend reißender Schmerz in der großen und zweiten Zehe. **Rechts** – Heftiger Krampf am inneren Knöchel, der ihn nachts weckt; besser nach Aufstehen und Umhergehen. Ziehendes Reißen neben dem Innenknöchel. Schneidender Schmerz in der Mitte der rechten Fußsohle, der durch Auftreten nicht vergeht.

Allgemeinsymptome – Konvulsionen und krampfartige Beschwerden des Muskelapparates. Zuckungen der Hände und Füße. Konvulsionen zuerst in den Gesichtsmuskeln, dann am ganzen Körper. Zittern der Glieder. Krampfschmerzen hier und da in den Gliedern, besonders an den Fingern. Stumpfe Stiche hier und da in den Gliedern und am übrigen Körper, gewöhnlich von innen nach außen. An verschiedenen Stellen des Körpers ein Schmerz, als seien sie kalt geworden. Starke Abspannung und Müdigkeitsgefühl; Schwere und Müdigkeit in allen Gliedern, die zum Hinsetzen und Liegen zwingen. Starke Mattigkeit und Schwere in den Gliedern und eine Schwäche, die manchmal plötzlich eintritt, wie eine Ohnmacht.

Schlaf – Den ganzen Tag über sehr schläfrig, mit häufigem Gähnen. Schlaflosigkeit. Schlaf gestört durch verworrene Träume, mit viel Schweiß im Schlaf. Unruhiger, unterbrochener, ängstlicher Schlaf, voll schwerer Träume. Abends, im Moment des Einschlafens, fährt er wie durch Schreck in die Höhe. Schläft mit lautem Schnarchen bei offenem Mund. Nach Mitternacht Ängstlichkeit und Furcht vor zukünftigen Dingen. Unruhiger Schlaf nach 4 Uhr morgens; erwacht früh und kann nicht wieder einschlafen; reckt und dreht sich, mit großer Müdigkeit und einem Gefühl, als seien die Muskeln des Hinterkopfs gelähmt und als könne er nicht darauf liegen. Erwacht wie von einem Zuruf und sieht eine Gespenstergestalt, die sich immer weiter vergrößert und dann in der Höhe zu verschwinden scheint. Gegen Morgen kein Schlaf, und dennoch in allen Gliedern so müde, als seien sie gelähmt. Schlaf gestört durch Jucken auf der Brust, auf dem Bauch usw.; Hitze und stinkender Schweiß.

Haut – Ausschläge (vergleiche „Nase“). Pickel in den Winkeln der Nasenflügel; schmerzhaft.
Wangen – Feuchte Ausschläge; juckend.
Lippen – Pickel und Geschwüre um den Mund und an der Innenseite der Oberlippe.
Kinn – Juckender Ausschlag.

Sexualorgane – Papulöser Ausschlag an den großen Schamlippen; Hitze und Juckreiz.

Arm – Rechts. Brennendes Jucken, das zum Kratzen reizt und dadurch für eine Weile besänftigt wird; ein brennender Pickel erscheint. In der Ellbogenbeuge rote Pickel, die in einem warmen Zimmer morgens und abends sichtbar werden und zum Kratzen reizen, auf das Brennen folgt.
Hände – Übersät mit Warzen. Auf dem Handrücken eine Rötung, die brennt, wenn er beim Gehen im Freien warm wird.[631] Flechtenartiger Ausschlag.
Oberschenkel – Brennendes Jucken, durch Kratzen ausgelöst.
Unterschenkel – An der Außenseite Jucken und juckendes Stechen, durch Kratzen für eine Weile gelindert.
Haut allgemein – Jucken an verschiedenen Stellen des Körpers; stark juckender, rotfleckiger Ausschlag mit Bläschen; Quaddeln, die stechend jucken und – nach Reiben – brennen. Kleine Ausschlagflecken an Brust und Unterleib mit mäßigem Jucken. Rote Flecken am Körper. Trockenheit und Hitze der Haut, mit Stuhlverstopfung und schmerzhafter Harnverhaltung, bei weichem, langsamem und vollem Puls.

Schwellung – Plötzliches Anschwellen des Körpers und Aufgedunsenheit der Glieder, die zuweilen schmerzhaft sind und sich manchmal wie taub und eingeschlafen anfühlen.

Fallbeispiele

Nesselsucht – „[...] juckend, zum Kratzen einladend und nach demselben brennend, vor dem jedesmaligen Ausbruch eine Empfindung wie Nadelstiche im ganzen Leibe." Eine Gabe Dulcamara C 24 heilte.[632]

Pemphigus

Ein dreizehn Monate altes Kind, noch ohne Zähne, im Gesicht alt aussehend und stark abgemagert, leidet seit vier Monaten an einer Art Pemphigus. „Appetit, verlangt viel, stößt es aber beim Darreichen zurück. Viel Durst. Schleimige, bräunliche, durchfällige Stühle. Urin riecht sehr stark, ist beim Abgang trübe, und verursacht auf den, von demselben benetzten Hautstellen, juckend brennende Schmerzen. Ist sehr unruhig, unleidlich, will bald da, bald dorthin. Matt, schwach, abgezehrt, kann nicht stehen. Eine Art Blasenausschlag; es schießen erbsgroße, eine gelbliche wässerige durchscheinende Flüs-

---

[631] Dunham schreibt, ein brennender, roter Ausschlag trete beim Gehen aus einem warmen Zimmer ins Freie auf; korrigiert gemäß RA I, Symptom Nr. 282.

[632] Dunham gibt als Quelle an: „Sonnenberg, Archiv, 4, 1, 115"; gemeint ist: Sonnenberg, D.v.: Homöopathische Heilungen. In: ACS 4 (1825) 1, 115f. Es handelt sich hier um die Restsymptomatik eines dramatischen, offenbar lebensbedrohlichen (allergischen?) Geschehens, dessen Akutsymptomatik tags zuvor eine Gabe Ipecacuanha C 3 beseitigt hatte.

sigkeit enthaltende, auf rothem (entzündetem) Grunde sitzende, heftig juckende Blasen auf, welche unter sich fressende, eine etwas hellröthliche Jauche absondernde Geschwüre bilden, nach einigen Tagen eintrocknen, eine dicke, braunrothe, bei Berührung schmerzhafte Borke erzeugen, die nach einigen Tagen abfällt, und dann wieder auf etliche Tage einen hellrothen Fleck hinterläßt. Der ganze Körper, am meisten aber die hintere Hälfte desselben, so wie die Extremitäten waren damit bedeckt, nur das Gesicht war frei davon. Schlaf wenig, immer unruhig." Eine Gabe Dulcamara heilte.[633]

Warzen an den Händen. Hierbei wird Dulcamara nur von *Rhus toxicodendron* übertroffen.[634]

„**Gesichtsausschlag** – Eine Gruppe kleiner, stecknadelkopfgroßer, dicht beisammenstehender, gelblicher Bläschen mit rotem Hofe, links auf der Backe nahe am Auge und Mundwinkel, rechts am Halse, bei in's Bläuliche spielender Röthe der Backen und bedeutenden Erkältungsbeschwerden, heilte in zwei Fällen Dulc. 30.[635, 636]

Abdominaltyphus – „Dulcamara leistete in jenen Fällen gute und schnelle Hülfe, wenn der Kranke sich einer Verkühlung mit Bestimmtheit zu entsinnen wußte, wenn die Zunge dabei ganz rein, also kein Gastricismus zu merken war, die Stuhlgänge gelb-flüssig beim Herumgehen, Schneiden, Wühlen und Kneipen im Bauche abgingen, wenn Schmerzen in der Nabelgegend oder im ganzen Bauche sich vorfanden. Die 1. Verdünnung 1 Tropfen alle 6, 3 Stunden wiederholt, verminderte bald (binnen 24 Stunden) den Bauchschmerz sammt Stuhlentleerungen; letztere wurden bald breiig oder hörten ganz auf; es erfolgte allgemeiner Schweiß und das wenige Fieber verschwand." [637]

Mehlflechte – „Eine alte, hartnäckige Mehlflechte am Knie verging auf den mehrwöchentlichen Gebrauch von Dulcamar. 160 im Wasser, bei einem langen, hagern Manne von etlichen und 30 Jahren."[638]

---

633 Dunham gibt als Quelle an: „Bethmann, Archiv, 3, 2, 119"; gemeint ist: Bethmann, H.: Homöopathische Heilungen. In: ACS 3 (1824) 2, 119f.

634 Dunham gibt als Quelle an: „Stapf, Archiv, 2, 3, 118"; gemeint ist: ACS 2 (1823) 3, 118. Es handelt sich um eine Anmerkung Stapfs in einer Arbeit J. A. Schuberts.

635 Gemeint ist C 30, 1 Globulus.

636 Dunham gibt als Quelle an : „J. Romig, Archiv, 15, 3, 156"; gemeint ist: ACS 15 (1835/36) 3, 156f. Dunham verlegt das Krankheitsgeschehen auf die rechte Wange und spricht überdies von einer „Crusta lactea", also einem Milchschorf.

637 Dunham gibt als Quelle an: „Bärtl, Archiv, 20, 3, 69"; gemeint ist: Bärtl, J.: Praktische Bemerkungen über den Abdominal-Typhus [...]. In: ACS 20 (1843) 3, 64–109, hier S. 69f.

638 Dunham gibt als Quelle an: „Gross, Archiv, 17, 2, 52"; gemeint ist: Groß, G.W.: Praktische Beobachtungen. In: ACS 17 (1838/39) 2, 52.

Calcarea carbonica

Austernschalenkalk

Kalk kommt in der allopathischen Therapie wie folgt zum Einsatz:

- Kaustischer Kalk (Ätzkalk) wird in Kombination mit kaustischem Kalium (Ätzkalium) als schorfbildendes Mittel verwendet. Er mindert die Auflösung der Pottasche[639] und macht die ätzende Wirkung besser einschätzbar.
- Als Kalkwasser wird Kalk in Verbindung mit Öl zur äußerlichen Anwendung bei Verbrennungen benutzt, auch zur Linderung bei Intertrigo und Ekzemen. Innerlich zur Behandlung von Säurestörungen von Magen und Darm. In Kombination mit Milch, um Erbrechen bei flaschengefütterten Kindern zu verhindern. Rachitikern und Schwangeren, die an einem Kalkmangel leiden sollen, wird er mit der Nahrung verabreicht.
- Als trockenes Puder wird das Karbonat auf entzündete Oberflächen aufgebracht. In Form einer Kalkmischung wird es, gemeinsam mit anderen Arzneien, bei Diarrhöen eingesetzt, die auf Übersäuerung zu beruhen scheinen.

Nach Ringer wirken kleine und sehr kleine Gaben, zum Beispiel ein oder zwei Gran[640], mindestens ebenso gut wie große, weil die Diffusionskraft des Kalks sehr gering ist und nur ein geringer Teil davon ins Blut aufgenommen wird oder werden kann.

Calcarea carbonica oder acetica wurde von Hahnemann geprüft, und er erachtete es als eines der wertvollsten und am häufigsten anwendbaren antipsorischen Arzneimittel.[641]

Wir kommen jetzt direkt zur Betrachtung der Wirkungen in anatomischer Reihenfolge.

---

639 Pottasche ist ein Synonym für Kalium.

640 Entspricht 130 oder 260 mg.

641 Im Original macht „H.E.K.D." (wobei es sich wohl um Dunhams Witwe handelt) zu „carbonica" folgende Anmerkung: „Für seine Prüfungen stellte Hahnemann beide Präparate – Calcarea carbonica und Calcarea acetica – aus Austernschalen her, wodurch er ein unreines Karbonat und Azetat erhielt." Zu ergänzen wäre noch, dass Hahnemann die Symptome beider Präparate zwar erkennbar unterschied. indem er den Azetatwirkungen einen Spiegelstrich vorsetzte, sie aber dennoch nicht voneinander trennte; in der Folgezeit wurde dies uneinheitlich gehandhabt, Dunham zumindest unterscheidet die Symptome beider Präparate nicht voneinander.

Spezielle Analyse[642]

Sensorium – Schwindel, vor allem beim Gehen im Freien, schlimmer durch Bücken und am stärksten bei oder kurz nach dem Aufstehen am frühen Morgen. Schwindel, begleitet von Übelkeit und einem Gefühl, als würde man ohnmächtig. Das Gedächtnis scheint geschwächt zu sein.

Was die Gemütsverfassung betrifft, bemerken wir zunächst Gleichgültigkeit mit Schweigsamkeit und Trägheit, dann Niedergeschlagenheit und Traurigkeit mit Angst vor der Zukunft und Neigung zum Weinen; schließlich Verdrießlichkeit und viel nervöse Erregung und Reizbarkeit.
Verzweiflung, keine Hoffnung, jemals wieder gesund zu werden. Ängstlichkeit, Schauder und Grausen, wenn der Abend naht; Furcht vor dem Tod, quält seine Umgebung Tag und Nacht damit.
Furcht, den Verstand zu verlieren oder davor, dass die Leute sie beobachten und für verrückt halten.
Verwirrung, so dass Gelesenes oder Gehörtes nicht verstanden oder erfasst wird.

Kopf – Drückende oder pressende Schmerzen an verschiedenen Stellen des Kopfes, stets schlimmer durch Lesen und Bücken. Bücken verursacht eine wirre Empfindung im Kopf.
Der drückende Schmerz geht von innen nach außen und betrifft immer nur einen Teil des Kopfes zur gleichen Zeit.
Ein Gefühl von Blutandrang wechselt ab mit einer Empfindung von eisiger Kälte des Kopfes.
Es ist typisch für Calcarea, dass der Kopf leicht kalt und durch Kälte leicht in Mitleidenschaft gezogen wird, so dass es zu Kopfschmerzen kommt und die Haut dort empfindlich wird. Eine muskuläre Überanstrengung verursacht Kopfschmerz.
Das Haar fällt aus.

Augen – Die Pupillen sind bald erweitert, bald verengt. Nach Hahnemann ist „der Gebrauch der Kalkerde“ besonders bei Personen angezeigt, bei denen „die Pupillen sehr zur Erweiterung geneigt sind.“[643]

Es finden sich Sehstörungen. Schleier, Federn, Schatten oder schwarze Flecke erscheinen vor den Augen und machen das Sehen undeutlich. Undeutlich wird es auch durch Überanstrengung des Körpers oder des Geistes, durch Lesen und nach dem Mittagessen. Presbyopie.

642 Die Angaben basieren auf Hahnemanns Arzneimittelprüfung. Vgl. Hahnemann, S.: „Die chronischen Krankheiten“, Bd. 2 [CK II]. 2. Aufl. Dresden u. Leipzig: Arnold 1835, S. 308–380. Eine allgemeine Analyse fehlt leider.

643 CK II, S. 312.

Die Lider, vor allem die Canthi, jucken und brennen. Die Lider sind rot und geschwollen; so auch die Bindehaut, mit reichlicher Absonderung von schleimigem Eiter. Die Schmerzen sind drückend, als wären Sandkörner in den Augen, schlimmer abends und nachts; Brennen und Jucken in den Augen; in den Lidern eine beißende Wundheit. Die Erfahrung hat die Heilkraft von Calcarea bei skrofulöser Augenentzündung erwiesen (im Unterschied zu *Conium*).

Gesicht – Es kommt zu schmerzhaften Papeln oder zu einem Ekzem. Oft entsteht eine allgemeine Schwellung mit reißenden Schmerzen in den Gesichtsknochen.
Magert der Kranke ab, ist das Gesicht blass oder bleich.

Ohren – Viele Veränderungen des Gehörs: Geräusche; Schwerhörigkeit mit einem Gefühl, als habe sich etwas vor das Trommelfell gelegt.[644] Geräusch oder „Quatschen"[645] im Ohr beim Schnäuzen oder Schlucken.
Pulsieren, Stechen und Hitze im Ohr. Ohr stark geschwollen, mit plötzlichem, zuckendem Schmerz, der auch den ganzen Körper zucken lässt. (Dasselbe in den Augenlidern und im Gesicht.)

Nase – Der Geruchssinn ist verändert. Es besteht ein Geruch vor der Nase wie von faulen Eiern oder Schießpulver (und wie von Dung). Häufiges und reichliches Nasenbluten. Geschwüre und wunde Stellen in der Nase und auf den Lippen.
Nase manchmal sehr trocken, dann wieder mit gelbem, stinkendem Eiter verstopft.

Nacken oder äußerer Hals – Schwellung der Drüsen, mit drückenden und, beim Kauen, stechenden Schmerzen; manchmal auch beim Schlucken. Kropf; sehr dienliches Mittel bei skrofulöser Schwellung.

Zahnfleisch und Zähne – Geschwollen, leicht blutend, wund; oft Schwellung der Wangen und Geschwüre auf ihrer Innenfläche.
Das Zahnweh wird durch Luftzug erregt (was charakteristisch ist für Calcarea) oder auch durch Nasswerden, beim Arbeiten an feuchten Orten (ebenfalls charakteristisch). Es sind reißende Schmerzen, die sich nach oben in den Kopf erstrecken, als würden die Zahnwurzeln herausgerissen. Auch Klopfen und Bohren sowie Schwellung von Zahnfleisch und Wangen. Der Schmerz erneuert sich bei jedem kalten Getränk oder auch bei kalten sowie bei warmen Getränken.

Die Sprache ist schwierig und kloßig.

---

644 Vgl. CK II, Symptom Nr. 346, wo dieselbe Empfindung genannt wird, aber „ohne Minderung des Gehörs".

645 Original: „sputtering"; vgl. CK II, Symptom Nr. 360.

Zunge im Allgemeinen weiß belegt. Brennender Schmerz; brennende Bläschen, die geschwürig werden. Trockenheit wechselt ab mit exzessivem Speichelfluss (Ranula).

Gefühl eines Klumpens im Hals; keine Tonsillitis.

Geschmack im Allgemeinen sauer. Häufiges Aufstoßen, meist sauer, mit einem Brennen vom Epigastrium aufwärts. Häufig Schluckauf.

Übelkeit – Vormittags, mit Zusammenlaufen von Wasser im Mund und einer Art Schwindel; auch zu anderen Zeiten; mit Aufsteigen einer wässrigen Flüssigkeit in den Mund. Manchmal Erbrechen früh am Tage.

Appetit ist unnatürlich verstärkt, dies wechselt mit Appetitverlust. Vermehrter Durst, vor allem auf kalte Getränke.

Viele Symptome erscheinen nach dem Essen: Aufstoßen mit Brennen; Übelkeit nach Milchgenuss; Übelkeit, obwohl nur zur Hälfte gesättigt[646]; Kopfschmerz, Herzklopfen, Blutwallung zum Kopf und Müdigkeit.

Magen – Drücken, sowohl in nüchternem Zustand als auch nach dem Essen und vor allem beim Husten.

Rechtes Hypochondrium – Es drückt, ist geschwollen und hart; schlimmer nachts. Dasselbe im ganzen Oberbauch bei Verstopfung, mit Kopfschmerz und Schwindel.

Zusammenziehender Schmerz im Epigastrium und quer über den Oberbauch, der dazu zwingt, nach vorne gebeugt zu gehen, schlimmer durch tiefes Einatmen.

Dieselbe Empfindung im Unterbauch. Kolikartige Schmerzen um den Nabel herum, die zum Uterus ziehen.
Spannung im Abdomen durch dessen Auftreibung; ein großes und hartes Abdomen ist, vor allem bei Kindern, ein Charakteristikum von Calcarea carbonica.
Im Allgemeinen werden die Bauchschmerzen durch Einatmen ausgelöst oder verschlimmert.
In den Leisten ein ziehender und zuckender Schmerz sowie oft Schwellungen der Drüsen, die bei Bewegung empfindlich und schmerzhaft sind.

After und Rektum – Jucken wie von Faden- oder Madenwürmern sowie ein brennender, entzündeter Ausschlag um den After.
Drückender und brennender oder zuckender Schmerz im Rektum.

646 Im Original wird der Eindruck erweckt, als trete Übelkeit nach Genuss einer gewissen Menge Milch auf, die den Prüfer nur halb gesättigt hat. Der Irrtum entsteht durch eine fehlerhafte Verbindung der beiden (zu trennenden) Symptome mit einem Komma; vgl. CK II, Symptome Nr. 587 und 589.

Ständiger Tenesmus oder Stuhldrang ist ein wichtiges Symptom (sehr hilfreich nach Dysenterie, bei der chronischen Form). Ständiger Stuhldrang, aber kaum Stuhl.

Stuhl – Erstens: hart, dick, spärlich, schwer zu entleeren oder auch vollständige Verstopfung. Zweitens: Diarrhö von unterschiedlichem Charakter, unverdaut, übel riechend, wie verfaulte Eier, gemischt, weich und klumpig. Unverdaut, weißlich; ein Stuhl, der zuerst hart, dann breiig und schließlich weich ist. Spärlich, mit Blut vermischt. Der Stuhl schwächt den Kranken nicht. Die Berichte der Prüfer über Diarrhö sind dürftig, doch ist Calcarea eines unserer besten Heilmittel bei chronischer Diarrhö. Es bilden sich Hämorrhoiden, die sowohl bei Bewegung als auch in der Ruhe, vor allem aber beim Stuhlgang schmerzen und die leicht bluten.

Harnorgane – Die Symptome sind nachts schlimmer. Schneiden und Brennen in der Harnröhre während des Urinierens. Häufiger Harndrang; wechselnde Urinmenge.
Urin dunkel und übel riechend. Blut aus der Harnröhre. Schwammartiger Tumor des Trigonum vesicae.

Calcarea erhöht das sexuelle Verlangen und führt zu Samenergüssen. Wenn man dem Verlangen nachgibt, folgt jedoch eine ungewöhnliche Schwäche, und die Ejakulation verzögert sich.
Drücken der Hoden mit krampfhaftem Zurückziehen derselben.

Jucken und Brennen der Genitalien bei beiden Geschlechtern.

Die Menses erscheinen zu früh und sind zu reichlich. Dies ist oft der Fall bei beginnender Schwindsucht. Verschiedene Erscheinungen begleiten die Menses: Augenentzündung, Kopfschmerz, Zahnweh, Bauch- und Rückenschmerzen.
Zwischen den Menses tritt eine milchartige Leukorrhö ein, mit brennendem Jucken, schlimmer vor den Menses. Die geringste Erregung erzeugt ein reichliches Wiedereintreten der bereits beendeten Menses.
Trotzdem ist Calcarea manchmal auch bei spärlicher Menstruation angezeigt.

Atmungsorgane – Häufiges Niesen und trockener Katarrh, wobei die Nase sehr empfindlich ist, mit Kopfschmerz, manchmal auch von Heiserkeit begleitet.
In der Luftröhre ein Kitzelreiz, wie von Staub oder Federstaub. Dadurch wird Husten hervorgerufen, der auch durch Essen und Klavierspielen ausgelöst wird.
Nachts und abends ist der Husten trocken; beim Husten Schläge im Kopf, manchmal auch Erbrechen. Am Morgen ist der Husten locker, das Sputum ist gelb und manchmal blutig; oft besteht morgens vor dem Husten beim Ausatmen ein starkes Schleimrasseln in der Luftröhre.
Die Brustschmerzen sind drückend, und es besteht ein allgemeines Unwohlsein. Stellen sich stechende Schmerzen ein, sind sie häufig nicht von der

Atmung beeinflusst. Oft ist die Beklemmung von Herzklopfen begleitet. Die Atemnot ist manchmal sehr quälend und wird erleichtert, wenn man die Schultern zurücknimmt. Wundheit der Brust, vor allem unter den Schlüsselbeinen, bei tiefem Atmen und besonders bei Berührung. Die Mammae schwellen an; die Brustwarzen fühlen sich bei Berührung wund an; stillenden Frauen fehlt es an Milch.

Verschiedenartige Schmerzen im Rumpf.
Schmerzende Steifheit im Rücken, die einen Lagewechsel sehr schmerzhaft macht. Sehr heftige Stiche an verschiedenen Stellen des Rückens; plötzliche Stiche, vor allem zwischen den Schulterblättern.

Dieselben Schmerzarten auch in den Extremitäten. Besonders hinweisen möchte ich auf die nächtlichen Wadenkrämpfe und die Durchblutungsstörung in Händen und Füßen, wodurch diese wie abgestorben aussehen und die zu einem tauben Kitzeln und zu extremer Kälte führen.

Haut – Jucken und verschiedenartige Hautausschläge; Bläschen, Papeln, wie Urtikaria (saurer Magen), Ekzem, dünne, nässende Schorfe auf dem Kopf, mit geschwollenen Nackendrüsen. Ekzem hinter den Ohren. Papeln an verschiedenen Stellen des Körpers. Warzen, die sich entzünden und Geschwüre bilden.

Kinder und Säuglinge werden dick und plump, als wären sie fett, sind indessen blass und ungesund.

Schlaf – Beträchtliche Tagesschläfrigkeit.
Schwierigkeiten, nachts einzuschlafen, der Schlaf ist unruhig. Auffahren im Schlaf oder im Moment des Einschlafens. Alpträume; Wadenkrämpfe; viel Herzklopfen und Kreislaufwallungen in der Nacht.

Fieber – Gemischt. Partielle Kälte und Hitze. Ständige, ausgeprägte Empfindlichkeit gegen Kälte.
Hitze begleitet von Durst.
Reichlicher Schweiß tagsüber bei der geringsten Bewegung, auch nachts und früh morgens im Bett, dann hauptsächlich an den Gliedern. (Anders als bei *Rhus* und *Silicea*.)

Allgemeines – Mattigkeit in den Gliedern. Allgemeines Gefühl von Schwäche nach jedem Spaziergang, so, wie man sich nach einem Fieberanfall fühlt. Manchmal geht dies so weit, dass es zu Ohnmachtsanfällen mit Frost kommt; undeutliches Sehen und Übelkeit.

Praktische Anwendungen

In jedem Fall von geschwächter Nutrition mit Neigung zur Drüsenvergrößerung.

Nach Hahnemann ist Calcarea bei Epilepsie hilfreich. Außerdem sagt er, Calcarea lasse sich nur selten „mit Vortheil wiederholen".[647]

Besonders angezeigt ist das Mittel bei Frauen, deren Menses zu früh eintreten und überreichlich fließen. Es wirkt am besten nach *Sulphur* oder *Nitricum acidum*, wirkt jedoch nie gut, wenn es vor diesen Arzneien bereits gegeben wurde.

Es erzeugt ein allgemeines Krankheitsgefühl und eine große Empfindlichkeit gegen kalte Luft; ebenso wurde beobachtet, dass die Symptome nach Waschen oder nach Arbeiten in Wasser wieder erscheinen oder sich stark verschlimmern.

Es ist nützlich bei eigensinnigen und zur Fettsucht neigenden Kindern; bei Juckreiz der Kopfhaut: Kinder kratzen sich den Kopf, wenn sie im Schlaf gestört werden oder beim Erwachen. Bei schwieriger Zahnung kleiner Kinder (G.)[648]. Es ist bei Schwerhörigkeit nach Chinin-Missbrauch angezeigt.

Ebenso ist es indiziert durch sauren Geschmack im Mund oder der Speisen; saures Erbrechen, besonders bei zahnenden Kindern; auch durch saure Diarrhö.

Durch Verlangen nach Eiern, vor allem wenn Kinder dies während einer Krankheit oder in der Rekonvaleszenz zeigen.
Wenn die Magengrube nicht konkav, sondern konvex ist.
Wenn die Füße ständig kalt und feucht sind, als habe sie feuchte Strümpfe an. (*Calcarea phosphorica* passt bei Uterusbeschwerden besser. G.[649]) Sie ist sehr empfindlich gegen kalte Luft, die ihr durch und durch geht.

Wenn bei Fieber schreckliche Bilder beim Augenschließen auftauchen; oder bei Kopfschmerz, besser durch Schließen der Augen.

---

647 CK II, S. 311–312.

648 Es ist nicht sicher zu bestimmen, worauf genau sich die mutmaßliche Quellenangabe „G." bezieht. Es könnte sich um Henry Newell Guernsey handeln, von dem verschiedene Zeitschriftenartikel (auch zu diesem Thema) vorlagen, der aber auch bereits sein Hauptwerk „The application of the principles and practice of homoeopathy to obstetrics" in 1.–3. Aufl. (Philadelphia: Boericke 1867–1878) veröffentlicht hatte. Darin findet sich auch ein Kapitel über Zahnungsprobleme, das die entsprechende, von Dunham zitierte Symptomatik benennt.

649 Vgl. Anm. 648, allerdings war diese Aussage in den mir vorliegenden Arbeiten Guernseys nicht zu verifizieren.

Nach Hughes ist Calcarea nicht bei primären, sondern bei sekundären Assimilationsstörungen angezeigt, wobei es sich um Skrofeln, Tuberkulose und Rachitis handelt. Es hilft bei Rachitis, schwieriger Zahnung, mangelnder Knochenbildung, verspätetem Gehenlernen, Skrofulose, Adenitis, Erkrankung des Mesenteriums, chronischer Diarrhö, Hautausschlägen usw.

Causticum

Causticum Hahnemanni, Ätzstoff

Dieses Arzneimittel kennen nur die Homöopathen – zumindest unter diesem Namen. Was wird darunter verstanden?

Hahnemann beschreibt seine Herstellung wie folgt:
„Man nimmt ein Stück frisch gebrannten Kalk von etwa zwei Pfunden, taucht dieses Stück in ein Gefäss voll destillirten Wassers, eine Minute lang, legt es dann in einen trocknen Napf, wo es bald, unter Entwickelung vieler Hitze und dem eignen Geruche, Kalk-Dunst genannt, in Pulver zerfällt. Von diesem feinen Pulver nimmt man zwei Unzen, mischt damit in der (erwärmten) porcellänenen Reibeschale eine Auflösung von zwei Unzen bis zum Glühen erhitztem und geschmolzenem, dann, wieder erkühlt, gepülvertem, doppelsaurem schwefelsaurem Kali (bisulphas kalicus) in zwei Unzen siedend heissem Wasser, trägt diess dickliche Magma in einen kleinen gläsernen Kolben, klebt mit nassser Blase den Helm auf, und an die Röhre des letztern die halb in Wasser liegende Vorlage, und destillirt unter allmäliger Annäherung eines Kohlenfeuers von unten, das ist, bei gehörig starker Hitze, alle Flüssigkeit bis zur Trockenheit ab. Dieses etwas über anderthalb Unzen betragende Destillat, von Wasser-Helle, enthält in konzentrirter Gestalt jene erwähnte Substanz, das Causticum, riecht wie Ätz-Kali-Lauge und schmeckt hinten auf der Zunge schrumpfend und ungemein brennend im Halse, gefriert nur bei tiefern Kälte-Graden als das Wasser und befördert sehr die Fäulniss hinein gelegter thierischer Substanzen; auf Zusatz von salzsaurem Baryt lässt es keine Spur Schwefelsäure, und auf Zusatz von Oxal-Ammonium, keine Spur von Kalkerde wahrnehmen.“[650]

Dr. Black hat verschiedene Zubereitungen analysiert und meint, dass es sich bei Causticum um eine schwache Lösung von Kaliumhydrat handle.[651] Andere

650 CK III, S. 84f.
651 Vgl. hierzu Grimm, A.: Causticum: Ätzstoff oder Phantasieprodukt? In: Zeitschrift für Klassische Homöopathie 33 (1989) 2, 47–57.

sprechen ihm jegliche Kraft ab und wollen es aus der Materia medica streichen; jedoch stellen wir dieser Ansicht die Ergebnisse physiologischer und pathologischer Untersuchungen entgegen.

Die Causticum zugeschriebenen Symptome sind sehr zahlreich. Anstatt sie alle aufzulisten, möchte ich Ihre Aufmerksamkeit auf einige Symptomgruppen lenken, deren Wert die Praxis schon oft bestätigt hat.

Gesicht – Schmerzen in den Wangenknochen, im Jochbeinbogen und den Kiefern. Ziehende Schmerzen, die sich in die Wangen und Ohren erstrecken und am häufigsten auf der rechten Seite auftreten. Brennen; die Schmerzen erzeugen Muskelkrämpfe und eine Gefühllosigkeit der Gesichtsseite, als sei sie eingeschlafen.
Diese Symptome haben zur Anwendung von Causticum bei Prosopalgie und Fazialislähmung geführt. Allgemein Hemiplegie der rechten Seite.
Warze auf der Nase.

Verdauung – Brennen und Sodbrennen. Verstopfung.

Urin – Ständiger, erfolgloser Harndrang. Häufige Entleerung von nur wenigen Tropfen, mit Krämpfen im Rektum und Verstopfung. Blut im Urin oder Abgang von Blut anstelle von Urin; mit starken Schmerzen; alle Empfindungen sind nachts schlimmer. (Fall Morgan.)[652] Beim Urinieren Brennen in der Harnröhre. Unwillkürlicher Urinabgang beim Husten, Niesen oder Gehen.
Nächtliche Inkontinenz; der Kranke spürt es nicht (im Unterschied zu *Kreosotum* und *Plantago major*).

Kehlkopf und Luftröhre – Aphonie.
Heiserkeit gegen Abend, mit trockenem Kitzelhusten.

Husten mit einer Empfindung, als könne er nicht tief genug husten, um den Schleim zu lösen, ausgelöst durch Kitzeln, mit einer Empfindung von Rohheit.

Rückenschmerz, vor allem im Bereich des Steißbeins.

Glieder – Zuckungen und klonische Krämpfe.
Rheumatisches Drücken in der Schulter; Lähmung des Deltoideus; kann die Hand nicht zum Kopf führen; leidet unter Schmerzen, schlimmer nachts, die zu ständiger Bewegung führen. Dasselbe in Hüften und Knien; fortwährend reißende und stechende Schmerzen, die zu ständiger Bewegung zwingen, die aber (im Unterschied zu *Rhus*) *nicht* lindert; immer abends einsetzend und morgens nachlassend. Nützlich bei Rheuma, wenn das Fieber aufgehört hat.

Konvulsionen.

---

652 Es ist unklar, wer hier mit Morgan gemeint ist und ob es sich um einen Autor handelt, der eine solche Kasuistik veröffentlicht hat oder vielleicht auch um den Namen eines Patienten Dunhams.

Nitricum acidum

Salpetersäure

Nach Hahnemann ist Nitricum acidum besonders bei Personen angezeigt, die zu „weichen Stühlen“[653] neigen. Ganz besonders wirksam ist es im Anschluss an *Kalium carbonicum.*

Analyse[654]

Die meisten Symptome werden besser beim Fahren in einem Wagen[655], aber geringe Bewegung, vor allem nach Essen, erregt Hitze, Schweiß und Herzklopfen. Es verursacht eine starke Neigung, sich zu erkälten, und erregt Schmerzen im Rücken und in allen Gliedern.

Bezüglich der Haut ist anzumerken, dass die Schweißporen schwarz sind und es häufig zu Papeln kommt. Neigung zur Geschwürbildung; bereits bestehende Geschwüre bluten leicht, wenn sie berührt oder verbunden werden. In den Geschwüren lokalisieren sich stechende und brennende Schmerzen, wie von Nesseln. Jucken der Haut ist ein gewöhnliches Symptom, und nach Kratzen entstehen große Flecken. Warzen jucken.
Durch Missbrauch von Quecksilber verursachte Geschwüre und Knochenkaries werden durch Nitricum acidum besonders dann gebessert, wenn Erethismus besteht.

Ein charakteristisches Symptom ist die Schwäche, die manchmal frühmorgens als Mattigkeit in den Gelenken und Gliedern oder nachmittags als Müdigkeit oder gar Zittern durch den ganzen Körper verspürt wird. Als Folge davon findet sich Tagesschläfrigkeit, und zwar schon früh, bald nach dem Aufstehen.

Der **Schlaf** nachts ist gestört – manchmal durch häufiges Erwachen, manchmal durch Sichumherdrehen und -werfen, manchmal durch schreckliche Träume, besonders oft aber durch Durst und Harndrang. Unwohlsein im Bauch und Alpdrücken.

Fieber. Kälte – Nicht nur nachts, sondern auch am Tage. Kälte der Haut und des ganzen Körpers, Frost hauptsächlich abends und beim Zubettgehen; vorwiegend im Rücken.

---

653 CK IV, S. 406–461.

654 Im Original fehlen Zwischenüberschriften; eine eindeutige Trennung zwischen allgemeiner und spezieller Analyse war aber nicht möglich.

655 Gemeint ist hier die passive Bewegung, nicht die Erschütterung; vgl. Anm. 657

Hitze – Tagsüber fliegende Hitze und Hitze in Form von häufigen Wallungen; manchmal nur in den Händen oder Wangen, ohne Durst. Oft eine anhaltende Hitzeempfindung im Körper ohne Durst; kann nur wenig Bedeckung ertragen. Nachts ist diese Hitze oft unerträglich, partiell oder allgemein, ohne Schweiß und mit Durst.
Gemischtes Fieber.[656]
Zuweilen Schweiß in der Nacht, allgemein oder partiell und oft nur an den Körperteilen, auf denen man liegt.

Gemüt und Geist – Stimmung verdrießlich, übellaunig bei jeder Kleinigkeit, sogar über sich selbst, vor allem am frühen Morgen.
Oft ängstlich in Bezug auf seine eigene Krankheit; denkt ständig an vergangene Unannehmlichkeiten.
Der Geist ist geschwächt; die Gedanken schweifen ab, vor allem wenn es um schwerwiegende Themen geht.

Schwindel – Nicht nur beim Bücken, und dann zum Hinlegen nötigend, sondern auch abends nach dem Hinlegen sowie beim Aufstehen in der Nacht oder frühmorgens.

Kopf – Nichts sonderlich Charakteristisches bezüglich Schmerzen oder deren Lokalisation. Dennoch sollte festgehalten werden, dass die Schmerzen im Allgemeinen durch Erschütterung, wie beim Fahren in einem Wagen[657] oder bei hartem Auftreten, schlimmer werden. Äußerlich ist der Kopf empfindlich, wie zerschlagen; entweder überall oder an bestimmten Stellen, zum Beispiel denen, die beim Liegen oder durch eine Kappe oder einen Hut gedrückt werden (in der Praxis bestätigt).

Gesicht – Reißen und krampfartiger Druck in den Wangen und Kieferknochen, verstärkt durch Berührung und in der Nacht.

Augen. Allgemein. Äußeres – Trübe und eingesunken, morgens schwer zu öffnen. Gelbe und kränkliche Färbung der umgebenden Haut. Die Bindehaut ist gerötet, schmerzt, als ob sich Sand in den Augen befände oder als habe man in die Sonne geschaut. Tränenfluss mit Brennen und Beißen, sehr verstärkt durch Lesen. Stechende Schmerzen, die aus dem Kopf in Auge und Ohr strahlen. Trübungen der Hornhaut wurden beobachtet, und Nitricum acidum hat sich bei

656 Siehe Glossar.
657 Wenn in der älteren Literatur von den Einflüssen des Fahrens in einem Wagen gesprochen wird, handelt es sich vorwiegend um durch das Fahren auf Kopfsteinpflaster und eine fehlende Federung der Gefährte erzeugte Effekte. Dieses „Fahren" ist keinesfalls mit passiver Bewegung gleichzusetzen, sondern eher mit Erschütterung. Der Widerspruch der hier genannten Verschlimmerung mit der eingangs dieser Vorlesung beschriebenen Besserung beim Fahren ist also nur ein scheinbarer.

Ophthalmie durch plötzlich unterdrückte syphilitische Beschwerden als sehr dienlich erwiesen.

Ohren – Drüsenschwellung hinter und unter dem Ohr, von der aus sich stechende Schmerzen in das Ohr erstrecken. Stechender Schmerz im inneren Ohr und im Kiefergelenk.

Nase – Absonderung von übel riechendem, gelbem Schleim und häufiges Nasenbluten.

Kinn – Pickel mit rotem Hof, die nach Eiterung einen harten Knoten hinterlassen. Schwellung der Unterkieferdrüsen.

Zahnfleisch – Geschwollen; Zähne gelb. Klopfender und stechender Zahnschmerz, schlimmer nachts.

Zunge – Bläschen auf der Zunge und den Unterzungendrüsen, brennen bei Berührung.

Mund – Wundheit von Zunge, Gaumen und Zahnfleisch; geschwürige Flecke an den Wangeninnenseiten. Starke Trockenheit des Mundes. Übler Mundgeruch, wie faulig.

Innerer Hals – Kratzen im Hals. Drücken beim Schlucken von Speisen, mit der Empfindung einer tief im Hals sitzenden Schwellung. Wundheit des Zäpfchens. Stechen in den Tonsillen und tief im geschwollenen Hals sowie in der Zungenwurzel; schlimmer am Abend.

Verdauungsorgane – Die Verdauung ist verlangsamt und verändert, wie saures Aufstoßen und Aufsteigen von halb verdauter Nahrung zeigen. Saurer und bitterer Mundgeschmack. Übelkeit und Erbrechen bei Kopfschmerz. Die meisten Symptome erscheinen nach Essen und in der Nacht und werden von reichlichem Schwitzen begleitet. Viele Blähungen. Drücken in der Leber- und Nierengegend; gleichzeitig eine ikterische Hautfarbe. Stechen und Greifen im Bauch.
Leistendrüsen geschwollen, aber oft schmerzlos.

Rektum – Wundheit und Empfindung wie aufgescheuert nach dem Stuhlgang; feuchte Wundheit am After und zwischen den Nates. Brennen und Jucken. Stechender Schmerz im Rektum, hauptsächlich beim Husten und beim Stuhlgang. Drücken und langes Pressen zum Stuhlgang.[658] Hämorrhoiden prolabieren und bluten bei jedem Stuhlgang.

Stuhl – Diarrhoisch; übel riechend und mit viel Tenesmus. Verstopfung selten, so Hahnemann.

---

658 Original: „Aching or long pressing toward the rectum and anus.", korrigiert gemäß CK IV, Symptom Nr. 602.

Harnorgane – Tenesmus der Harnblase. Urin übel riechend, spärlich, manchmal sauer, manchmal alkalisch. Farbe dunkelbraun, wird schnell trübe; weißes oder hellrotes, manchmal griesiges Sediment. Brennen und Wundheit nach Urinieren.

Genitalorgane. Männliche – Der Sexualtrieb ist verstärkt. Die Harnröhre des Mannes schmerzt bei Druck; Harnröhrenmündung geschwollen und rot; Absonderung von blutigem oder dickem, gelbem Schleim.
Oft Jucken der Vorhaut und Eichel. Schwellung der und Ziehen in den Hoden. Bläschen und Geschwür auf der Innenseite der Vorhaut und auf der Eichel, wie oben beschrieben; auch Warzen.[659]
Weibliche – Menses zu früh, mit Rückenschmerz und starker Schwäche, mit abwärtsdrängenden Schmerzen.
Ausfluss von Faden ziehendem Schleim, von kirschrotbrauner Farbe und üblem Geruch. Geschwüre in der Vagina.

Atmungsorgane – Niesen, Stockschnupfen [...][660]; Heiserkeit, Kopfschmerz und Husten. Der Hals ist katarrhalisch entzündet. Rauheit etc.
Husten mit Kopfschmerz, Schmerzen in den Hypochondrien und Wundheit im Brustkorb;[661] Auswurf dunkel, blutig. Wundheit und Zusammenschnüren der Brust.

Rücken – Der Rücken und die Lenden schmerzen beim geringsten Kaltwerden. Steifheit des Nackens.

Extremitäten – Drücken und Stechen in den Gliedern.
Juckender, brennender Hautausschlag zwischen den Fingern.
Krampf in den Waden und Fußsohlen nachts und gegen Morgen beim Ausstrecken der Füße; schmerzhaft bei Berührung.[662]

---

659 Zwei Mal wird hier die Eichel („glans“) mit Drüsen („glands“) verwechselt; der Verdacht liegt daher nahe, dass es sich zumindest bei diesem Text um eine Mitschrift handeln könnte.

660 An dieser Stelle folgt im Original „or alternately“; es wird nicht klar, was hier womit abwechseln soll. Möglicherweise betrifft das die abwechselnd verstopfte und freie Nase, vielleicht aber auch das Niesen und den Stockschnupfen; eine eindeutige Klärung erbringt auch der Materia-medica-Vergleich nicht.

661 Im Original wird von „aching in the loins“ gesprochen; im Zusammenhang mit Husten ist in der Prüfung jedoch nur ein Schmerz in den Hypochondrien (CK IV, Symptom Nr. 870) aufgetreten, hier liegt wohl ein Fehler Dunhams vor.

662 Es ist nicht ersichtlich, was genau schmerzhaft ist bei Berührung, auch die Arzneimittelprüfung gibt keinen weiteren Aufschluss.

Carbo vegetabilis

Holzkohle, Pflanzenkohle

Holzkohle besitzt die Fähigkeit, Gase in großer Menge zu absorbieren – im Vergleich zu ihrer Masse in weit größerer Relation. Sie verdichtet die Gase in ihren Poren. Das ist aber nicht bei allen Gasen in gleicher Weise möglich. So absorbiert Holzkohle nur geringe Mengen Wasserstoff, mehr Sauerstoff, große Mengen an Schwefelwasserstoff und noch mehr Ammoniak. Sie wird als Desinfizienz und zum Reinigen von Wasser sowie zur Beseitung fauler Gerüche von Geschwüren usw. verwendet. Weniger geeignet ist sie zur Desinfektion flüchtiger Stoffe, weil sie nur auf die mit ihr in Kontakt kommende Luft wirken kann. Holzkohle eignet sich weniger für feuchtwarme Umschläge auf Geschwüren als vielmehr für trockene und körnige Packungen.

Von der Alten Schule wird es zu Linderung von Sodbrennen, Flatulenz etc. eingesetzt; in Dosen von sechs bis zehn Gran[663].

Nach Hahnemann ist die Anwendung der Holzkohle als Desinfizienz „[...] bloss eine chemische [...]. Der damit ausgespülte Mund blieb nur einige Stunden geruchlos; der Mund-Gestank kam täglich wieder."[664] Gleiches gelte für die mit Holzkohle behandelten Geschwüre und Stühle. Vor dem durch das Verreiben nach den homöopathischen Regeln erzeugten Zustand feinster Zerteilung könne Holzkohle – so Hahnemann weiter – keine spezifischen Wirkungen auf den menschlichen Organismus entfalten. Die von Hahnemann mitgeteilte Prüfung[665] wurde mit der dritten Zentesimalverreibung durchgeführt.

Spezielle Analyse

Die Prüfungssymptome werden wie folgt zusammengefasst[666]:

Kopf. Sensorium – Gleichgültigkeit ist hier das charakteristische Symptom. Die in der Prüfung auftretende Reizbarkeit scheint einen Protest gegen die Störung der Ruhe darzustellen, nach der sich der Kranke sehnt; auch die empfindliche

663 Entspricht 390–650 mg.

664 Hahnemann, S.: Die chronischen Krankheiten, Bd. 3 [CK III]. 2. Aufl. Düsseldorf: Schaub 1837, S. 33.

665 CK III, S. 33–83.

666 Auffallend viele der in der „speziellen Analyse" angeführten Symptome sind nicht in der Arzneimittelprüfung Hahnemanns zu finden. Zum Teil werden sie so eindeutig beschrieben, dass Übersetzungsfehler wenig wahrscheinlich sind. Andererseits widerspricht die Berücksichtigung etwa klinischer Symptome dem üblichen Aufbau der vorliegenden Vorlesungen. Natürlich ist nicht auszuschließen, dass Dunham für diese Vorlesung eine weitere, ungenannte Quelle verwendete, was jedoch im Vergleich zu den übrigen Texten ungewöhnlich wäre. Darüber hinaus fällt das Fehlen der „Allgemeinen Analyse" auf.

und übellaunige Stimmung scheint nur ein anderer Ausdruck dafür zu sein.
Das Gedächtnis ist schwach, der Gedankenfluss träge, mit Neigung zu fixen Ideen.
Schwindel ist ein ausgeprägtes Symptom. Er tritt im Bett auf, beim Aufsetzen nach dem Erwachen; besonders hervorgerufen wird er durch rasche Kopfbewegungen, Bücken, Gehen, Sitzen etc.

Kopfschmerz ist ebenfalls ein ausgeprägtes Symptom von Carbo vegetabilis. Allgemein charakteristisch sind Schwere, Druck und dumpfer Schmerz. So klagen Prüfer darüber, dass der Kopf schwer wie Blei sei; als ob ein Gewicht im Hinterkopf liege[667] ; sie haben einen Druck quer über der Stirn, der die Lider niederdrückt, etc. Selbst das Gewicht des Hutes scheint dieses Symptom zu verstärken. Spannungsgefühl, als sei die Kopfhaut zu eng, als sei ein Riemen eng über die Stirn geschnürt. Nach einer Mahlzeit und am Abend ist der Schmerz manchmal klopfend, mit Hitze und Völle im Kopf. Im Allgemeinen aber wird der Kopfschmerz – wie auch der Schwindel – von Schwäche und Ohnmachtsneigung begleitet. Zuweilen, wenn sie heftig sind, erstrecken sich die Schmerzen zum Oberkiefer.
Das Haar fällt aus.

Augen – In den Augen bemerken wir zunächst Jucken und Beißen, besonders in den Augenwinkeln, mit Tränenfluss und Wundheit. Die hauptsächliche Empfindung ist ein Pressen und Drücken im Augapfel. In Bezug auf das Sehvermögen wurden Störungen wie schwarze Flecke, Flimmern,[668] Ringe und Kurzsichtigkeit festgestellt.

Ohren – Reißen und Drücken von innen nach außen. Das äußere Ohr ist geschwollen und heiß. Geschwollene Parotiden. Ohrenklingen begleitet den Schwindel. Sausen und Zirpen treten ebenfalls auf. Gehörverlust.

Nase – Reichliches und häufiges Nasenbluten, überwiegend nachts; schwarzes Blut. Blässe vor und nach dem Nasenbluten.

Gesicht – Gesichtsfarbe blass oder gelblich. Ziehende, zuckende, ruckende und reißende[669] Schmerzen im Fazialisnerv.

Mund – Gefühl, als seien die Zähne zu lang, die Zähne schmerzen wund. Reißendes Zahnweh. Das Zahnfleisch ist geschwollen und blutet und zieht sich

---

667 Ein solches Symptom ist in der Hahnemann'schen Prüfung nicht nachweisbar.

668 Die von Dunham genannten „Flammen" sind in der Prüfung nicht zu finden; Flimmern dagegen wird in CK III, Symptom Nr. 191, genannt.

669 Dunham nennt nur „tearing, aching", also „ziehende, drückende" Schmerzen. Drückende Gesichtsschmerzen sind in der Prüfung nicht zu finden, wohl aber die anderen eingefügten Empfindungen.

von den Zähnen zurück. Auf dem Zahnfleisch erscheinen Bläschen, und das Zahnfleisch blutet, wenn man mit der Zunge daran saugt.

Zunge – Weißlicher oder gelber Belag. Trockener Mund. Brennende und beißende Empfindung im Rachen und ein Gefühl im Hals, wie wundgekratzt. Drücken in Hals und Speiseröhre wie von einer Schwellung, die am Schlucken hindert, als wäre der Hals zusammengeschnürt.

Verdauung – Der Mundgeschmack ist salzig, manchmal auch bitter.
Der Appetit schwindet.
Häufiges und unmäßiges Aufstoßen, mit starker Gasbildung im Magen. Übelkeit nach dem Essen, aber kein Erbrechen. Die meisten Verdauungsstörungen werden nach dem Essen schlimmer; zum Beispiel Schluckauf, unwiderstehliche Müdigkeit mit Mattigkeit und Schwere der Beine; vor allem aber das Gefühl von Völle und gewaltiger Auftreibung des Unterleibs.
Hinsichtlich der Empfindungen ist ein Brennen im Magen, mit einer aufwärtskriechenden Empfindung bis hinauf in den Hals, sehr charakteristisch.
Ebenso ein krampfhafter Schmerz im Magen, der zum Zusammenkrümmen zwingt und den Atem verschlägt. Es ist eines unserer hervorragendsten Mittel bei Magenschmerzen, vor allem, wenn starke Flatulenz und brennender Druck zugegen sind. Ähnliches Drücken und Brennen finden wir im Bauch.
In der Lebergegend stechender Schmerz; desgleichen im Epigastrium und von dort ausgehend zu beiden Seiten hin, schlimmer durch tiefes Einatmen.[670]
Ungemeine flatulente Auftreibung, mit Rumpeln. Die Blähungen riechen nicht immer übel. Zuweilen ist die Auftreibung sehr ausgeprägt, dann lindert Stuhlgang.

Brennen in Rektum und Anus, sowohl während des Stuhl- und Blähungsabgangs als auch unabhängig davon. Jucken und Brennen, Stiche und schneidender Schmerz beim Stuhlgang.

Stuhl – Erfolgloser Stuhldrang. Stuhl spärlich und schwer zu entleeren, auch wenn er nicht hart ist. Stuhl fest und in Schleim gehüllt. Vor dem Stuhlgang starker Drang mit gleichzeitigem Druck auf die Blase und im Rücken (bei Frauen häufig); schließlich wird mit wehenartigen Schmerzen und unter großer Anstrengung ein weicher Stuhl entleert.
Aus dem Anus sickert Feuchtigkeit; das Perineum ist wund und juckt. (Carbo vegetabilis wird daher bei Hämorrhoiden mit Nasenbluten angewendet.)[671]

---

670 Eine Verschlimmerung durch Einatmen geht aus CK III nicht hervor.

671 Die an dieser Stelle im Original zu findende Anmerkung „Hence used in haemorrhoids with epistaxis." ist fraglich. Zum einen ist unklar, worauf sich das einleitende „hence" (= daher, infolgedessen) bezieht, zum anderen scheint es möglich, dass hier eine vikariierende Blutung gemeint war. Über derartige Zusammenhänge gibt weder die Arzneimittelprüfung noch die weiterführende Literatur Aufschluss.

Urin vermehrt; dunkel und rot, als sei er mit Blut vermischt. Druck auf der Blase. Reißen in der Harnröhre, und die letzten Tropfen bestehen aus Schleim.

Das sexuelle Verlangen ist verloren.

Genitalorgane. Weibliche – Brennen, Fressen und Wundheit, mit massiver Leukorrhö, am stärksten frühmorgens. Die Menses treten zu häufig ein, vorher kommt es zu krampfhaften Bauchschmerzen, während der Regel zu heftigem Kopfweh und Bauchkolik.

Atmungsorgane – Katarrhalische Symptome. Häufiges Niesen und trockener Katarrh; die Nasenlöcher sind verstopft. Niesen, ausgelöst durch Kitzeln und Kribbeln in der Nase, mit Tränenfluss sowie beißendem Schmerz in und über der Nase. Manchmal ein sehr belästigender erfolgloser Niesreiz.
Heiserkeit, vor allem gegen Abend. Kann kein lautes Wort reden, sonst wird die Stimme tief oder rau oder versagt gar. Man vergleiche *Causticum, Phosphorus, Rumex, Lachesis.*
Engegefühl in der Brust. Ständiger Hustenreiz durch ein Kratzen und Kitzeln im Hals und in der Luftröhre.
In Fällen hartnäckiger Heiserkeit, bei Tracheitis sowie bei auf Hydrothorax beruhenden asthmatischen Beschwerden ist Carbo vegetabilis sehr nützlich (Rückert)[672].
Der Husten ist meist hart und trocken und klingt heiser oder rau. Meistens tritt er nach einer vollständigen Mahlzeit auf und endet mit Erbrechen (Indikation bei Keuchhusten). Oft ruft er Schmerz in der Brust und durch den Kopf gehende Stiche hervor. (*Nach* dem Husten ist der Schmerz in der Brust ein Brennen wie von glühenden Kohlen.) Manchmal kommt es zu zähem und grünlichem Auswurf.

Brust – Drückender und reißender Schmerz sowie das erwähnte Brennen nach Husten. Beengung und Kurzatmigkeit, abends im Bett verstärkt. Kurzatmigkeit und matt auf der Brust beim Erwachen. Bei Verdacht auf schleichende Tuberkulose.

Rücken und Lenden – Drücken und Reißen, erstreckt sich zu den Hüften. Schmerz in der Schulterblattgegend. Rheumatisches Ziehen und Drücken von den Lenden zum Steißbein.[673] Äußerlich ein Brennen um die Hüften und Schultern sowie ein Drücken entlang der Wirbelsäule.

Drückende und brennende Schmerzen in den Extremitäten, vor allem aber Abgeschlagenheit, Schwere und sogar Gefühllosigkeit; gewöhnlich besser

672 Die exakte Quelle wird nicht genannt.
673 Auch dieses Symptom ist in der Prüfung nicht nachweisbar.

durch Ausruhen. Oft Unruhe in den Unterschenkeln, so dass man nicht weiß, wo man die Glieder lassen soll.[674]

In Bezug auf die Haut notieren wir flüchtiges Jucken, wenn es im Bett warm wird. Urtikaria, schmerzlose Papeln und feiner, juckender Ausschlag an den Händen und Waden. Geschwüre riechen übel; alte brechen erneut auf. Sie brennen und bluten leicht.

Nun zum **Schlaf**. Große Schläfrigkeit am Tage, mit Gähnen und Strecken, sowohl morgens als auch nachmittags. Abends früh müde, kann aber nicht gleich nach dem Zubettgehen schlafen. Bangigkeit, Unruhe; Blutandrang zum Kopf in den ersten Nachtstunden (*Arsenicum*: nach Mitternacht) verhindert den Schlaf.

Fieber – Nachts Kälte und Frösteln, gefolgt von Hitze. Starke Neigung zum Schwitzen, das am frühen Morgen eintritt und oft sauer ist.
Dr. Guernsey nennt die folgenden Indikationen für Carbo vegetabilis bei Wechselfieber: Schüttelfrost mit ausgeprägtem Durst. Kein oder nur wenig Durst während der Fieberhitze, doch will der Kranke ständig Luft zugefächelt bekommen, als wolle er dadurch seinen Mangel an Durst kompensieren.
Vor dem Frost häufig klopfender Kopfschmerz. Während des Frostes oft große Mattigkeit und deutlicher Kraftverlust.[675]

Depression ohne vorherigen Erethismus oder Erregung ist ein allgemeines Charakteristikum.

[676](Carbo vegetabilis [Holzkohle] wurde in die Medizin erst integriert, nachdem man seine Fähigkeiten zur Absorption von Gasen und deren Speicherung mittels Verdichtung bezüglich einer Menge, die sein eigenes Volumen um das 700-fache übertrifft, entdeckt hatte. So kam man auf die innerliche wie äußerliche Anwendung in Fällen von Zersetzung aller Art – Zersetzung von Nahrung in den Därmen, Zersetzung von Gewebe, Absonderungen aus Geschwüren im Darm oder auf der Haut, die übel riechende Gase ausströmen. In diesen Fällen wurde Holzkohle in großen Gaben verabreicht oder direkt auf die geschwürige Stelle aufgebracht. Wir verdanken unsere Kenntnisse seiner spezifischen, pathogenetischen und therapeutischen Fähigkeiten Hahnemann und seinen Schülern, die es geprüft haben.

---

674 Dunham stellt einen Zusammenhang zwischen dem zuvor genannten erholsamen Ausruhen und der Unruhe her, indem die beiden Angaben mit einem Komma verbunden sind. In der Prüfung findet man diesen Zusammenhang nicht.

675 Die genaue Quelle wird nicht angegeben.

676 Der folgende Absatz ist im Original in eckigen Klammern nachgestellt. Es wird nicht angegeben, von wem er stammt. Wahrscheinlich war es Dunhams Witwe oder aber der Verfasser des Nachrufs, Dr. E. M. Kellogg.

Carbo animalis

Tierkohle

Die Symptome von Carbo animalis stimmen im Wesentlichen mit denen von Carbo vegetabilis überein.

An den Augen stellen wir jedoch Weitsichtigkeit fest, im Gegensatz zur Myopie bei Carbo vegetabilis.
Im Gesicht findet man einen kupferfarbenen, trockenen Ausschlag und Papeln.
Schwellung der Drüsen im Nacken, in den Achseln und Leisten sowie der Mammae, die schmerzhaft sind.
Die Zähne sind sehr locker; kann die weichste Speise nicht kauen. Bläschen im Mund, die zu Geschwüren werden.
Die Kohlearten müssen verrieben werden, damit sie ihre arzneilichen Kräfte freisetzen können.

[677](Einige Autoritäten der Materia medica vertreten den Standpunkt, dass Substanzen, die sich hinsichtlich ihrer chemischen Zusammensetzung sehr ähnlich oder nahezu identisch sind, auch hinsichtlich ihrer pathogenetischen und therapeutischen Kräfte so sehr übereinstimmen, dass man sie gegeneinander austauschen und das eine anstelle des anderen verwenden kann – je nach Geschmack oder auch aus Sparsamkeitsgründen. Diese Ansicht ähnelt derjenigen, die Pflanzen derselben Familie ähnliche oder identische Kräfte zuschreibt. Dieses Dogma enthält zwar einen wahren Kern, doch sind die Ausnahmen von dieser Regel so zahlreich und einschneidend, dass wir es nicht in einem einzigen Fall in der Praxis wagen würden, nach ihr zu verfahren. Wenn wir die Prüfungsergebnisse einer eingehenden Untersuchung unterziehen, werden wir feststellen, dass selbst nahezu identische Substanzen wie die beiden Kohlearten [die pflanzliche und die tierische] wichtige Abweichungen aufweisen und nicht unterschiedslos, die eine anstelle der anderen, eingesetzt werden sollten. Weitere Beispiele für diese Tatsache finden sich in der Familie der Ranunculaceae und anderen Pflanzenfamilen sowie besonders auch in der Kohlenstoff- oder Carbongruppe, die Mittel wie Sepia, Murex, Graphites, Carbo vegetabilis und animalis einschließt. Für die Studenten ist es eine interessante Übung, die Berührungspunkte und Unterschiede zwischen diesen Mitteln herauszuarbeiten.)

---

677 Der folgende Absatz ist im Original in eckigen Klammern nachgestellt. Es wird nicht angegeben, von wem er stammt. Wahrscheinlich war es Dunhams Witwe oder aber der Verfasser des Nachrufs, Dr. E. M. Kellogg.

Apisinum

Apium virus; Bienengift[678, 679]

Augenentzündung; Angina; Erysipel; Diarrhö; Dysenterie; Cholera infantum; Urtikaria; Hämaturie; Wassersucht; Wechselfieber; Hydrozephalus; – alle diese Krankheiten sind von der charakteristischen Durstlosigkeit und von Müdigkeit begleitet.

Spezielle Analyse

Stimmung – Niedergeschlagen.

Sensorium – Kann seine Gedanken nicht sammeln oder lenken. Verwirrung des Kopfes, vor allem genau über den Augen.

Kopf – Gefühl, als wäre er zu voll; der Kopf scheint zu groß. Schwere, drückendes Pressen, vor allem beim Aufstehen vom Sitzen oder Liegen; schlimmer in einem warmen Zimmer, besser durch Druck mit der Hand. Schmerzen im Kopf, die sich zu den Augen erstrecken; ziehen über die Augen, um die Augen. Lichtscheu während des Kopfschmerzes.

Augen – Jucken, Brennen, feines Stechen in den Augen; Tränenfluss, Rötung; schießende, fein stechende Schmerzen und Brennen. Lichtscheu; Lider geschwollen und verklebt; Jucken, fein stechende, brennende Schmerzen in den Lidern.
Wässrige, erysipelatöse Schwellung um die Augen.

Ohren – Feines Stechen und Brennen; empfindlich gegen Lärm.

Nase – Niesen. Schwellung und feines Stechen der Nase; Trockenheit und Schwellung.

Gesicht – Blasses, auch livides Gesicht; Völlegefühl; Spannung und Schwellung.

Lippen – Schwellung und Wundheit und feines Stechen; die Schwellung greift auf das Gesicht usw. über.

Mund – Insbesondere an den Rändern fühlt sich die Zunge an, als ob sie verbrüht wäre. Bläschen entlang der Ränder, vor allem links, mit Brennen, Rohheit

---

678 Die Darstellung dieses Mittels weicht deutlich von der in diesem Buch üblichen ab. Möglicherweise ist dies ein Hinweis darauf, dass es sich – wie vermutlich bei mehreren Arzneien – um eine Mitschrift einer Vorlesung Dunhams handelt.

679 Es mag vielleicht verwirren, wenn hier nicht das heute übliche Apis (die Honigbiene), sondern das Gift (Apisinum) genannt wird. Constantin Hering aber, der die erste Arzneimittelprüfung mit diesem Stoff durchführte, legte großen Wert darauf, nur das Gift als reinsten Wirkstoff zu verwenden.

und Stichen. Zunge trocken, feuerrot, brennend, stechend und geschwollen. Zunge belegt, mit Diarrhö. Mund, Rachen und Hals sind trocken. Die Schleimhaut ist empfindlich, wie verbrüht. Der Speichel ist zäh und schaumig.

Hals – Druck am Rachendach, wie von einem harten Fremdkörper.
Stechen, Jucken und Zusammenschnürung im Hals, was den Schluckakt behindert. Wie roh im Halse, mit zähem Schleim beim Räuspern. Brennen, Schmerz wie aufgeschürft, Stechen im Hals, vor allem beim Schlucken. Tonsillen rot, geschwollen, schmerzhaft, als wären sie aufgeschürft.

Magen – Appetitverlust. Durstlosigkeit, mit Wassersucht. Während der Fieberhitze ist der Mund trocken. Aufstoßen mit Wasseraufsteigen und dem Geschmack nach Speisen, schlimmer nach Trinken von Wasser. Ekel, Übelkeit mit Schwindel, Ohnmacht, Erschöpfung bis zum Erbrechen, mit Kopfweh, Schwellung des Kopfes, Schmerz im Magen und Diarrhö. Druck im Magen, Stechen wie von Nadeln, extreme Empfindlichkeit gegen Druck.

Bauch – Klopfen, Bohren über dem linken Darmbein, gemindert durch Aufstoßen.
Inneres Gefühl von Rohheit; äußerlich Empfindlichkeit gegen Druck (kann Kleidung nicht ertragen). Abdomen voll, empfindlich auf Druck; die Füße schwellen an; der Urin ist spärlich.

Stuhl – Empfindung, als würde Diarrhö einsetzen; Stuhldrang, Pressen, Tenesmus. Jeden Morgen weicher, hellgelber Stuhl. Diarrhö gelb, wässrig, schleimig, schmerzlos, meist morgens. Übel riechende Diarrhö, Tenesmus, Blut, auch Schleim. Hitze und Klopfen in Rektum sowie ein Gefühl, als sei das Rektum voll und verstopft. Dünne, gelbe Stühle, mit größter Erschöpfung und Schwäche; die Stühle kommen bei jeder Bewegung des Körpers, als stünde der Anus offen. (Verifiziert in dem Dysenterie-Fall, den Dr. B. 1870 mitteilte.)[680]
Elektrische Schläge im Rektum vor dem Stuhldrang. Rohheit im After mit Diarrhö. Unerträgliches Jucken, mit Schwellung, schießenden und bohrenden Schmerzen in Hämorrhoiden; ein blutiges Aussickern, mit Schwellung des Afters.

Urin – Wenig oder keiner. Häufiger Harndrang; spärlicher und dunkelfarbener Urin. Brennen in der Harnröhre (wenn der Urin spärlich ist).

Genitalorgane. Weibliche – Schmerz in der Ovarregion, wie verrenkt; empfindlich gegen Druck; Schneiden in der linken Seite, darauf in der rechten; Ziehen, Schießen und Abwärtsdrängen. Abwärtsdrängen in der Uterusgegend, als würden die Menses einsetzen. Schwellung der Schamlippen. Die Menses setzen für einen Tag aus, treten dann wieder ein, setzen wieder aus, und so weiter.

680 Leider ist diese Quelle zu ungenau bezeichnet, um das Original auffinden zu können.

Atmung – Heiserkeit. Kehlkopf empfindlich gegen Druck; Hals rau und trocken. Kitzeln in der Halsgrube, wodurch abends Husten entsteht; Husten vor Mitternacht; nach Liegen und nach Schlafen; besser durch Auswurf. Atmung langsam, schwierig; der Hals ist wie zusammengeschnürt. Schlimmer ist die Atemnot bei Bewegung, Treppensteigen und Gehen; Wundheit unter den Rippen, mit Hitze, Kopfweh und Müdigkeit; kann kein heißes Zimmer ertragen; Völlegefühl in der Brust; muss sich aufsetzen. Schmerz in der linken Seite, nahe dem Brustbein. Schießen in der linken Seite. Schmerz in der Herzgegend, schießend und die Atmung versetzend. Puls voll und kräftig oder klein und schnell.

Rumpf und Extremitäten – Steifheit in den Lenden. Ziehende Schmerzen in den Armen[681] beginnen in den Schultern und erstrecken sich bis in die Fingerspitzen. Gefühllosigkeit insbesondere des linken Arms. Brennen, Schießen und feines Stechen in den Händen. Röte, Hitze, Schwellung. Jucken, Brennen und Schrundenbildung. Ziehender Schmerz durch das Bein, von der Hüfte bis in die Zehen. Drücken und Schwellung des Knies. Die Füße schwellen an, sind schwer, steif, schmerzhaft; sie jucken, als wären sie erfroren gewesen.[682] Sie sind empfindlich gegen den leichtesten Druck.

Nerven. Muskeln. Kräfte[683] – Reizbar und unruhig; schwach und zittrig. Anfallsweise Schwäche, mit Schwindel. Ohnmachtsanfälle, mit Blässe, Kälte und Diarrhö.

Schlaf – Gähnen, großes Schlafbedürfnis. Schlaf unruhig, viele Träume. Träume voller Sorge und Mühe. Schläft morgens sehr lang.

Fieber – Schüttelfrost, bei Urtikaria, nach Hitze.[684] Abends leichtes Frösteln bei der geringsten Bewegung im Sitzen. Frösteln mit Kopfschmerz, Hitze des Gesichts und der Hände. Frösteln durch Wärme gesteigert; gefolgt von Hitze und Husten.
Dr. G. nennt als Indikationen für Apis bei Wechselfieber: Frost um 16 Uhr, schlimmer durch Wärme; Wiederauftreten des Fröstelns durch die geringste

681 Im Original heißt es „[...] in the shoulders“, was keinen Sinn macht und anhand eines Vergleichs mit der Arzneimittelprüfung korrigiert werden kann; vgl. AAP, S. 340, Symptom Nr. 874.

682 Original: „[...] as if they had been swollen.“ Das erscheint schon vorderhand als zweifelhaft und auch die Prüfung scheint hier einen Fehler zu bestätigen; vgl.: AAP, S. 345, Symptom Nr. 953.

683 Im Original ist dieser Absatz mit „Disposition“, also Stimmung, Laune o.ä. überschrieben. Da die folgende Symptomatik zum großen Teil nicht dazu passt, wurde der Rubrikentitel gewählt, unter dem Hering diese Symptome in AAP auflistet.

684 Original: „Shaking chill, with urticaria after heat.“ Wie sich aus den AAP ergibt, ist hiermit aber keine exakte Abfolge (erst Schüttelfrost, dann Hitze und Urtikaria) gemeint, sondern es werden zwei Umstände für das Auftreten eines Schüttelfrostes aufgelistet; vgl. AAP, S. 372.

Bewegung; Hitze des Gesichts und der Hände. Kein Schweiß. Fällt in tiefen Schlaf.[685]

Haut – Hitze und Röte abends und nachts, mit Erregung, Kopfschmerz und Diarrhö, Schwellungen und Husten.
Jucken, wie Nadelstechen, wie von Insekten, bei jeder Bewegung auftretend.[686] Brennen, Jucken, feines Stechen. Hellrote Schwellung, mit roten Streifen entlang der Glieder. Haut geschwollen, blass oder rot, aufgedunsen. Flache Schwellungen, mit feinem Stechen, rot oder blass.
Nesselausschlag. Ödem. Wassersüchtige Schwellung.

Allgemeines – Wärme verschlechtert; Kälte lindert. Brennen und feines Stechen. Empfindlichkeit gegen äußere Berührung und Druck. Müdigkeit. Durstlosigkeit.

Praktische Anwendungen

Siehe das Vorstehende.

Diphtherie: graue Flecken; große Schwäche; aufgedunsene Lider und geschwollene Füße; Müdigkeit.

Hydrozephalus. Tuberkulöse Meningitis der Kinder. „Das Kind liegt betäubt danieder; Delirium; plötzliche, schrille, durchdringende Schreie; Schielen. Zähneknirschen; bohrt den Kopf ins Kissen; die eine Körperseite zuckt, die andere ist gelähmt; Kopf nassgeschwitzt; spärlicher Urin."[687]

---

685 Es ist unklar, wen Dunham mit „Dr. G." meint; vielleicht handelt es sich um H.N. Guernsey, den er auch bei dem vorhergehenden Mittel Carbo vegetabilis zum Wechselfieber zitierte. Auch ist aufgrund fehlender Kennzeichnung nicht ersichtlich, welche Angaben Dunham seiner Quelle entnommen hat.

686 Es ist fraglich, ob diese Angabe korrekt ist. Eine Abhängigkeit derartiger Empfindungen von Bewegung konnte nur in AAP, Symptom Nr. 1138, gefunden werden, da aber handelt es sich um ein Prickeln, das „nach Anstrengung oder viel Bewegung" wiederkehrt. Vgl. AAP, S. 354.

687 Im Original ist die Quelle für dieses Symptom nicht angegeben. Es findet sich jedoch auch in anderen Arzneimittellehren und wird dort teilweise Constantin Hering zugeschrieben. In dessen Veröffentlichungen war es nur in Bd. 1 der „Guiding Symptoms" zu finden, der jedoch vor dem Tode Dunhams noch nicht erschienen war.

Cocculus indicus

Menispermum cocculus, Cocculus suberosus, Anamirta cocculus; Kokkelskörner

Die Samen oder Beeren sind die in der Medizin verwendeten Teile.

Diese Substanz wurde früher als Fischgift benutzt, das die Tiere betäubte – so war es ein Leichtes, sie zu fangen. Es wird berichtet, dass die halbreifen, zerquetschten und zu kleinen Kugeln geformten Beeren, ins Wasser geworfen, von den Fischen gierig verschlungen werden. Bald darauf sind diese benommen und treiben, nachdem sie sich mehrfach gedreht haben, bewegungslos an der Wasseroberfläche. Weiter wird berichtet, dass das Fleisch der Fische giftig wird, wenn sie eine größere Menge des Cocculus-Giftes gefressen haben.

Die aktive Giftsubstanz von Cocculus ist Picrotoxin. In jüngerer Zeit wurden toxikologische Untersuchungen damit durchgeführt. Wahrscheinlich aber erschließt sich dadurch noch nicht das gesamte aktive Prinzip von Cocculus, wie auch Strychnin nicht vollständig die Wirkung von Nux vomica, Chinin nicht die der China erklärt. Im Zusammenhang mit der Verwendung als Betäubungsmittel für Fische und der Bedeutung als Grundlage für ein Mittel zur Abtötung von Flöhen und anderem Ungeziefer, wurde gelegentlich auch von Vergiftungsfällen berichtet. Cocculus wurde und wird noch in Großbritannien verbreitet zur Reifung von Malzlikör benutzt, wodurch dessen berauschende Wirkung deutlich verstärkt und eine sekundäre Gärung verhindert werden soll.

In die Materia medica und als Arzneimittel zur Behandlung von Krankheiten wurde Cocculus von Hahnemann eingeführt.

Im Jahre 1805 veröffentlichte er in den „Fragmenta de viribus medicamentorum positivis“ 156 Symptome von Cocculus, zusammen mit einigen Beobachtungen fremder Autoren.

Bereits 1796 hatte er in seiner Arbeit „Über ein neues Prinzip zur Auffindung der Heilkräfte der Arzneisubstanzen [...]“, die in Hufelands Journal veröffentlicht wurde, einige von dem Portugiesen Amatus[688] angegebene Wirkungen von Cocculus auf den gesunden Menschen zitiert und Folgendes gesagt: „Unsre Nachkommen werden ein sehr wirksames Arzneimittel in ihnen[689] finden, sobald die krankhaften Beschwerden, die diese Saamen verursachen, noch genauer gekannt seyn werden.“[690] Im Jahre 1797[691] publizierte Hahnemann,

---

688 Es handelt sich um „Amatus Lusitanus“, wie Hahnemann diesen Autor nennt; vgl. Reine Arzneimittellehre, Bd. 1 [RA I]. 3. Aufl. Dresden u. Leipzig: Arnold 1837, z.B. S. 168, bei Symptom Nr. 128.

689 Gemeint sind die Kockelskörner.

690 Zit. nach Hahnemann, S.: Gesammelte kleine Schriften. Heidelberg: Haug 2001, S. 228.

691 Dunham gibt irrtümlich 1798 als Erscheinungsjahr an.

wieder in Hufelands Journal, den Fall einer Vergiftung durch ein Gran[692] Cocculus-Samen bei einem gesunden Mann.[693] Darauf werden wir später noch zu sprechen kommen; hier begnüge ich mich mit der Feststellung, dass Hahnemann mit Kampfer helfen konnte.

Im Jahre 1811 veröffentlichte Hahnemann in Band 1 der „Reinen Arzneimittellehre" (1. Aufl.) eine Arzneimittelprüfung mit Cocculus. Einige Symptome steuerten Hartlaub und Trinks in ihrer „Reinen Arzneimittellehre" ergänzend bei.[694] Bis auf drei Symptome arbeitete Hahnemann diese in seine Arzneimittellehre ein, die 1830 in der dritten Auflage erschien. Diese Ausgabe letzter Hand ist die Grundlage für unsere Arzneistudie.[695]

In der Einleitung sagt Hahnemann, dass Cocculus sich – bei passender Symptomatik – als heilsam erweise „in einigen Arten schleichender Nervenfieber, in mehrern sogenannten Krämpfen im Unterleibe und sogenannten krampfhaften Schmerzen andrer Theile […], in nicht wenigen Anfällen von Lähmung der Glieder und in Gemüthsverstimmungen […]."[696] Von der Veröffentlichung dieser Prüfung bis zum heutigen Tage haben die Berichte aus der homöopathischen Praxis unzählige Fälle geliefert, die diese Behauptungen unterstützen. Dennoch hat im Jahre 1848 Tschudi in Canstatts „Jahresbericht" auf Seite 137 die Entdeckung bekannt gegeben, Cocculus wirke vorwiegend auf die Teile des Nervensystems, die für die Muskeltätigkeit verantwortlich sind, und er hat auch noch die Unverfrorenheit, als angeblich Erster die Anwendung von Picrotoxin bei Lähmung der Extremitäten und Sphinkter zu empfehlen. Reil, der sich an dieser Empfehlung orientierte, gab eine Tinktur aus Cocculus-Samen erfolgreich bei Chorea, bei Lähmung nach Kälteeinwirkung sowie bei einer ebenfalls dadurch verursachten Blasenlähmung („Materia medica der reinen Pflanzenstoffe", S. 200).[697]

Wenn wir uns nun Hahnemanns Prüfung zuwenden, die er in Band 1 der dritten Auflage seiner Reinen Arzneimittellehre veröffentlicht hat, werden wir uns an das Schema halten, das in Bd. 3 des „American Homoeopathic Review" veröffentlicht wurde.[698]

---

692 Entspricht 65 mg.

693 Vgl. Hahnemann, S.: Gegenmittel einiger heroischen Gewächssubstanzen. Heute nachzulesen in: Hahnemann, S.: Gesammelte kleine Schriften, a. a. O., S. 264–269.

694 Hartlaub, C.G.C./Trinks, C.F.: Reine Arzneimittellehre [RA(H/T)], Bd. 1. Leipzig: Brockhaus 1828, S. 304.

695 RA I, S. 160–191.

696 RA I, S. 160.

697 Die Quelle wird von Dunham nicht angegeben.

698 Es handelt sich um das Schema, das Dunham in dem Artikel „Homoeopathy – The science of therapeutics", a. a. O., abschließend darstellt, siehe auch S. 37ff.

Spezielle Analyse

Sensorium – Schwindel. Cocculus verursacht deutlichen Schwindel, der mit einem „Gefühl wie von Trunkenheit“[699] beschrieben wird. Er tritt auf, wenn man sich im Bett aufrichtet, ist ein Drehschwindel, wird stets von Übelkeit begleitet, die (zusammen mit dem Schwindel) dazu nötigt, sich wieder hinzulegen. Schwindel, begleitet von einer merkwürdigen Dumpfheit in der Stirn, als habe er ein Brett vor dem Kopf.
Hinsichtlich der näheren Umstände ähnelt dieser Schwindel dem von *Bryonia* (erscheint, wenn man sich im Bett aufrichtet, und zwingt zum Liegen).

Intellekt – Dumpfheit; Zerstreutheit; hat Schwierigkeiten, das Gehörte oder Gelesene zu verstehen und eine Zeitspanne einzuschätzen; der Prüfer sitzt da wie in Gedanken versunken, achtet nicht darauf, was sich um ihn herum ereignet.

Gedächtnis – Geschwächt. Im Allgemeinen verschlimmern sich die Symptome des Sensoriums durch jegliche geistige Anstrengung, gleich welcher Art.

Kopfschmerz – Lokalisation: vornehmlich in Stirn und Schläfen; zuweilen auch im Scheitel. Schmerzen erstrecken sich von oberhalb des rechten Auges in den Kopf; es gibt auch drückende Schmerzen, die sich nach abwärts in den gesamten Kopf ausbreiten; von den Schläfen nach innen.
Empfindungen: Die hauptsächlichen und dominierenden Empfindungen sind Dumpfheit, Druck, Zusammenpressen, Zusammenschnüren; beschrieben wird auch ein Kopfschmerz, der aus den oben dargestellten Empfindungen zusammengesetzt und mit Wühlen und Bohren verbunden ist.[700] Es bestehen auch Stiche in den Schläfen und in der rechten Stirngegend. Hahnemann hebt folgendes Symptom besonders hervor: „Kopfweh, als wenn die Augen herausgerissen würden.“[701]
Modalitäten: Diese Zustände, sowohl die Dumpfheit als auch die Schmerzen, vor allem der drückende Schmerz in Kopf und Stirn, treten vormittags auf. Sie werden durch Lesen und Denken und vor allem durch Essen und Trinken stark verschlimmert; ebenso durch Gehen.
Die Muskeln des Schädels sind auf eine Weise betroffen, die – wie wir noch sehen werden – für Cocculus charakteristisch ist. Krampfartige Schmerzen im

699 Dunham verweist an dieser Stelle auf das Prüfungssymptom Nr. 2 [RA I].

700 Vgl. RA I, Symptom Nr. 21: „Ein aus Zusammenschnüren, Brennen, Reißen, Wühlen und Bohren zusammengesetzter Kopfschmerz.“

701 Es handelt sich um das Prüfungssymptom Nr. 38 [RA I]. Die Hervorhebung hat Hahnemann im Übrigen durch Sperrdruck kenntlich gemacht.

linken Schläfenmuskel; Schmerz als würden die Augen gewaltsam verschlossen[702]; konvulsivisches Zittern des Kopfs.

Augen – Lider. Drückender Schmerz, mit Unfähigkeit, nachts die Augen zu öffnen. Trockenheit.
Augapfel. Stiche von innen nach außen. Empfindung, als würden die Augen herausgerissen.
Sehen. Die Pupillen sind kontrahiert. Mouches volantes; eine schwarze Gestalt scheint vor dem Auge zu schweben, bewegt sich mit, wenn das Auge bewegt wird, wobei das Sehvermögen nicht beeinträchtigt ist. Hahnemann betont das Symptom „Trübsichtigkeit".[703]

Bei den Symptomen des Kopfes deutet nichts auf organische Veränderungen. Es sind Symptome, wie sie zum Beispiel gastrische Störungen begleiten und dyskratische Zustände, auf denen Kontinua-Fieber basieren soll. An den Augen scheinen keine organischen Veränderungen hervorgerufen zu werden. Die Symptome des Sehens deuten auf beginnende Amaurose, auf einen Lähmungszustand des Sehnervs, ähnlich vielleicht dem von Cocculus an den Muskelnerven hervorgerufenen.

Ohren – Anfälle von Gehörverlust und von einem Geräusch wie Wasserrauschen mit Schwerhörigkeit.
Diese Symptome sind von derselben Bedeutsamkeit wie die des Kopfes.

Nase – Verstärkte Empfindlichkeit gegenüber Gerüchen.

Gesicht – Die Schmerzen beschränken sich auf die Gegend des Wangenknochens und der Kaumuskeln, sie sind drückend, betäubend und krampfartig und verschlimmern sich bei Öffnen des Kiefers. Röte der Wangen und Hitze im Gesicht, ohne Durst. Schwellung der Unterkieferdrüsen. Die Gesichtszüge sind manchmal verzerrt.

Zähne – Die Zähne sind wie zu lang und locker.

Mund – Trockenheit ohne Durst. Der Speichel ist schaumig.
Geschmack: kupfrig, metallisch, sauer nach Essen und Husten; bitterer Geschmack am Zungengrund.

Zunge – Gelber Belag auf der Zunge. Die Zunge ist wie gelähmt, so dass das Sprechen erschwert ist; Schmerz am Zungengrund beim Herausstrecken der Zunge.

Hals – Äußerlich. Steifheit der Halsmuskeln. Lähmiges Ziehen in den Halsseiten. Die Muskeln scheinen schwach und der Kopf schwer; er muss den Kopf stützen; am meisten bessert das Zurücklehnen des Kopfes.

---

702 Dieses schwer zu verstehende Symptom entspricht exakt dem Prüfungssymptom Nr. 40 [RA I].

703 Es handelt sich um Symptom Nr. 50 [RA I]; auch dieses ist im Sperrdruck verzeichnet.

Innerlich. Trockenheit und Rauheit, besonders beim Schlucken. Trockenheit hinten und oben im Halse. Brennen des Gaumens. Empfindung, als ob die Zunge an der Wurzel geschwollen wäre. Gefühl, als ob der Rachen zusammengeschnürt wäre, was die Atmung behindert. Eine Art Lähmung, die das Schlucken behindert.
Die oben genannten Symptome deuten nicht auf organische Veränderungen, sondern eher auf eine Art Lähmung einzelner Muskelgruppen, so zum Beispiel des Sternocleidomastoideus, der Rachenschließmuskeln und der Zungenmuskeln.

Magen – Im Epigastrium, oberhalb des Magens und sich zu den Hypochondrien sowie in die Brust erstreckend ein drückender, kneifender, zusammenschnürender, krampfartiger Schmerz, der den Atem nimmt; erscheint und verschlimmert sich nach Essen und Trinken; auch beim Gehen; schlimmer durch Kälte; begleitet von Übelkeit.
Appetit. Appetitverlust; Ekel vor Speisen, schon durch deren Geruch abgestoßen; gleichzeitig ein Hungergefühl im Epigastrium; Abneigung gegen Saures; Brot schmeckt sauer.
Durst. Abneigung gegen Trinken bei dennoch großem Durst.
Übelkeit. Starke Übelkeit ist ein charakteristisches Symptom von Cocculus. Sie wird durch Essen, Trinken, Bewegung, Kaltwerden, besonders durch Fahren in einem Wagen und auch durch plötzlichen Wechsel der Position hervorgerufen. Sie tritt in Verbindung mit Kopfschmerz und mit Schmerzen in den Eingeweiden auf.
Aufstoßen. Bitter, faulig, löst Wundschmerz in Epigastrium und Brust aus. Unvollständiges Aufstoßen, Schluckauf und krampfhaftes Gähnen.
Manchmal verursachen die Übelkeitsattacken Ohnmacht.

Abdomen – Druck; stechende und schneidende Schmerzen an verschiedenen Stellen im Bauch, vorwiegend um den Nabel herum. Leeregefühl im Bauch.
Blähungen – Rumpeln im Abdomen; starke Auftreibung; eingeklemmte Blähungen; nachts heftige Blähungskolik.
Hypogastrium – Zusammenschnürender Schmerz, mit Drücken auf die Genitalien[704] und „Wabblichkeit“ im Epigastrium. Neigung zum Leistenbruch, mit Schmerz und Wundheit. „Bruch-Schmerz“[705] schlimmer auf der rechten Seite; Völle in der Leiste mit einer Empfindung, „als gäbe sich alles auseinander“.[706] (Dies sind auffallende und charakteristische Symptome.)

---

704 Gemäß RA I, Symptom Nr. 190 handelt es sich um die weiblichen Genitalien.
705 Dunham schreibt: „rupture-pain; korrigiert gemäß RA I, Symptom Nr. 199.
706 Dunham schreibt: „as if all would give way there.“; korrigiert gemäß RA I, Symptom Nr. 201.

Stuhl – Verstopfung. Stuhlgang gefolgt von heftigem Tenesmus im Rektum, wodurch Ohmmacht oder auch Diarrhö eintritt; spärliche, häufige Stühle mit Blähungsabgang.

Rektum – Stuhldrang, die Peristaltik in den oberen Darmabschnitten ist jedoch eingeschränkt.

After – Juckreiz.

Harnorgane – Häufiger Abgang von wässrigem Urin.

Genitalorgane – Wunde und stechende Schmerzen in den Hoden. Jucken des Hodensacks. Abwechselnd sexuelle Erregung und Unlust, wobei sexuelle Erregung vermutlich die Erstwirkung darstellt. Unterdrückte Menses. Menstruation schwierig, verbunden mit heftigem, krampfartigem Schmerz im Bauch und in den Lenden, schlimmer durch Bewegung, Kälte und Berührung.

Atmungsorgane – Atemnot wie von Zusammenschnürung des Kehlkopfes. Niesen, Schnupfen, Husten durch einen hoch oben im Kehlkopf sitzenden Reiz; durch Beklemmung der Brust. Der Husten verschlimmert sich, wenn man dem Hustenreiz nachgibt, wie dies auch beim *Ignatia*-Husten der Fall ist. Feine Stiche in der Brust an verschiedenen Stellen; Leeregefühl in der Brust; Herzklopfen und Ängstlichkeit.
Die beschriebenen Symptome verweisen nicht auf eine lokale organische Veränderung. Sie entsprechen wohl sämtlich einer Affektion des Rückenmarks oder der Nerven (funktionell oder organisch).

Rücken – Krampfartiges Zusammenziehen entlang der gesamten Wirbelsäule, vor allem bei Bewegung.
Kreuz – Lähmiger Schmerz, der über die Hüften nach vorne zieht, am Gehen hindert, mit ängstlicher, furchtsamer Stimmung.
Lenden – Lähmiger Druck, Reißen, Ziehen, wie zerbrochen, wie steif. Alle diese Schmerzen werden schlimmer durch Bewegung und Kälte.

Obere Extremitäten – Lähmung der Hand beim Schreiben. Schmerzen in den Knochen wie zerschlagen; in den Armen, wenn sie angehoben werden. Die Arme schlafen ein. Heiße Schwellung der Hände.
Untere Extremitäten – Lähmige Unbeweglichkeit, die sich vom Kreuz her ausbreitet. Schmerz des Oberschenkels wie zerschlagen. Entzündung und Anschwellung des Knies (?).[707] Brennen der Füße.

---

[707] Die Bedeutung des Fragezeichens ist unklar. Vielleicht wollte Dunham damit eine klinische Beobachtung identifizieren – das Symptom findet sich nämlich nicht in der Arzneimittelprüfung.

Schlaf – Koma. Coma vigil.[708] Schlaflosigkeit aufgrund von Angst und körperlicher Unruhe. Ängstliche Träume.

Fieber – Kein eindeutiges, typisches Fieber. Ständiges Frösteln mit dennoch heißer Haut. Abends laufen Schauder den Rücken herab. Erschöpfender Schweiß bei Bewegung.

Gemüt – Sanft, gleichgültig, verzagt angesichts von Schwierigkeiten, größte Angst, Furchtsamkeit; Geräusche oder andere Störfaktoren sind unerträglich.

Allgemeine Analyse

1. Wirkung auf die Lebenskraft

Man könnte die Wirkung von Cocculus als reine Hemmung der Lebenskraft bezeichnen. Ich nenne diese Wirkung „rein", da sie – soweit ich weiß – nicht auf einer Veränderung der organischen Substanz beruht. Das Sensorium ist also betäubt, wie der ausgeprägte Schwindel und die Verwirrung zeigen. Von den Sinnen ist der Sehsinn so deutlich geschwächt, dass man an eine beginnende Amaurose erinnert wird. Die eindeutigste Wirkung in dieser Hinsicht zeigt sich jedoch an den willkürlichen Muskeln: Es wird eine mehr oder weniger komplette Lähmung der Augenlider, der Gesichtsmuskeln, der Zunge, des Schlundes und der Extremitäten (vor allem der unteren) hervorgerufen. Möglicherweise sind die an Leistenbruch erinnernden Leistensymptome von derselben Art.

2. Wirkung auf die organische Substanz

Während die Wirkung auf die Lebenskraft – wie wir gesehen haben – sehr ausgeprägt und deutlich ist, ist eine Wirkung auf die organische Substanz kaum wahrnehmbar. Der Kreislauf ist nur wenig betroffen. Die Entleerungen sind nur wenig verändert, wenngleich, wie aufgrund der hemmenden Wirkung auf die Lebenskraft zu erwarten, die Sekretion der Eingeweide vermindert ist. Zwar werden in der Prüfung Hautausschläge genannt, aber so undeutlich und vereinzelt, dass sie kaum aussagekräftig sind.

3. Wirkungskreis

Dieser erstreckt sich vorwiegend auf das System des tierischen Lebens[709], während das Vegetativum kaum betroffen ist. Die Erstwirkung zeigt sich zu-

---

708 Wachkoma.
709 Siehe Glossar.

nächst am willkürlichen Muskelsystem und dann am Sensorium. Zusätzlich zu und unabhängig von den genannten Effekten muss noch die Wirkung auf Magen und Verdauung erwähnt werden. Übelkeit, die sich bis zum Erbrechen steigert und von Ohmacht sowie heftigem Schwindel beim Kopfheben begleitet wird, ist ein charakteristisches Symptom. Die Übelkeit wird vom Epigastrium bis in den Hals verspürt. Sie wird von einem Gefühl begleitet, als ob die Taille zusammengeschnürt wäre, und verschlimmert sich durch Essen, Trinken, Bewegung, geistige Anstrengung und im Freien. Der Mundgeschmack ist bitter und metallisch.
Der Appetit fehlt völlig.

4. Empfindungen

Eine allgemeine Empfindung von Mattigkeit, wodurch die geringste Anstrengung, selbst Stehen, sehr beschwerlich wird. Oft folgt Ohnmacht auf jegliche körperliche Anstrengung. In den Extremitäten bestehen ziehende und wühlende Schmerzen in den Knochen, öfter aber noch eine lähmungsartige Schwäche. Gelegentlich wird diese Empfindung von Zuckungen einzelner Muskelgruppen begleitet.

5. Periodizität

Bei Cocculus in keiner Weise ausgeprägt.

6. Auffälligkeiten (Modalitäten)

Die Symptome von Cocculus im Allgemeinen, besonders aber die des Kopfes, werden durch Essen, Trinken, jegliche körperliche oder geistige Anstrengung, Tabakrauch und kalte Luft verschlimmert. Sie werden von einer starken Unverträglichkeit von frischer Luft begleitet.

Alle Funktionen des tierischen Lebens[710] scheinen tatsächlich mehr oder weniger betäubt zu sein und keinerlei Reize zu vertragen. Es besteht ein beständiges Schlafbedürfnis, und dennoch ist der Schlaf unruhig, von häufigem Aufwachen und Aufschrecken unterbrochen, so dass man am Morgen immer noch müde ist. Hinsichtlich der Stimmung scheint der Prüfer tief in eher unangenehme und traurige Gedanken versunken. Trotzdem lässt er sich schnell zu Zorn reizen.

In vieler Hinsicht erinnert Cocculus an *Pulsatilla*, das ebenfalls die Lebenskraft hemmt; aber die Symptome werden bei Pulsatilla durch Kälte und Bewegung gebessert und ihre Gemütsverfassung ist freundlich und nachgiebig. Hinsicht-

---

710 Siehe Glossar.

lich der Wirkung auf die Verdauungsorgane ähnelt Cocculus *Nux vomica*; sie unterscheiden sich voneinander in den Charakteristika und vor allem bezüglich der verschlimmernden Modalitäten. Außerdem affiziert Nux vomica das vegetative und tierische System in gleichem Maße. Cocculus ähnelt noch *Ignatia*, und zwar in der Hinsicht, dass scheinbar nicht zueinander passende Symptome fast gleichzeitig auftreten. Vermutlich aber werden wir im *Tabak* das Mittel finden, das Cocculus am ähnlichsten ist.

Praktische Anwendungen

Hahnemann empfiehlt Cocculus „in einigen Arten schleichender Nervenfieber".[711] Hartmann pflichtet ihm bei und schreibt: „Vor allem in Fällen, die durch öftere Ärgeranfälle hervorgerufen wurden oder die von einer großen Neigung zum Zorn begleitet werden."[712] Hahnemann empfiehlt es ebenso bei verschiedenen Krämpfen, wie beispielsweise Menstruationskoliken, die aus plötzlicher Unterdrückung oder behindertem Eintreten der Menses resultierten, oder krampfartigen Blähungskoliken. Seine hauptsächliche Anwendung jedoch besteht in der Behandlung von Lähmungen der Extremitäten, besonders bei Hemiplegie. Cocculus hat sich als sehr hilfreiches Mittel bei der Seekrankheit erwiesen und zahlreiche Menschen von der Neigung geheilt, beim Fahren in einem Wagen Übelkeit zu empfinden und ohnmächtig zu werden. Dr. Curie hat in Cocculus, neben *Nux vomica* und *Antimonium crudum*, ein wertvolles Mittel für die verschiedenen Formen der Dyspepsie infolge von unmäßigem Essen und Trinken gefunden, was in England bei einer bestimmten gesellschaftlichen Klasse sehr oft vorkommt.

Die folgenden Bemerkungen von Dr. Wurmb (aus: „Klinische Studien", 2, Kapitel „Typhus", S. 124f.) vermitteln ein klares Bild des schleichenden Nervenfiebers, bei dem Cocculus angezeigt ist.

Nachdem er den Typhus in verschiedene Gruppen eingeteilt hat, bei denen das vegetative und animalische[713] System jeweils in gleichem Maße betroffen sind, sagt er, dass es auch noch Fälle gibt, die man zwei weiteren Gruppen zuordnen kann. „So wie bei Typhen, welchen Veratrum entspricht, die Störungen im Bereich der vegetativen Sphäre die vorherrschenden sind, so treten bei jenen, welche die Anwendung des Cocculus verlangen, die regelwidrigen Äußerungen des animalischen Lebens in den Vordergrund." Und weiter: „Die Kranken klagen Anfangs über: Mattigkeit; Ergriffenheitsgefühl nach jeder

711 RA I, S. 160.
712 Leider nennt Dunham die genaue Quelle nicht.
713 Siehe Glossar.

noch so unbedeutenden Anstrengung; erschwerte Denkfähigkeit; Gedächtnißmangel; Appetitverlust, und unüberwindliche Neigung zum Schlaf. Bald jedoch fühlen sie sich so schwach, daß sie das Bett hüten müssen, und in einen apathischen Zustand verfallen, der endlich in wirkliche Schlummersucht übergeht. Aus dieser aufgeweckt, klagen sie über Schwindel; Gefühl, als ob der Kopf wie eine schwere Last drückte; Schwäche, und Lähmigkeitsgefühl in den Gliedmaßen und, insbesondere aber, in den Augenlidern, welche sie, wie bei Schlaftrunkenheit, kaum offen erhalten können. Manchmal tritt an die Stelle des Lähmigkeitsgefühles die Empfindung von Fippern und Zucken. Die Kranken urtheilen zwar richtig, aber langsam; verfallen jedoch bald wieder in ihr Hinschlummern; ihr Gesichtsausdruck ist dem gemäß, ohne alle Zeichen einer geistigen Regung. Dieser Zustand ist kein beständig anhaltender, denn es kommen mitunter Momente einer leichten Aufregung vor, während welchen die Kranken, aus dem Schlummer erwacht, lebhaft herumsehen, sich rührig bewegen, und durch die Hastigkeit in ihren Antworten ihre Unmächtigkeit gleichsam zu verbergen suchen; manchmal erscheinen sogar leichte, beunruhigende Delirien.

An diesem torpiden Zustande der Nerventhätigkeit betheiligt sich der übrige Organismus nur wenig. Der Puls ist zwar schwächer, sinkt aber nur selten unter die gewöhnliche Zahl der Schläge, steigert sich vielmehr manchmal sogar darüber; die Temperatur bleibt normal, oder verändert sich nur wenig; die Haut ist blaß, schlaffer; die Zunge nur mäßig belegt, ja selbst rein; der Stuhl ist meist verhalten, und nur ausnahmsweise sind Diarrhöen zugegen; die Schleimhaut der Luftwege ist fast nie in Mitleidenschaft gezogen.

Die Zeichen einer Blutentmischung, nämlich: Exantheme, Dekubitus, Hämorrhagien kommen nie zum Vorscheine; die Milzschwellung ist stets vorhanden."[714]

Hinsichtlich der Anzeigen für Cocculus sollten die Leisten- und Schenkelhernien nicht vergessen werden; hier sind mehrere Fälle von Heilung dokumentiert, darunter einer, bei dem gleich vier Hernien gleichzeitig bestanden. Es ist nicht leicht, die Fälle a priori genau zu beschreiben, in denen Cocculus heilen kann. Auch andere Mittel, wie zum Beispiel *Nux vomica*, *Aurum* und *Nux moschata*, haben bereits Hernien geheilt. Ehe die funktionelle Pathologie der Hernien nicht genauer bekannt ist, kann man dieses Leiden auch nicht in Gruppen unterteilen, aus denen sich wiederum verschiedene Behandlungsmöglichkeiten ergeben oder denen man verschiedene Arzneimittel zuordnen kann, die erfahrungsgemäß helfen. Während dieses Leiden von den meisten Ärzten als rein mechanisches Geschehen betrachtet wird, dem man mit chirurgischen

714 Wurmb, F./Caspar, H.: Homöopathisch-klinische Studien. Wien: Greß 1852, S. 124.

Methoden begegnen müsse, zeigen doch viele Fälle und deren Heilungen, dass sie dynamischen Agenzien durchaus zugänglich sind.

Bei all diesen Anzeigen, aber auch bei denen, die man für Cocculus zur Behandlung krankhafter Zustände noch finden mag, muss allein die Ähnlichkeit der Symptome ein zuverlässiger Wegweiser sein.

Conium maculatum (1. Mittelbeschreibung)

Gefleckter Schierling[715]

Die Pflanze gehört zu den Umbelliferae und ist in Europa heimisch, inzwischen aber auch in den Vereinigten Staaten verbreitet.

Der Wirkstoff ist Coniin, eine gelbliche, ölig scheinende, durchsichtige Flüssigkeit, die leichter ist als Wasser und von scharfem, Übelkeit erregendem, tabakartigem Geschmack. Sie riecht nach Tabak und nach Mäusen, ist sehr flüchtig und leicht löslich in Wasser – weniger gut in warmem als in kaltem – und auch gut löslich in Alkohol, Äther und in Ölen. Sie ist alkalisch. Ihre Verbindungen mit Säuren kristallisieren nicht leicht, sind sehr gut löslich und giftig.

Das Mittel ist zwar seit dem Altertum bekannt, wurde bis vor kurzem jedoch nicht mehr als innerliche Medizin verwendet. Früher wurde es dagegen zur Liquidation politischer Widersacher benutzt. Sokrates trank davon, und sein Tod wird wie folgt beschrieben:

„Nach dem Trinken aus dem Giftbecher ging er noch für einen kurzen Moment umher, wie ihn sein Henker angewiesen hatte; dann verspürte er Schwere der Glieder und legte sich auf den Rücken; als erstes verloren die Unterschenkel und Füße die Sensibilität und wurden steif und kalt; dieser Zustand dehnte sich schrittweise nach oben hin aus, bis zum Herzen, und er starb in Konvulsionen." Dies ist der kurze Bericht, den Paul von Aegeria[716] verfasst hat. Xeno-

---

715 Der folgende Text besteht vor allem aus einer Beschreibung der altertümlichen Verwendung der Arznei sowie toxikologischen Details. Im Übrigen handelt es sich um eine Auseinandersetzung mit einer Arbeit Dr. Harleys über den Schierling. In Dunhams Buch „The science of therapeutics" findet sich eine weitere Arbeit zu diesem Thema („Dr. Harley on Conium maculatum", S. 433–442), auf die hier aber nur verwiesen werden kann. Allerdings hat Dunham auch einen Artikel zu Conium verfasst, der ebenfalls in der soeben erwähnten Kompilation erschienen ist. Er ist so sehr im Geiste der Dunham'schen Vorlesungen geschrieben, dass er für diese Ausgabe übersetzt wurde (siehe S. 482ff.). Das scheint umso mehr geboten, als der hier folgende Text sehr wahrscheinlich nicht direkt aus der Feder Dunhams stammt; dies geht aus vereinzelten Missverständnissen hervor, die eigentlich nur bei einem Diktat oder einer Mitschrift vorkommen können.

716 Nähere Angaben zu der von Dunham verwendeten Quelle fehlen.

phon berichtet, dass Sokrates sich weiterhin mit seinen Freunden und Schülern unterhielt. Dies deutet darauf hin, dass sein Geist normal blieb, nachdem die Glieder bereits den Dienst versagt hatten.

Schierlingspflanzen aus südlichen Breiten sind angeblich kräftiger als solche aus nördlichen. Das Kraut sollte nicht der Hitze ausgesetzt werden, da der Wirkstoff flüchtig ist; aus diesem Grunde ist der Extrakt oft wirkungslos. Die wirksamste Zubereitung ist der Saft, Succus conii, und dieser ist fast identisch mit der homöopathischen Tinktur.

Im Altertum wurde Conium als Schmerzmittel gerühmt und galt als hilfreich beim Erysipel und bei phagedänischen Geschwüren. Dioscorides empfahl die Auflage der zerquetschten Pflanze auf die Genitalien zur Behandlung nächtlicher Pollutionen und auf die Brüste der Mädchen, um deren Wachstum zu hemmen. Plinius und Avicenna empfahlen Umschläge mit Conium und Hühneraugenpflaster, um Tumoren der Brüste und Hoden zu beseitigen und die Milchbildung zu hemmen.

In neuerer Zeit wurde es zum gleichen Zweck angewendet, und es galt einmal unverdientermaßen als ausgesprochen heilsam bei Krebs.

Es ist bemerkenswert, dass diese Pflanze oder ihr Wirkstoff eines der am stärksten und schnellsten wirkenden Gifte ist, einige Tiere – wie Ziegen, Schafe und Pferde – die Pflanze aber ohne Schaden verzehren.

Der nachstehende Bericht einer Vergiftung nach Verzehr eines Schierlingssalates zeigt dessen Wirkung in großen Gaben: „Als erstes war bei diesem Mann eine Schwäche der Beine zu bemerken, so dass er beim Gehen schwankte. Mit zunehmender Schwäche taumelte er wie betrunken; schließlich wurden seine Arme auf ähnliche Weise affiziert. Darauf verlor er jegliche willkürliche Bewegungsfähigkeit; er war sogar unfähig zu schlucken. Zuletzt wurde auch die Atemmuskulatur langsam von der Lähmung befallen, und er starb an Asphyxie. Bis zum Eintritt des Todes war sein Intellekt nicht eingeschränkt, doch war das Sehvermögen erloschen, während das Hörvermögen erhalten blieb. Eine deutlich krampfartige Affektion der Muskeln konnte nicht erkannt werden."[717]

Die allmählich eintretende Lähmung der willkürlichen Muskeln scheint also die Wirkung von Conium darzustellen; und zwar erst der unteren, dann der oberen Extremitäten, dann der Muskeln des Rumpfes und zuletzt der Atemmuskulatur. Lassen Sie uns die Frage stellen, wodurch diese Lähmung hervorgerufen wird: vielleicht durch direkte Einwirkung auf die Muskeln, auf Gehirn und Rückenmark – den Zentren für die Aktivität – oder auf die Nerven, die den

717 Dunham gibt die Quelle für dieses Zitat nicht an.

Reiz zur Aktivität transportieren? Oder beruht die Wirkung auf Veränderungen, die Conium in den Muskeln hervorruft? Das ist unwahrscheinlich, da sich die Muskeln, die man einem durch Conium vollständig gelähmten Tier entnommen hatte, unter dem Einfluss von galvanischen Strömen kräftig bewegten, allerdings nur dann, wenn der Strom durch die Muskelsubstanz selbst und nicht durch die die Muskeln versorgenden Nerven geleitet wurde.

Auszuschließen ist, dass das Rückenmark beeinträchtigt wird, denn wenn die Arterie und Vene eines Gliedes abgebunden werden und das Tier dann durch Conium gelähmt wird, kann das so geschützte Glied kräftig bewegt werden, wie im gesunden Zustand. Auch kann es sich um keine Wirkung auf das Gehirn handeln, weil in diesem Falle das Gift enthaltende Blut in das Gehirn ebenso leicht wie in das Rückenmark eindringen würde; auch war der Intellekt in keinem Fall beeinträchtigt. Conium muss mithin die motorischen Teile und die Peripherie eher affizieren als den Rumpf und die Nerven.[718]

Die sensorischen Nerven scheinen nicht in Mitleidenschaft gezogen zu werden.

Vor kurzem hat Dr. John Harley, London, eine Arbeit mit Prüfungen von Conium und einigen anderen Arzneien am Gesunden veröffentlicht.[719] Er schreibt:

„Die zuerst eintretende Wirkung von Conium ist eine Beeinträchtigung der motorischen Funktion; die letzte besteht in vollständiger Auslöschung jedweder, auf einem Einfluss des zerebrospinalen motorischen Systems beruhender Muskeltätigkeit.

Nach der Einnahme von 3 Unzen[720] des Schierlingssaftes musste ich das Gehen aufgeben, und eine Dreiviertelstunde nach der Einnahme spürte ich eine schwere, wie blockierte Empfindung in meinen Fersen. Es bestand eine deutliche Abnahme der Muskelkraft. Ich spürte sozusagen, dass mir das Gehen abhanden gekommen war. [...] Das Sehvermögen war in Ordnung, wenn ich feststehende Gegenstände betrachtete, aber die Akkomodation war träge. Fortgesetzte Anstrengung beseitigte diese Symptome. Der Intellekt war nicht betroffen."[721]

---

718 Dunham schreibt: „[...] affect the motor and the periphery sooner than they trunk of the never."; zumindest der letzte Teil heißt wohl eher: „than the trunk or the nerves" – dies ist ein deutlicher Hinweis auf den mutmaßlichen Mitschriftcharakter dieses Textes.

719 Eine exakte Quelle wird hier nicht angegeben. In der bereits erwähnten Arbeit „Dr. Harley on Conium maculatum" nennt Dunham auf S. 433 die „Gulstonian Lectures" von Dr. John Harley aus dem Jahre 1868 und einen (darin enthaltenen?) Titel: „The old vegetable neurotics".

720 Entspricht 85 ml.

721 Der Originaltext weist hier einige unverständliche Wendungen auf, die den Eindruck, dass es sich um eine Mitschrift handelt, noch verstärken. Die meisten fraglichen Stellen konnten anhand des erwähnten Artikels Dunhams zu Harley geklärt und korrigiert werden.

Dr. Harley fasst die Wirkung von Conium wie folgt zusammen: „Die Wirkung von Conium erstreckt sich hauptsächlich, wenn nicht gar ausschließlich, auf die motorischen Zentren im Schädel; davon wiederum ist der Corpus striatum der vornehmlich affizierte Teil." Die sensorischen Teile dagegen werden nicht betroffen. Aus dieser Einschätzung der physiologischen Wirkung des Conium folgert Dr. Harley, dass wir uns „bei der Wahl von Conium als ein Heilmittel bei nervösen Krankheiten von der einfachen Betrachtungsweise leiten lassen sollten, wie sie oben dargestellt wurde, und dass wir uns fragen müssen, ob es sich um eine direkte Reizung oder um einen Reflex der motorischen Zentren handelt. Falls letzteres zutrifft, können wir von Conium Einiges erwarten."

Aus diesem Grunde empfiehlt Harley Conium bei Konvulsionen, Chorea und Muskelzittern, bei Keuchhusten und Krämpfen von Ösophagus und Magen, beim Glottiskrampf, bei Paraplegie und traumatischer Erschütterung der Wirbelsäule, bei Erschöpfung der Sexualorgane; auch bei Augenentzündung, insbesondere bei der skrofulösen Form, die er auf einen Krampf des Musculus orbicularis und des Musculus corrugator zurückführt. Es betrachtet Conium als Palliativum bei Krebs, bei dem es die Muskelkrämpfe löst und so den Schmerz mindert.

Conium maculatum (2. Mittelbeschreibung)[722]

Die nachfolgenden Anmerkungen fußen auf der von Hahnemann in Band 3 der zweiten Auflage seiner „Chronischen Krankheiten" veröffentlichten Arzneimittelprüfung.[723]

Allgemeine Analyse

1. Wirkung auf die Lebenskraft

Die Wirkung von Conium auf die Lebenskraft ist sehr auffallend. Es hemmt das Sensorium, indem es das Gedächtnis schwächt, geistige Ermattung und Benommenheit hervorruft, wobei es schwer fällt, den Gedanken Ausdruck zu

722 Die folgende Arbeit wurde aus dem Sammelband „The science of therapeutics", a. a. O., S. 443–457, entnommen und stellt einen Originalartikel Dunhams dar, den dieser 1870 veröffentlicht hatte. Diese Arbeit fügt sich ausgesprochen gut in die übrigen Vorlesungen zur Materia medica ein, zumal sie dem für Dunham üblichen Vorlesungsschema exakt folgt.

723 Hahnemann, S.: Die chronischen Krankheiten, Bd. 3 (CK III). 2. Aufl. Düsseldorf: Schaub 1837, S. 176–211.

verleihen. Dennoch sind die Sinne, zumindest der Seh-, Geruch- und Gehörsinn, unter seiner Einwirkung unnatürlich wach. Der Puls ist schwach und unregelmäßig; das unwillkürliche Muskelsystem scheint jedoch sonst in keiner Weise affiziert zu werden. Die Bewegungskraft ist nicht geschwächt, doch zeigen sich extreme Mattigkeit und Schwäche im ganzen Körper, weshalb eine Abneigung gegen körperliche Anstrengung besteht. Es werden klonische Spasmen der Muskeln des Gesichts, der Arme und Hände beobachtet.

2. Wirkung auf die organische Substanz

In unserer Arzneimittelprüfung von Conium weist nicht vieles auf eine deutliche Wirkung bezüglich der organischen Substanz, wenngleich Hahnemann aufgrund seiner scharfen Beobachtungskraft bestimmte Indikationen für die klinische Anwendung erkannte; diese wiederum zeigt, dass dem Mittel die Kraft zur tiefgreifenden strukturellen Veränderung verschiedener Körperteile innewohnen muss. Dies betrifft zum Beispiel das Drüsengewebe, die Kornea, die Haut, den Uterus und dessen Anhangsgebilde.

Unter den Symptomen von Conium sind diejenigen des Gemüts sehr ausgeprägt und charakteristisch. Der Prüfer ist sehr niedergeschlagen und weinerlich, wird aber dennoch leicht zornig, er hat eine Abneigung gegen Gesellschaft und meidet sie, fürchtet sich andererseits aber vor dem Alleinsein. Beim Mann wird der Sexualtrieb leicht erregt, so schon durch die bloße Anwesenheit von Frauen, doch sind die Geschlechtsorgane derart geschwächt, dass der Samenabgang bereits in dieser Situation und manchmal ohne Erektion stattfindet. Vergleichbar bei Frauen ist der verfrühte Eintritt der Menstruationsblutung, die im Übrigen zu spärlich ist und von zahlreichen Beschwerden begleitet wird; sehr charakteristisch ist hier die außerordentliche Empfindlichkeit der Brustdrüsen.

Die muskuläre Schwäche ist frühmorgens am ausgeprägtesten; Arme und Beine sind müde und wie wund, die Knie zittern, und schon nach einem kurzen Spaziergang ist der Prüfer erschöpft und muss sich hinlegen. Die Symptome, vor allem aber der Husten, sind nachts schlimmer, die Schmerzen sind in Ruhe schlimmer.

Nach diesen allgemeinen Anmerkungen kommen wir nun zur detaillierteren Beschreibung der Symptome in anatomischer Reihenfolge.

Spezielle Analyse

Conium erzeugt folgende Wirkungen im Bereich von **Geist und Gemüt**: Niedergeschlagenheit, Traurigkeit, bei der leicht die Tränen kommen, außerordentliche Ängstlichkeit oder, im Gegensatz dazu, unnatürliche Gleichgültigkeit mit

Niedergeschlagenheit. Der Prüfer scheint in Gedanken versunken und hat Befürchtungen hinsichtlich der Gegenwart oder der Zukunft. Abneigung gegen Gesellschaft, dennoch Furcht vor dem Alleinsein – dieses offenbar widersprüchliche Symptom erinnert an die Ungereimtheiten bei der Hysterie und wurde in der Praxis schon oft bestätigt. Hahnemann weist mit Nachdruck darauf hin, dass es wichtig ist, auf die Gemütssymptome zu achten, und hier haben wir ein charakteristisches Gemütssymptom von Conium. Im Bereich des **Sensoriums** ruft Conium Schwindel hervor, der beim Aufstehen vom Liegen, Sitzen oder Bücken oder auch beim Treppabgehen verspürt wird. Noch schlimmer ist er oft im Liegen – ein Symptom, das in Verbindung mit Dr. Harley's Spekulationen über die physiologische Wirkung von Conium zu beachten ist.[724] Das Gedächtnis scheint geschwächt, so auch die Kraft zum Verständnis dessen, was man liest, oder die Fähigkeit, sich richtig auszudrücken. Dennoch erwähnt Hahnemann, dass die Conium-Prüfer für die Wirkung von Wein oder Alkohol ungewöhnlich empfänglich sind, und wir werden noch sehen, dass die Sinne unter dem Einfluss von Conium abnorm wach sind.

Von den **Kopf**-Symptomen erwähnen wir hinsichtlich des Schmerzcharakters erstens einen *drückenden* Schmerz, der manchmal auf eine Kopfseite beschränkt ist, sich wie ein schweres Abwärtspressen anfühlt und durch Bewegung der Augen schlimmer wird; zuweilen besteht ein Schweregefühl im Hinterkopf, wenn der Prüfer nach vorne gebeugt sitzt; manchmal in den Schläfen und über den Augen ein Drücken von innen nach außen. Zweitens: *reißende* Schmerzen, zum Beispiel morgens, als wäre das Gehirn zerrissen.[725] Drittens: *ziehender* Schmerz in Stirn und Schläfen und ein Stechen von innen nach außen. Im Allgemeinen verschlimmern sich die Kopfschmerzen während Bewegung und durch plötzliche Erschütterungen oder Stöße, so beispielsweise bei einem Fehltritt, der dann zuweilen einen wühlenden Schmerz im Kopf auslöst.[726] Das Gehirn scheint empfindlich zu sein, Sprechen und Lärm erzeugen in ihm eine unangenehme Erschütterung.

In den **Augen** Hitze und Brennen; Jucken und stechende Schmerzen in den Canthi, oder ein Beißen, als sei eine scharfe Substanz ins Auge geraten. Im Aug-

724 Dunham bezieht sich hier auf seine Arbeit „Dr. Harley on Conium maculatum", in: Dunham, C.: The science of therapeutics, a. a. O., S. 433–442.

725 Original: „... as a morning headache, as if the brain were torn." Das Originalsymptom (CK III, Symptom Nr. 79) drückt aber, was den Morgen betrifft, etwas anderes aus.

726 Vermutlich bezieht sich Dunham hier auf CK III, Symptom Nr. 112: „Bei jedem Tritte, im Gehen, ein Knipsen im Scheitel, ohne Schmerz." Unklar ist jedoch, ob Dunham das Hahnemann'sche „Knipsen" korrekt als „Wühlen" interpretiert hat. Allerdings ist bei Dunham auch von einem Schmerz die Rede, im Prüfungssymptom dagegen ausdrücklich von Schmerzlosigkeit. In T.F. Allens „Encyclopedia" (EN III, S. 524) wurde aus dem Knipsen übrigens ein „nipping", also ein Zwicken (oder Kneifen).

apfel ein Drücken, schlimmer beim Lesen sowie am Abend, beim Schließen des Auges. Das Weiße des Auges ist gelegentlich rot und entzündet; die Augen schwimmen in Tränen, und diese sind sehr scharf. Die Lider sind dick und entzündet, es bilden sich Pusteln darauf. Der Sehsinn ist unterschiedlich betroffen. Unter den Symptomen findet sich auch Lichtscheu. Ein kurzsichtiger Prüfer konnte entfernte Gegenstände deutlich erkennen. Von anderen wurde vorübergehende Blindheit oder Trübsichtigkeit bemerkt; wieder andere beschreiben Erscheinungen wie Fäden, weiße Wolken oder helle Flecken, die sich vor den Augen bewegen, und eine Empfindung, als würden sich beim Lesen einer bedruckten Seite die Zeilen auf- und abbewegen. Diese bei Gesunden hervorgerufenen Augensymptome stellen einen wesentlich gewichtigeren Grund dar, Conium bei skrofulöser Augenentzündung zu geben, als Dr. Harleys physiologische Erklärung der Conium-Wirkung.

Im inneren **Ohr** wurden beim Schlucken scharfe Stöße von innen nach außen verspürt, außerdem stechende und drückende Schmerzen. Schmerzhaftes Spannen der Haut hinter dem Ohr und stechende Schmerzen im Processus mastoideus. Das Ohrschmalz war von blutroter Farbe. Der Gehörsinn war übermäßig und sogar schmerzhaft empfindlich, jedes Geräusch ließ den Prüfer erschrecken. Die Prüfer klagten über sausende, rauschende und klingende Ohrgeräusche, mit einem Klopfen wie vom Puls. Beim Naseschnäuzen stellt sich in den Ohren ein Gefühl ein, als seien sie verstopft.

Der **Geruchssinn** ist sehr empfindlich, vielleicht auch verändert; ein Prüfer gab an, einen *Teer*geruch in der Nase zu haben, und zwar hinten, in den Choanen.

An den **Lippen**, an der Grenze zum Lippenrot, erscheinen Bläschen, die sehr wund sind.

Mund – Ziehende Schmerzen und feine Stiche im Zahnfleisch und in den Zähnen. Das Zahnweh wird durch kalte Speisen schlimmer. Das Zahnfleisch blutet leicht, und die Zähne fühlen sich an, als seien sie locker. Die Zunge ist trocken und geschwollen.

Innerer Hals – Wegen Wundheit des Halses ist das Schlucken schwierig und schmerzhaft. Sprechen ist schwierig, wahrscheinlich aus den oben genannten Gründen.

Verdauungsorgane – Der Appetit ist reduziert. Der Geschmackssinn ist nicht abgestumpft, doch klagen die Prüfer über einen sauren, fauligen oder bitteren Geschmack, vor allem im Hals. Es kommt zu Aufstoßen, das manchmal geschmacklos, manchmal sauer oder übel riechend ist oder nach den genossenen Speisen schmeckt. Gelegentlich ist es ein versagendes Aufstoßen und verursacht dann Magenschmerzen. Übelkeit und Schleimerbrechen treten auf, zuweilen am frühen Morgen, zuweilen nach dem Essen, manchmal gegen Abend.

Die Verdauung ist sehr gestört, wie wir an den bald nach dem Essen auftretenden Symptomen sehen. Rasch einsetzende Aufblähung des Bauches, nachdem man auch nur ein wenig Milch genossen hat. Auftreibung in der Gegend des Epigastriums nach Verzehr einer kleinen Menge Nachrung. Die Auftreibung behindert die Atmung. Übelkeit, Erbrechen und Schluckauf nach dem Essen. Saurer Mundgeschmack und Aufstoßen sowie, nach dem Essen, Aufsteigen einer sauren Flüssigkeit in den Mund. Drücken und Pressen im Epigastrium. Dies erstreckt sich vom Epigastrium aufwärts zum Schlund und fühlt sich an, als stiege eine Kugel zum Hals auf. Gleichzeitig werden noch andere Teile des Organismus betroffen. Nach dem Essen nannten die Prüfer Drücken in Nacken, Scheitel und in der Stirn, mit Übelkeit; eine „matte"[727] Hitze scheint vom Magen durch die Arme bis in die Finger zu strömen, danach sterben die Hände ab.

Abdomen – Ein Drücken im rechten Hypochondrium, durch Einatmen verstärkt. Im linken Hypochondrium eine drückende Spannung, die sich in den Unterbauch erstreckt, mit einer Empfindung von Schwere im ganzen Bauch.
Im Unterleib eine „zuckende Zusammenziehung gegen die Brust herauf"[728], mit drückendem und kneifendem Schmerz. Schneidende und stechende Schmerzen im Bauch, mit einem gewissen Grad an Druckempfindlichkeit, dazu kommt Blähungsansammlung in den Därmen. Schmerzen in den Leisten, als seien sie geschwollen.

Was den **Stuhl** betrifft, so finden wir unter Conium einen häufigen Drang zur Entleerung, jedoch bei geringer Stuhlmenge oder auch ohne jeden Stuhl. Auch gibt es flüssige diarrhoische Stühle mit Kolik und Blähungsabgang, die reichlich Schleim oder unverdaute Speisen, ja sogar Blut enthalten. In der Nacht sind die Entleerungen unwillkürlich. Vor dem Stuhlgang Schneiden im Unterleib und währenddessen brennende, drückende oder schneidende Schmerzen im Mastdarm; gefolgt werden die Stuhlgänge – ob durchfällig oder nicht – von einer Empfindung allgemeiner Schwäche und Zittern oder sogar Ohnmacht.

Harnorgane – Der Urin ist hell, es besteht häufiger Harndrang und die Entleerung ist unterbrochen. Nach dem Urinieren ein krampfartiges Drücken in der Gegend des Blasenhalses, von außen nach innen, mit scharfen Stichen. Heftige schneidende Schmerzen in der Harnröhre während des Wasserlassens. Das Wasserlassen lindert den Harndrang nicht. Drücken auf den Uterus und schneidende Schmerzen beim Wasserlassen.

---

727 Zit. n. CK III, Symptom Nr. 289; Dunham übersetzte das mit „gentle".
728 Zum besseren Verständnis zit. n. CK III, Symptom Nr. 366.

Genitalorgane – In den **männlichen** Genitalien ein schneidender Schmerz durch den Hodensack zur Peniswurzel. Drückende und reißende Schmerzen in den Hoden. Häufige Pollutionen nachts und selbst tagsüber, erregt durch die bloße Anwesenheit von Frauen. Andererseits auch mangelhafte Erektionen oder vollständige Impotenz.

In den **weiblichen** Genitalien ein heftiges Jucken der Scham, Jucken auch in der Vagina, am schlimmsten gleich nach der Menstruation. Die Menses erscheinen zu früh, sind aber spärlich. Vor Eintritt der Menses trockene Hitze über dem ganzen Körper, ängstliche Träume, Niedergeschlagenheit und Ängstlichkeit sowie stechende Schmerzen in der Lebergegend, die nachts im Liegen oder beim Einatmen schlimmer sind.
Es kommt zu weißem, scharfem, schleimigem Ausfluss, der starkes Brennen verursacht und vor dessen Abgang Bauchschmerzen bestehen.

An den **Atmungsorganen** bemerken wir einen katarrhalischen Zustand. Reichliche Schleimabsonderung aus der Nase, mit Heiserkeit, Rauheit des Halses und Husten. Durch den gewaltsamen und häufigen Husten scheint sich etwas Schleim in der Brust zu lösen, den der Kranke jedoch zunächst nicht auswerfen kann, bis ein leichter Husten ihn nach einer Weile nach oben befördert. Ständiges Kitzeln und Jucken im Hals, was einen trockenen, lästigen Husten auslöst. Der Husten wird nachts im Liegen schlimmer und droht mit Erbrechen zu enden. Er verursacht Stöße im Kopf und Schmerz im Bauch. Diese Hustensymptome, vor allem der nachts im Liegen auftretende lästige, trockene Husten, wurden in der Praxis schon oft bestätigt.
Die Atmung ist kurz und anstrengend, vor allem das Einatmen. Es werden Schmerzen verschiedener Art beschrieben, so etwa schneidende Schmerzen in beiden Brustseiten, schlimmer durch Einatmen; Spannung und Schwäche in der Brust; Herzklopfen, besonders nach Trinken; das Herzklopfen ist von außen objektiv in der Intensität wahrnehmbar, mit der der Prüfer es spürt.

Die Mammae sind hart, sehr schmerzhaft bei Berührung (vor allem während der Regel), nachts bestehen stechende Schmerzen. Die Brustwarzen jucken, nach Reiben brennen sie.

Im **Rücken** wird Folgendes gefunden: Stiche in der Sakralregion; unter den Schulterblättern spannende Schmerzen, viel schlimmer beim Bewegen der Arme nach oben. Starke Kreuzschmerzen nach kurzem Gehen, gefolgt von Übelkeit und Ermattung. Stiche im Kreuz beim Stehen, mit einem sich durch die Lendenwirbel erstreckenden Ziehen.

In den **Extremitäten** Mattigkeit und Schwäche, ausgeprägter in den Beinen, mit Taubheit der Finger und Zehen, wobei erstere aussehen, als seien sie abgestorben. Außerdem stechende und reißende Schmerzen durch die Glieder und in den Gelenken, insbesondere in den Ellbogen- und Hüftgelenken.

Schlaf – Conium scheint eine Schlafneigung hervorzurufen, und zwar früh am Morgen und tagsüber; sie ist sehr ausgeprägt, fast unwiderstehlich. Die Schläfrigkeit hält bis zum Abend an, aber dennoch kann der Prüfer lange Zeit nicht einschlafen, und der Nachtschlaf ist gestört und unterbrochen und wird von Hitze des Körpers und Zuckungen der Arme und Hände, von starker Niedergeschlagenheit mit Weinerlichkeit sowie von üblen Träumen begleitet. Wie bereits erwähnt, behindert und unterbricht ein trockener, lästiger Husten den Schlaf – ein Symptom, das bereits zahllose klinische Bestätigungen erfahren hat.

Was das **Fieber** betrifft, wird in der Prüfung kein ausgeprägter Anfall beschrieben. Morgens kommt es zu Kälte ohne Durst, mit Schwindel und Niedergeschlagenheit. Gelinde Hitze am Nachmittag, mit Durst, dabei bessern sich die Kopfsymptome. Schweiß am Abend, sehr reichlich im ersten Schlaf; Schweiß in der Nacht; Schweiß nur an den Beinen oder aber Schweiß beim Erwachen am frühen Morgen an den – wiewohl kalten - Beinen. Der Puls ist sowohl hinsichtlich Kraft als auch Frequenz unregelmäßig.

Auf der **Haut** erzeugt Conium an verschiedenen Stellen einen feinen, kaum sichtbaren Ausschlag, der beträchtlich juckt.
Geschwüre, unter denen der Prüfer bereits vor der Einnahme litt, nehmen unter der Einwirkung von Conium eine schwarze Farbe an, sondern eine stinkende jauchige Flüssigkeit ab, bluten und schmerzen. In den geschwollenen Drüsen stellen sich stechende Schmerzen und Wundheit ein.

Bevor wir uns nun den therapeutischen Anwendungsmöglichkeiten von Conium zuwenden, ist es interessant, sich mit Dr. Harleys Aussagen zur physiologischen Wirkungen dieses Mittels zu beschäftigen.[729]

Er stellt die gesamte Wirkung von Conium zusammengefasst wie folgt dar:

„Conium entfaltet also seine Wirkung auf eine gesunde Person und unter den stärksten Arzneigaben, die zu geben wir verantworten können, hauptsächlich, wenn nicht gar ausschließlich, in den motorischen Zentren im Schädel. Von diesen sind die Streifenhügel freilich besonders betroffen."

Die merkwürdigen Symptome von Geist und Gemüt, die abnorme Wachheit der Sinne, die charakteristischen Begleitsymptome des Stuhls werden in seinem Bericht nicht erwähnt. Das liegt vielleicht daran, dass die von ihm verwendeten Gaben so groß waren, dass die dadurch hervorgerufenen heftigen Symptome solche subjektiven Phänomene überdeckten. Vielleicht und *wahrscheinlich* liegt es auch daran, dass diese Phänomene physiologisch nicht erklärbar waren und daher für Harley keine Aussagekraft und keinen thera-

729 Dunham, C.: The science of therapeutics, a. a. O.

peutischen Wert hatten. Wir dagegen haben glücklicherweise Mittel und Wege, auch solche Symptome zu therapeutischen Zwecken zu nutzen, die noch nicht physiologisch entschlüsselt wurden. Unsere Therapie wird daher nicht von den Unzulänglichkeiten unserer Pathologie behindert, wenngleich eine Perfektionierung dieser Wissenschaft eine große Unterstützung darstellen würde.

Praktische Anwendung

Wie man aus den Symptomen schließen kann, wurde Conium schon oft und mit Erfolg bei Gemütsleiden eingesetzt.

Elwert berichtet[730] über einen Fall von Wahnsinn, der zwei Jahre lang allopathisch erfolglos behandelt worden war. Auffallend war bei diesem Fall der regelmäßig nach jeweils zehn Tagen erfolgende Wechsel des Zustands. Zehn Tage lang war der Kranke niedergeschlagen, melancholisch, schweigsam, furchtsam, nachts unruhig. Die darauf folgenden zehn Tage war er erregt, heftig, reizbar, boshaft. Verabreicht wurde Conium C 8, eine Gabe jeden vierten Tag. Schon nach der zweiten Gabe schien er gesund zu sein, doch wurde als Vorsichtsmaßnahme das Arzneimittel noch einige Monate lang in kleineren und selteneren Gaben weiter verabreicht.

Elwert bringt noch einen weiteren Fall von Melancholie mit Vergrößerung der Milz, der mit Conium geheilt wurde.[731] Ich selbst hatte schon in mehreren Fällen eine Verordnung zu treffen, in denen offensichtlich eine Uteruskrankheit bestand; allerdings ergaben die Uterussymptome keine charakteristischen Anhaltspunkte für die Behandlung. Die auffallenden Gemütssymptome – Niedergeschlagenheit, Schüchternheit, Schweigsamkeit, Abneigung gegen Gesellschaft und gleichzeitig Scheu vor dem Alleinsein – ließen mich Conium geben; dies mit äußerst befriedigenden Resultaten sowohl hinsichtlich der psychischen als auch der Uterussymptome.

Bei Augenerkrankungen wurde Conium schon oft und erfolgreich eingesetzt. In seiner Abhandlung über Gerstenkörner schreibt Tülff: „Conium wird in solchen Fällen sich hilfreich erweisen, wo das Uebel wiederkehrt, wo sich ein oder mehre Gerstenkörner verhärten, um sich bei Gelegenheit wieder zu ent-

730 Allgemeine Homöopathische Zeitung, Bd. 9, S. 196.

731 Allgemeine Homöopathische Zeitung, Bd. 9, S. 198; nach Rückert, Th. J.: Klinische Erfahrungen in der Homöopathie, Bd. 1, Dessau: Katz 1854, S. 22, ist AHZ 8, S. 198, die korrekte Angabe.

zünden."[732] Für diesen Fall stellt er *Staphisagria* an die Seite von Conium. Seine Hauptwirkung entfaltet der Schierling jedoch bei der skrofulösen Augenentzündung.

Knorre sagt: „Die scrophulöse Lichtscheu ist entweder ein Symptom der Augenentzündung oder ein für sich bestehender, rein nervöser krankhafter Zustand der Augen, ohne Theilnahme des Gefäßsystems. In letzterem Fall ist die Lichtscheu öfters mit Augenliderkrampf verbunden. Wenn das Eröffnen der Augenlider nicht gelingt, so ist gewöhnlich die Entzündung derselben ein sicherer Fingerzeig davon, dass auch im Innern des Auges Entzündung vorhanden sei. Gewöhnlich findet sich die scrophulöse Lichtscheu gepaart mit blassröthlicher Färbung des Augapfels, die um die Hornhaut herum als ein hervorstechender schmaler Saum erscheint, oder man sieht nur einzelne zerstreute, blutführende Gefäße in der Bindehaut des Auges hinlaufen. Es ist wunderbar, wie sicher und schnell in solchen Fällen Conium wirkt. [...] Wo die Entzündung prävalirt, also die Lichtscheu mehr als untergeordnetes Symptom erscheint, [...]", sei Conium nicht so wirksam.[733]

Knorre, Frank, Segin, Marschall und Thorer veröffentlichten in der *Allgemeinen Homöopathischen Zeitung*, in der *Hygea* und in den *Practischen Beiträgen im Gebiete der Homöopathie* Fälle, die die Wirkung von Conium bei skrofulöser Augenentzündung illustrieren. Bei allen diesen Fällen stellte die Lichtscheu das hervorstechende Symptom dar. In den meisten Fällen war der Tränenfluss exzessiv, die Tränen waren scharf und erzeugten eine Entzündung der Lider; in manchen Fällen wurden Geschwüre und Eintrübungen auf der Hornhaut beobachtet. In diesem Zusammenhang mag der folgende Fall von Interesse sein.

> Ein sechsjähriges Mädchen war sechs Monate lang wegen einem „Geschwür auf der Cornea" mittels Applikation von Kupfersulfat behandelt worden und wurde mir in folgendem Zustand vorgestellt: Die Augen waren verschlossen, der Kopf vornüber gebeugt und nach Möglichkeit in einem Kissen oder in Mutters Rock vergraben, um den Lichteinfall zu verhindern. Bei jedem Versuch, die Augen zu öffnen, schoss ein Strom von Tränen heraus, und die Lider waren so fest krampfhaft geschlossen, dass ich keinen Blick auf den Augapfel werfen konnte. Wenn man die Lider gewaltsam öffnete, rollte der Augapfel nach oben, als wolle er sich unter dem Lid verstecken. Die Sklera war nicht sehr stark gefärbt; die Konjunktiva am Lid war dick, dunkelrot und samtartig. Die Lidränder waren verdickt, wund und mit kleinen Schorfen bedeckt. Die Aussage des vorbehandelnden allopathischen Kollegen, es

---

732 Homöopathische Vierteljahresschrift III, S.195; hier zit. n. Rückert, Klinische Erfahrungen in der Homöopathie, Suppl.-Bd. I, Leipzig: Haynel 1860, S. 106.

733 Allgemeine Homöopathische Zeitung, Bd. 5, S. 88; zit. und ergänzt n. Rückert, Klinische Erfahrungen, Bd. I, S. 264f.; die Originalarbeit lag nicht vor.

befände sich ein tiefes Geschwür auf beiden Hornhäuten, musste ich akzeptieren.

Der allgemeine Gesundheitszustand war gut. Ich gab Conium C 200, eine Gabe jeden Abend. Nach einer Woche hatte die Photophobie so weit abgenommen, dass ich einen Blick auf die Kornea werfen konnte. Auf der rechten Hornhaut war ein großes, wenngleich nicht tiefes Geschwür zu erkennen, auf der linken ein kleineres. Tränenfluss weitaus geringer; die Lider weniger entzündet. Conium wurde weiter verabreicht, aber in selteneren Gaben. Einen Monat nach Beginn der Behandlung war die Photophobie verschwunden; die Geschwüre waren abgeheilt, hatten aber eine perlfarbene Trübung auf der rechten Hornhaut hinterlassen, die, wie ich aufgrund meiner Erfahrung mit anderen Fällen sagen kann, in ein bis zwei Jahren verschwunden sein wird.

Hätten in diesem Fall eine eindeutig *Nux vomica* anzeigende Verdauungsstörung und Verstopfung bestanden, hätte ich dieses Mittel geben müssen, um eine ausgeprägte Besserung der Photophobie erwarten zu können; dies ist meine Erfahrung aus derartigen Fällen.

Rentsch[734] referiert zwei Fälle von Schwerhörigkeit. In beiden Fällen bestanden Symptome einer Leberstörung, und zwar schon vor der Schwerhörigkeit und selbige begleitend. Die Schwerhörigkeit schien in beiden Fällen Folge einer Ansammlung von verhärtetem und dunklem Ohrschmalz zu sein; nach dessen Entfernung und der Gabe von Conium verschwand sie. Es mag so aussehen, als sei die Schwerhörigkeit von der Ohrschmalzansammlung abhängig gewesen und durch dessen Ausräumung geheilt worden. Zu beachten ist aber, dass auch die Lebersymptome unter der Wirkung von Conium verschwanden und sich das Schmalz nicht erneut bildete.

Kammerer[735] beschreibt den Fall eines durch Druck der Tabakspfeife entstandenen „Krebsgeschwürs" der Unterlippe, das durch die innere und äußere Anwendung der ersten Verdünnung von Conium sogleich geheilt wurde.

Caspari[736] berichtet von einem ähnlichen Fall – Krebs der Unterlippe, der seit zwei Jahren bestand und bereits ulzeriert war. Nach Conium 15 heilte das Geschwür, und der Tumor verkleinerte sich. Sechs Wochen nach Beginn der Behandlung wurde der Tumor jedoch durch einen Chirurgen entfernt. Wie weit die günstige Wirkung von Conium in diesem Fall noch hätte reichen können, werden wir daher nie erfahren.

---

734 Allgemeine Homöopathische Zeitung, Bd. 35, S. 92 sowie Bd. 38, S. 90.
735 Archiv für die homöopathische Heilkunst, Bd. VIII, H. 2, S. 70.
736 Archiv für die homöopathische Heilkunst, Bd. IV, H. 2, S. 24.

Dr. Werber[737] bemerkt zur Gastralgie, dass „Conium maculatum stets im Magenkrampf mit Neigung zu Verstopfung bei vorherrschender lymphatischer Constitution als ein treffliches Mittels sich bewährte." Er erzählt von einem Fall, der rasch mit Conium geheilt werden konnte und bei dem folgende Symptome bestanden: „[...] es komme ihr vor, als ziehe es den Magen zusammen, es drücke wie eine schwere Last auf denselben, sie dürfe ihre Kleider nicht fest binden, der Magenkrampf höre nie ganz auf, sondern lasse nur zeitweise nach und steigere sich wieder zu unerträglichem Leiden, dabei habe sie Neigung zur Verstopfung [...]. Ferner klagte sie über einen langwierigen trocknen krampfhaften Husten, welcher den Magenkrampf noch verschlimmere; der Husten vermehre sich bei Sprechen, Laufen, Gemüthsbewegungen."

Dr. Gauwerky berichtet über die Heilung eines Magenkrebses[738] und Dr. Stens über die eines Lippenkrebses mit Conium; Einzelheiten werden nicht genannt.[739]

Die Ärzte Bürkner und Reil[740] führen zwei Fälle an, einen mit Magenkrebs und einen weiteren mit perforierendem Magengeschwür, bei denen die Diagnosen kaum in Frage gestellt werden konnten und die tödlich endeten. Allerdings bewirkte Conium in beiden Fällen eine so deutliche Besserung, dass sie vermutlich geheilt worden wären, wenn man sie zu einem früheren Zeitpunkt hätte behandeln können.

Dr. Battmann berichtet von einem Fall mit Vergrößerung der Mesenterialdrüsen; es kam zu Eiterung und einem großen Abszess, der nahe des Bauchnabels eröffnet wurde. Der Patient war körperlich in äußerst schlechter Verfassung, der Abszess sonderte immer weiter ab und der Drüsentumor wuchs weiter, bis Conium verabreicht wurde. Danach setzte Besserung ein und der Knabe erholte sich bald.[741]

---

737 Werber: Beobachtungen und Erfahrungen, am Krankenbett gesammelt. In: Hygea VI (1837) 321 ff. Zum besseren Verständnis wurde teilweise aus der Originalveröffentlichung zitiert.

738 Nach Rückert handelt es sich um „Wangenkrebs" (vgl. Klin.Erf. IV, 304), an anderer Stelle wird jedoch unter Bezug auf dieselbe Quelle tatsächlich „Magenkrebs" genannt (vgl. Suppl. Bd. I, S. 202).

739 Allgemeine Homöopathische Zeitung, Bd. 44, S. 70.

740 Zeitschrift für homöopathische Klinik, Bd. IV, S. 67, 58, 130

741 Allgemeine Homöopathische Zeitung, Bd. 54, S. 163. Der Fall wird auch bei Rückert geschildert; vgl. Rückert, Suppl. Bd. I, S. 350 f. Zum besseren Verständnis sei hinzugefügt, dass der Patient ursprünglich an einer als „Peritonitis" diagnostizierten Krankheit litt, die erst allopathisch behandelt, dann aber durch Aconit fast ganz beseitigt wurde, als ein Rückfall eintrat. Dieser wollte auch der homöopathischen Behandlung nicht weichen. Nach sechs Wochen führte eine Inzision der Bauchdecke zur Entleerung von Eiter, was aber keine Besserung des Gesamtzustandes mit sich brachte. Die Beteiligung der Mesenterialdrüsen wurde kurz nach der Operation festgestellt, ist also keinesfalls der primär krankhafte Zustand, sondern eher ein Symptom unter vielen.

Bei Schwächezuständen der männlichen Genitalien durch Masturbation oder exzessive sexuelle Betätigung hat sich Conium als wertvolles Heilmittel erwiesen. Lobethal[742] , Ehrhardt[743], Marschall[744] und Hartmann[745] bezeugen dies.

Ich habe es erfolgreich bei Fällen verwendet, in denen – neben der Schwäche – auch starke sexuelle Erregung zugegen war, verliebte Gedanken auftraten und sogar Samenergüsse durch die bloße Anwesenheit von Frauen ausgelöst wurden, was den Kranken sehr belästigte. In dieser Hinsicht gehört Conium derselben Gruppe an, zu der auch *Sepia*, *Selenium* und *Gelsemium* zählen.

Hahnemann meint, dass Conium „ein großes Hülfsmittel jener schlimmen Art Hypochondrie, welche sich zuweilen bei ehelosen Mannspersonen mit streng züchtigen Grundsätzen einfindet“[746] sein könnte. Sollte man nicht annehmen, dass Dr. Harley zu einer ähnlichen Ansicht hätte kommen müssen?

Nach Griesselich[747] bessert Conium die verzögerte und spärliche Menstruation, wenn sie mit Symptomen vergesellschaftet ist, die auf Kongestion in anderen Organen deuten, und vor allem dann, wenn die Mammae schlaff und geschrumpft sind.

Hartmann vermerkt: „Conium ist ein hervorragendes Arzneimittel beim Ausbleiben der Menses und wenn stattdessen in 4wöchentlichen Zeitabschnitten eine sehr große Empfindlichkeit an der äussern und innern Schaam eintritt, eine beständige trockne Hitze ohne Durst den Körper belästigt, mit ängstlichen Träumen und Schwere in allen Gliedern, mit Weinerlichkeit, Unruhe, ängstlicher Sorge wegen jeder Kleinigkeit und Stechen in der Lebergegend, oft mehrere Tage anhaltend, den Körper ermattend, bei völlig mangelnder Menstruation.“[748] Ich würde hier gerne noch die Empfindlichkeit der Mammae ergänzen.

Hartmann sagt weiter: „Sehr häufig ist hysterischen Anfällen und Krämpfen kein Mittel so treffend nach seinen Symptomen entgegenzusetzen, als Conium. Die meisten Leiden werden hier vom Sexualsystem ausgehend angegeben. Patientin klagt über arges Jucken an und in den Schamtheilen, mit Schmerz, wie Herabpressen des Uterus, mit Stichen in der Vagina; Menses unterdrückt oder zu schwach; wundmachende, beissende Leucorrhöe, bei oft wiederkehrendem, wehenartigem Zusammenziehen im Bauch; Druck im

742 Allgemeine Homöopathische Zeitung, Bd. 13, S. 133.
743 Allgemeine Homöopathische Zeitung, Bd. 7, S. 41.
744 Allgemeine Homöopathische Zeitung, Bd. 30, S. 277.
745 Dunham gibt keine Quelle an.
746 Dunham paraphrasiert diese Aussage Hahnemanns; hier zit. n: RA IV, S. 238.
747 Hygea, Bd. XXI, S. 195.
748 Dunhams Quellenangabe („Hartmann, Therapie, II, p. 610“) ist unzutreffend; hier wurde zit. n. Rückert, Klin.Erf. II, S. 270.

Schlund, von der Herzgrube herauf, wie aufsteigende runde Körper; Unmuth, Trübsinn; Unzufriedenheit mit sich und der Umgebung; Neigung zum Weinen, beim Alleinsein bis zum laut Schluchzen; [...] arges Herzklopfen und Schmerz bei jedem Pulsschlag, als würde ein Messer durch das Hinterhaupt gestossen, mit bald starkem, bald schnellem, bald schaukelndem Herzschlag."[749]

Die klinische Erfahrung hat gezeigt, dass Conium die Kraft hat, das Wachstum fibröser Uterustumoren aufzuhalten, was ich mehrere Male beobachten konnte. In solchen Fällen muss man die Anzeigen für die Arzneiwahl in den Begleitsymptomen finden. Eines, das ich des Öfteren beobachtet habe und das mich zur erfolgreichen Anwendung von Conium geführt hat, ist das Symptom 441: „Nach jedem Stuhle, zittrige Schwäche [...]."[750]

Verdächtige Tumoren in den Brüsten wurden durch die Anwendung von Conium zum Verschwinden gebracht. Meistens finden sich hierbei stechende Schmerzen, die nachts sehr viel schlimmer sind. Der Rest der Brustdrüse ist abnorm empfindlich. Ich hatte einige derartige Fälle.

Hartung[751] berichtet von einer Frau, bei der „eine steinharte, unebene Geschwulst [entstand], worin öfter stechende Schmerzen und auf ihr eine rauhe, warzenähnliche, etwas nässende Erhabenheit; Geschwulst der Achseldrüsen [...]." Alles verschwand unter Conium.

Caspari[752] berichtet von einem Krebs der linken Brust nach einem Stoß, der durch Conium geheilt wurde.

In einem meiner Fälle, bei dem Conium zwar die Schmerzen besserte, sonst aber nichts leistete, bewirkte *Clematis erecta* das Verschwinden des Tumors.

Die Kraft von Conium bei der Heilung von krampfhaftem, trockenem Husten, der abends und in der Nacht schlimmer ist und den Kranken sehr ermüdet, wird von zahlreichen Autoren gewürdigt, so von Hartmann[753], Käsemann[754], Hirsch[755], Mayrhofer[756], Hartmann[757]. Ich selbst habe die glückliche Wirkung bei derartigem Husten schon sehr oft beobachtet. Auf ähnliche Art wurde es beim Keuchhusten schon oft und mit guter Wirkung eingesetzt; vor allem

---

749 Zit. n. Rückert, Klin. Erf. II, S.285.
750 CK III, S.194.
751 Hygea, Bd. XXIII, S. 135. Hier zit. n. Rückert, Klin. Erf. II, S. 376. Zum besseren Verständnis sei noch hinzugefügt, dass die Geschwulst ein halbes Jahr nach einem Stoß entstanden war.
752 Dunham gibt als Quelle an: Archiv für die homöopathische Heilkunst, Bd. 4, H. 2, S. 22
753 Dunham gibt als Quelle an: Therapie, Bd. I, 115
754 Dunham gibt als Quelle an: Hygea, Bd. X, S. 308
755 Allgemeine Homöopathische Zeitung, Bd. IV, S. 308
756 Hygea, Bd. XVII, S. 495
757 Allgemeine Homöopathische Zeitung, Bd. II, S. 109

dann, meine ich, wenn sich zu der krampfhaften Affektion noch eine subakute Bronchitis mit einem wie oben beschriebenen Husten gesellt.

Hirschel erzählt von einem tuberkulösen jungen Mann, der eine lange Zeit[758] einen trockenen Kitzelhusten hatte, mit einem krampfhaften Kitzeln im Kehlkopf, der wiederum nicht druckempfindlich war. Der Husten stellte sich gegen 18 Uhr ein, dauerte mehrere Stunden und war sehr kraftraubend. Eine Gabe Conium 2 heilte den Husten.

Schwenke berichtet von einem eigentümlichem Fall. „Bei einem dreizehnjährigen Knaben hörte man ein im Kehlkopfe sich befindendes, klappendes Geräusch, welches dem unarticulirten, gedehnten Naturlaute „tha-h-tha-h" ähnlich war. Dies war so störend, dass ihm der Besuch der Schule untersagt war. Dabei geriethen die Muskeln der rechten Gesichtshälfte in auffällige, krampfhafte Zuckungen, die meist dem Geräusche vorausgingen; auch liess sich ein krampfhafter Druck in der Gegend der [Kehldeckelsehnen] wahrnehmen. [...] Drüsenanschwellungen."[759] Conium 6 führte eine vollständige Heilung herbei.

Heilungen von Ekzemen werden von Hartlaub[760], Seidel[761] und Schrön[762] berichtet.

Nach Hartmann ist Conium das häufigste Heilmittel bei – an welcher Stelle auch immer auftretender – Drüsenvergrößerung und -verhärtung.[763] Diese Behauptung wurde durch viele Zeugnisse aus der Praxis bestätigt.

Es könnten noch weit mehr Belege angeführt werden. Das bisher Gesagte reicht jedoch aus, um die Anwendung von Conium entsprechend dem homöopathischen Gesetz zu ermöglichen, und fordert zu einem interessanten Vergleich mit Dr. Harleys Arbeit heraus.

758 Zeitschrift für homöopathische Klinik, Bd. I, S. 77. Nach Rückert handelte es sich um eine 10–12tägige Beschwerde; vgl. Rückert, Klin.Erf. Suppl. Bd. I, S. 680.
759 Allgemeine Homöopathische Zeitung, Bd. 60, S. 152; zit. n. Rückert, Klin.Erf., Suppl. Bd. I, S. 788.
760 Archiv für die homöopathische Heilkunst, Bd. 7, H. 1, S. 20.
761 Archiv für die homöopathische Heilkunst, Bd. 12, H. 3, S. 144.
762 Allgemeine Homöopathische Zeitung, Bd. 5, S. 153.
763 Eine entsprechende Bemerkung findet sich zum Beispiel in: Rückert, Klin.Erf. IV, S. 405.

Cina

Wurmsamen

Der Wurmsamen, dessen noch nicht geöffnete Blütenköpfchen in der Medizin verwendet werden, wächst in Kleinasien, im Morgenland, in Afrika und Persien. Die Blumen strömen einen starken Geruch aus und haben einen bitteren, kampferartigen Geschmack.

Spezielle Analyse[764]

Sensorium. Kopf – Schwindel mit Schwarzwerden vor den Augen, Ohnmacht und Schwanken, bessert sich gleich nach dem Niederlegen; stellt sich beim Aufstehen aus dem Bett ein.
Benommenheit als Folge eines Kopfschmerzes, als wäre der Kopf eingeschraubt.

Kopfschmerz. Allgemein – Heftiger Kopfschmerz mit allgemeinem Krankheitsgefühl. Den ganzen Tag über Kopfschmerz; ein reißendes Drücken, das sich bis ins Jochbein erstreckt. Drückender Kopfschmerz den ganzen Tag über, abends auch in der Stirn. Kopfschmerz, als wäre der ganze Kopf eingeschraubt, mit Benommenheit. Gleich nach dem Essen ein dumpfer, ziehender Schmerz im Kopf, schlimmer durch Lesen und geistige Arbeit. Kopfschmerz im Wechsel mit drückendem Bauchschmerz.

Stirn – Äußerlicher Schmerz, ein Drücken von oben nach unten, als würde sich dort ein Gewicht allmählich herabsenken. Innerlich ein betäubender Schmerz, besonders im Vorderkopf, dann aber auch im Hinterkopf. Äußerlich ein drückender, betäubender Schmerz in Stirn und Schläfen, der schließlich den ganzen Kopf einnimmt. Druck auf den Stirnknochen und gleichzeitig innerlich ein Wogen, als würden Wellen anschlagen. Schmerz, als würde der Stirnknochen oben von beiden Seiten heftig zusammengepresst.
Linker Vorderkopf – Betäubendes Ziehen vom linken Stirnhügel zur Nasenwurzel. Im linken Stirnhügel ein lähmiges Reißen, mit Betäubung des Kopfes; sofort danach dasselbe im rechten Stirnhügel.

764 Bei Cina folgt die „Allgemeine Analyse“ auf die „Spezielle Analyse“, die – abweichend zu den anderen Darstellungen – nach der Behandlung spezifischer Aspekte oft ein Resümee vorstellt. Dies ist sinnvoll, da Dunham im Falle von Cina fast alle Prüfungssymptome anführt; vgl. Hahnemann, S.: Reine Arzneimittellehre, Bd. 1 [RA I]. 3. Aufl. Dresden u. Leipzig: Arnold 1839, S. 119–138.

Schläfengegend – Krampfartiges[765] Ziehen, schlimmer durch Druck. Links: drückender Schmerz[766] wie ein feines Reißen, schwindet bei Bewegung des Kopfes. Rechts: im Stirnknochen über der Schläfe heftige, stumpfe Stiche, tief in den Kopf hinein, die ihn zu betäuben drohen.
Scheitelgegend – Rechts: Taubheit an einer kleinen Stelle. Links: stumpfe Stiche im Gehirn.

Modalitäten – Der Kopfschmerz wird durch Lesen und Nachdenken verstärkt, durch Bücken aber gebessert.

Resümee – Das Sensorium wird von Cina indirekt beeinträchtigt; der Schwindel resultiert offenbar aus Veränderungen innerhalb des Vegetativums. Er scheint mit einem anämischen Zustand verknüpft zu sein, da er, begleitet von Ohnmacht, beim Aufstehen aus dem Bett auftritt und sich beim Hinlegen sogleich bessert. Der Kopfschmerz entspricht dem Schwindel hinsichtlich seines anämischen Charakters, wie man an der Besserung durch Bücken erkennen kann; dies trotz der Verschlimmerung durch geistige Anstrengung und der Art der Schmerzen, die auf eine Kongestion hindeuten könnten. Unter diesem Aspekt passt Cina sehr gut zu dem von Marshall Hall beschriebenen anämischen Zustand des Gehirns – eigentlich eine Folge von Blutleere, wird aber irrtümlich oft für eine Kongestion gehalten. Die Kopfschmerzen sind vornehmlich in der Stirn- und Schläfengegend lokalisiert, finden sich äußerlich wie innerlich in gleichem Maße und weisen eindeutig auf eine Erkrankung der diese Partien versorgenden Hautnerven hin. Die Schmerzen sind drückend, es findet sich ein zusammenschraubender Druck von oben nach unten; weiterhin sind sie reißend. Ähnliche Schmerzen in der Nasenwurzel, den Augenlidern und im Auge sowie in Jochbein und Gesicht deuten darauf hin, dass dieses Arzneimittel bei Neuralgien hilfreich ist.

Augenhöhle – Konvulsivische Bewegung des Augenbrauenmuskels.
Augen. Allgemein – Dumpfer Kopfschmerz mit Angegriffenheit der Augen. Beim Lesen und bei geistiger Arbeit stumpfer Schmerz in den Augen.
Aussehen – Kränkliches Aussehen um die Augen und im Gesicht.
Lider – Schwäche der Oberlider, so dass er die Augen kaum öffnen kann (*Dulcamara*). Brennen und Jucken in den Augenwinkeln und an den Lidrändern, muss dort reiben, mit morgendlicher spärlicher Absonderung im inneren Winkel.

---

765 Dunham übersetzt „klammartig" irrtümlich mit „pinching", d.h. kneifend; siehe RA I, Symptom Nr. 16.
766 Dunham schreibt: „drawing pressure"; korrigiert gemäß RA I, Symptom Nr. 19.

Augapfel – Drückender Schmerz in den Augen, gewöhnlich mit Pupillenerweiterung. Trockenheit der Lider und ein Drücken, als sei Sand im Auge; drückender Schmerz schon, wenn er nur ein wenig liest.
Sehen – Abends, beim Lesen im Kerzenlicht, erscheint alles wie hinter einem Schleier; für kurze Zeit besser durch Wischen der Augen mit der Hand. Verschwommenes Sehen beim Lesen, das für eine kurze Zeit durch kräftiges Reiben des Auges gelindert wird.
Resümee – Blaue Ränder um die Augen, die auf eine Unterleibserkrankung schließen lassen. Die Nerven der Lider sowie die Sehnerven sind eindeutig in Mitleidenschaft gezogen: aus Letzterem resultiert eine Sehschwäche. Auch werden mäßiggradige Konjunktivitis und Blepharitis hervorgerufen, die sich durch den Gebrauch der Augen verschlimmern und dazu nötigen, die Augen häufig zu reiben. Reiben behebt die Trübsichtigkeit für einen Moment.

Ohren – Krampfartiges Zucken im äußeren Ohr, wie Ohrenzwang. Unterhalb des Mastoids ein stumpfes Stechen, wie ein krampfartiges Drücken; es verschlimmert sich durch einen von außen, beispielsweise von einem Schlag oder Stoß, erzeugten Druck.

Nase – Bohrt so lange in der Nase, bis Blut kommt.

Gesicht. Infraorbitalgegend – Stumpfer Druck am unteren Rand der Augenhöhle, durch äußeren Druck ausgelöst und verschlimmert.
Jochbeingegend – Schmerz, als würden beide Jochbeine von einer Zange gepackt und zusammengedrückt, schlimmer durch äußeren Druck. Krampfartiges Zucken im Jochbein; ein Schmerz, der, nachdem er vergangen ist, durch starkes Drücken wieder hervorgerufen werden kann; dann ist er allerdings anhaltend, krampfartig oder lähmig. Periodischer, dehnend reißender Schmerz in den Jochbeinen, von einer Stelle zur anderen wandernd.
Unterkiefergegend – Rechts: stumpf stechender Schmerz im Unterkieferast, schlimmer durch Druck. Links: feine Stiche, wie mit Nadeln, schlimmer, wenn man mit der Hand darauf drückt. Zuckender Schmerz im linken Unterkiefer.
Unterkieferdrüsen – Drückender Schmerz.
Gesichtsausdruck und Aussehen – Blass und livide um den Mund. Aufgedunsenes und bläuliches Gesicht. Das Kind neigt den Kopf zur Seite.
Äußerer Hals – Lähmungsgefühl im Genick. Bohrende Stiche in den rechten Halsmuskeln, synchron mit dem Puls; besser durch Bewegen des Halses.
Resümee – Cina repräsentiert auf deutliche Weise eine Form von Gesichtsneuralgie. Betroffen sind die Supra- und Infraorbitalnerven und der zum Jochbein gehörende Anteil des Fazialisnervs. Gelegentlich erstreckt sie sich bis in die Unterkiefergegend. Im Unterschied zur *Graphites*-Neuralgie ist die Wangengegend nicht einbezogen. Der Schmerz stellt sich als mehr oder weniger heftiges Zusammendrücken oder Drücken dar, manchmal wie mit einer Zange;

durch äußeren Druck wird er stets verschlimmert und oft auch von neuem ausgelöst.

Zähne – Zahnschmerz wie von Wundheit.

Mund – Trockenheit und Rauheit des Mundes und vor allem des Gaumens, mit Übelkeit.

Schlucken – Unvermögen zu schlucken; die Getränke „kollern lange im Munde herum."[767]

Würmer – Aus dem Mund des Kindes kommen Spulwürmer.

Appetit – Großer Hunger kurz nach einer Mahlzeit. Durst.

Gastrische Symptome – Leeres Aufstoßen morgens in nüchternem Zustand. Nach einer Mahlzeit Aufstoßen mit dem Geschmack des Genossenen sowie Hochkommen einer bitter-sauren Flüssigkeit.

Epigastrium – Übelkeitsgefühl , mit Frostschauder.
Übelkeit mit Leeregefühl im Kopf.
Häufig Schluckauf.
Nach einer Mahlzeit ein Krampfen oder krampfartiges Drücken quer über den Oberbauch, in der Gegend des Epigastriums. Im Epigastrium ein Schmerz, der den Atem nimmt; ein wühlender, „wimmelnder"[768] Schmerz, wie zerschlagen. Stumpfes Stechen, schlimmer durch äußeren Druck und abgeschwächt durch tiefes Einatmen, links unterhalb des Epigastriums.

Nabelgegend – Drückender Schmerz im Nabel. Oberhalb des Nabels ein bohrender Schmerz, besser durch äußeren Druck. Ein heftiger Schmerz, als würde der Nabel gewaltsam nach innen gedrückt oder als habe man sich an ihm gestoßen, verstärkt durch Einatmen.[769] Windender Schmerz um den Nabel, auch beim Daraufdrücken.

Linke Bauchseite – Beim Sitzen intermittierende Stiche, wie mit Nadeln, einem Bauchkneifen ähnlich. Gegen Abend plötzliche, tiefe, scharfe Stiche links neben dem Nabel, vor allem beim Einatmen, und jedes Mal gleichzeitig Stiche auf der inneren Seite des Schulterblattes.

---

767 Dunham hat das Symptom Nr. 68 [RA I] mit: „drink rolls around audibly in the mouth a long time." übersetzt; zum besseren Verständnis wird dies hier zitiert.

768 Dunham schreibt: „crowding"; hier zit. n. RA I, Symptom Nr. 81.

769 Dieses Symptom hatte Dunham im nachfolgenden Absatz platziert, wo es nicht passt. Außerdem wurde das von Hahnemann zitierte „Athemholen" mit „respiration" statt mit „inspiration" übersetzt (vgl. RA I, Symptom Nr. 88).

Hypogastrium – Ein widriges Wärmegefühl im Unterleib, das zu einem Kneifen wird.[770] Innerliches Pulsieren, genau über dem Schamhügel.
Blähungen – Ständige, geräuschlos wandernde Blähungen im Unterleib.
Rektum – Bei Blähungsabgang heftige Stiche im Rektum.

Urin – Häufiger Harndrang mit reichlicher Entleerung. Urin wird gleich nach dem Entleeren trübe.

Uterus – Bei einem zehnjährigen Mädchen kam es unter der Einnahme von Cina-Samen zu einer Metrorrhagie.

Resümee – Die wenigen, sich auf den Verdauungstrakt beziehenden Symptome deuten auf einen schlechten Zustand der Verdauungsorgane. Trockenheit des Mundes, Beschwerden der Schluckwerkzeuge, Heißhunger kurz nach einer Mahlzeit, Übelkeitsgefühl im Epigastrium, windende und stechende Schmerzen in der Nabelgegend, mit merkwürdigem krankhaftem Druck in der Gegend des Epigastriums. All diese Symptome wie auch das kränkliche, blasse und livide Aussehen des Gesichts und die ständige Neigung, in der Nase zu bohren, entsprechen in auffallendem Maße denen bei Verwurmung.

Nasenschleimhaut – Brennen tief im linken Nasenloch, als würde sich eine Blutung einstellen oder als habe man Branntwein in die Nase gesogen. An der Nasenscheidewand der linken Seite ein brennender Schmerz, als habe man eine Kruste abgekratzt, schlimmer beim Betasten. Heftiges Niesen mit einer berstenden Empfindung im Kopf und in den Schläfen, die noch eine Weile anhält. Dasselbe Symptom mit einem berstenden Gefühl in der Brust, das vor allem in der rechten Seite anhält.
Schnupfen – Ständiger Druck von beweglichem zähem Schleim in der Nase. Absonderung einer eitrigen Masse. Vormittags Fließschnupfen, abend Stockschnupfen.
Resümee – Kein eindeutig entzündlicher Schnupfen, aber eine Neigung zu Geschwürbildung, ähnlich der, die man bei Wurmbefall vorfindet, sowie eine Neigung zu vermehrter Schleimsekretion und Eiterbildung.

Kehlkopf und Luftröhre – Empfindungen: Kitzelreiz, ziemlich tief in der Luftröhre, der zu Husten führt, dem wiederum der Auswurf weißen Schleims folgt. Dieselbe Empfindung in der Luftröhre unterhalb des Manubriums des Brustbeins, mit ähnlichem Auswurf.
Sekretion. Trockenheit – Trockenheitsgefühl hinten im Hals; eine katarrhalische Empfindung. Es sammelt sich vermehrt Schleim in der Luftröhre, der durch absichtliches Husten und Räuspern herausgebracht wird. Morgens beim

770 Dieses Symptom hat Dunham ursprünglich unter dem darüber stehenden Stichwort einsortiert, was nicht passt. Außerdem hat er Hahnemanns „Kneipen" mit „cutting pain" übersetzt (vgl. RA I, Symptom Nr. 92).

Aufstehen hängt Schleim in der Luftröhre und zwingt zum häufigen Räuspern, danach bildet er sich rasch wieder. Am Morgen ständige Schleimbildung, die zum Räuspern zwingt.

Atmung – Erschwert, laut; kurz, (im Halse) röchelnd.
Beim Gehen im Freien ein kurzer röchelnder Atem, als wäre viel Schleim in der Brust , ohne dass er husten muss. Sehr kurzer Atem, zuweilen unterbrochen. Das Kind ist sehr kurzatmig, mit lautem Röcheln in der Brust.
Eine Art Brustbeklemmung; das Brustbein scheint zu nahe anzuliegen, und die Atmung ist etwas gehemmt. Atemnot mit Ängstlichkeit und viel Schweiß.
Geräusche in der Brust – Röcheln in Hals und Brust. Ein laut pfeifendes Keuchen, das nur beim Einatmen gehört wird.
Husten. Auslöser – Tiefes Einatmen. Tief in der Luftröhre und genau unter dem Manubrium des Brustbeins sitzendes Kitzeln. Beim Einatmen Gefühl wie von Federdaunen in der Luftröhre.
Art – Von Zeit zu Zeit heftige Anfälle. Abends ein heiserer Husten,[771] der Anfall besteht aus nur wenigen Hustenstößen, wobei sich der Hustenreiz jeweils durch eine längere Pause einstellt.[772] Derselbe Husten am Morgen, auch hier durch Einatmen ausgelöst. Morgens nach dem Aufstehen ein hohler Husten in heftigen Stößen gegen den oberen Teil der Luftröhre, wodurch langsam Schleim gelöst wird. Husten morgens so heftig, dass es ihm Tränen in die Augen treibt. Vor dem Husten richtet sich das Kind plötzlich auf und sieht verstört um sich; der ganze Körper ist wie starr; es ist bewusstlos, als würde sich ein epileptischer Anfall einstellen, und dann setzt der Husten ein. Nach dem Husten wimmert das Kind: „Au, au!“ – und man hört ein herabglucksendes Geräusch; es ist ängstlich, schnappt nach Luft und wird ganz blass im Gesicht; [...].[773] Beim Husten Schmerz im oberen Teil der Brust, unter dem Brustbein. Ist nach einer Weile Schleim los- und abgehustet, bleibt an dieser Stelle ein brennender und wunder Schmerz, als sei dort etwas losgerissen.

---

771 Dunham fügt an dieser Stelle in Klammern ein: „with disposition to vomit“, womit er Hahnemanns Begriff des „Kotz-Hustens“ übersetzt. Allerdings hat der „Kotzhusten“ zwei Bedeutungen: entweder eben ein mit Erbrechen verbundener, oder aber lediglich ein „kurzer“ Husten, der wiederum in der Regel mit „hacking cough“ übersetzt wurde.

772 Im Original ist die Formulierung dahingehend missverständlich, dass man nicht erkennen kann, ob der Husten nach einer Pause eintritt, die sich abends einstellt, oder ob er abends wiederkehrt, nachdem er (tagsüber? nachmittags?) eine längere Pause eingelegt hatte: „cough [...] recurring after a considerable pause in the evening.“ Klärung verschaffte hier RA I, Symptom Nr. 128.

773 Die folgende Passage wurde nicht übersetzt. Im Original heißt es: „[...] ; the paroxysm lasts two minutes.“ Symptom Nr. 126 [RA I] sagt aus: „[...] – in zweiminutigen Anfällen.“ Daraus geht nicht eindeutig hervor, ob mit den zwei Minuten die Anfallsdauer oder aber der Zwischenraum gemeint ist.

Brust. Sternalgegend – Schmerz unter dem Brustbein, ein krampfender Schmerz beim Laufen. Krampfartiges Wühlen, als ob die Brust bersten wolle. Schmerzhaftes Wühlen oben unter dem Brustbein.[774]
Linke Seite – Plötzlicher Beklemmungsschmerz. Ein nach außen drückender Schmerz – bald in der linken Brustseite, bald im Kreuz, dort – im Kreuz – wie von vielem Bücken, schlimmer beim Ausatmen. Kneifender Schmerz, verstärkt durch jedes Einatmen. Zwischen der 2. und 3. Rippe ein kneifender Schmerz. Kneifender, stechender Schmerz. Plötzlich zuckender Stich zwischen der 5. und 6. Rippe.
Prickelnd brennende, gelegentlich unterbrochene, feine Stiche in der Seite, an einer der echten Rippen. Stumpfe Stiche neben dem Brustbein auf einem Rippenknorpel, vermehrt durch Druck und durch Ausatmen, vermindert durch Einatmen.
Schlüsselbeingegend – Neben dem Brustbein, unterhalb des linken Schlüsselbeins, bei tiefem Einatmen zwei stumpfe, durchdringende Stiche, die schnell hintereinander erfolgen; beim Ausatmen wird nichts gespürt; starker Schmerz aber beim Daraufdrücken.
Rechte Seite – Zwischen der 6. und 8. Rippe zuckend stechende Schmerzen, die sich weder durch die Atmung noch durch Druck verändern. In der Mitte der rechten Seite, unter den Rippen, ein bohrend-stechender Schmerz, der durch Drücken auf die Stelle verschwindet.

Herz – Herzzittern.[775] Beim Gehen im Freien große Angst und Bangigkeit ums Herz, als habe er etwas Böses begangen.[776]

Resümee – Die Atemwegssymptome deuten auf eine geringgradige katarrhalische Beeinträchtigung, begleitet von nervöser Erregung, die im Vergleich zu den katarrhalischen Beschwerden unverhältnismäßig stark ausgeprägt ist. Sie zeigt sich auch nicht nur lokal, sondern zieht das gesamte Zerebrospinalsystem in Mitleidenschaft. Als Anzeigen für den Katarrh haben wir die Schleimbildung in Rachen, Kehlkopf und oberem Teil der Luftröhre, mit lautem Röcheln im oberen Teil der Luftröhre und einer rasselnden Atmung, wobei der Katarrh sich auf diese Bereiche und auf die großen Bronchien beschränkt. Die exzessive nervöse Erregung zeigt sich dagegen in der übertriebenen Anstrengung, die zur Beseitigung dieses Schleims unternommen wird; der Husten ist so heftig, dass dem Prüfer Tränen in die Augen schießen, dass Schmerzen und

---

774 Dunham schreibt: „superiorly under the sternum“, was bei Hahnemann (RA I, Symptom Nr. 143) sicher nicht gemeint ist.
775 Dunham schreibt: „Palpitation“, vgl. aber RA I, Symptom Nr. 290.
776 Siehe RA I, Symptom Nr. 292; Dunham schreibt: „great anxiety in the praecordia, as if he had suffered some evil in the heart; when walking in the open air.“ Nicht nur die Übersetzung stimmt hier nicht, auch das Semikolon ist fehl am Platze.

Wundheit unter dem Brustbein ausgelöst werden. Sie zeigt sich aber auch daran, dass der Husten durch ungewöhnlich tiefes Einatmen ausgelöst wird; dies entspricht der Empfindlichkeit des Hautgewebes, das beim Daraufdrücken schmerzt. Vielleicht erklärt dies auch die Atemnot und das Gefühl, die Brust wäre zusammengeschnürt. Die Beteiligung des Nervensystems an dieser Übererregung zeigt sich in den krampfhaften Symptomen, die dem Hustenanfall vorangehen, der einem Keuchhustenanfall stark ähnelt. Dieses Übergewicht der nervösen über die lokale Symptomatik beschreibt die Rolle, die Cina bei Keuchhusten und spasmodischem Asthma spielt.

Die äußere Brust leidet an verschiedenen stumpfen und feinen Stichen, die durch Druck und Einatmen im Allgemeinen schlimmer werden. So weit sie beschrieben wurden, weisen sie Ähnlichkeit auf zur Interkostalneuralgie.

Rücken. Lumbalregion – Schmerz wie zerschlagen, durch Bewegung nicht verstärkt. Lähmiger Schmerz. Nach dem Essen eine Empfindung, als würde die Lendengegend direkt über den Hüften von einem straffen Band zusammengeschnürt. Empfindung wie ermüdet, als habe man lange gestanden; beugt man sich zur Seite oder nach hinten, wird sie auch in der ganzen Wirbelsäule gespürt.

Wirbelsäule. Allgemein – Schmerzen und Empfindungen. Reißender, zuckender Schmerz; stechender Schmerz, besser durch Bewegung, in der Ruhe erneut auftretend. Abends im Bett,[777] beim Liegen auf dem Rücken oder auf der Seite, ein Schmerz, als sei die Wirbelsäule zerbrochen.

Schulterblätter. Rechts – Reißender, stechender Schmerz im oberen Teil der Wirbelsäule, zum rechten Schulterblatt hin. Stechender Schmerz am äußeren Rand.
Schmerz in den Schulterblättern, wenn man sie bewegt.

Obere Extremitäten – Ziehender, wühlender, reißender Schmerz in allen Teilen der oberen Extremität, von der Schulterspitze bis zur Hand, ohne Einfluss durch Druck oder, wenn Druck bessert, nach Nachlassen des Drucks Wiedererscheinen des Schmerzes. Gelähmtes Gefühl im ganzen Arm und in der Hand, man muss den Arm sinken lassen. Lähmungsgefühl, als seien Arm, Hand und Finger eingeschlafen. Lähmungsgefühl von oben bis zur Mitte des Oberarms herab, so dass man sich kaum traut, den Arm zu bewegen; wenn man die betroffene Stelle drückt, schmerzt sie wie geprellt. Zusammenziehende Empfindung, wie ein Krampf, in Unterarm und Hand, besser durch Bewegung. Kleine, zuckende Stiche in den Händen. Krampfhaftes Zusammenziehen der Flexoren der Finger und Daumen.

---

777 Original: „Even in bed [...]", während es richtig „evening" heißen müsste; korrigiert gemäß RA I, Symptom Nr. 162.

Untere Extremitäten. Hüften – Darmbeingegend. Ein Bohren von innen nach außen, unterhalb der Glutäalmuskeln, im Sitzen, besser durch Druck und Bewegung, in Ruhe aber bald wieder zurückkehrend (charakteristisch für die Muskelleiden von Cina). Schmerz in den Glutäalmuskeln im Sitzen, als seien sie durch langes Sitzen ermüdet. Krampfschmerz im linken Oberschenkel. Beim Gehen ein Schmerz im Trochanter major, als sei man darauf gestürzt. Ziehend-reißender Schmerz im rechten Oberschenkel, besser durch starke Bewegung.[778] Lähmiger Schmerz nahe des Knies.
Stiche nahe des Knies und auf der Kniescheibe. Am Knie überläuft es ihn heiß, eine nicht unangenehme Empfindung; als befände sich ein heißes Stück Kohle in der Nähe des Knies.
Stechender und schneidender Schmerz in den Zehen, als würden sie sich ablösen,[779] durch Bewegung nicht besser. Bei einem Kind krampfhafte Bewegung des Fußes . „Der linke Fuß des Kindes ist in beständiger krampfhafter Bewegung; endlich bleibt er vom Körper weit abgewendet, unbeweglich liegen."[780]

Resümee – Die Schmerzen in den Gliedern und im Rücken scheinen neuralgischer Natur zu sein; in ausgeprägterer Form zeigt sich dieses Leiden als Lähmung oder in Form von Konvulsionen und korrespondiert auf diese Weise mit den krampfhaften Erscheinungen des Kehlkopfes und der Atemmuskulatur; dies zeigt die Angemessenheit dieses Arzneimittels bei bestimmten Formen von Chorea. Die Schmerzen werden in der Regel durch Bewegung oder Druck nicht beeinflusst; wenn sie dennoch bei Druck verschwinden, kehren sie später zurück.

Haut – Brennende, feine Stiche an verschiedenen Stellen des Körpers, besser durch Kratzen. Prickelnde, juckende, kribbelnde Empfindung an mehreren Körperstellen, besser durch Kratzen. Nachts heftiges Jucken. Abends erscheinen rote, juckende Papeln, die rasch wieder vergehen. Durchscheinender Frieselausschlag.

Allgemeine Symptome, die mehrere Teile des Körpers betreffen – Stumpfe Stiche da und dort am Körper – bald in den Gliedern, in den Armen, Füßen, Zehen, bald auf der Seite oder im Rücken, bald am Nasenbein, besonders aber am hinteren Beckenkamm (an der Hüfte); stumpfe Stiche dort, die manchmal wie ein Krampfen, ein Drücken, wie Stöße oder Rucke oder wie ein Jucken geartet

778 Der von Dunham beschriebene „spasmodic cramp" findet sich nicht in der Prüfung. Der Vollständigkeit halber wurde das von Dunham nicht eigens erwähnte Symptom Nr. 213 [RA I] mit aufgenommen.

779 Bei Dunham folgt hier: „[...] , and in the leg, [...]" – was aber nicht durch die Prüfung gedeckt wird (siehe RA I, Symptom Nr. 228) und auch keinen Sinn macht.

780 Dunham schreibt: „Clonic spasm of the left limb, followed by paralytic extension of it.", korrigiert gemäß RA I, Symptom Nr. 217.

sind; beim Daraufdrücken schmerzt die betroffene Stelle wie wund oder geprellt.
Krampfartige Stiche und Reißen in den Muskeln an verschiedenen Stellen des Körpers, oft nur kurz anhaltend, auch den Kopf und die Wangen[781] betreffend.

Konvulsionen – Konvulsivische Bewegungen der Glieder. Lähmiges Zucken an verschiedenen Stellen des Körpers, besonders an den Gliedmaßen.
Epileptische Konvulsionen ohne Bewusstseinsverlust (Eklampsie). Nachmittags ein Anfall, bei dem sich der Körper krampfhaft streckt, dann Zittern am ganzen Körper, mit blauen Lippen und weinerlichem Klagen über Schmerzen in Brust, Hals und allen Gliedern. Lähmiger Schmerz in Armen und Beinen.

Charakteristika – Das Kind ist sehr schwach, matt und krank. Schmerzhafte Empfindlichkeit in den Gliedern des ganzen Körpers bei Bewegung und Berührung. Die Symptome[782] sind frühmorgens und abends am schlimmsten; am heftigsten stets nach dem Essen.

Resümee – Die Neigung zu einem hohen Maß nervöser Erregung, die sich zu neuralgischen Schmerzen steigert, zeigt sich an den in verschiedenen Körperteilen zu verspürenden Schmerzen. Charakteristisch für diese Schmerzen ist, dass sie rasch von einem Ort zum anderen wandern und sich durch Druck stark verschlimmern und wieder hervorrufen lassen. Auch die Konvulsionen passen zu dem bereits erwähnten Erethismus der Bewegungsnerven. Zu den auf diese Weise erzeugten Konvulsionen sei noch angemerkt, dass das Sensorium in keiner Weise daran beteiligt ist, selbst die – so genannten – epileptischen Konvulsionen werden nicht von Bewusstlosigkeit begleitet.

Schlaf – Häufiges Gähnen, als habe man nicht ausgeschlafen. Im Sitzen große Schläfrigkeit, er muss sich hinlegen. Schläfrigkeit den ganzen Tag über. Unüberwindliche Schläfrigkeit. Nächtliche Unruhe, häufiges Sichumdrehen und Unbehagen in jeder Lage. Schlaflosigkeit. Sichherumwerfen im Schlaf, mit jämmerlichem Heulen und Klagen über Bauchweh. Erwacht mit Weinen, Stöhnen und Schluchzen[783] mit unruhigen Bewegungen. Träume ängstlich, mühselig, geschäftig.

Fiebersymptome – Allgemeine Symptomgruppen: Erbrechen des Genossenen, dann Frost über den ganzen Körper, dann Hitze mit großen Durst. Fieber täglich zur selben Stunde: Frost, dann Hitze ohne Durst. Fieber täglich zur selben

---

781 Dunham schreibt: „chin"; siehe aber RA I, Symptom Nr. 240: „Kinnbacken".
782 Dunham schreibt: „attacks" (Anfälle); siehe aber RA I, Symptom Nr. 250: „Zufälle".
783 Dunham schreibt: „hiccough", also „Schluckauf"; dies entspricht dem Hahnemann'schen „Schlucksen"; siehe aber RA I, Symptom Nr. 260. Möglicherweise hat das Missverstehen dieses Symptoms dazu geführt, dass Cina in den Repertorien unter „Schluckauf im Schlaf" verzeichnet ist.

Stunde, dabei sehr kurzer Atem. Fieber: täglich nachmittags mehrere Anfälle von Frost mit Durst, bei Kälte an Händen und Füßen; gefolgt von Hitze des blassen Gesichts, besonders aber Hitze der Hände und Füße, mit schneidendem Bauchschmerz.

Einzelne Anteile des Fieberanfalls. Frost. Allgemein – Beim Gähnen Zittern des Körpers, mit Empfindung von Schaudern. Schauder über den Oberkörper zum Kopf herauf mit einer Empfindung, als würden sich die Haare sträuben, selbst an einem warmen Ofen. Schauder laufen über den Körper, so dass man selbst am warmen Ofen schaudert.

Partiell – Kälte des Gesichts mit warmen Händen. Kalte Wangen. Blasses, kaltes Gesicht. Kalter Stirnschweiß. Kalter Schweiß an Stirn und Händen. Kalter Schweiß an Stirn, Nase und Händen.

Hitze. Allgemein – Fieberschauder über den ganzen Körper, mit heißen Wangen, kein Durst. Starkes Fieber mit Erbrechen und Durchfall. Hitze abends und die Nacht hindurch.

Partiell – Hitze meist am Kopf, mit gelber Gesichtsfarbe und blauen Rändern um die Augen. Hitzegefühl und Hitze, mit rotem Gesicht. Brennende Hitze über das ganze Gesicht mit roten Wangen und Durst auf kalte Getränke.[784]

Resümee – Das Wechselfieber von Cina ist offensichtlich nicht von heftigen Anfällen geprägt. Oft wird der Anfall von Speiseerbrechen oder Leibschmerzen eingeleitet oder begleitet. Er kehrt täglich zur selben Uhrzeit zurück. Der Frost ist nicht sehr ausgeprägt, manchmal lokal begrenzt und, in diesem Fall, oft auf den Oberkörper beschränkt, auch wird er durch äußere Wärme nicht gelindert. Manchmal ist er mit Durst vergesellschaftet, doch ist der Bezug von Durst zu den einzelnen Fieberstadien nicht klar beschrieben. Manchmal wird der Frost von Kurzatmigkeit begleitet. Häufig begleitet wird er von warmen Händen und heißen, wenngleich blassen, Wangen (calor mordax?) sowie von kaltem Schweiß auf Stirn, Nase und Händen – an einer oder allen diesen Stellen. Der Frost weist mehr Charakteristika auf als die Hitze. Diese kann allgemeiner oder partieller Natur sein. Ist sie allgemein verbreitet, finden sich rote Wangen und ein Verlangen nach kalten Getränken, und sie stellt sich nachts ein. Oft ist sie aber partiell und beschränkt sich dann meist auf den Kopf; das Gesicht ist gleichzeitig gelb, mit blauen Rändern um die Augen.

Schweiß – Abgesehen von den kalten Schweißen auf Stirn, Nase und Händen, die den Frost begleiten, wird Schweiß nicht erwähnt.

---

784 Hier folgt bei Dunham noch „palpitation“, womit er Hahnemanns „Herz-Zittern“ (RA I, Symptom Nr. 290) übersetzt, was aber sicher kein Frieren und auch kein Symptom eines Fieberstadiums darstellt und daher nicht an dieser Stelle erwähnt werden darf.

Wir sehen hier also einen Typus des Wechselfiebers, der ausgesprochen unvollständige Anfälle aufweist. Dies entspricht genau der Neigung von Cina, eine Kachexie zu bewirken, die vor allem die Bauchorgane betrifft und im Übrigen wohl sehr stark derjenigen bei Verwurmung entspricht.

Gemüt – Das Kind ist höchst weinerlich, jammert und klagt. Es weint jämmerlich, wenn man es anfassen oder umherführen will. Große Ernsthaftigkeit und Empfindlichkeit; kann keinen Spaß vertragen. Gleichgültigkeit gegenüber allen Eindrücken. Ruhelosigkeit. Begehrt viel. Kann weder mit Dingen, die ihm sonst angenehm waren, noch mit Zuwendung zufrieden gestellt werden.

Allgemeine Analyse

1. Wirkung auf die Lebenskraft

Cina wirkt nicht sonderlich stark auf die allgemeine Vitalität. Das Sensorium ist nicht in besonderer Weise direkt betroffen. Es zeigt sekundäre Erscheinungen, die mit der von Cina produzierten Kachexie zusammenhängen. Von den Sinnen ist nur der Sehsinn betroffen, wobei die Sehkraft einfach herabgesetzt ist. Eine ähnliche Wirkung erfährt die willkürliche Muskulatur; es kommt zu lähmigen Empfindungen und partiellen, vorübergehenden Lähmungen in den Extremitäten. Aber dies sind keine reinen und einfachen Lähmungen, sie sind vielmehr mit konvulsivischen Muskelkontraktionen verbunden; die Koordinationsfähigkeit scheint aufgehoben – Umstände, die sogleich an eine Chorea erinnern.

2. Wirkung auf die organische Substanz

Davon wissen wir nur wenig. Dass Cina aber die Nutrition deutlich hemmt, sehen wir an der gelblichen, lividen Gesichtsfarbe, der perioralen Blässe und den blauen Augenrändern. Diese Lokalisationen deuten auf Bauch und Verdauungskanal als primären Sitz der – wie auch immer gearteten – organischen Veränderungen. Vermutlich entspricht sie denen, die in eine Wurm-Kachexie münden.

3. Wirkungskreis

Der Wirkungskreis von Cina ist nicht sehr ausgedehnt. Die sensitiven Nerven werden vor allem im Gesicht und an den Extremitäten betroffen, wie die Neuralgien zeigen. Das Leiden der motorischen Nerven spiegeln die Konvulsionen wider. In Verbindung mit den sensitiven und motorischen Nerven sind die Sinnesnerven betroffen, wie man an der konvulsivischen Aktivität des Kehlkopfes und der Atmungsorgane sowie der Hyperästhesie der Schleimhaut des Kehlkopfes erkennt. Die Beschwerden in der Gegend des Epigastriums, das häufige Erbrechen von Speisen bei anderen Leiden, die Schmerzen im Bauch sowie die Auffälligkeiten der Wechselfieberanfälle (Frost mit Erbrechen von Speise und unvollständiger Reaktion) zeigen den Einfluss von Cina auf die Bauchorgane.

4. Auffälligkeiten (Modalitäten) des Schmerzes

Die abnorme Empfindlichkeit einzelner Nervenfasern wird durch äußeren Druck verstärkt; allgemein wird der Schmerz auf diese Weise verschlimmert oder erneut hervorgerufen.
Alle Cina-Symptome sind nach einer Mahlzeit, nachts und frühmorgens schlimmer.

5. Periodizität

Bei den Fiebersymptomen ausgeprägt: Die Anfälle des Wechselfiebers kehren täglich zur selben Stunde wieder.

Anhang

Phosphorus

Phosphor[785]

Spezielle Analyse[786]

Gemüt – Phosphorus zeigt interessante Wechsel des Gemütszustandes, wie die folgenden Symptomenreihen zeigen:

- Traurigkeit, Niedergeschlagenheit mit Ahnungen von bevorstehendem Unheil; Melancholie, nur durch heftiges Weinen gebessert.
- Große Angst, Unruhe und Qualen, Furchtsamkeit und Ruhelosigkeit, Angstanfälle, die aus der linken Brustseite aufzusteigen scheinen[787] und von Herzklopfen begleitet werden.
- Starke Erregbarkeit, selbst wenn er an längst vergangenes Unglück denkt, spürt er eine unangenehme Empfindung in der Herzgrube; alle Sinne sind zu wach, vor allem das Hören und Riechen; Reizbarkeit, Zorn bei geringem Anlass.
- Krampfhaftes Lachen und Weinen wider Willen; Heiterkeit, sehr lebhafte Phantasie. Gleichgültigkeit gegenüber gewöhnlichen Gefühlen wie Scham oder Liebe. Die Arzneiprüfung gibt uns zwar keinen Aufschluss über die Abfolge dieser Erscheinungen, doch können wir aus Hahnemanns einleitenden Bemerkungen schließen, dass die bei Zwielicht regelmäßig wiederkehrende Traurigkeit sowie Ängstlichkeit und Reizbarkeit die von Phosphorus hervorgerufenen charakteristischen Gemütsveränderungen darstellen.

Sensorium – Gedächtnisschwäche, eine gewisse Abneigung gegen Anstrengung; Schwierigkeit, die Gedanken zu sammeln und zu ordnen; Schwächegefühl im Kopf, schlimmer bei Denken und lauten Geräuschen, Musik oder festem Auftreten; diese Einflüsse[788] verursachen Klopfen im Kopf, ein Gefühl von Verwirrtheit, Dumpfheit und Zerstreutheit, vor allem aber von Schwäche

---

785 Wie schon in der Einleitung erwähnt, wurde die Phosphor-Vorlesung aus dem Materia-medica-Teil dieses Buches herausgenommen und in den Anhang verschoben. Der Grund dafür ist die Tatsache, dass die Beschreibung nach dem Absatz „Hals und Rachen" abrupt abbricht und somit unvollständig bleibt, ohne dass dafür ein Grund ersichtlich wäre.

786 Die Arzneimittelprüfung findet sich in: Hahnemann, S.: Die chronischen Krankheiten, Bd. 5 [CK V]. 2. Aufl. Düsseldorf: Schaub 1839, S.1–78.

787 Wenn sich dies auf Symptom Nr. 33 [CK V] bezieht, liegt hier wohl ein Fehler vor, dort sitzen die Empfindungen „wie unter der linken Brust [...]", sind aber nicht von dort aufsteigend.

788 Aus dem Prüfungssymptom Nr. 111 [CK V] geht lediglich hervor, dass dies für das Auftreten zutrifft.

im Kopf. Diese Symptome sind im Blick auf die bekannte Auszehrung von Phosphorus infolge Anstrengung des Gehirns und hinsichtlich der anregenden Wirkungen von Phosphorus in Fällen von Erschöpfung des Zerebrospinalsystems interessant (so auch bezüglich der Gabe von *Phosphoricum acidum* nach Ausschweifungen etc.).

Schwindel – Der Schwindel ist so heftig, dass man stürzt, er tritt in allen möglichen Situationen ein; auch Schwindel beim Sichhinlegen, der einen zwingt, eine aufrechte Haltung einzunehmen.

Kopf – Allgemeine Verwirrung, wie nach zu langem Wachbleiben, dabei fällt es schwer, die Gedanken zu sammeln; ein Gefühl von Schwere, von Erschöpfung und Durcheinander im Gehirn; Abneigung gegen geistige Anstrengung. Verwirrung und Schwere, mehr im Scheitel und Vorderhaupt, bei Schwindel und Neigung, nach vorne zu fallen. Diese Symptome sind in kühler Luft und beim Entblößen des Kopfes gewöhnlich besser.
Die Schmerzen im Kopf sind sehr unterschiedlich und betreffen alle Teile des Kopfes gleichermaßen. Angemerkt sei, dass sie zum großen Teil oberflächlich sitzen, d.h. die Oberfläche des Gehirns oder die Kopfknochen oder Kopfhaut zu betreffen scheinen. Sie erstrecken sich von der Stirn in die Augen, besonders ins rechte, sowie vom Scheitel und von den Schläfen heftig reißend abwärts auf das Jochbein. Es besteht eine ausgeprägte äußerliche Empfindlichkeit des Kopfes. Starke Blutwallungen zum Kopf. Schläge und einzelne Stiche im Kopf.
Die Schmerzen stellen sich wie folgt dar: Reißen in Stirn- und Schläfenregion, vor allem auf der rechten Seite und Auge und Jochbein einbeziehend.
Stechen, das alle Teile des Kopfes betrifft.
Schläge im Hinterkopf und in den Kopfseiten.
Ziehender Schmerz im Allgemeinen, mit geistiger Erregung, gefolgt von Abspannung.
Drückender Schmerz, hauptsächlich in der Stirn- und Schläfengegend, wie bei Völle und dennoch kein Gefühl von Blutandrang; der Druck erstreckt sich von der Stirn in die Augen und zur Nasenwurzel.
Klopfen in den Kopfseiten und in der Nasenwurzel, das sich ebenfalls bis zu den Augen und zur Nase erstreckt und periodisch wiederkehrt. Dieses Klopfen wird durch Lachen, Bewegung usw. hervorgerufen und verstärkt, als entstehe es durch Schwäche. Brennen.
Schwäche: Ausgeprägtes Schwächegefühl, so, dass Klaviertöne unerträglich sind und die geringste Bewegung überaus quälend ist, beispielsweise wenn er zu gehen beginnt, sich bückt etc.
Modalitäten: die Kopfschmerzen beginnen in der Regel abends; manchmal auch morgens beim Erwachen. Sie werden durch Wärme und Aufregung verschlimmert und durch Ruhe, Kälte und im Freien gebessert.

Allgemein: Völle des Kopfes, die Ohren fallen zu und es klingt in ihnen; Blutwallung, Hitze und Rauschen im Kopf.
Die Kopfhaut ist empfindlich und juckt. Haarausfall; Schmerz, wenn an den Haaren gezogen wird.
Die Kopfsymptome spiegeln die Charakteristika der Phosphor-Wirkungen auf den Organismus wider. Erregung, gemischt mit und gefolgt von Hemmung nicht nur des Vegetativums, sondern auch und vor allem der Nervenkraft; schließlich zeigen sich in überaus heftigen Blutwallungen die Pseudo-Kongestionen und gleichzeitig die augenscheinliche Anämie der Gehirnsubstanz, es entsteht das vollständige Bild einer schrittweisen Erschöpfung, einer sowohl körperlichen als auch nervösen Erschöpfung. Eine Erschöpfung, wie sie beispielsweise auf eine zu ausgedehnte Anstrengung der intellektuellen oder sexuellen Funktionen, oder beider gleichzeitig, folgt.

Augen – Die Augensymptome entsprechen bis zu einem gewissen Grade den beim Kopf bereits genannten Aspekten. Die Augen sind stumpf, glasig, wie schlaftrunken; das Sehvermögen ist geschwächt; als läge ein Schleier vor den Augen; die Sehachse zittert; schwarze Flecke schweben und gleiten vor den Augen. Im Dunkeln erscheinen Funken vor den Augen und diese Symptome werden von Sausen im Kopf begleitet.[789] Darüber hinaus finden sich noch Anfälle plötzlicher Blindheit. Häufig zittern und beben die Lider, die Augen füllen sich mit Tränen und schmerzen beim Lesen. An organischen Beschwerden haben wir subakute Konjunktivitis mit Tränenfluss, Verklebung, Schwellung und Eiterung der Augenlider und Meibom'schen Drüsen, mit Juckreiz und brennenden Schmerzen.

Die Symptome der Trübsichtigkeit, die sowohl bei Zwielicht als auch dann besser ist, wenn man dem Auge mit der Hand Schatten spendet, deuten auf Katarakt, bei der sich Phosphorus als hilfreich erwiesen hat. Es müsste auch bei Tagesblindheit (Nyktalopie) dienlich sein.

Ohren – Das Klopfen, Rauschen und Brausen in den Ohren, das laute Widerhallen aller Geräusche, resultiert womöglich aus dem bereits beschriebenen Zustand des Gehirns. Darüber hinaus gibt es folgende Hinweise auf Affektionen der Gewebe des äußeren und des Mittelohrs: Stechen, Drücken und Reißen im äußeren Ohr und in den benachbarten Teilen des Kopfes. Ohrenweh. Druck. Gefühl, als sei der Gehörgang verstopft. Absonderung einer gelben Flüssigkeit aus dem Ohr. Taubheit, als sei das Ohr verstopft.

Nase – Jucken, Kitzeln und Wundheit der Nase. Wenn man sie reibt, blutet sie rasch. Hier haben wir zum ersten Mal eine weitere charakteristische Eigenheit

789 Nach CK V, Symptom Nr. 328 wird nur ein Flimmern vor den Augen so begleitet.

von Phosphorus: Es kommt leicht zu Blutungen von Schleimhäuten, Wunden oder Geschwüren, und oft treten sie spontan auf. Dies führte vielleicht zu seiner Anwendung beim Blutschwamm. Außerdem deutet dies auch – sofern andere Symptome passen (was sie aber, wie wir noch sehen werden, tun) – seine Angemessenheit beim Typhus an; einer Krankheit, bei der Blutungen sich sehr leicht einstellen beziehungsweise hervorgerufen werden. Die Absonderung aus der Nase ist oft blutgestreift; die Nase ist mit Pfropfen verstopft. Der Geruchssinn ist hinsichtlich seiner Empfindlichkeit oft gesteigert.

Gesicht – Das Gesicht ist blass, eingefallen, bleich; die Augen sind hohl, von blauen Rändern umgeben – ein Zustand, der zu der unter dem Stichwort „Kopf" und mit anderen Symptomen bereits beschriebenen Erschöpfung passt. Auch hier zeigt sich die Kreislaufwallung durch Hitzewallungen und Rötung. Eine besondere Form der Prosopalgie wird wie folgt beschrieben: Heftiges Reißen am unteren Rand der rechten Augenhöhle, erstreckt sich bis unter das rechte Ohr und zieht die Gesichts- und Schläfenknochen in Mitleidenschaft, als würde alles heraus- und weggerissen, bis um 20 Uhr zunehmend.[790] Drücken in den Gesichts- und Parietalknochen sowie in den Zähnen, besonders beim Essen warmer Speisen und schlimmer in einem warmen Raum. Reißen in den Kieferknochen, abends im Liegen, besser beim Bewegen des Kiefers. Ein heftiger Stich von der Mitte des linken Unterkiefers tief durch die Wange und das Auge hindurch, bis zur Stirn. Drücken, Ziehen und Reißen im Unterkiefer zum Kinn hin. Die Neigung des Phosphors, die Kiefergegend sowie die Lungen zu affizieren, zeigt sich an den Beschwerden, unter denen die Arbeiter in Streichholzfabriken leiden, die Phosphordämpfen ausgesetzt sind. Nekrose der Kiefer, die mit Zahnweh beginnt, dann die Stadien der Anschwellung und Entzündung der oberflächlichen Gewebe und der Nebenhöhlen sowie der Karies durchläuft und schließlich im Tod durch Lungentuberkulose endet (Lorniser in „Österreichische Medikalische Jahrbücher", März 1845).[791]

Zahnfleisch, Zähne – Das Zahnfleisch ist empfindlich und neigt zu Geschwürbildung. Es schwillt an und blutet leicht bei der geringsten Berührung. Die Zähne scheinen locker zu sein und zerfallen rasch. Der Zahnschmerz ist zuckend, reißend, stechend, bohrend; im Allgemeinen erscheint er oder verschlimmert sich abends oder nachts, nach Waschen.[792]

790 Wahrscheinlich handelt es sich hier um einen Fehler im Original. In CK V, Symptom Nr. 446 heißt es etwa: „[...] immer zunehmend, bis Abends 8 Uhr.", was in diesem Fall bedeutet, dass die Beschwerden dann aufhören!

791 Nähere Angaben zu dieser Quelle fehlen leider.

792 Erstens ist unklar, ob es sich beim Waschen um das Waschen in der Nacht handelt oder um jegliches Waschen. Zweitens findet sich in CK V kein Zahnschmerz, der durch Waschen, Zähneputzen oder ähnliches ausgelöst oder verschlimmert wird.

Lippen – Die Lippen jucken und brennen; sie sind empfindlich gegen Berührung; an der Innenfläche bilden sich Blasen. Lippen und Gaumen sind trocken, ohne Durst.

Zunge – Ähnliche Empfindungen gibt es auf der Zunge, die von einem schmutzig-weißen Pelz belegt ist. Brennende Bläschen nahe der Zungenspitze und Geschwüre vorne auf der Oberfläche, die bei Berührung rasch bluten.

Mund – Unerträgliches Jucken, Kitzeln und Wundheit, als sei die Haut am Gaumendach abgezogen.
Im Allgemeinen Trockenheit des Mundes, meist ohne, manchmal mit Durst. Reichlich Speichel von schlechtem Geschmack; bitter, sauer, ekelhaft.

Hals und Rachen – Die Wirkung auf den Hals ist deutlich. Die Halsmuskeln sind bei Berührung und Bewegung schmerzhaft. Stiche in der linken Halsseite; auch zum Ohr und von dort zum Scheitel. Rachen und Tonsillen sind Sitz einer akuten Entzündung, die sich aber nicht auf diese Stellen beschränkt. Sie breitet sich vielmehr nach unten zum Kehlkopf aus, besonders in die Luftröhre, schließlich bis zur Suprasternalgrube, geht meist sogar noch viel weiter nach unten. Diese Entzündung wird daher nicht nur durch Wundheit und Schluckbeschwerden sowie durch ein Zusammenschnürungsgefühl im Rachen charakterisiert, sondern ebenso durch Rohheit und Rauheit in der ganzen erkrankten Region, sofern man nicht schluckt; durch einen trockenen, kurzen Husten, der nicht nur durch Sprechen und Bewegen der Atemwerkzeuge ausgelöst wird, sondern auch, wenn Kehlkopf und Luftröhre beim Schluckakt bewegt und angestoßen werden. Die Entzündung der Tonsillen beschränkt sich wohl auf die Schleimhaut und geht nicht bis ins Parenchym. Die raue, rohe, kratzige Empfindung im Hals ist ein sehr ausgeprägtes Symptom von Phosphorus und tritt fast immer in Verbindung mit ähnlichen Empfindungen in Luftröhre und Brust auf. Rachen trocken, Schlucken erschwert.

Nux vomica, Hepar, Rumex crispus, Causticum, Belladonna.[793]

---

793 Der letzte Absatz des hier abbrechenden Textes wird nicht näher erläutert, wahrscheinlich ist aber, dass hier Vergleichsmittel genannt wurden. Es bleibt jedoch unklar, ob es sich um verwandte Arzneien nur in Bezug auf den letzten Absatz oder zu Phosphor allgemein handelt.

Ein Fall von Wechselfieber

Von Dr. William Hawley[794]

Im Herbst des Jahres 1866 wurde der 30-jährige L. C. von einem Quotidianfieber befallen. Der Fall erstreckte ich über etwa achtzehn Tage, mit einem Anfall pro Tag, und es war jeden Tag gleich. Es begann um 10 Uhr mit heftigem Durst, starkem Kopfschmerz, der durch die geringste Bewegung viel schlimmer wurde, so dass der Kranke auf der rechten Seite lag, den Kopf fast auf den Knien, und sich nur bewegte, wenn seine Qualen so stark wurden, dass er es nicht unterlassen konnte. Er wollte zugedeckt sein, erfuhr dadurch jedoch keine Linderung. Der Frost dauerte ungefähr eine Stunde und wurde gefolgt von intensiver Hitze für zwei Stunden, währenddessen Durst und Kopfschmerz anhielten. Wenn der Schweiß ausbrach, besserten sich sogleich alle Symptome. Er bekam eine Einzelgabe *Bryonia* 200. Am nächsten Tag trat der Anfall wieder auf und ich erfuhr das folgende zusätzliche Symptom: Er konnte den Anblick oder den Geruch von Speisen nicht ertragen. Dies ließ an *Colchicum* denken, doch war ich bedacht, den Fall nicht durch übereilte Verschreibungen zu verderben, und gab Milchzucker. Ich nahm mir Zeit, Colchicum zu studieren. Da ich mich fast nur auf die Fiebersymptome konzentrierte, kam ich zu dem Schluss, dass Colchicum den Fall nicht decke, und verordnete eine Gabe *Natrum [muriaticum]* 200. Der Anfall kehrte am folgenden Tag wieder. Da Hering von Natrum sagt, dies sei ein langsam wirkendes Mittel, dachte ich, man müsse ihm noch etwas Zeit geben. Ich wartete vier Tage und immer kehrte derselbe Anfall wieder. Bald stellte sich heraus, dass der Frost jeden Tag mit einem Verlangen nach kaltem Wasser begann, nach dessen Schlucken dem Kranken sogleich kalt im Magen und die Kälte sofort auch eine allgemeine wurde. Es erscheint mir nicht nötig, alle Arzneien aufzulisten, die er erhielt, während ich mich Tag für Tag für die Heilung eines intermittierenden Fiebers abstrampelte, das oben genannte Appetitsymptom ständig vor Augen. Schließlich meldete sich ein Freund bei mir und ich bat ihn, sich gemeinsam mit mir den Fall anzusehen. Das tat er, er machte seine Untersuchung, notierte zahlreiche Symptome, bis er auf das erwähnte Appetitsymptom stieß, und er raunte mir „Colchicum" zu. „Ja", sagte ich, „aber das ist das einzige Colchicum-Symptom in diesem Fall." Er schloss seine Untersuchungen ab, und wir gaben Milchzucker. Am nächsten Morgen rief mein Freund in der Praxis an und sagte: „Es ist Colchicum oder Cocculus; welches von beiden, weiß ich nicht

---

794 Da die Erstveröffentlichung nicht zugänglich war, wurde die Kasuistik entnommen aus: Allen, H. C.: The therapeutics of fevers. Philadelphia: Boericke & Tafel 1902, S. 173.

genau." „Na denn", erwiderte ich, „wenn Sie sagen ‚Colchicum', dann machen wir das doch." Ich steckte ein Röhrchen mit Finckes 21M in meine Tasche und begab mich gleich zu meinem Patienten. Ich fand ihn – wie üblich – mitten im Anfall. Ich gab ihm aufgelösten Milchzucker, wovon er alle zwei Stunden einnehmen sollte, und ließ ihm ein Pulver mit Colchicum 21M da, was er nehmen solle, sobald der Anfall vorbei sei. Er hatte seitdem keinen weiteren Anfall.

Moral: Behandle den Kranken, nicht die Krankheit.

Wm. A. Hawley, M.D.

Schwerhörigkeit – geheilt mit Mezereum[795]

G. W. W., siebzehn Jahre alt, klein gewachsen, aber ordentlich proportioniert und von guter Konstitution, seit seinem neunten Lebensjahr gesund, ist schwerhörig, seit er vier Jahre alt ist. Im Alter von drei Jahren hatte er eine Ausschlagserkrankung auf der gesamten Kopfhaut, die ein Jahr lang allen sanfteren Methoden allopathischer Therapie widerstand, schließlich aber auf folgende Weise zum Verschwinden gebracht wurde: Es wurde eine Teerkappe auf den Kopf gesetzt, die man, als sie mit dem Schorf fest verbacken war, gewaltsam herunterriss. Die Schorfe gingen mit ab und die ganze Kopfhaut blieb roh zurück. Diese wunde Fläche wurde mit einer gesättigten Silbernitratlösung benetzt. Der Ausschlag kehrte nicht wieder, aber von diesem Zeitpunkt an war das Kind schwerhörig.[796]

„Die Jugendzeit führt jetzt zu ernsthafter Vereinsamung. Weil er sich aufgrund seiner Hörschwäche nicht in der Gesellschaft bewegen oder eine berufliche Stellung erlangen kann, hat sich ein krankhafter Gemütszustand entwickelt. Er brütet über sein Gebrechen und zieht sich selbst von seiner eigenen Familie zurück."

Unter diesen Umständen kam er zu mir, um von seiner Schwerhörigkeit geheilt zu werden. Sein momentaner Zustand war der folgende: Eine normale Unterhaltung kann er kaum hören, noch nie in seinem Leben hat er eine Predigt vernommen. Eine laut tickende Ankeruhr kann er auf eine Entfernung von knapp neun Zentimetern vom Ohr auf beiden Seiten hören. Wenn man die Uhr auf seine Stirn oder an die Zähne legt, hört er sie deutlich ticken. Gelegentlich summende Geräusche vor den Ohren. Eine Untersuchung der Ohren ergibt folgenden Befund: Der Gehörgang quillt fast über von weichem, normalem Ohrschmalz. Das Trommelfell ist weiß, trübe und offensichtlich verdickt. Wenn der Patient versucht, Luft in das Mittelohr zu drücken (was er mit großen Schwierigkeiten bewerkstelligt, indem er bei gleichzeitigem Schluss von Mund und Nase gewaltsam ausatmet), wird das Trommelfell nur leicht konvex und es ist unmöglich, erweiterte Blutgefäße zu erkennen. Offenbar hat sich in der Substanz des Trommelfells eine Ablagerung gebildet. Die Untersuchung des Halses zeigt, dass die Öffnung der Eustachi-Röhre frei ist.

---

795 Originaltitel: „Deafness cured by Mezereum", in: Dunham, C.: Homoeopathy – The science of therapeutics. 2. Aufl. New York & Philadelphia: Boericke & Tafel 1880, S. 462–466.

796 Bei den folgenden Zitaten dürfte es sich um Passagen aus schriftlichen Berichten der Angehörigen des Patienten handeln.

3. Februar 1857. Der Patient erhält ein Pulver mit drei Globuli Mezereum 30, einzunehmen beim Zubettgehen.

24. Februar. Er glaubt, besser zu hören – „jeder Ton scheint lauter zu sein, als vorher." Er hört meine Uhr auf eine Entfernung von fast 11,5 cm vom rechten und knapp 11 cm vom linken Ohr. Saccharum lactis.

1. März. In der letzten Woche keine weitere Besserung. Mezereum 30, drei Globuli.

27. März. Hört meine Uhr mit dem rechten Ohr auf 16,5, mit dem linken auf fast 18 cm Entfernung. Saccharum lactis.

20. April. Hört meine Uhr mit dem rechten Ohr auf 25,5 cm Entfernung, mit dem linken noch 10 cm weiter entfernt. Mit Aufmerksamkeit kann er eine normale Unterhaltung gut hören. Saccharum lactis.

28. September. Es ging immer besser, bis vor drei Wochen, als er wieder schwerhöriger wurde, ohne offensichtlichen Grund. Mezereum 30, drei Globuli beim Zubettgehen.

26. Januar 1858. Hört meine Uhr mit dem rechten Ohr auf 35,5, mit dem linken auf 61 cm Entfernung. Die Schwerhörigkeit kehrt wieder, wenn er sich erkältet, verschwindet aber, wenn auch die Erkältung wieder vergeht. Mezereum 30, drei Globuli beim Zubettgehen.

19. März. Als er in der Kirche war, konnte er zu seiner Verwunderung zum ersten Mal in seinem Leben eine ganze Predigt deutlich verstehen, und das, obwohl er am äußersten Ende eines sehr großen Gebäudes saß. Die Untersuchung ergibt, dass die Trübung des Trommelfells verschwunden ist und dass die Elastizität des Trommelfells deutlich zugenommen hat.

24. Mai. Der Patient schreibt mir, dass er ohne Schwierigkeiten eine Stellung in einem Laden angenommen habe und dass er keinerlei Schwerhörigkeit mehr wahrnimmt. Seine einzige Schwierigkeit besteht darin, dass ihn jeder anschreit, weil er als schwerhörig bekannt ist. Sein Vater schreibt, dass das Gehör seines Sohnes „vollkommen wiederhergestellt" sei.

Anmerkungen

Der Erfolg der in diesem Fall gewählten Therapie erlaubt ein paar Bemerkungen hinsichtlich des Vorgehens. Hier bot sich dem Behandler offenbar nichts, worauf er eine Verordnung hätte gründen können. Ein verdicktes Trommelfell – mehr nicht. Diese Verdickung war vermutlich bereits vor Jahren entstanden. Es bestand zwar ein pathologisch-anatomischer Befund, aber kein pathologischer Prozess und daher bestanden auch keine krankhaft veränderten Funktionen, mit anderen Worten: keine krankhaften Symptome, von denen man Indikationen für eine Behandlung hätte ableiten können. Der pathologisch-anatomische Befund ließ den pathologischen Prozess, der ihn verursacht hatte, nicht erkennen – so, wie der Name der Stadt, in der ein Reisender ankommt, keinen Rückschluss auf den Weg zulässt, auf dem er sie erreicht hat.

Doch schon Hahnemann hat seine Schüler darauf hingewiesen, dass die Geschichte eines Falles oft von größter Wichtigkeit bei der Wahl der Behandlung ist. In dem uns vorliegenden Fall ist der Zusammenhang zwischen der gewaltsamen Entfernung des Kopfgrindes durch Silbernitrat und dem Erscheinen der Schwerhörigkeit zu augenfällig, um übersehen zu werden. Dem Behandler muss klar sein, dass die Erkrankung der Kopfhaut eine Phase einer (wie Hahnemann es genannt hätte) psorischen Affektion oder einer (nach den modernen deutschen Pathologen so genannten) Dyskrasie war (wobei die Dyskrasie-Doktrin nichts anderes ist als ein Abklatsch der Hahnemann'schen Psoratheorie), und dass diese Erkrankung, indem sie von ihrem Sitz auf der Kopfhaut vertrieben wurde, sich sozusagen selbst auf die Gewebe des Ohres transferierte. Da an dem letztgenannten Ort, den Ohren, keine ausreichenden Anzeigen für eine Verordnung zugegen waren, dachte ich, solche Anzeigen womöglich unter den Phänomenen an der früheren Lokalisation auf der Kopfhaut zu finden. Dementsprechend unterzog ich mich der Mühe, ein vollständiges Bild dieser Erkrankung zu ermitteln, die vor dreizehn Jahren verschwunden war. Zum Glück war die Mutter des Patienten mit einem guten Gedächtnis und guten Fähigkeiten zur Beschreibung gesegnet und ich erfuhr von ihr, dass „dicke, weißliche Schorfe, hart und fast hornartig, die gesamte Kopfhaut bedeckten. In diesen Schorfen hatten sich Risse gebildet, durch die auf Druck ein dicker, gelblicher Eiter quoll, der oft sehr übel roch. Es bestand heftiger Juckreiz und eine Neigung, die Schorfe mit den Fingernägeln abzureißen – besonders ausgeprägt war dies in der Nacht."

Das Mittel, das zu der erwähnten Symptomengruppe die ähnlichsten Symptome in seiner Pathogenese aufweist, ist zweifelsohne *Mezereum*. Hahnemann empfiehlt es in seiner Einleitung zur Prüfung dieses Mittels (Chronische Krankheiten, Band IV, S.249) bei nässenden Ausschlägen auf der Kopfhaut. In der Arzneimittelprüfung deuten viele Symptome auf einen ähnlichen Ausschlag mit – vor allem nächtlichem – Jucken; die wahlentscheidende Symptomengruppe jedoch ist die folgende, entnommen aus einer neuen Prüfung von Mezereum, die durch den älteren Dr. Wahle aus Rom durchgeführt wurde und deren Niederschrift mir dessen Sohn, Dr. Wahle der Jüngere, zeigte:

„Kopf ganz bedeckt von einer dicken, ledrigen Kruste, unter der sich dicker, weißer Eiter da und dort sammelt, die Haare sind zusammengeklebt. Auf dem Kopf große, erhabene, unregelmäßig geformte weiße Schorfe, unter denen sich Unmengen von Eiter sammelt, der übel riecht und Ungeziefer anzieht. Das Kind kratzt Gesicht und Kopf die ganze Nacht und reißt ständig die Schorfe fort."[797]

Die Ähnlichkeit zwischen den Symptomgruppen war so auffallend, dass ich für diesen Fall von Schwerhörigkeit sogleich Mezereum wählte, so, als bestünde die Kopfhautaffektion noch in ihrer ursprünglichen Form und als sei eigentlich sie Gegenstand der Verordnung.

Es ist gar nicht so selten, dass wir eine Verordnung für Zustände treffen sollen, bei denen es sich eher um Resultate krankhafter Vorgänge handelt als um aktive Krankheiten. In solchen Fällen scheint es, dass wir eine Verordnung häufig mit Erfolg auf Symptome eines krankhaften Zustands gründen können, der bereits nicht mehr existiert, der aber in Wahrheit einen Teil des Falles ausmacht. Es ist nicht verkehrt, die Perfektion zu betonen, mit der dieser Fall die Hahnemann'sche Psora-Theorie bestätigt – sofern diese einer solchen Bestätigung überhaupt noch bedarf. Es ist kaum nötig, darauf hinzuweisen, dass Hahnemann nicht im Sinn hatte, den Begriff Psora auf die Krätze allein zu beschränken, also nicht auf die durch Milben hervorgerufene Erkrankung. Im Gegenteil – in seinen „Chronischen Krankheiten" schließt er ausdrücklich verschiedene Form, wie „Krätze, Kopfgrind, Herpes etc." mit ein.

---

797 Eine exakte Quelle wird nicht angegeben.

Glossar[798]

Animalisches System oder tierisches System bzw. Leben. Im Unterschied zum vegetativen System steuert das animalische alle willkürlichen Funktionen des Organismus.

Biliös: Mit Gallestörung zusammenhängend; auf Gallestörung zurückzuführen.

Bright'sche Krankheit: „Bright's disease“: Ein nicht exakt definierter Begriff. Meist wurde er verwendet, um chronisch-degenerative oder auch chronisch-entzündliche Nierenleiden zu beschreiben, seltener wurde er bei akuten Krankheiten angewandt.

Erstwirkung/Zweitwirkung: Hierbei handelt es sich um Begriffe, die Hahnemann zur Beschreibung und Bestimmung von Arzneisymptomen heranzog (vgl.: Organon der Heilkunst, 6. Aufl., § 63–69). Dabei ist die Erstwirkung, das, was von dem Arzneimittel ausgelöst wird, also echte und reine Arzneiwirkung (die „Kunstkrankheit“ Hahnemanns). Nun ist aber der Organismus bestrebt, diese Wirkung (sprich: diese Symptomatik) wieder zu tilgen, indem er zum Beispiel das Gift, das in den Magen gelangt ist, durch Erbrechen auswirft oder ein unterkühltes Körperteil erwärmt (Zweitwirkung, nach Hahnemann auch Nach-, Rück- oder Heilwirkung). Dies sind also Reaktionen des Organismus, sie werden nicht direkt durch das Arzneimittel ausgelöst und gehören nicht zu dessen Symptomatik, dürfen daher auch nicht in dessen Symptomreihen aufgenommen werden. Bei der Bearbeitung von Vergiftungsbeschreibungen etwa muss man diese Erscheinungen tilgen, um die reine Arzneiwirkung zu erhalten. In diesem Zusammenhang sei daran erinnert, dass in der Frühzeit der Homöopathie nicht nur viele Prüfungen mit zwar geringen, aber dennoch substanziellen Dosen durchgeführt wurden, sondern auch Vergiftungsprotokolle als Quelle für Hahnemanns Symptomreihen dienten. Es gab seinerzeit einen heftigen Streit um Hahnemanns Standpunkt. Constantin Hering etwa, aber auch Carroll Dunham waren der Ansicht, dass die Zweitwirkungen sehr wohl zu den Arzneisymptomen zu rechnen seien.

Fieber:
biliöses – „bilious fever“ (auch: Gallenfieber): Ein mildes, kurzdauerndes Fieber mit Symptomen von Magenkatarrh und übermäpiger Gallenabsonderung.

---

798 Die Angaben gehen zum Teil zurück auf das von Beha, Hickmann und Scheible zusammengestellte Glossar in: Boericke, W.: Handbuch der homöopathischen Materia medica. Heidelberg: Haug 1992.

biliös-remittierendes – „bilious remittent fever“:
1. Maltafieber
2. Schwarzwasserfieber, Hamöglobinurie.
gemischtes – „mixed up fever“: Fieberzustand, bei dem übliche Stadien eines Fieberanfalls (Frost – Hitze – Schweiß) in unüblicher Reihenfolge stattfinden.
schleichendes – „low fever“: Ein Fieber, das mit einer Einschränkung von Funktionen des Nervensystems und des Geistes einhergeht.
unvollständiges – Fieberzustand, dem ein oder mehrere der üblichen Stadien eines „kompletten“ Fieberanfalls (Frost – Hitze – Schweiß) fehlen. mit Symptomen von Magenkatarrh und übermäßiger Gallenabsonderung.

Konstitutionelle Symptome: Hier im Sinne von „chronischen“, also schon länger bestehenden krankhaften Erscheinungen oder auch allgemeinen, nicht lokal begrenzten Symptomen zu verstehen. Meistens wird der Begriff von Dunham in Abgrenzung zur akuten oder aktuellen (vordergründigen) Lokalsymptomatik gebraucht. Auf keinen Fall – das ergibt sich jeweils aus dem Kontext – wurden damit nicht oder nicht eindeutig krankhafte Eigenschaften gemeint.

Metastase: Verlagerung einer Krankheit oder ihrer lokalen Manifestation von einem Körperteil oder einem Gewebe zum anderen; wie z. B. beim Mumps, wenn die Symptome der Ohrspeicheldrüse zurückgehen und die Hoden affiziert werden.

Skrofulose, skrofulöse Erkrankungen (z. B. Augenentzündung): Ein Konstitutionszustand, der durch Bindegewebsschwäche und Tuberkulose-Disposition gekennzeichnet wird. Das lymphatische System ist hypertroph mit Neigung zu ekzematösen Hauterscheinungen, Ulzerationen, Lymphknotenschwellungen, Atemwegskatarrhen und Trachom; häufig kommt Tuberkulose der Drüsen, Knochen und Gelenke vor.

Spezifische(s) Arzneimittel, Spezifikum: Arzneimittel, das bei einer bestimmten Symptomenkonstellation immer und sicher heilsam wirkt. In der Regel werden Spezifika zu feststehenden Krankheiten zugeordnet, zum Beispiel Belladonna beim Scharlach, Pulsatilla bei den Masern, oder es wird – allgemeiner – das Spezifikum für eine aktuelle Epidemie bestimmt.

Tierisches System – siehe animalisches System.

Verzeichnis der in den Vorlesungen geschilderten Kasuistiken

Seite	Arzneimittel	Klinisches Stichwort
93	Eupatorium	Fieber
142	Kalmia	Endokarditis
204	Hyoscyamus	Manie
212	Stramonium	Vergiftung mit Stramonium
237	Silicea	Epileptiforme Konvulsionen
262	Aloe	Diarrhö
263	Aloe	Kopfschmerzen
264	Aloe	Harninkontinenz
287	Lachesis	Sektionsverletzung
287	Lachesis	Masern-Komplikation
289	Lachesis	Rezidivierende Karbunkel
348	Sepia	Krebs
355	Sepia	Remittierendes Fieber
355	Sepia	Remittierendes Fieber
360	Murex	Eierstockzyste
360	Murex	Uterusprolaps
381	Arsen	Ohrenschmerzen
382	Arsen	Ohrenschmerzen/Maskiertes Wechselfieber
438f.	Dulcamara	Diarrhö
444f.	Dulcamara	Diverse Erkrankungen
490	Conium	Hornhautgeschwür

Literatur- und Siglenverzeichnis

Einzelwerke mit Siglen

[EN] Allen, T.F.: The Encyclopedia of pure Materia Medica, Vol. I–X. Philadelphia: Boericke & Tafel 1874–1879.

[CK] Hahnemann, S.: Die chronischen Krankheiten: ihre eigenthümliche Natur und homöopathische Heilung. 2. Aufl. Düsseldorf: Schaub; Dresden u. Leipzig: Arnold 1835–1839.

[GKS] Hahnemann, S.: Gesammelte kleine Schriften, hrsg. von J.M. Schmidt u. D. Kaiser. Heidelberg: Haug 2001.

[RA] Hahnemann, S.: Reine Arzneimittellehre. 2. Aufl. (Bd. 4–6) und 3. Aufl. (Bd. 1–2) Dresden u. Leipzig: Arnold 1825–1833.

[RA(H/T)] Hartlaub, C.G.C./Trinks, C.F.: Reine Arzneimittellehre, Bd. 1–3. Leipzig: Brockhaus 1828–1831.

[AAP] Hering, C.: Amerikanische Arzneiprüfungen, Teil 1. Leipzig u. Heidelberg: Winter 1857.

Zeitschriften mit Siglen

[AHZ] Allgemeine Homöopathische Zeitung, Bd. 1–94. Leipzig: Baumgärtner 1832–1877.

[ANN] Annalen der homöopathischen Klinik, Bd. 1–4, hrsg. von C.G.C. Hartlaub u. C.F. Trinks. Leipzig: Fleischer 1830–1833.

[ACS] Archiv für die homöopathische Heilkunst, Bd. 1–23. Leipzig: Reclam 1822–1848.

[OZH] Österreichische Zeitschrift für Homöopathie, Bd. 1–4. Wien: Braumüller und Seidel 1844–1849.

[TAI] Transactions of the American Institute of Homoeopathy. New York: 1844–1909.

[ZOE] Zeitschrift des Vereins der homöopathischen Ärzte Österreichs, Bd. 1–2, hrsg. von Eidherr. Wien: 1862–63.

[ZOM] Zeitschrift des Vereins der homöopathischen Ärzte Österreichs, Jg. 1 (Bd. 1 u. 2), red. von J. O. Müller. Wien: Gerold 1857.

Einzelwerke ohne Siglen und Zeitschriftenbeiträge

Allen, H.C.: The therapeutics of fevers. Philadelphia: Boericke & Tafel 1902.

Bärtl, J.: Praktische Bemerkungen über den Abdominal-Typhus [...]. In: ACS 20 (1843) 3, 64–109.

Barwell, H: Diseases of the joints. London: Hardwicke 1865.

Barwell, R: A treatise on diseases of the joints. 2nd ed. New York: Wood 1881.

Bethmann, H.: Homöopathische Heilungen. In: ACS 3 (1824) 2, 119f.

Bönninghausen, C.v.: Die Hochpotenzen. In: AHZ 38 (1850), S. 358–366, Gypser, K.-H. (Hrsg.): Bönninghausens kleine medizinische Schriften. Heidelberg: Arcana 1984, S. 402f.

Bönninghausen, C.v.: Die homöopathische Behandlung des Keuchhustens in seinen verschiedenen Formen. Münster: Coppenrath 1860.

Bönninghausen, C.v.: Der homöopathische Hausarzt. Münster: Regensberg 1853.

Bönninghausen, C.v.: Mein Verfahren bei der häutigen Bräune. In: AHZ 63 (1861), 127–128.

Bönninghausen, C.v.: The homoeopathic treatment of whooping cough. New York: Smith & Brother 1870.

Bönninghausen, C.v.: Therapeutisches Taschenbuch. Münster: Coppenrath 1846.

Bönninghausen, C.v.: Versuch einer homöopathischen Therapie der Wechsel- und anderer Fieber. 1. Theil: Die Pyrexie. Leipzig: Schwabe 1864.

Bönninghausen, C.v.: Versuch über die Verwandtschaften der homöopathischen Arzneien. Münster: Coppenrath 1836.

Boericke, W.: Handbuch der homöopathischen Materia medica. Heidelberg: Haug 1992.

Caspari, C.G.: Homöopathische Heilungsgeschichten. In: ACS 3 (1824) 3, 53–84.

Chase, S.: The origins of the Liga Medicorum Homeopathicum Internationalis: Carroll Dunham, A.M., M.D., and the World's Homeopathic Convention of 1876. Im Internet veröffentlicht unter http://www.lmhi.net/his_usa.html

Dooch, R.: Beobachtungen über den Wahnsinn von Wöchnerinnen. In: Zeitschrift für die Anthropologie 1 (1823) 2, 461.

Dudgeon, R.E./Drysdale, A. (Ed.): Cipher Repertory. Manchester: Turner 1859.

Dunham, C.: Historisch-Therapeutisches über Colchicum. In: AHZ 83 (1871) 1, 7f.; 2, 13–15; 3, 21f.

Dunham, C.: Homoeopathy – The science of therapeutics. New York: Hart 1877.

Fleming, A.: An Inquiry into the physiological and medical properties of the Aconitum Napellus. London: 1845.

Furlenmeier, M.: Rhus radicans und Rhus toxicodendron. In: Zeitschrift für klassische Homöopathie 36 (1992) 6, 251–254.

Gerstel, A.H.: Beiträge zu einem physiologischen Umbau der Hahnemann'schen Arzneimittellehre, II. Der Sturmhut, Aconitum napellus. In: OZH 1 (1844) 2, 3–227.

Grimm, A.: Causticum: Ätzstoff oder Phantasieprodukt? In: Zeitschrift für klassische Homöopathie 33 (1989) 2, 47–57.

Groß, G.W.: Homöopathische Heilungen. In: ACS 1 (1822) 3, 163–175.

Groß, G.W.: Praktische Beobachtungen. In: ACS 17 (1838/39) 2, 52.

Guernsey, H.N.: The application of the principles and practice of Homoeopathy to obstetrics [...]. Philadelphia: Boericke 1867.

Gypser, K.-H. (Hrsg.): Bönninghausens kleine medizinische Schriften. Heidelberg: Arcana 1984.

Gypser, K.-H./Waldecker, A.: Gesammelte Arzneimittelprüfungen aus Stapfs „Archiv für die homöopathische Heilkunst". Heidelberg: Haug 1991.

Hahnemann, S.: Gegenmittel einiger heroischer Gewächssubstanzen. In: [Hufelands] Journal der practischen Arzneykunde 5 (1797), 3–21. Zit. aus: GKS, S. 264–269.

Hahnemann, S.: Heilart des jetzt herrschenden Nerven- und Spitalfiebers. In: Allgemeiner Anzeiger der Deutschen 1 (1814) 6, 49–54. Zit. aus: GKS, S. 648–650.

Hahnemann, S.: Heilung und Verhütung des Scharlach-Fiebers. Gotha: Becker 1801. Zit. aus: GKS, S. 299–311.

Hale, E.M.: Materia medica and special therapeutics of the new remedies. 5th ed. Philadelphia: Boericke & Tafel 1880–1886.

Hartmann, F.: Fragmentarische Bemerkungen über die Chamille. In: ACS 8 (1829) 3, 62–91.

Hering, C.: Kurzgefaßte Arzneimittellehre. Berlin: Berliner Verein homöopathischer Ärzte 1889-1893. Nachdruck Göttingen: Burgdorf 1979.

Hering, C.: Lachesis. In: ACS 10 (1831) 2, 1–22; 13 (1833) 1, 165–168; 14 (1834) 1, 170–172.

Hering, C.: Wirkungen des Schlangengiftes. Allentaun u. Leipzig: Kummer 1837.

Hufeland, C.W.: Die Schutzkraft der Belladonna. Berlin: 1826.

Hughes, R./Dake, J.: A cyclopaedia of drug pathogenesy, Vol. I–IV. London u. New York: Boericke & Tafel 1886–1891.

Jahr, G.H.G.: Ausführlicher Symptomen-Kodex der homöopathischen Arzneimittellehre. Leipzig: Bethmann 1848.

Jahr, G.H.G.: Handbuch der Haupt-Anzeigen für die richtige Wahl der homöopathischen Heilmittel. Düsseldorf: Schaub 1834.

Jahr, G.H.G.: New manual/ Jahr's New manual or symptomen-codex, transl. by Charles Hempel. New York: Radde 1848–1853.

Kent, J.T.: Homöopathische Arzneimittelbilder, Bd. 1. Heidelberg: Haug 1998.

Klunker, W./Miller, G.: Arzneibeziehungen. 10. Aufl. Heidelberg: Haug 1995.

Lilienthal, S.: Homöopathische Therapeutika. Ruppichteroth: Simillimum 1993.

Lippe, A.: Lachesis. In: American Homoeopathic Review, June (1863) 552.

Lippe, A.: Text book of Materia Medica. Philadelphia: A.J. Tafel 1866.

Murchison: On functional derangements of the liver. London: 1874.

Noack, A./Trinks, C.F./Müller, C.: Handbuch der homöopathischen Arzneimittellehre, Bd. 1-3. Leipzig: Weigel 1843–1848.

Rückert, T.J.: Klinische Erfahrungen in der Homöopathie, Bd. 1–4. Dessau: Katz; Leipzig: Purfürst 1854–1861. Supplementband: Leipzig: Haynel 1860.

Saine, A.: Our noble and beloved Carroll Dunham. Im Internet veröffentlicht unter http://www.homeopathy.ca

Sonnenberg, D.v.: Homöopathische Heilungen. In: ACS 4 (1825) 1, 112f.

Stapf, E. (Hrsg.): Hahnemanns kleine medizinische Schriften, Bd. 2. Dresden u. Leipzig: Arnold 1829.

Stillé: System of Materia Medica and Therapeutics. Philadelphia: 1864.

Stoerck, A.v.: Beobachtung über den sichern Gebrauch und Nutzen des Eisenhuth, Schirling, Stechapfel, Bilsenkraut und Zeitlose. Dresden: 1765.

Stoerck, A.v.: Libellus de Stramonio, Hyosciamo, Aconito, etc. Vindobonae 1762.

Teste, A.: The homoeopathic materia medica. Translated by Charles J. Hempel. St. Louis: Wesselhoeft 1854.

Tischner, R.: Geschichte der Homöopathie. Nachdruck der Ausgabe Leipzig 1932–1939. Wien u. New York: Springer 1998.

o.V.: Transactions of the World's Homoeopathic Convention of 1876, 2 Vols. Philadelphia: Sherman & Co. 1880/1881.

o.V.: Transactions of the twenty-eighth session of the American Institute of Homoeopathy. Philadelphia: Sherman & Co. 1876.

Trinks, C.F.: Mutterkorn (Secale cornutum). In: ANN III (1832) 228–252.

Trousseau / Pidoux: Traité de Therapeutique et Materia Medica, Vol. I. o.J.

Wahle, W.: Kreosot. In: ACS 16 (1837) 2, 152–220.

Watzke: Die Koloquinte. In: OZH 1 (1844) 24f.

Werber: Beobachtungen und Erfahrungen, am Krankenbett gesammelt. In: Hygea VI (1837) 321ff.

Winston, J.: Faces of Homoeopathy. Tawa: Great Oak 1999.

Wurmb, F./Caspar, H.: Homöopathisch-klinische Studien. Wien: Greß 1852.

Zlatarovich, J.v.: Die Zaunrübe. In: OZH 3 (847) 1, 1–179.

Alphabetische Arzneimittelliste

Verzeichnis der erwähnten Arzneimittel

Mit **Fettdruck** werden die Seitenzahlen angegeben, auf denen sich die Arzneivorlesungen finden. Im Normaldruck wird auf Mittel hingewiesen, die kein eigenes Kapitel haben sowie auf Erwähnungen der übrigen Arzneien außerhalb der entsprechenden Vorlesung.

R

S

T

V

Z